감수
- 가톨릭관동대학교 라파엘힐링사업단
- 감염관리위생안전교육중앙회
- 대한보건협회
- Midwest University

감염관리와 위생안전교육학

Infection Control and Hygiene Safety Education

권이승 · 문승권 · 박수영 · 방형애
정애숙 · 최성덕 · 최은미 공저

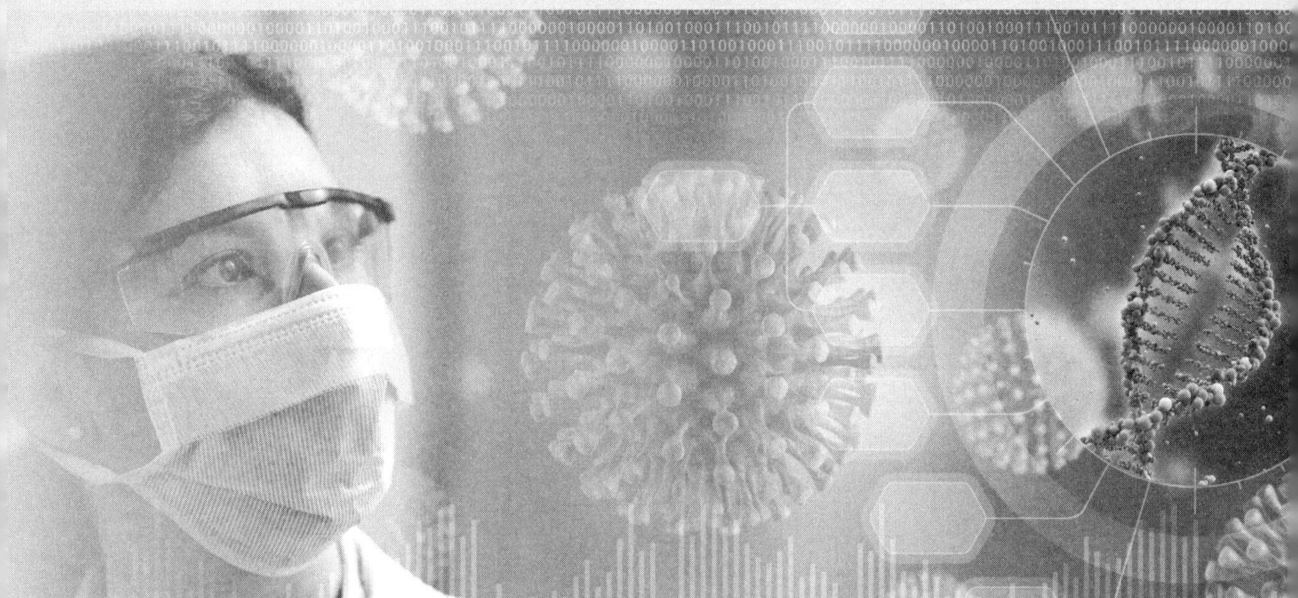

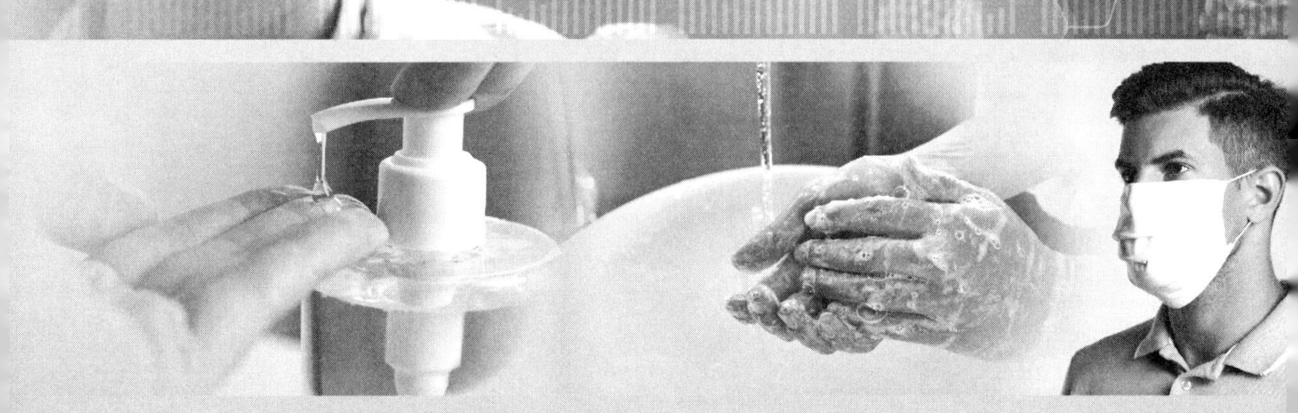

계축문화사

집필진(가나다 순)

감수

가톨릭관동대학교 라파엘힐링사업단
감염관리위생안전교육중앙회
대한보건협회
Midwest University

권이승 (대표저자)

주요학력

- 영국 Birmingham University HSMC 석사학위 취득(보건정책전공)
- 영국 Birmingham University HSMC 박사수료(보건관리전공)
- 호서대학교 보건학 박사학위 취득(보건환경전공)

주요경력

- 전) EBS 보건직 공무원 교육강사(공중보건학, 보건행정학)
- 전) (사)서울시 보건협회 부회장
- 전) 연세대학교 보건과학대학 보건행정학과 겸임교수
- 현) 가톨릭관동대학교 의료경영학과 교수
- 현) 가톨릭관동대학교 라파엘힐링사업단 단장
- 현) 감염관리위생교육중앙회 회장

문승권

주요학력

- 서울대 보건대학원 보건학 석사
- 단국대 대학원 경영학 석사
- 광운대 대학원 경영학 박사

주요경력

- 전) 한국보건산업진흥원 책임연구원
- 전) 고려대 보건행정학과 외래교수
- 현) 다산경영정보연구원 원장
- 현) 한국중소기업지원센터 이사
- 현) (사)서울시 보건협회 부회장
- 현) 한국병원경영학회 이사
- 현) 한국복지경영학회 부회장

박수영

주요학력

- 추계예술대 서양화과 학사
- 추계예술대 예술경영 석사

주요경력

- 전) 파리 살롱 직원 및 부대표
- 전) 국민대학교 실기강사
- 전) 씨티칼리지 메디컬 뷰티 전임교수
- 현) 가톨릭관동대학교 라파엘힐링사업단 감염안전위생교육 부단장
- 현) 감염관리위생교육중앙회 부회장
- 현) 그리다아카데미 대표

방 형 애

주요학력
- 서울대학교 식품영양학과 졸업
- 서울대학교 보건대학원 석사 졸업
- 서울대학교 보건대학원 박사 졸업

주요경력
- 전) 한국과학기술연구원 선임연구원
- 전) 고려대학교 보건과학연구소 연구교수
- 전) KBS 시청자위원회 위원
- 현) 건강보험공단 건강관리사업 전문위원
- 현) 질병관리본부 청소년건강행태조사 자문위원
- 현) 삼육대학교 겸임교수
- 현) 대한보건협회 기획실장

정 애 숙

주요학력
- 국군간호사관학교 졸업
- 연세대학교 보건행정학과 석사 졸업
- 연세대학교 보건행정학과 박사 졸업
- 스웨덴 캐롤린스카 연구소 안전증진 석사 졸업

주요경력
- 미시간대학교 박사후 연구원
- 한국보건사회연구원 건강증진사업지원단 연구개발팀장
- 국회 보건복지위원 정책보좌관
- (사) 건강복지정책연구원 연구위원
- (사) 메디피스 사업국 부국장
- 충북대학교 국제개발연구소 선임연구원
- 연세대학교 보건행정학과 겸임교수
- 가톨릭대학교 보건대학원 강사
- 청주대학교 간호학과 교수

최 성 덕

주요학력
- 연세대학교 의과대학 졸업

주요경력
- 미국노화방지전문의(A4M)
- 산부인과 전문의(내과1년차수료)
- 대한미용성형 레이저학회 창립회장
- 대한반영구화장의학회 공동회장
- 대한미용의학회 줄기연구회 회장

최 은 미

주요학력
- 한양대학교 행정대학원(병원행정 전공) 행정학 석사
- 한양대학교 의과대학(산업의학 전공) 의학 박사

주요경력
- 현) 가톨릭관동대학교 의료융합대학 의료경영학과 교수
- 현) 한국보건의료인국가시험원 보건의료정보관리사 문항관리위원회, 동일 과목 심사위원, 자문위원, 출제위원
- 현) 질병관리본부 퇴원손상심층조사 우수병원 선정 및 용역과제 평가위원
- 현) 대한보건의료정보관리사 교수협의회 회장
- 현) 한국병원경영학회 미래기획 상임이사

PREFACE

머리말

코로나 19 시대에 국민들의 감염관리와 위생안전에 대한 관심과 중요성이 갈수록 커지고 있다.

이에 따라 감염위생 교육을 위한 교재로서 공중위생관리법의 적용 영역에 해당하는 이미용업, 피부미용업, 목욕장업, 숙박업, 세탁업, 위생처리업, 건설위생관리업을 비롯하여 의료기관을 포함한 여러 산업현장에서 감염위생관리가 체계적으로 이루어지지 않고 있어 감염위생과 직업안전에 대한 위협에 실무와 이론적 교재, 대응을 위한 매뉴얼관리가 필요하게 되었다.

또한 보건위생관리 사업체와 해당 현장과 감염위생 관련 자격증을 포함한 대학 및 교육현장에서 감염관리에 대한 실무와 이론을 겸한 체계적 교재가 절실하게 필요하였다.

이에 보건의료와 뷰티산업 현장, 의료기관, 대학에서 연구와 교육의 경험을 바탕으로 국내 최초로 보건과 위생, 감염관리, 환경위생, 식품위생, 직업안전, 응급처치, 감염위생관리 매뉴얼을 주요 내용으로 하여 저술자간 워크샵, 강의 자료, 국내외 연구자료를 1년 동안 종합적으로 정리하였다. 의학적인 분야는 의사로서 학회장 등 리더로 활동한 최성덕 원장님의 충분한 검증을 거쳐 보완하였다.

본서는 보건학, 의학, 산업의학, 간호학, 식품영양학, 경영학 등 전공자들로서, 국내 실무와 온오프라인 교육, 학술연구, 이론을 겸한 저자들로 구성하였다.

본서를 바탕으로 향후 '감염관리위생교육중앙회'의 조직과 연계하여 원격교육그룹으로 발전할 수 있도록 문제집 및 산업현장별 매뉴얼 개발, 국내외 대학 등과 온오프라인 교육으로 이어지도록 할 것이다.

하지만 내용에서 부족한 점이 있을 것이며, 이는 감염위생관련 산업현장과 대학, 학원 등 교육현장의 욕구와 다양성을 분석하여 독자의 조언에 따라 보완해 나갈 것이다.

끝으로 본서를 출간하기까지 편집과 저술활동 지원에 수고를 많이 한 계축문화사 주영일 대표를 비롯한 출판부에도 깊이 감사의 말씀을 드리고자 한다.

2020년 12월

저자 일동

CONTENTS

차 례

제1장

보건과 위생

1

1. 건강의 개념
2. 질병
3. 역학
4. 공중보건
5. 건강증진

제1장

보건과 위생

학습목표

1. 건강과 질병의 개념을 이해한다.
2. 건강을 결정하는 다양한 요인을 이해한다.
3. 보건과 위생의 개념을 이해한다.
4. 국민건강증진종합계획의 기본틀과 세부목표를 인지하고 국가 보건목표 달성여부를 파악한다.

1 건강의 개념

1) 건강개념의 변천

(1) 건강의 어원

Health의 어원은 hale(강건한, 기운찬, 결점이 없는, 상처가 없는) 또는 whole(원기왕성, 완전한)이라는 단어에 접미사 th가 붙어서 추상명사화 된 것이다.

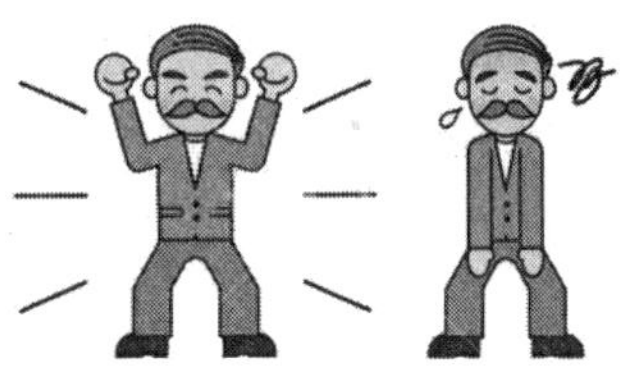

(2) 건강개념의 변천

고대나 중세기에는 질병을 신의 저주나 천벌로 여기며 운명으로 받아들였으며, 그 후 19세기경까지는 주로 신체적 건강을 건강의 개념으로 받아들였다. 그 후 19세기 중반부터는 신체적 건강과 정신적 건강을 따로 떼어놓을 수 없다는 인식이 확대되었고, 20세기 중반부터는 신체적 건강과 더불어 정신적 건강은 물론 사회적 건강영역까지 확대되었으며, 최근에는 영적인 건강도 건강의 개념으로 고려되고 있다.

① 신체적 건강개념

19세기까지만 해도 건강은 '신체적으로 질병이 없는 상태'로 이해되어 왔다. 당시의 시대적 상황은 건강 상실의 대부분이 급성감염병에 의한 것이었으며 정신과 육체가 따로 분리되어 있다고 생각했다. 즉, 정신은 신의 몫이고 육체는 마치 기계와 같아서 질병은 신체 부속 일부가 고장이 나서 생긴 것이기 때문에 이를 고치면 건강이 회복되는 것으로 보았다. 이는 감염병의 원인으로 병원균이 발견되는 당시의 시대적 상황과도 잘 맞아떨어졌다.

② 심신의 건강개념

19세기 중반 이후부터는 정신건강과 신체건강은 따로 뗄 수 없는 불가분의 관계로 이해하려는 심신의 건강의 개념으로 이해되어 왔다. 이러한 변화는 고혈압, 당뇨병 등과 같은 복합요인에 의한 만성질환이 많아지고 환자 자신은 몸이 아픈데(illness) 당시의 의학적 지식으로는 이상이 발견되지 않은 경우도 많았기 때문이다. '건전한 정신은 건강한 신체로 부터(a sound mind in a sound body)' 슬로건은 심신의 건강을 잘 표현해 주는 말이다.

③ 다차원적 생활개념으로서의 건강개념

20세기 중반 이후부터는 세계보건기구(World Health Organization; WHO)가 규정한 바와 같이 신체적, 정신적 건강 외에도 건강의 영역이 사회적, 정서적인 부분에까지 확대되고 1999년도에는 영적(靈的)인 차원을 추가하여 정의하는 등 보다 복잡하고 다차원적인 개념으로 건강을 정의하고 있다.

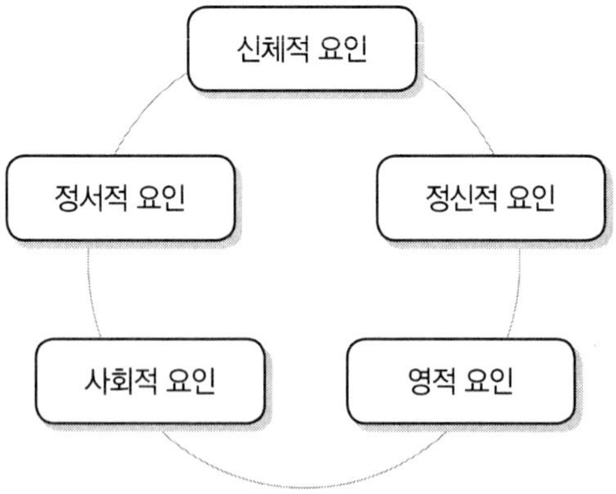

2) 세계보건기구의 건강개념

1948년 WHO 헌장 전문에서는 건강을 "단지 질병이 없고 허약하지 않은 상태만을 의미하는 것이 아니라 육체적, 정신적, 사회적으로 완전한 안녕상태"로 정의하고 있다. 사회적 안녕이란 인간은 사회적 구성원으로서 복잡한 사회적 환경 속에서 각자의 기능과 역할을 충실히 수행해 갈 수 있는 상태를 나타내는 생활개념적인 의미이다.

사회적 안녕이 중요한 이유는 진정한 건강은 사회구성원으로서 자신의 역할과 기능을 충실히 하는 것이며, 인간과 동물을 구별하는 척도가 되며, 삶의 가치와 보람을 창출하는 핵심 개념이기 때문이다.

1988년 세계보건기구 집행 이사회에서는 건강의 정의에 영적 안녕을 추가하기로 하였으나 1999년 총회에서 의결되지 않아 1948년 규정된 정의가 계속 사용되고 있다. 1957년에 WHO는 보다 실용적인 건강의 정의를 내렸는데 "유전적으로나 환경적으로 주어진 조건하에서 적절한 생체기능을 나타내고 있는 상태"라고 하였다. 즉, 연령, 성, 지역사회 및 지역 등 기본적인 특성에 따라 정해진 기준 가치의 정상범위 내에서 정상적으로 기능을 영위하고 있는 사람이 건강하다고 보는 것이다.

1948년에 WHO 헌장 전문에 수록된 건강 정의는 오늘날에도 건강을 이해하기 위해 가장 많이 인용되고 있고 인간의 보편적인 문화적 가치까지 고려하고 있다는 점에서 긍정적인 평가를 받고 있다. 한편으로는 건강이 완전하다는 것 자체가 불가능하고 또한 끊임없이 변화되는 동적인 과정임에도 불구하고 질병에 걸리지 않으면 건강하다는 이분법적이고 정적인 과정으로만 표현했다는 점에서 비판을 받기도 한다.

3) 건강결정 요인

인간은 가정과 지역사회의 구성원이며 각 개인은 상호간에 또는 외부환경과 다양한 상호작용을 하고 있다. 질병은 생물학적 특성, 환경, 생활습관, 보건의료체계 등 다양한 복합요인에 의해서 발생되며, 치료의 목적은 단순히 질병을 제거하는 것만이 아니라 개인이 더 나은 건강을 성취할 수 있도록 건강을 증진시키고 자기 관리 능력을 향상시키는 넓은 개념으로 이해되어야 한다.

(1) **생물학적 특성** : 개인이 선천적으로 가지고 태어나는 유전적 소인과 후천적 경험적 소인으로 개인이 어떤 질병에 쉽게 걸릴 수도 있고 건강하게 장수하기도 한다.

(2) **환경** : 외적인 요인으로 생물학적 환경(병원균, 질병매개곤충, 기생충 등), 사회적 환경(인구, 직업, 관습, 교육, 경제수준 등), 물리적 환경(계절변화, 기후, 실내 및 실외환경 등)이 건강에 영향을 준다.

(3) **생활습관** : 개인의 흡연, 음주, 식생활, 운동, 개인위생 등 개인의 건강관련 행동은 암, 고혈압, 당뇨병 등 만성퇴행성질환 유발과 관련이 깊다. 오늘날 만성질환 구조로 상병구조가 바뀜에 따라 생활습관으로 인한 질병발생 비율은 더욱 높아지고 있어 질병 예방과 건강증진을 위한 개인의 건강한 생활습관이 중요시 되고 있다.

(4) **보건의료체계** : 보건의료서비스 요인도 건강에 영향을 준다. 예를 들면, 코로나-19 대유행시 우리나라와 같이 건강보험 적용 등 보건의료서비스 제공체계가 잘 수립되어 있는 나라에서는 신속한 감염병 감시와 격리, 적기의 치료를 통해 사망률을 줄일 수 있었지만 이러한 시스템이 잘 갖춰지지 않은 나라에서의 사망률은 매우 높았다. 전 국민 대상 건강검진과 건강증진사업도 질병의 조기발견과 건강수준 향상을 위해 우리나라 보건의료서비스 제공체계 안에서 이루어지는 활동들이다.

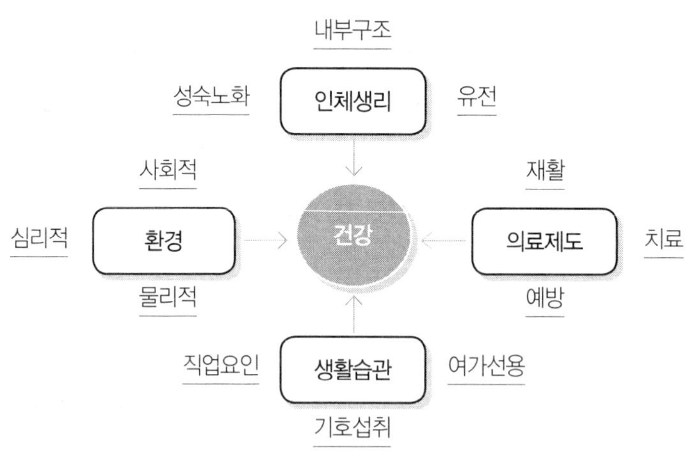

[그림 1-1] 건강결정요인

이상에서 언급한 건강결정 요인들이 실제로 건강에 얼마만큼 기여하는지를 연구한 결과들이 많이 나와 있다. [표 1-1]에서 보는 바와 같이 건강을 결정하는 여러 요인들 중에서 건강행동(생활습관)이 차지하는 비율이 미국이나 호주는 물론 우리나라에서도 가장 높게 나타나고 있다.

[표 1-1] 건강결정요인의 기여율 (단위 : %)

<table>
<tr><th rowspan="2">대분류</th><th colspan="2">건강결정요인</th><th rowspan="2">미국</th><th rowspan="2">미국 CDC</th><th rowspan="2">호주</th><th rowspan="2">대한민국</th></tr>
<tr><th>중분류</th><th>소분류</th></tr>
<tr><td rowspan="5">개인적 요인</td><td rowspan="2">개인적 특성</td><td>생물의학적 요인</td><td>–</td><td rowspan="2">19.0</td><td></td><td>9.0</td></tr>
<tr><td>정서적 요인</td><td>–</td><td></td><td>×</td></tr>
<tr><td>사회경제적 특성</td><td>개인의 사회경제적 요인</td><td>40.0</td><td>–</td><td>×</td><td>×</td></tr>
<tr><td rowspan="2">건강행동</td><td>건강행태</td><td rowspan="2">40.0</td><td rowspan="2">51.0</td><td rowspan="2">39.0</td><td>22.0</td></tr>
<tr><td>보건의료이용</td><td>×</td></tr>
<tr><td rowspan="4">사회적 요인</td><td rowspan="2">보건의료서비스
제공환경</td><td>건강증진</td><td rowspan="2">10.0</td><td rowspan="2">10.0</td><td>×</td><td>×</td></tr>
<tr><td>보건의료서비스</td><td>×</td><td>×</td></tr>
<tr><td>사회적 환경</td><td>사회적 환경요인</td><td>–</td><td rowspan="2">20.0</td><td>×</td><td>×</td></tr>
<tr><td>물리적 환경</td><td>물리적 환경요인</td><td>10.0</td><td>2.0</td><td>4.0</td></tr>
</table>

4) 건강상태 판단기준과 건강장애 요인

(1) 건강상태 판단기준

일반적인 관점에서 개인의 건강상태를 판단하는 기준은 다음과 같다.

① 병이 없고 신체의 기능 장애가 없다.

② 신체의 존재에 대하여 의식적으로 느껴지지 않는다.

③ 좋은 식욕과 안정된 몸무게를 유지한다.

④ 충분한 수면과 심신이 편안하다.

⑤ 정서적 안정과 사회생활이 조화 있게 이루어진다.

⑥ 일상생활에 삶의 보람을 느끼고 적당한 정력과 쾌활감이 있다.

(2) 건강장애 요인

① 유전적 요인과 가정요인

② 모체환경, 지역사회 환경

③ 식생활과 영양적 요인

④ 각종 감염병과 비감염성 질환

⑤ 자신이나 가족의 생활양식

2 질병

1) 병, 질환, 질병

환자들이 생각하는 '병'과 의사들이 말하는 '병'은 다른 개념이라고 할 수 있다. 환자들이 생각하는 '병'은 원인이나 기전과 상관없이 신체적, 정신적, 사회적으로 지나친 괴로움이 일정기간 경과한 주관적인 '병고'이며, 의사들이 말하는 '병'은 객관적 기준과 분류에 따라 판단한 의학적 진단의 결과인 것이다. 질환(illness)은 개인적, 사회 심리적 차원의 개념으로 환자의 개인적인 질병 경험을 의미하는 반면에 질병(disease)은 생물학적 차원의 개념이라는 점에서 차이가 있다.

2) 질병결정 요인

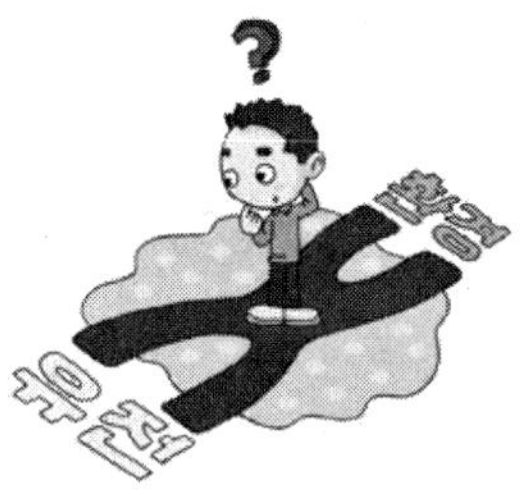

유전, 환경, 성(gender), 생활습관, 사회문화 및 경제, 정치적 요인 등 질병발생에 기여하는 요인은 다양하다.

(1) 유전

유전적 요인이 질병발생에 영향을 준다는 많은 연구결과가 있다. 그러나 유전요인 자체는 인위적으로 조작이 가능하지 않다.

(2) 환경

환경요인에는 생물학적, 물리적 · 화학적 환경 및 사회적 환경이 있다. 생물학적 환경에는 세균, 바이러스, 기생충 등과 같은 병원체와 질병 전파에 관여하는 파리, 모기 등의 매개체가 있으며, 물리적 · 화학적 환경에는 열, 냉, 공기, 물, 소음 등과 여러 가지의 화학오염물질이 해당된다. 사회적 환경에는 보건의료체계, 사회보장 및 의료보험, 고용, 실직, 교육, 범죄율 및 사회 안정성, 개인의 사회적 지지정도, 지역주민의 사회참여와 의사결정 권한, 새로운 보건지식을 받아들이는 주민들의 태도, 관습, 정보교환이나 의사소통 기전과 유용성, 대중매체 등이 포함된다.

(3) 성별(Gender)

건강과 질병 현상, 평균 수명에 성별 차이가 뚜렷하게 보이고 있다. 성별 요인도 인위적으로 조작이 불가능한 요인이기 때문에 성 자체를 결정요인으로 해석하지는 않는다. 따라서 성 관련 요인은 성별에 따른 문화적, 행태적 특성에 대한 차이 등으로 설명되고 있다.

(4) 생활습관

흡연, 음주, 신체활동, 식이, 개인위생 실천, 사회활동, 작업 형태 등이 모두 생활습관에 해당된다. 생활습관 특히 만성질환 발생에 가장 크게 기여하는 중요한 결정요인으로 알려지고 있다.

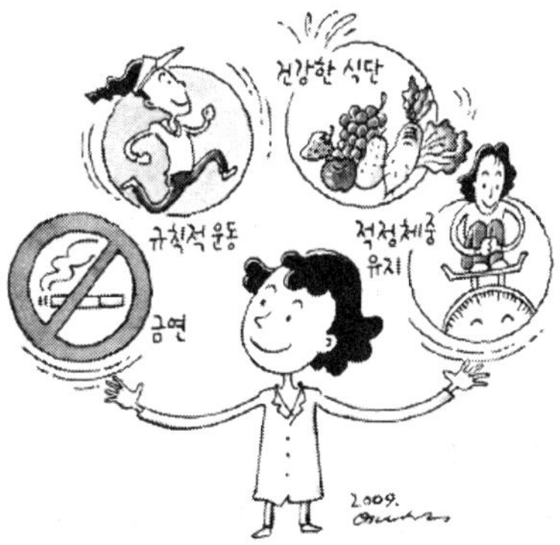

(5) 정치

정치는 사회경제적 부문과 보건의료체계에 영향을 주어 인구집단의 건강에 영향을 미친다. 정치적 영향을 받아 보건의료정책의 방향이 결정되며, 결정된 정책은 보건의료서비스 제공조직과 전달체계, 사회보장 및 의료보험제도와 직접적으로 연결되어 국민 건강의 결정요인으로 작용한다.

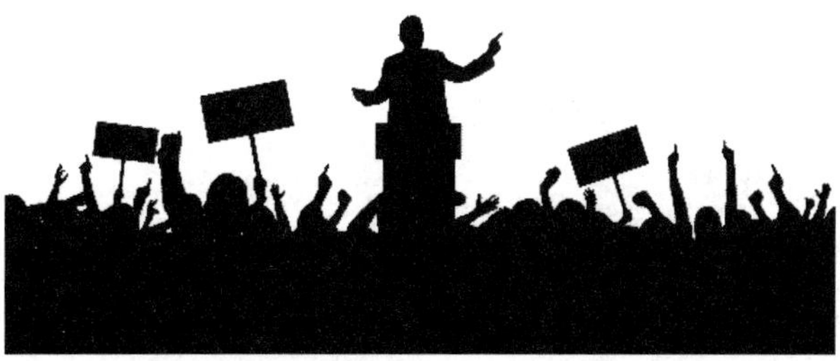

(6) 사회경제

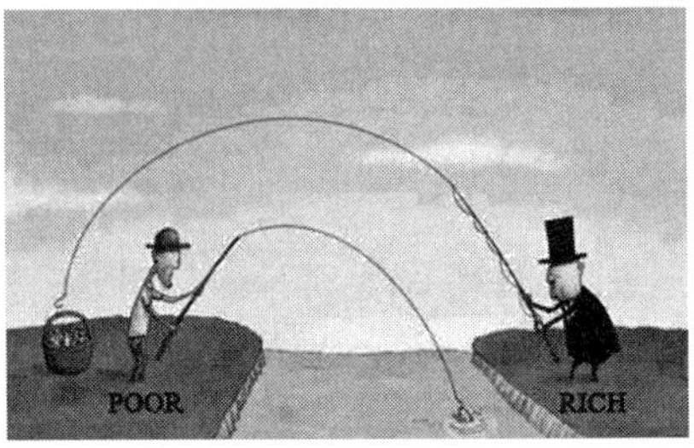
POOR
RICH

직업유무와 직종, 주거 및 작업환경, 교육수준, 경제수준, 가족 상태 등이 모두 포괄하여 사회경제적 계층을 이룬다. 사회계층과 건강수준과의 관련성은 많은 연구를 통해서 밝혀지고 있는데, 1980년 영국의 블랙(Black D.)은 보고서(Black Report)를 통해 전문직에 비해 비숙련 육체노동자의 사망과 이환율이 높다고 보고하였다. 많은 연구에서도 사회경제적 수준이 높은 사람들은 그렇지 못한 사람들에 비해 건강하게 더 오래 살고 더 나은 건강상태를 유지하며, 사회경제 계층에 따라 발생하는 질병양상에도 차이가 있음을 밝히고 있다.

(7) 문화

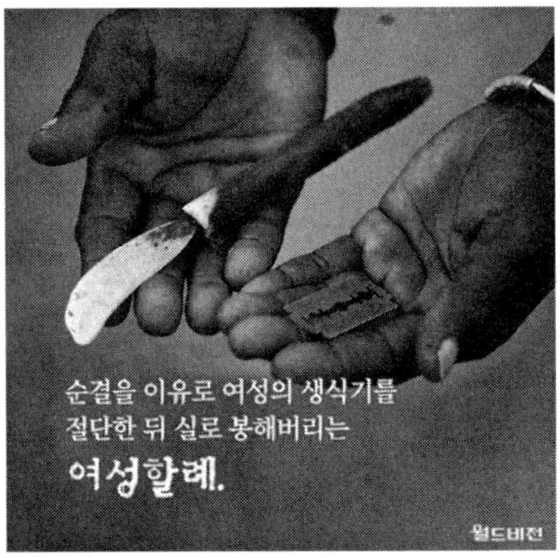
순결을 이유로 여성의 생식기를
절단한 뒤 실로 봉해버리는
여성할례.
월드비전

전통과 관습 등 서로 다른 문화는 서로 다른 가치와 행동양식을 형성하며 건강 결정요인으로 작용한다. 건강에 대한 견해도 문화권에 따라 차이가 커서 피지 사람들은 뚱뚱한 것이 경제적으로 풍요와 건강의 상징으로 인식하고 있다. 이밖에도 종교적인 이유로 피임을 금기시 하는 국가 중에는 미성년 임신이 증가하여 미성년 산모의 건강과 신생아의 건강이 위협을 받고 있는 경우도 있으며, 전통적으로 여아의 할례의식을 시행하는 곳에서는 비위생적인 절차로 인한 감염과 후유증으로 여아들이 고통을 받는 곳도 있다. 이렇듯 문화와 가치에 따라서 건강과 질병에 대한 인식과 견해가 달라 건강에 영향을 준다.

3) 질병예방

리벨과 클라크(Leavell & Clark)는 질병의 자연사를 다섯 단계로 나누었으며, 각 단계마다 예방적 조치를 제시하였다.

① Ⅰ기 : 병원성이 없는 단계인 비병원성기로 적극적인 예방의 시기이다.

② Ⅱ기 : 초기 병원성기로 소극적인 예방시기를 말한다.

③ Ⅲ기 : 불현성 감염기로서 질병이 중증화 되는 것을 예방하는 시기이다.

④ Ⅳ기 : 발현성 질환기로서 증상이 나타나 진단과 치료가 이루어지는 임상의학의 시기이다.

⑤ Ⅴ기 : 회복기로 재활과 사회생활 복귀를 돕는 시기이다. 질병을 치료하면 회복되지만 때로는 후유증이나 불구가 되었을 때는 사회에 완전한 복귀를 할 수 있도록 재활의학이 주가 되는 시기이다.

[표 1-2] 질병의 자연사와 예방대책

1차적 예방		2차적 예방		3차적 예방
Ⅰ 비병원성기 (적극적 예방)	Ⅱ 초기병원성기 (소극적 예방)	Ⅲ 불현성 감염기 (중증화 예방)	Ⅳ 발현성 질환기 (진단과 치료)	Ⅴ 회복기 (무능력의 예방)
환경위생개선 건강증진	특수 예방 – 예방접종	조기진단, 치료 집단 검진	악화방지 장해 제한	재활 사회생활 복귀

과거에는 발현성 질환기에서 진단과 치료에 역점을 두었으나 현대 의료는 질병관리를 종합적이고 포괄적으로 하기 위한 적극적인 예방활동이 포함된 세 가지 차원의 예방을 연계하여 다루고 있다.

(1) 1차 예방 : 질병 발생 억제 단계(상병발생 이전, 비병원성기, 적극적 예방수단)

건강한 개인에게 질병이나 특정 건강문제가 발생하기 전에 예방하거나 만일 발생하더라도 그 정도를 약하게 하는 것으로서 건강증진, 환경개선, 특수예방 등 진정한 의미의 예방을 말하며 이것은 증상의 발견이나 치료가 아니고 개인이 신체적 또는 정신적으로 최대 기능을 발휘할 수 있도록 하는 활동으로서 질병이나 불구를 가진 사람보다는 건강한 개인에게 적용되고 있는 예방활동이다.

① 목적 : 건강의 유지 증진, 저항력 증진

② 건강증진 : 보건교육, 균형 있는 영양섭취, 운동

③ 건강보호 : 개인 및 환경위생, 사고예방, 근로여건 개선, 산업재해 예방, 제도적 규제

(2) 2차 예방 : 조기발견과 조기치료 단계

숙주의 병적 변화시기로서 질병초기, 임상질환자 때 집단 검진을 통해서 조기에 발견하

여 치료함으로써 질병이 더 이상 진전하지 않고 정지하게 한다든가 병의 진전을 지연시킴으로써 고통 및 비용을 줄이고 효율적으로 치료하고자 하는 단계이다.

① **목적** : 질병 조기발견, 조기치료, 악화방지, 확산 예방, 장애기간 단축, 건강회복, 조기사망 예방 등

② **건강진단 및 조기치료** : 환자발견 조사, 건강검진(정기, 선택적), 적절한 치료, 입원치료, 가정간호

(3) 3차 예방 : 재활 및 사회복귀 단계

3차 예방은 병에 걸린 후 그 잔재 효과를 최소한으로 줄이는 것으로 의학적 재활, 직업적 재활, 사회적 재활(영적 상담지도) 등 질병의 재발방지, 잔여기능의 최대화 및 재활 활동이 필요한 단계이다.

① **목적** : 신체적, 정신적 기능장애의 경감, 회복 및 사회복귀

② **의학적 재활** : 병원, 재활시설 이용, 재활교육 훈련, 작업치료

③ **직업적 재활** : 직업훈련, 사회생활의 재적응 훈련, 산업체 장애자 고용과 공공기관 채용확대

3 역학

1) 역학의 정의

영어로 epidemiology 라고 하는 역학의 어원은 희랍어에서 기인한 것으로 'epi'는 '무엇에 관한(upon)이란 뜻이고 'dem' 은 '인구'(people, population)라는 의미이며, 'ology'는 '학문'(science)을 의미한다. 즉, 역학은 인간 집단에서 발생하는 전염병에 관해 연구하는 학문이라는 의미로 사용되어 왔다.

역학이란 인간집단에서 발생 · 존재하는 질병의 분포를 관찰하고 그와 관련된 요인을 규명하여 그 질병의 관리와 예방을 강구함으로써 인구의 건강증진을 목적으로 하는 과학 또는 학문이다. 이를 종합해보면,

첫째, 역학의 주요 연구대상은 인구집단이다.

둘째, 역학의 연구과제는 집단 구성원들 중에서 발생하는 건강에서 사망에 이르기까지 모든 사건의 자연사와 이 사건의 분포 및 결정요인들이다.

셋째, 역학의 궁극적인 목적은 인구집단의 건강증진을 위한 수단을 개발하는 것이다.

2) 역학의 변천

원래 역학과 보건의 주요 관점과 범위는 천연두, 페스트, 디프테리아. 백일해, 콜레라, 성홍열과 같은 감염병 관리를 포함해왔다. 주요 목적은 질병이 확산되거나 재발을 막는 것이었다. 역학의 범위도 시대의 흐름에 따라 다소 변해 왔으나 감염성 질환의 통제는 전 세계를 통해 아직도 높은 우선순위를 차지하고 있다.

역학의 역사를 거슬러 올라가보면 감염병 발생의 가장 극적인 사례 중 몇 가지는 자연적 또는 수동적 면역을 갖추지 못한 사람들이 그러한 감염병과 접촉하게 되었을 때 나타났다. 역사적으로 멕시코 아즈텍 문명은 천연두가 전파되어 스스로 무력해짐에 따라 스페인에 정복당했으며, 쿠크선장은 감염병 전파로 무력해진 하와이를 손쉽게 정복할 수 있었다는 즉 천연두, 성홍열, 결핵 등과 같은 질병의 전파로 인해 아메리카 원주민들을 쉽게 정복할 수 있었던 것이다. 역사적으로 중요한 인물을 중심으로 역학의 발전과정을 살펴보기로 하자.

(1) 히포크라테스(고대, 약 기원전 460년~약 기원전 370년)

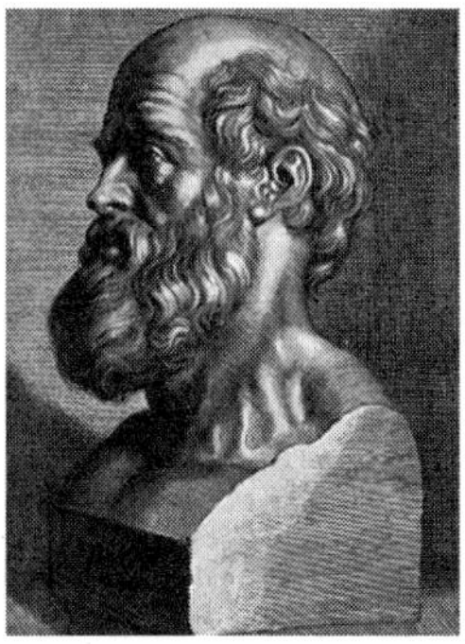

최초의 역학자라고 할 수 있는 히포크라테스는 질병의 발생이 기후 등 환경이나 생활양식에 의한다고 설명했으며 인체의 모든 생물학적 현상을 건, 습, 열, 냉의 4가지 요소로 분류하여 질병의 발생이 인간생활에 미치는 기후의 영향이라고 주장하였다. 기원전 5세기에 인간 질병의 전파에 개인의 내적 환경과 외적 환경이 관련된다는 점을 처음으로 제시하였으며, 질병발생이 초자연적인 힘보다는 환경이나 생활양식에서 비롯한다는 점을 과학적인 근거로 설명하고자 노력하였다.

질병발생이 주거지역, 기후, 식생활, 주택 등의 환경요인과 관련이 있음을 인식하였고, 질병발생현상을 개인뿐 아니라 집단현상으로 취급하는 숫자적 개념을 가지고 관찰 기록하였으며 지역의 특성과 다른 풍토병 및 시간에 따라 분포 양상이 변동하는 유행병을 구분하였다.

(2) 존 그란트(John Graunt, 1620. 4. 24 ~ 1674. 4. 18)

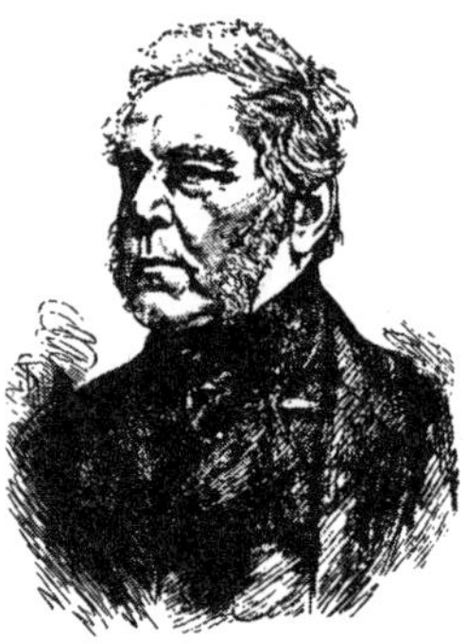

존 그란트는 상인이자 영국의 통계학자로 80년간 런던의 사망표를 분석하였다. 런던 주민의 출생과 사망을 일주일마다 분석하여 처음으로 인구집단에 대한 질병의 양상을 수치로 제시했다. 분석결과 남자가 여자보다 출생률과 사망률이 높다는 점을 발견하였고 영아사망률과 흑사병이 나타난 연도의 특성을 분석함으로써 통상적으로 수집된 자료를 통해 얻어지는 질병에 관한 정보의 가치를 인식하여 근대 역학의 기초를 마련했다.

(3) 존 스노우(John Snow, 1813. 3. 15 ~ 1858. 6. 16)

영국의 의사 존 스노우는 런던의 콜레라 유행이 상수도 급수시설에 따라 큰 차이가 있음을 확인하고, 이러한 사실을 근거로 오염된 물을 관리함으로써 콜레라 예방에 크게 기여하였다.

2차 유행시 콜레라는 인간의 상호 왕래를 통해 전파되고, 콜레라 환자와 밀접한 접촉을 하는 사람들 중에서 주로 발병하며, 빈곤과 군집생활을 하는 사람과 관련이 있고, 특히 오물과 관련이 있다는 것을 확인하고, 환자의 위장관을 통해서 배설되는 특수한 세포 성분인 병원독을 건강한 사람이 삼킴으로써 발생된다는 가설을 정립하였다.

이 후 이 가설은 1853-1854년에 다시 런던에서 발생했던 콜레라의 3차 유행시에 증명되어 물 공급 펌프가 콜레라 발생의 원인임을 밝혀내고 펌프를 철거하여 그 물을 마시지 못하도록 하였는데 그 후로는 콜레라 환자 발생이 감소하고 끝내는 종식되었다.

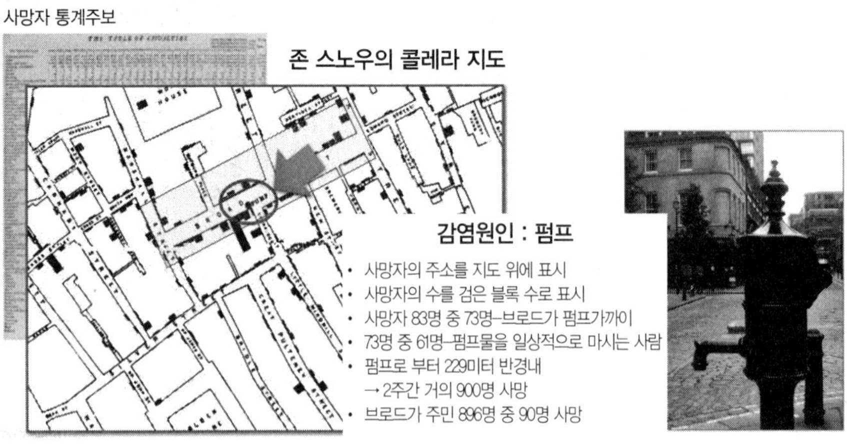
사망자 통계주보
존 스노우의 콜레라 지도
감염원인 : 펌프
• 사망자의 주소를 지도 위에 표시
• 사망자의 수를 검은 블록 수로 표시
• 사망자 83명 중 73명–브로드가 펌프가까이
• 73명 중 61명–펌프물을 일상적으로 마시는 사람
• 펌프로 부터 229미터 반경내
→ 2주간 거의 900명 사망
• 브로드가 주민 896명 중 90명 사망

(4) 클라라 마스(Clara Maass, 1876. 6. 28 ~ 1901. 8. 24)

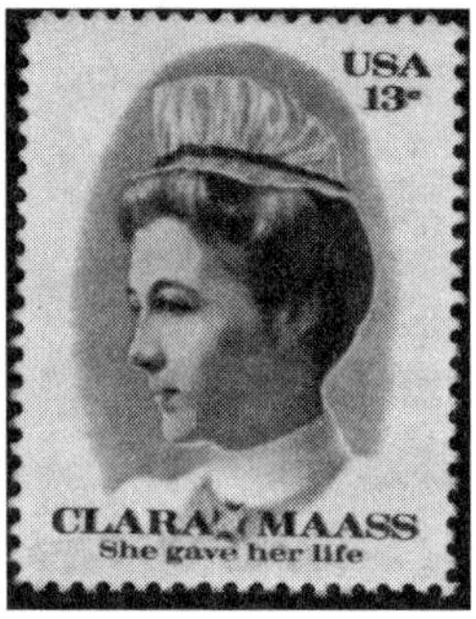

클라라 마스는 20세기 초에 모기가 황열을 발생시키는 매개체라는 사실을 증명하는데 기여하였다. 클라라 마스는 미국의 간호사이다. 쿠바에서 활동할 때 황열병의 원인이 나쁜 위상 상태가 아닌 모기의 전염병을 옮기는 매개체라고 생각했던 육군 소령 윌리암이 황열병의 원인을 밝히려고 실험을 할 때, 유일한 여성 참가자로 참가하였다. 그 후, 그녀는 모기로부터 황열병에 감염되어 8월 24일 사망한다. 이 실험에서 사망한 몇 안 되는 지원자이기도 하며, 그 때문에 황열병의 원인이 모기 때문이라고 밝혀지게 되었다. 1951년 그녀가 죽은 50주년으로 쿠바에서 우표에 새기게 되었다. 1952년에는 Newark German 병원이 이름을 '클라라 마스 메모리얼 병원'으로 바꾸기도 하였다. 1976년 그녀의 탄생 100주년으로, 미국에서 우표에 새기게 되었다. 또한 같은 해에, 미국 간호 협회에선 명예의 전당에 올리기도 하였다.

(5) 골드버거(Joseph Goldberger, 1874. 7. 16 ~ 1929. 1. 17)

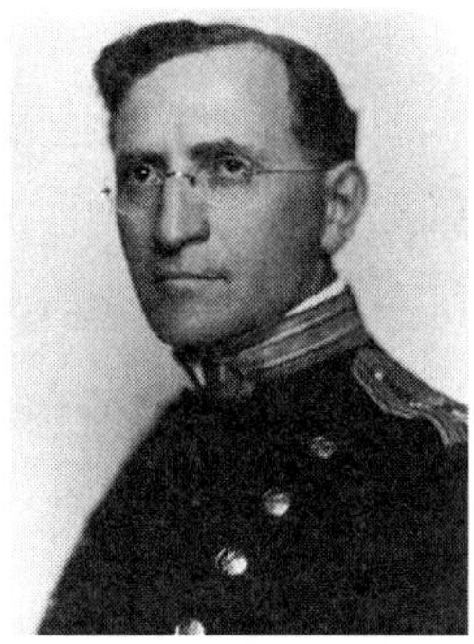

Pellagra라는 질병은 스페인의 의사에 의해 나병의 일종으로 알려져 200여 년간 전염성 질환으로 취급되어 오다가 1914년 헝가리 출신 미국 의사인 골드버거에 의해 Pellagra는 전염성 질환이 아닌 동물성 단백질에 내포된 나이아신의 결핍에 의한 병임이 밝혀졌다.

골드버거는 미국 보건부에 근무하면서 남부지방에 있는 심각한 Pellagra 환자 중 피해가 큰 고아원, 정신병원 등을 방문해 조사했는데 의사와 간호사는 한 사람도 Pellagra 환자가 없어 전염병이 분명히 아니라는 확증을 갖고 '영양결핍이 아니겠느냐' 라고 의심하면서 실험역학조사를 했다. 죄수들에게 동물성 단백질이 없는 식사를 제공하여 인위적으로 Pellagra 환자를 만드는데 성공하였고, 그 결과 식사 시 동물성 단백질의 결핍으로 Pellagra증상이 나타나게 된다는 사실을 밝혀냈다.

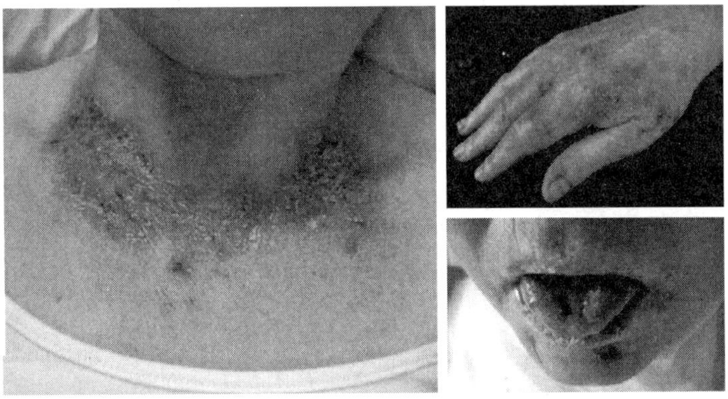

[그림 1-2] 펠라그라 증상

(6) 리차드 돌 (Richard Doll, 1912. 10. 28 ~ 2005. 7. 24)

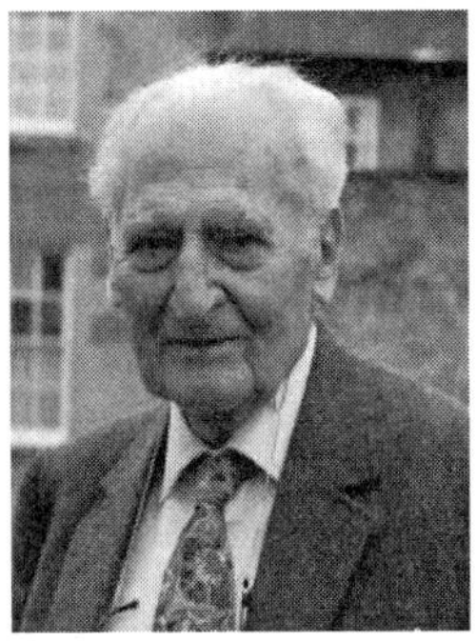

20세기 중반 영국 의사인 Doll, Hammond, Dorn 등은 인구 집단을 대상으로 이들의 흡연 습관을 조사하고 후에 사망하는 경우, 폐암으로 사망하였는가의 여부를 조사하여 흡연과 폐암과의 관계를 처음으로 입증하였다.

이와 같이 질병의 원인을 찾기 위한 역학적 노력은 끊임없이 지속되고 있다. 현대의 역학자들은 사람들을 건강하게 유지시켜 주는 변인을 찾아내려고 한다. 그들은 B형 간염과 AIDS를 포함하여 아동학대, 낙태, 가정폭력 및 전염병과 같은 다른 건강에 관련된 현상과 함께 만성질병 상태의 원인, 사고 등을 분석하는데 노력을 기울인다. 또한 건강의 분포에 영향을 미치는 사회적 및 신체적 요인들을 연구하는데 중요성을 두고 있다.

3) 역학의 역할

1853~1854년에 런던에서 최초로 역학적 방법론을 질병연구와 통제를 위해 사용한 사람은 근대 역학의 아버지라고 불리는 영국의 의사 존 스노우 였다. 스노우는 1848년에 런던에 창궐했던 콜레라 유행에 관심을 갖고 있던 중 특히 폐기물로 오염이 심한 탬즈강 부분에서 끌어온 물을 공급하는 두 민간회사에 의해 제공된 물을 사용하는 곳에서 사망률이 높은 것에 주목했다. 민간회사 두 곳 중 Lambeth 회사가 오염이 되지 않은 탬즈강의 다른

부분으로 물 공급원을 바꾼 이후 그 회사의 물을 공급받는 지역의 콜레라 사망률이 급감하였으나, 물 공급원을 바꾸지 않은 회사에서 물을 공급받는 지역의 콜레라 사망률은 변화가 없었다는 점에 주목하고 콜레라가 오염된 물에 의해 확산되었을 것이라는 가설을 세웠다. 1853년에 다시 런던 중심가에 극심한 콜레라가 유행하자 콜레라 사망자가 발생한 가정을 방문하여 어느 회사에서 공급하는 물을 사용하는지 조사하였다. 그 결과 콜레라로 인한 사망은 급수원과 관계가 있다는 사실을 확인하였다.

만일 영국 정부에서 정기적으로 수집한 출생과 사망 자료의 일부로서 콜레라 사망에 대한 자료가 없었더라면 스노우의 가설은 결코 검증되지 못했을 것이다. 이제는 모든 선진국에서 출생, 사망 및 기타 생정통계 자료를 수집하고 있다.

많은 사람들이 죽어가기 전에 질병 유행을 확인하기 위해 정부에서는 관리가 필요한 특정 질환에 대해서는 진단과 동시에 보고가 이루어지는 역학감시 체계를 활용한다. 역학감시 대상이 되는 질환은 대부분은 적절한 조치가 이루어진다면 확산이 방지되는 감염성 질환들이다.

역학이란 용어가 처음 사용되었을 때 그 연구의 대상이 된 질병은 대부분 전염성이 강한 감염병들이어서 역학의 발전은 감염병이 창궐했던 시대에 이를 예방하고 관리할 목적으로 발달되어온 학문이었기 때문에 1930년대 까지는 연구내용의 대부분은 감염성 질환이었다. 그러나 면역학, 보건학 및 세균학의 발달과 비감염성 만성질환으로 질병구조가 바뀌어감에 따라 역학적 연구 내용도 감염성 질환에서 비감염성 질환으로 확대되었다.

역학적 연구가 현재는 여러 가지 만성 퇴행성 질환인 암, 심혈관계 질환, 당뇨병, 고혈압 및 교통사고와 자살 등까지 영역이 확대되고 있으며 국민의 건강유지와 증진을 목표로 하는 보건학에서는 필수적인 학문분야이다. 즉 국민 또는 지역사회 주민의 건강수준을 측정하고 그것의 보건문제가 무엇인지를 분명하게 파악할 뿐 아니라, 그 질병이 원인을 밝혀내어 문제를 해결하기 위한 보건사업의 우선순위를 결정하고 수행하고자 하는 보건사업의 계획과 집행과정, 투입된 자원에 대응되는 효과를 평가하는데 주도적인 역할을 하는 학문이다.

역학은 인구집단의 질병과 관련요인의 관계 그리고 질병의 원인을 찾아냄으로써 그 결과를 질병예방 활동에 적응하려는 데 목적이 있다. 역학은 다음과 같은 역할을 통해 역학의 목적 달성에 기여한다.

(1) 질병발생과 원인규명

역학의 역할 중 가장 중요하고도 공헌이 큰 부분은 질병예방을 위해 질병발생의 원인을 밝히는 것이다. 1970년대 말에 월경하는 여성들 사이에 열이 나고, 저혈압이 발생하고, 피부발진이 발생하는 사례가 관찰되어 1980년대까지 50사례가 보고되면서 그 중에는 3명이 사망하는 "독성 쇼크 증후군"이 발생하여 환자군과 대조군을 선정하여 비교한 결과, 성병, 질의 감염, 성교 빈도 또는 월경 중 성교행위 등에 대하여는 아무런 차이를 보이지 않았다. 다만 환자 중의 100%가 탐폰을 사용하였고 대조군의 83%가 탐폰을 사용한 것만이 차이가 났으며, 환자집단은 대조집단에 비해 Rely사의 탐폰을 유의하게 많이 사용하는 것으로 드러났으며 이러한 증상은 탐폰을 사용하지 않는 사람에 비해 사용하는 사람이 10배나 높게 나타나 특정 회사의 탐폰이 원인임을 밝혀냈다.

20세기의 흑사병이라고 하는 후천성 면역결핍증은 1983년에 병의 원인균이 인간면역결핍바이러스(HIV)라는 것은 밝혀졌으나 항원의 빈번한 변이성 때문에 지금까지도 백신개발이 안 되어 그 질병의 예방은 주로 전파차단에 의존하고 있다.

(2) 질병의 자연사에 관한 기술

질병을 이해하려면 질병의 발생초기부터 끝까지 진행되는 과정, 즉 생리적 상태 혹은 이상 상태의 모든 사상이 발생하여 끝날 때까지의 자연사(自然史)를 알아야 한다. 이 과정은 어떤 질병 요인이 질병 진행에 어떻게 영향을 미치는가 알게 해줌으로써 그 관련성 여부와 정도를 밝혀주고 질병에 대한 치료효과에 대해서도 판단하게 해준다.

(3) 질병발생 또는 유행의 감시

질병의 발생 및 유행을 방지하려면 항상 질병의 이상 상태를 감시하여야 하며 질병 유행 상황 파악, 문제점 발견, 관리 대책 수립 및 결과의 평가 등 질병유행의 감시역할이 있다. 예를 들면, 이러한 감시기능을 통해 1986년 구소련의 체르노빌에서 발생한 원전 화재사고 등으로 주변지역에 방사능이 유출되어 급 · 만성으로 암의 발생, 기형아의 발생, 어린이 백혈병의 발생 등 많은 건강 장애가 발생하였고 반경 15km 이내에 거주한 24,000명의 주민들 중 15명의 추가 암사망자가 발생하였음을 알 수 있었다.

(4) 건강수준과 질병양상에 관한 기술

건강상태를 측정하는 여러 가지 보건지수의 기술 뿐 아니라 이들을 결정하는 요인들, 즉 그 특정지역사회를 둘러싼 환경인 정치, 사회적 체계, 문화, 민속적 규범, 인구밀도, 주민들의 건강과 질병에 대한 전통적인 의식구조, 보건문제 해결을 위한 지역사회의 조직된 노력, 경제구조, 그 지역의 물리적, 생물학적 환경 등을 관련시켜 기술한다.

(5) 임상분야 활용

역학적인 원리와 방법을 임상의학의 연구에 적용하는 분야를 임상역학이라고 하는데 환자의 치료를 위한 치료약제 및 수술효과의 측정(임상실험), 진단검사방법의 정확성을 판정해주는 감수성 및 특이성의 측정, 각종 생물학적인 변이(variation)의 분포 및 정상치와 비정상치의 구분 등에 기여한다.

(6) 연구전략 개발

인간의 건강에는 전혀 영향을 미치지 않으면서도 어떤 특정 요인의 존재나 부재가 건강에 미치는 결과를 명백히 증명해 줄 수 있는 연구방법, 즉 원인–결과의 관계를 규명하기 위해 필요한 여러 가지 과학적인 방법을 개발하는데 많은 공헌을 하고 있다.

(7) 보건의료기획과 평가를 위한 자료제공

의료보장이 발달함에 따라 제한된 보건의료자원을 국민에게 효율성 있게 제공하느냐 하는 문제가 중요시되고, 이를 위한 효과적인 의료전달체계와 보건의료기획이 더욱 중요하게 부각되었다. 이러한 보건사업 기획을 위하여 지역주민의 건강 정도를 측정하는 많은 자료가 필요하게 되었으며, 이 자료의 상당 부분이 역학에 의해 가능하게 되었다. 예를 들면 역학자료를 활용하여 보건사업의 필요도를 측정, 평가하고 새로 도입될 사업계획 및 설계에 대한 평가, 사업의 진행과정과 그 효율성에 대한 평가, 실제 그 사업에 의해 얻어진 효과에 대한 평가를 한다.

4 공중보건

1) 보건과 위생의 유래

보건은 위생(衛生)으로 부터 시작하였다. 위생이란 말은 중국의 고전 '장자'에서 유래되었으며, 위생을 뜻하는 hygiene은 그리스 신화에서 유래한 것으로 건강을 상징하는 여신 Hygeia로 부터 나온 말이다. 기원전 2세기경에 이탈리아의 의학자 갈레누스가 'Hygiene'

란 단어를 최초로 사용한 것이 효시가 되었다. 지금도 독일에서는 위생학으로, 일본에서는 공중위생학으로 불린다. 보건을 뜻하는 Public Health는 과거에는 공중보건으로 번역하여 사용해왔으나 최근에는 공중이라는 말을 빼고 '보건'으로 번역하여 사용되고 있다.

2) 보건의 정의

보건학이란 지역사회의 인구집단을 대상으로 질병예방과 건강증진, 생명연장을 목표로 하는 학문이다. 보건을 시스템과 제도를 의미하는 것으로 이해하는 사람도 있고, 전문가들과 의료진들이 하는 일을 의미할 수도 있다. 어떤 사람에게는 정부 차원에서 벌이는 예방접종을 생각할 수도 있고, 개인 차원에서 손을 씻는 행위 등을 떠올릴 수도 있다. 이처럼 보건은 다양한 정의와 이미지를 가지고 있지만 보편적으로 공중보건학자인 윈슬로우의 정의가 가장 널리 알려져 있다.

(1) 윈슬로우(Winslow)가 말하는 보건

1920년 윈슬로우는 보건의 미개척분야라는 논문에서 보건을 다음과 같이 정의하였다. '보건이란, 지역사회의 조직화된 노력을 통해 질병을 예방하고 수명을 연장하며 신체적 · 정신적 효율성을 증진하는 예술이며 과학이다'라고 하였다. 조직화된 지역사회의 노력에는

① 환경위생,

② 전염병의 관리 ,

③ 개인위생에 관한 보건교육,

④ 질병의 조기발견과 예방을 위한 의료 및 간호 서비스의 조직화,

⑤ 모든 사람이 자기의 건강을 유지하는데 적합한 생활수준을 보장받도록 사회제도를 발전시키는 것을 포함하고 있다.

윈슬로우의 보건의 정의는 포괄적이고 미래 지향적이며 보건의 대상이 개인의 건강이 아니라 지역사회 주민의 건강임을 강조하고, 단순히 질병의 예방뿐만 아니라 수명연장과 신체적, 정신적 효율의 증진을 달성하기 위한 접근방법으로 조직화된 지역사회의 노력을 제시하였다. 즉, 보건사업의 최소단위는 지역사회이며, 지역사회 주민 전체를 대상으로 수행하는 것을 말하며 여기에서 조직화된 노력이란 보건의료 인력과 예방 및 재활 등 모든 문제를 해결하기 위한 지역사회 전체주민의 자치조직을 통한 사회구성원의 공동노력을 의미한다.

윈슬로우는 누구나 건강한 삶과 자신의 수명을 누릴 권리가 있다는 것을 강조했듯 보건을 질병치료에 제한하지 않고 보건교육, 보건행정, 보건관계법규의 세 가지 요소를 중시하는 포괄적인 것으로 보았다. 또한 개인을 대상으로 하지 않고 지역사회에서 전 국민에 이르는 넓은 범위를 대상으로 삼았다는 점, 보건을 위한 전문가들뿐만이 아닌 지역사회 전체 주민의 참여를 중시했다는 점이 주목할 만하다. 윈슬로우의 정의는 오늘날에도 적용되고 있으며 가장 주류가 되고 있다.

(2) 공중보건과 예방의학

보건과 예방의학은 모두 질병의 예방을 통해 인간을 건강하게 살 수 있게 하는 역할을 한다는 점에서 유사성이 있다. 그러나 두 학문간에는 분명한 차이점이 존재한다. 예방의학은 어디까지나 의학의 한 분야이다. 따라서 질병을 예방하는 데에 목적이 있고 개인에게 진료를 하는 식의 방법으로 그 역할을 수행한다. 반면에 보건은 다루는 범위부터가 광범위하다. 예방의학이 개개인을 다루었다면 보건은 최소 단위로 지역사회를 다룬다. 목표 또한 더욱 더 포괄적이다. 보건의 목표는 지역사회의(혹은 국가나 전 세계의) 육체적, 정신적 건강을 향상시키고 역량을 강화시키는 데에 있다.

[표 1-3] 보건과 예방의학의 차이

구분	보건	예방의학
목적	육체, 정신적 건강과 역량강화	질병의 예방
대상	지역사회 전체	개인
방법	보건관리와 의료봉사	예방접종

(3) 위생학과 공중위생학

위생학(hygiene, sanitation)은 개인과 환경과의 관계를 규명하며, 이것을 기초로 환경을 개선하여 질병을 예방하고 건강을 유지, 증진하는 학문이다. 그러나 사회가 발전함에 따라 개인의 건강문제가 개인의 문제에 국한되지 않고 사회 전체에 영향을 끼침으로써 보다 많은 사람들의 공중위생에 대한 인식을 갖게 되었다. 공중위생에 대한 연구분야가 공중위생학(public hygiene)이라는 용어로 사용하게 된 것이다. 즉, 넓은 의미의 위생학이라 함은 공중위생학 또는 보건학을 말하는 것이다.

3) 보건의 특성

보건은 독특한 특징들을 많이 가지고 있다. 보건은 단지 학문으로서의 역할이 아닌 사회의 불평등을 없애고 전체가 행복할 수 있도록 추구한다. 그밖에도 정치적 성격, 범위의 확대, 새로운 이슈의 등장, 정부와의 관계, 기초학문으로 다양한 학문을 다루는 점, 예방을 목표로 한다는 점에서 독특한 특징이 있다.

(1) 사회정의

사회정의(Social Justice)는 보건의 기원이 되는 사상이다. 윈슬로우가 누구나 자신의 건강과 수명을 누릴 권리가 있다고 주장하였듯이 보건은 사회적으로 정의를 실현하는 데에서 시작하였다. '정의'는 사회 구성원들 모두가 공평하게 사회적 이익을 얻고 공평하게 사회적 부담을 질 방법을 찾는 추상적인 사상이다. 사회적 이익으로는 행복, 수입, 혹은 사회적 지위 등이 있을 수 있고, 사회적 부담으로는 개인 활동의 제한, 세금납부 등을 포함한다.

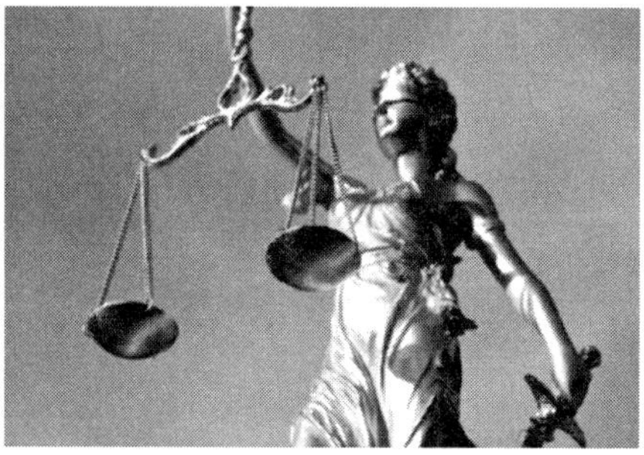

(2) 정치적 성격

보건의 받침대 역할을 하는 사회정의 사상은 정치적 갈등을 낳기도 한다. 보건은 전체 인구를 대상으로 하기 때문에 정치적으로 관련 사항을 결정할 때 구성원들간에 서로 다른 문화와 가치관이 충돌할 수 있다. 이 과정에서 긴장과 갈등이 생길 수 있고 보건기관은 정부 내부의 지도자들과 외부의 보건 지지자들 사이에서 곤경에 처하기도 한다.

(3) 범위의 확대

전통적인 보건의 범위는 생물학 요인, 환경, 생활습관, 의료서비스 조직을 포함한다. 각각의 분야에는 건강에 영향을 주는 많은 요인들이 있다. 최근 수십 년 동안 많은 새로운 공공정책 문제들이 보건 분야에 진입했다.

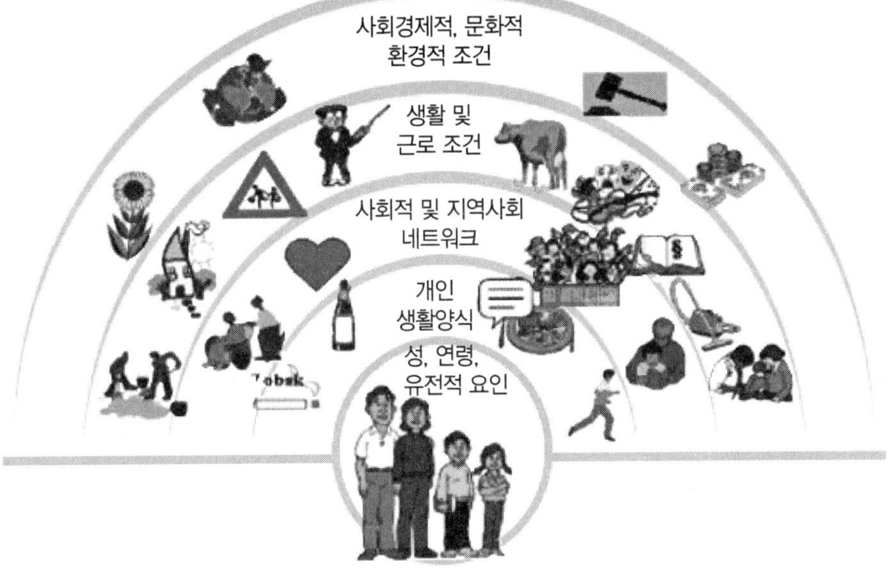

[그림 1-3] 건강결정요인의 범위

(4) 정부와 관련성

광범위하게 정부는 보건정책을 조정하여 사회적, 환경적 조건을 변화시켜 보건에 영향을 줄 수 있다. 예를 들면, 교육, 고용, 주택산업, 공공안전, 아동복지, 환경오염통제, 산업재해방지, 그리고 가족부양을 위한 정책들을 통해서 보건수준을 향상시키는 것이다.

또한 우리나라를 포함한 많은 국가에서 예방과 의료서비스에 대한 접근성을 높이기 위해 정부 정책을 마련한다. 우리나라의 건강보험이나 의료급여제도가 그 예가 될 것이다.

(5) 학문적 기초

보건은 과학에 기초하고 있다. 인간의 생물학적 특성, 미생물, 매개체를 이해하고 관리하는 의학과 물리학 뿐만 아니라 건강과 질병에 영향을 미치는 인간의 문화와 행태를 이해하는데 도움을 주는 인류학, 사회학, 심리학과 같은 사회과학에서 학문적 기초를 찾을 수 있다. 역학과 보건통계학도 보건의 실제적 방법과 수단으로서 필수적이다. 보건학의 5대 기초 학문분야로 역학, 보건통계학, 환경학, 경영학, 행동과학을 들 수 있다.

(6) 예방 중심

예방은 무슨 일의 발생 가능성을 감소시키고 만일 어떤 일이 발생하였을 때에는 손상을 최소화하는 활동을 말한다. 보건은 질병예방 가능성을 감소시키고 질병 발생시 손상을 최소화시키는 활동을 포함한다.

5 건강증진

1) 건강증진의 개념

과거 감염성 질환 중심에서 비감염성 질환 및 만성퇴행성질환 중심으로의 상병 구조의 변화는 초기의 질병의 원인제거 및 질병의 악화를 막는 소극적 입장의 예방에서 생활양식의 변화 등을 통해 건강을 더욱 증진시키고자 하는 적극적인 입장으로 전환되기 시작하였다.

과거 질병관리 시대의 건강증진 개념은 예방의 단계를 1차, 2차, 3차로 나누며 질병이 발생하기 전 단계의 관리 대책인 1차 예방에 건강증진을 포함시켰다. 이는 건강과 질병을 이분법적으로 생각하는 것으로써, 질병의 전 단계 즉 건강한 상태에서 이를 유지하고 증진하는 노력만을 포함하는 것이었다.

하지만 건강관리 시대의 건강증진은 건강과 질병을 연속선상에서 생각하고, 건강은 그 자체가 목적이 아니라 수단이며, 개인적 · 사회적 · 경제적으로 생산적인 생활을 가능하게 하는 자원이라는 개념으로 보고 있다.

즉 건강증진이란, 사람이 스스로 자신들의 건강은 관리 또는 통제할 수 있고, 건강수준을 향상시키는 것이 가능하도록 하는 과정(WHO, 오타와 헌장, 1986)을 말하며, 단순히 질병을 예방하는 것 이상으로 건강을 유지하기 위한 적극적인 개념을 뜻한다. 또한 건강증진은 개개인의 생활방식의 변화에 초점을 맞추고 있지만 집단의 생활방식에 크게 영향을 받게 되므로 집단적인 노력이 요구되고 있다.

우리나라 국민건강증진법 제2조 제1호에서 "국민건강증진사업이라 함은 보건교육, 질병예방, 영양개선, 건강관리 및 건강생활의 실천 등을 통하여 국민의 건강을 증진시키는 사업을 말한다" 로 정하고 있다. 따라서 건강증진은 단순히 질병의 치료나 예방에 그치는 것이 아니라 적극적인 건강 향상을 목적으로 사람들의 건강 의식 및 행동 변화를 통해 건강할 수 있는 잠재력을 기르고 건강위험요인을 조기발견 관리함으로써 건강을 유지, 증진하려는 것으로 이를 위한 수단으로 보건교육적, 사회제도적, 예방의학적, 환경보건적 수단 등이 있다.

2) 건강증진의 접근방법

(1) 사회제도적 접근

사회제도적 수단은 개인 및 집단으로 하여금 바람직한 건강행위를 유도하고 건강에 해가 되는 행위를 억제하기 위한 입법적 규제나 경제적 유인조치로서 국민건강증진법의 제정과 중앙 및 지방의 건강증진사업 조직 및 기능을 확대 강화하는 방법이다.

(2) 교육적 접근

교육적 수단은 사람들로 하여금 건강에 대한 올바른 인식을 갖고 건강에 유익한 상황을 실천하는데 필요한 지식과 정보를 주고 동기부여를 시키는 보건교육적 활동이며, 실천 전략으로서 지역사회 건강생활실천운동을 전개한다.

(3) 행정 및 기술적 지원

중앙에서 사업지원을 위한 기술적 지원으로 보건교육 홍보 자료개발 보급, 보건인력의 교육훈련 실시 및 사업평가와 행정적 지원으로서 보건소의 건강증진사업 조직의 개편 강화와 인력, 예산 등을 확보한다.

(4) 환경적 접근수단

환경적 접근수단은 건강증진행위의 실천에 필요한 사회운동 시설, 공원시설, 휴양시설 등을 확충하고 건강한 환경 유지를 위한 흡연 구역의 설정 및 공중위생 시설 등의 확충과 위생관리 활동을 강화하는 것이다. 담배자동판매기 설치 규제나 건강 유해 식품의 생산 · 판매 억제 등도 건강행위를 유도하기 위한 환경적 접근의 예이다.

(5) 예방의학적 접근수단

예방의학적 수단은 지역주민 대상의 건강평가를 통하여 건강위험요인을 조기발견하여 관리하고 개선함으로써 질병으로의 이행이나 증상의 악화를 예방하는 것이다. 건강검진 등을 통하여 발병하기 전이나 발병 초기에 위험 요인을 발견하여 조기에 처방, 관리하면

적은 비용으로도 발병이나 악화를 예방할 수 있어 효과적인 건강관리가 될 수 있다.

3) 우리나라 건강증진종합계획

(1) 건강증진 추진배경

① 생활습관의 중요성

건강은 건강한 생활습관에 의해 크게 좌우된다. 2004년 미국 위스콘신주의 건강결정요인 분석결과, 건강은 생활습관(40%), 사회경제적 요인(40%), 환경(10%), 보건의료 접근성(10%) 등 순으로 결정이 결정된다고 보고하였다.

② 만성질환의 증가

만성질환 및 합병증 발생 비율이 늘어나, 암 · 심뇌혈관질환 등 중증질환으로 이환될 가능성이 증가하고 있다. 암 · 심뇌혈관질환 등 중증질환은 우리나라 주요 사망원인으로, 암, 심혈관질환, 당뇨병 등은 생활습관 변화와 노인인구 증가 등으로 향후 더욱 심화될 예정이다.

③ 노인인구 증가

우리나라는 노인인구가 매우 빠른 속도로 증가하고 있어 이로 인한 의료비 증가와, 계층간 · 인구집단간 건강형평성 저하 등 문제 발생이 심화되고 있다. 노인들은 다양한 복합질환, 난치성 만성질환을 가지고 있어, 고령화로 인한 의료비 부담은 급증할 것으로 예상되고 있다.

④ 계층 간 건강격차

저소득층 등 취약계층의 건강행태가 나빠져 계층 간 건강질병의 차이가 커지고 있다. 만성 퇴행성 질환 및 사고의 발생은 사람들의 생활양식과 깊은 관련이 있다. 즉, 이들 상병 발생의 대부분이 개인의 건강에 대한 인식부족과 무절제한 생활에서 기인된 것으로 밝혀졌으며 이들 상병들은 치명적 특성으로 건강 위해도가 매우 높아 7대 사망 원인으로서 전체 사망의 72%를 점유하고 있어 건강 위해도가 매우 높음을 알 수 있다.

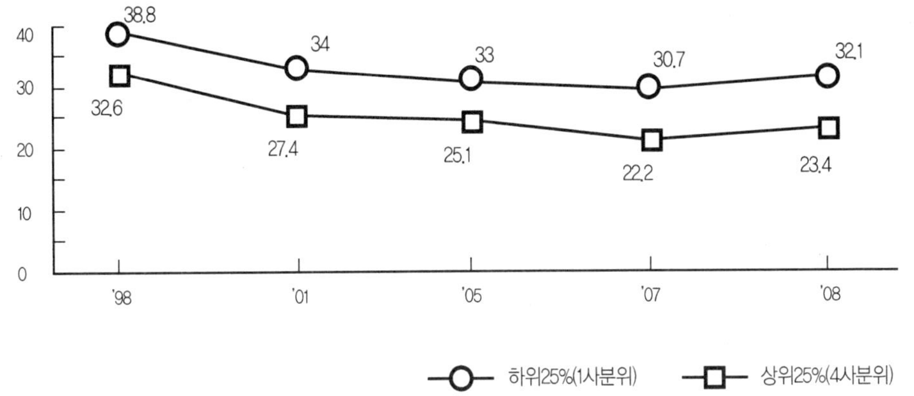

[그림 1-4] 계층별 흡연율 비교

출처 : 보건복지부 자료, 2008

⑤ 고령임신, 우울증, 알코올 중독 등 새로운 건강문제

고령임신 등으로 인해 저체중아 출생률이 증가하고, 스트레스로 인한 우울증, 알코올 중독 등이 새로운 건강문제로 대두되었다.

⑥ 소득 · 생활수준 향상으로 새로운 건강요구 증대

건강유지 · 증진, 장수, 美와 행복한 삶(wellness)에 대한 관심이 증대됨에 따라, 국민의 의료수요가 Cure → Care → Wellness로 변화되고 있다. 또한 건강은 국민의 기본적인 권리로 인식되면서 건강에 대한 국가적 책임이 강조되고 있다.

(2) 국민건강증진종합계획 개요

「국민건강증진법」 제4조에 따라 국민건강증진 및 질병예방을 위해 매 5년마다 수립하는 국가차원의 건강증진 로드맵이다.

① 2002년 제1차 계획(2002~2005) 수립

② 2005년 제2차 계획(2006~2010) 수립

③ 2010년 제3차 계획부터 2011~2020년에 이르는 10년 계획 수립

④ 2015년 제4차 계획(2016~2020)은 제3차 HP2020의 중간 수정의 형태로 수립

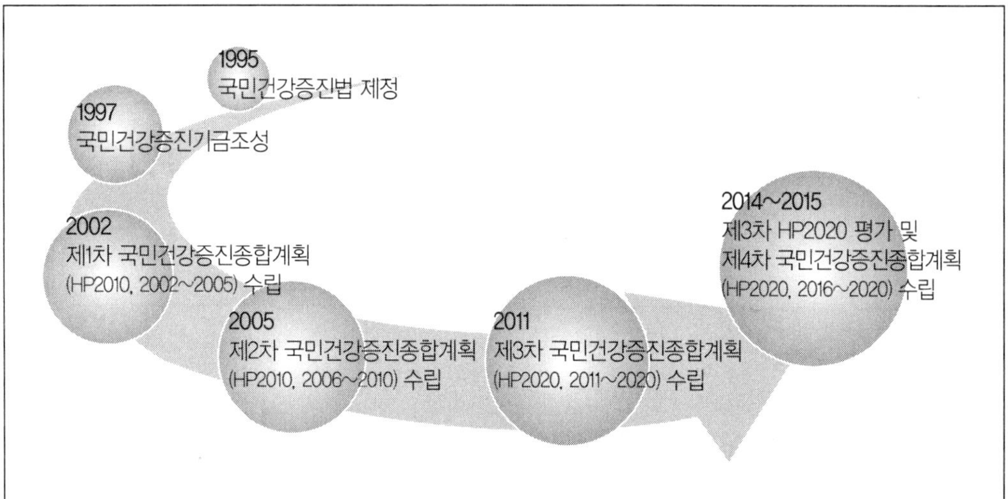

[그림 1-5] 국민건강증진종합계획 추진경과

(3) 제4차 국민건강증진종합계획(2016~2020)

① 기본 틀

우리나라 국민건강증진종합계획(Health Plan 2020)은 '온 국민이 함께 만들고 누리는 건강세상'을 비전으로 건강수명의 연장과 건강형평성 제고라는 중장기 목표아래 5개 사업분야(건강생활실천, 만성퇴행성 질환과 발병위험요인 관리, 감염성 질환관리, 안전환경보건, 인구집단 건강관리)별 2020년도까지 달성해야 할 건강지표와 목표를 설정하였다.

② 주요 건강목표

국민건강증진종합계획(Health Plan 2020)을 통해 국가 차원에서 중점적으로 관리하는 15개 과제에 대한 17개의 대표지표를 선정하고 관리하고 있다.

③ 국민건강증진종합계획(HP2030)의 기본 틀

HP2020의 종료되는 시점에서 2020년 4월부터 2030년도까지 달성할 HP2030의 기본 틀을 확정하고 분과별 지표 세분화 작업 및 국민의견을 수렴하고 있다. HP2030은 '모든 사람이 평생 건강을 누리는 사회'를 비전으로 수립하였으며 2가지 총괄목표인 '건강수명 연장'과 '건강형평성 제고'는 HP2020의 목표치를 승계하였다.

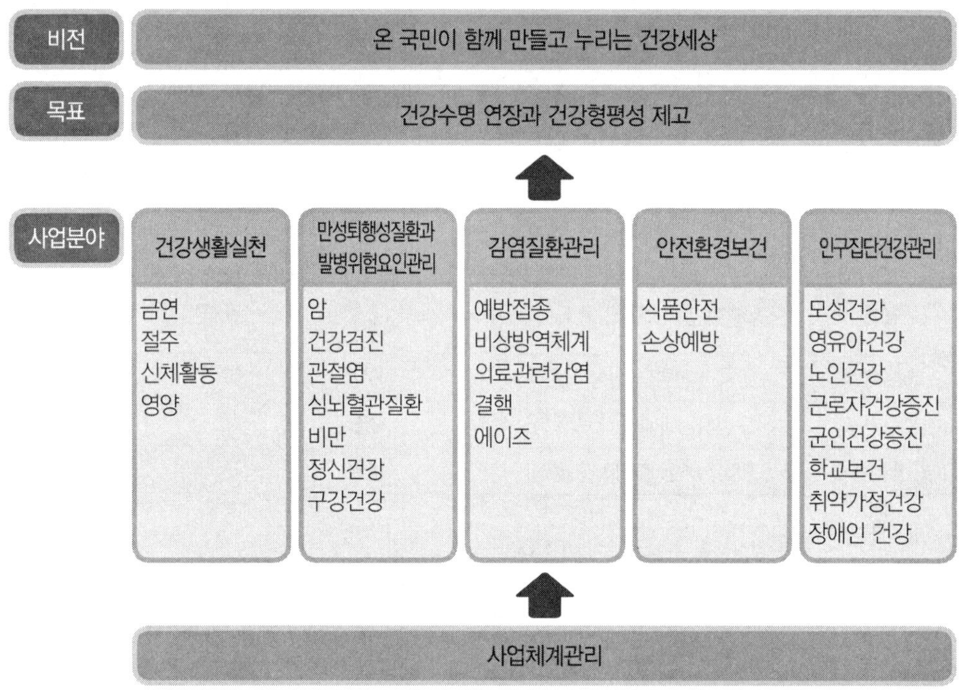

[그림 1-6] 제4차 국민건강증진종합계획(Health Plan 2020)의 기본 틀

[표 1-4] HP2020의 대표지표

과제		대표지표	2008년 기준치	2013년 현황	2020년 목표치
1	금연	성인남성 현재흡연율	47.7%	42.1%	29.0%
		중고등학교 남학생 현재흡연율	16.8%	14.4% ('15. 11.9%)	9.0%
2	절주	성인 연간음주자의 고위험 음주율	남자 28.4% 여자 8.4%	남자 22.5% 여자 7.2%	남자 19.0% 여자 5.1%
3	신체활동	유산소 신체활동 실천율	–	57.1% ('14년)	62.8%
4	영양	건강식생활 실천율 (지방, 나트륨, 과일/채소, 영양표시 4개 지표 중 2개 이상을 만족하는 인구 비율)	30.2%	35.6%	48.6%
5	암관리	암 사망률(인구 10만명당)	103.8명	90.4명	82.3명 (2019년)
6	건강검진	일반(생애) 건강검진 수검률 (건강보험적용자)	64.3%	72.2%	80.0%

7	심뇌혈관 질환	고혈압 유병률	26.9%	27.3%	23.0%
		당뇨병 유병률	9.7%	11.0%	11.0%
8	비만	성인 비만유병률	남자 35.6% 여자 26.5%	남자 37.6% 여자 27.5%	남자 ≤ 37.0% 여자 ≤ 27.0%
9	정신보건	자살 사망률 감소(인구10만명당)	26명	28.5명	20명
10	구강보건	아동청소년 치아우식 경험률(영구치)	61.1% ('06)	57.3% ('12)	45.0%
11	결핵	신고 결핵 신환자율(인구 10만명당)	78.9명 ('11년)	71.4명	39.5명
12	손상예방	인구 10만명당 손상 사망률	61.7명	61.3명	56.0명
13	모성건강	모성사망비(출생 10만명당)	12명	11.5명	9명
14	영유아	영아사망률(출생아 천명당)	3.4명	3.0명	2.8명
15	노인건강	노인 활동제한율 -일상생활 수행능력(ADL) 장애율	11.4%	6.9% ('14)	6.5%

비전 모든 사람이 평생건강을 누리는 사회

- 소득, 지역, 성별, 연령 등에 차별없이 모든 사람의 건강증진을 위한 HP2030이며 SDGs 등 국제동향에 맞추어 적용대상 확대 : "온 국민" → "모든 사람"
- 전생애주기에 걸친 건강권("평생건강") 명시

⬆

총괄목표 건강수명 연장, 건강형평성 제고

- HP2030 추진의 최종 결과지표(Health Outcomes)로, HP2020 유지
- 건강수명 목표치 및 자료원, 건강형평성 목표지표 선정 등 구체화 예정

⬆

기본원칙

국민건강증진종합계획 수립–추진–평가 전 과정에 걸쳐 다음과 같은 원칙을 따른다.

1. 국가와 지역사회의 모든 정책 수립에 건강을 우선적으로 반영한다.
2. 보편적인 건강수준의 향상과 건강형평성 제고를 함께 추진한다.
3. 모든 생애과정과 생활터에 적용한다.
4. 건강친화적인 환경을 구축한다.
5. 누구나 참여하여 함께 만들고 누릴 수 있도록 한다.
6. 관련된 모든 부문이 연계하고 협력한다.

⬆

중점과제

건강생활실천	정신건강관리	비감염성질환 예방관리	감염 및 환경성질환 예방관리	인구집단별 건강관리	건강친화적 환경 구축
• 금연 • 절주 • 영양 • 신체활동 • 구강건강	• 자살예방 • 치매 • 중독 • 지역사회 정신건강	• 암 • 심뇌혈관 질환(고혈압, 당뇨) • 비만	• 감염병예방 및 관리(결핵, 에이즈, 의료 관련 감염, 손 씻기 등 포함) • 감염병 위기 대비·대응(검역 감시 예방접종 포함) • 기후변화성 질환(미세먼지, 폭염, 한파 등)	• 영유아 • 청소년(학생) • 여성(모성, 다문화 포함) • 노인 • 장애인 • 근로자 • 군인	• 건강친화적 법제도 개선 • 건강정보이해력 제고 • 혁신적 정보기술의 적용 • 재원마련 및 운용 • 지역사회자원(인력시설) 확충 및 거버넌스 구축

[그림 1–7] HP2030의 기본 틀

제2장

건강생활

2

1. 흡연
2. 음주
3. 영양
4. 신체활동
5. 스트레스 관리

제2장

건강생활

학습목표

1. 건강생활을 위한 흡연, 음주의 영향을 이해하고 건강관리 기술을 습득한다.
2. 건강한 영양과 신체활동 기준을 이해하고 건강관리에 활용한다.
3. 스트레스 기전을 이해하고 건강관리에 활용한다.

1 흡연

전 세계적으로 담배와 관련된 질환과 사망은 흡연율의 증가와 맞물려 더욱 악화되고 있다. WHO는 담배의존에 대해 효과적인 치료를 한다면 수백만 명의 인명을 구할 수 있을 것이라고 밝히고 있다. 그러나 이러한 치료가 전 세계적으로 많은 흡연자들에게 제공되지 못하는 실정에서 WHO에서는 1999년부터 세계금연의 날(5. 31)을 정하여 정부와 금연단체, 보건의료전문가 및 흡연자와 비흡연자들에게 금연방법과 담배의존에 대한 치료방법에 대한 정보를 제공하고 있다.

1) 담배의 유해성

(1) 담배의 독성물질

담배에는 4,000여종 이상의 화학성분이 있는 것으로 알려졌는데 이 중에는 이중 발암물질로 알려진 것만 43종이다. 그러나 알려진 것 외에도 담배연기에 포함된 성분은 10만종이 넘을 것으로 추정된다.

담배 속에 함유된 니코틴, 일산화탄소, 타르가 인체에 해를 끼치는 대표적인 물질이다. 타르는 일반적으로 담배진이라고 부르는 독한 물질로 수천 종의 독성화학 물질이 이 속에 들어 있다. 담배가 우리 건강에 주는 해독의 대부분은 바로 이 타르 속에 들어 있는 각종 독성물질과 발암물질에 의한 것으로 약 20 여종의 A급 발암물질이 포함되어 있다.

타르는 담배연기를 통하여 폐로 들어가 혈액에 스며들어 우리 몸의 모든 세포, 모든 장기에 피해를 주기도 하고, 잇몸, 기관지 등에는 직접 작용하여 표피세포 등을 파괴하거나 만성 염증을 일으키기도 한다. 담배 한 개피를 피울 때 흡입되는 타르의 양은 대개 10mg 이내로 한 사람이 하루에 한 갑씩 담배를 피울 때 1년간 모이는 타르의 양은 보통 유리컵 하나에 꽉 찰 정도로 많다. 타르에 함유된 벤조피렌은 대표적인 발암물질로서 동물실험을 통해서 낮은 농도에서도 모든 경로를 통해 암을 발생시키는 것으로 밝혀졌다

일산화탄소는 무연탄 냄새로 이미 우리에게 잘 알려진 물질로 담배를 피우는 것은 마치 적은 양의 무연탄 냄새를 지속적으로 맡고 있는 것과 같으며, 일산화탄소는 혈액의 산소운반 능력을 감퇴시켜 만성 저산소증 현상을 일으켜 신진대사에 장애를 주고 조기 노화현상을 일으킨다. 비흡연자에게서는 1% 미만인 일산화탄소헤모글로빈의 농도를 2~15%(평균 5%)로 높여 말초 조직으로의 산소공급을 저하시킴으로써 신경계통의 기능을 저하시키고 적혈구증가증을 일으킨다.

니코틴은 담배의 습관성 중독을 일으키는 마약성 물질로 담배 한 개비에는 10mg 정도의 니코틴이 들어있는데, 이 중 흡수되는 니코틴 양은 1mg 정도이나, 흡연 양상에 따라 3mg을 넘을 수도 있다. 니코틴은 빠르게 동맥내 혈류 속으로 흐르면서 심장을 거쳐 뇌로 운반되는데, 담배를 피우고 니코틴이 뇌에 도달하는데 걸리는 시간은 7초 정도이다. 아편과 거의 같은 수준의 습관성 중독을 일으키기 때문에 약학적으로 마약으로 분류되고 있는 물질로, 담배를 일단 피우기 시작하면 매 30~40분에 한 대씩 피워야만 하는 이유가 바로 담배 속에 있는 니코틴 때문이다.

그밖에 담배연기 속에 포함된 대표적인 유해물질로는 입자성 물질인 니트로소노니코틴, 베타 나프틸아민, 폴로니움-210, 닉켈, 카드뮴, 비소, 납과 기체성 물질인 아세트알데하이드, 아세톤, 메탄올, 질소산화물, 암모니아, 벤젠, 포름알데히드, 청산가리, 아크로레인, 니트로사민, 비닐클로라이드 등이 있다. 이러한 유해물질들은 인체에 국소적으로 자극성 물질로 작용하거나 전신흡수를 통해 질병을 일으킨다.

[표 2-1] 담배에 함유되어 있는 대표적 유해물질

유해물질	인체에 미치는 영향
입자성 물질	
타르	발암물질
다핵성 방향족 탄수화물	발암물질

니코틴	신경내분비계 자극, 우울증, 중독성
페놀	발암물질, 인제자극성
크레졸	발암물질, 인체자극성
베타-나프틸아민	발암물질
니트로소노니코틴	발암물질
벤조피렌	발암물질
소량금속(니켈, 비소, polonium 210)	발암물질
인돌	발암촉진작용
카바졸	발암촉진작용
카테콜1	발암보조물질
기체성 물질	
일산화탄소	산소운반 및 이용 장애
청산가리	섬모상피독성, 인체자극성
아세트알데히드	섬모상피독성, 인체자극성
아크로레인	섬모상피독성, 인체자극성
암모니아	섬모상피독성, 인체자극성
포름알데히드	섬모상피독성, 인체자극성
산화질소	섬모상피독성, 인체자극성
니트로소아민	발암물질
하이드라진	발암물질
비닐클로라이드	발암물질

출처 : 박재갑. 2000. 흡연과 건강: 건강증진 및 금연심포지움 2000.

(2) 담배의 중독성

흡연에 대한 충동으로 담배를 찾게 되고 담배를 피운다는 면에서 흡연은 하나의 약물중독이라고 할 수 있다. 흡연은 내성과 육체의 의존성을 일으켜 지속적인 흡연을 일으키고, 흡연자들로 하여금 쾌락을 느끼게 하고, 각성 상태를 유지하며 금단증상을 피할 수 있을 정도의 일정한 양의 니코틴을 유지하도록 요구한다.

담배의 니코틴은 헤로인이나 코카인 같이 중독을 일으키는 마약과 유사하다. 미국 담배회사의 비밀문서에서는 담배회사들이 담배의 니코틴이 중독효과를 나타낸다는 것을 알고 지난 30여 년 동안 흡연자들에게 전달되는 유리 염기 니코틴의 함량을 증가시킬 수 있도록 니코틴의 화학적 형태를 바꾸기 위해 노력을 해 왔음이 밝혀졌다. 그 결과 흡연자들이 니코틴에 중독이 되어 실제로 담배 판매량이 증가되었고 그 결과 외국담배의 시장 점유율이 높아졌다.

그러나 흡연가 들은 담배 속에 많은 유해물질이 포함되어 있다는 것을 알면서도 니코틴의 의존성으로 인해 담배를 쉽게 끊지 못하고, 심지어 중단했다가도 다시 피우는 일을 되풀이한다.

담배의존성은 국제질병 분류표에 하나의 질환으로 포함되어 있는데, 담배의존성을 일으키는 니코틴은 화학적으로 pH 8.0으로 약염기이며, 수용성, 지용성으로 폐, 구강 및 비점막, 피부, 장 등 신체의 어느 곳을 통해서나 즉시 흡수된다. 담배 연기를 통해 흡수된 니코틴은 폐순환을 통하여 10~15초 만에 뇌에 도달하여 니코틴 콜린수용체에 작용한다. 이때 흡연자는 담배 고유의 만족감을 느끼게 되는데 지속적인 흡연은 뇌 조직의 니코틴 콜린수용체의 수를 증가시켜 결과적으로 인체는 더 많은 양의 니코틴을 요구하게 된다. 이때 요구되는 니코틴의 양이 채워지지 않으면 이를 갈망하게 되는 의존성이 생기게 된다.

일단 담배에 의존성이 생긴 후에는 담배를 끊었을 때 금단증상이 나타나는데 금연 후 수시간 내에도 나타날 수 있으나 보통 1~2일에 최고조에 이르고 3~4주가 지나면 안정이 된다. 대표적인 금단증상으로는 불안, 흥분, 집중력 저하, 안절부절, 허기, 담배에 대한 갈망, 수면장애, 우울증 등이 있다.

(3) 흡연관련 질환

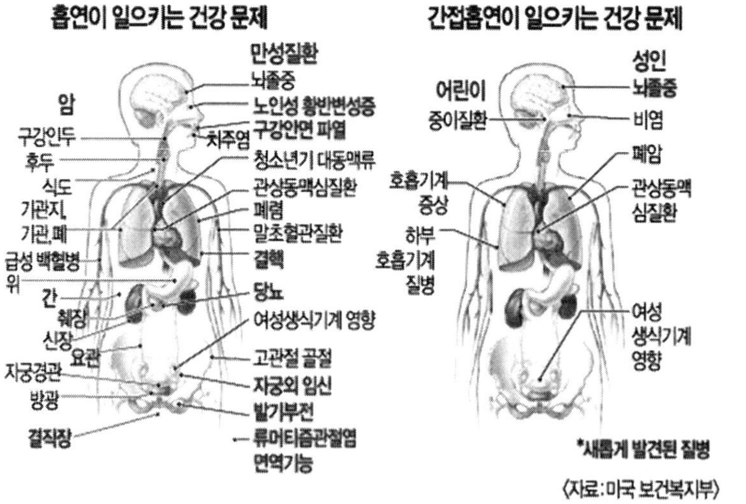

[그림 2-1] 흡연관련 질환

흡연이 질병과 관련된다는 최초의 공적인 보고서는 1962년 영국의 왕립의사협회(Royal College of Physicians)의 보고서이다. 이 보고서에서는 흡연이 폐암을 포함한 각종 암과 폐기종 및 만성퇴행성 질환의 원인이 된다고 밝히고 있다. 그 후 많은 연구에서 흡연은 질병과 사망을 초래하는 가장 중요한 위험요인으로 지적되어 왔으며, 흡연에 의해 유발되거나 악화되는 질병은 너무나 많아 국제질병 분류표에 있는 5,000여 개의 질병 중에 흡연과 관련이 없는 질환은 거의 없을 정도이다.

특히 흡연은 폐암발생과 밀접한 관련이 있는 것으로 나타났는데 1930년대에 이미 미국에서는 전체 암으로 인한 사망의 약 30%가 폐암인 것으로 보고하였으며, 1994년 미국 EPA에서는 폐암사망의 90%가 흡연이 원인이라고 보고하였다. Hammond와 Horn(1958)의 연구에서는 흡연자가 비흡연자에 비해 폐암으로 인한 사망이 9.2배나 높은 것으로 나타났다. 또한 폐암발생의 80%가 흡연에 의해 발병하며 흡연자가 비흡연자에 비해 폐암으로 인한 사망이 약 10배 정도 높다.

흡연은 폐암 외에 기타 여러 종류의 암종과도 밀접한 관련이 있는 것으로 나타났는데 특히 후두암의 경우 비흡연자에 비해 5배 정도 위험성이 높고 사망의 1/2이 흡연과 관련된다고 하였으며, 구강, 식도, 후두 등의 암을 유발시키고 췌장, 방광, 신장, 위, 자궁경부 등의 암과도 관련성이 있음을 지적하고 있다.

최근의 많은 연구에서 흡연은 폐암의 선행원인일 뿐만 아니라 만성기관지염과 폐기종(만성 폐쇄성 폐질환 사망의 약 80%)의 원인 및 심장질환과 뇌졸중의 주요 원인으로 여겨지고 있다. 또한 동맥류와 죽상경화성 말초혈관 질환, 구강 및 후두암, 태내 발육부진 및 신생아 사망의 원인이 되고 있으며, 시력 및 청력에 문제, 상처의 치유지연 등 광범위한 영향을 주며, 또한 어떤 감염에 대한 감수성을 높여 질병에 쉽게 이환되게 한다.

최근 영국의 금연기관인 ASH에서는 흡연으로 위험이 증가되는 질환 및 증상과 기능장애, 흡연으로 증상이 더욱 악화되는 질환, 이미 질환이 있는 경우 흡연으로 더욱 악화되거나 영구화되는 질환을 다음과 같이 분류하였다.

[표 2-2] 흡연의 영향

1. 위험성 증가	2. 기능장애
치주질환	사정(정액감소)
협심증(20배)	임신(30% 감소)
요통	면역체계(장애)
버거씨병(심한 순환기 질환)	정자수 감소

십이지장궤양	정자 활동성 감퇴
백내장(2배)	폐경(평균 1.74년 빨라짐)
대장폴립	기형정자 증가
만성장염	정자의 난자통과율 저하
우울증	
당뇨병(제2형, 인슐린비의존성)	
청력상실	
독감	**3. 증상악화**
조루증(2배)	천식
망막신경증(시력상실, 16배)	만성비염
인대 손상	당뇨성 망막증
근육 손상	갑상선기능항진증
경부통증	다발성 경화증
안구진탕	안신경염
진균성 안염	
골다공증(남성, 여성)	
말초혈관질환	**4. 질환의 악화 및 영구화**
폐렴	감기
건선(피부질환, 2배)	만성장염
피부주름(2배)	독감
위궤양	폐렴
류마치성 관절염(heavy smoker)	결핵
건 손상	
Tobacco Amblyopia(시력상실)	
치아손실	
결핵	

출처 : ASH(U.K.). 2001. Health Fact Sheet No. 2.(http://www.ash.org.uk)

(4) 간접흡연의 영향

간접흡연은 비흡연자가 실내에서 담배연기의 연소화합물에 의해 노출되는 것으로 가정과 직장, 교통수단에서의 노출에서 최근에는 실외에서의 노출까지 포함하는 개념으로 확대되었다.

담배연기가 어디에서 나오느냐에 따라 주류연과 부류연으로 분류된다. 주류연이란 흡연자가 직접 흡입한 담배연기가 일단 흡연자의 폐속에서 여과된 뒤에 밖으로 내뿜어지는 연기를 말하며, 부류연이란 흡연자가 들고 있는 담배 자체가 타들어 가면서 공기 중에 직접 확산되는 연기를 말한다. 실내에서 흡연하는 사람이 있는 경우 그 실내 공기 중에 섞이는 담배연기 가운데 75~85%가 부류연 인데 이 부류연은 대체로 곧장 공기 중에 희석이 되기 때문에 그 농도가 비교적 적긴 하지만 연기중의 성분에 있어서는 주류연보다 훨씬 인체에 해로운 것이 많다.

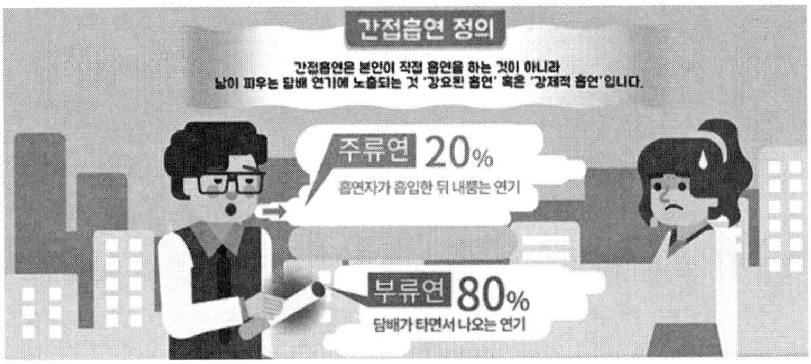
간접흡연 정의
간접흡연은 본인이 직접 흡연을 하는 것이 아니라
남이 피우는 담배 연기에 노출되는 것 '강요된 흡연' 혹은 '강제적 흡연'입니다.
주류연 20%
흡연자가 흡입한 뒤 내뿜는 연기
부류연 80%
담배가 타면서 나오는 연기

[그림 2-2] 간접흡연

출처 : 건강길라잡이

1970년대 중반 미국에서 혐연권에 대한 운동이 일어난 이후로 1980년대 간접흡연과 폐암발생관계를 지지하는 많은 보고서가 발표되었다. 결과 1992년 미국 환경보호청(Environmental Protection Agency)에서는 간접흡연(ETS)을 'Class A' 발암물질로 분류하여 명명하기에 이르렀다.

또한 간접흡연은 폐암발생 뿐만 아니라 혈소판의 감수성을 증가시켜 혈액이 쉽게 응집되게 하고 심장에 산소공급을 감소시켜 심장의 산소요구량을 증가시킴으로써 만성적으로는 심혈관계 질환의 위험성을 높인다.

간접흡연의 영향이 가장 예민한 인구집단은 폐기능이 미숙하고 호흡수가 높으며, 체중당 폐활량이 성인에 비해 높은 신생아를 포함한 영유아들이다. 부모가 흡연을 하면 흡연자의 어린 자녀에게 잦은 질병과 기능적 제한을 초래하며, 폐렴과 기관지염 및 중이염이 발생하고, 호흡기 질환의 위험성이 증가하며. 0~5세의 영유아가 담배연기에 노출되는 경우에는 기관지 천식이 2배 이상 증가한다. 또한 이미 천식을 가지고 있는 경우에 있어서는 천식의 발작빈도수가 더욱 많아지고 증상도 심해진다.

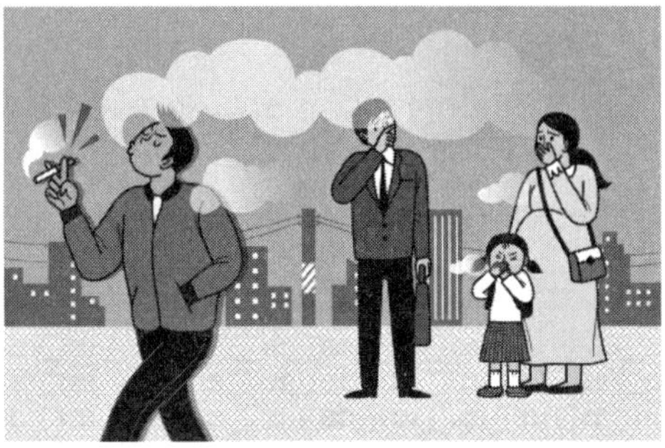

가정 내 간접흡연은 자녀들의 건강에 악영향을 미치는데, 아버지가 흡연하는 것 보다 어머니가 흡연하는 경우에 자녀들에게 더욱 큰 건강상의 해를 준다.

그밖에 간접흡연으로 위험성이 증가되는 질환은 자궁경부암, 유방암, 심혈관 및 심장질환, 조기태아사망 등이며, 간접흡연에 의해 연간 수천 명이 심장질환으로 사망하고 있다.

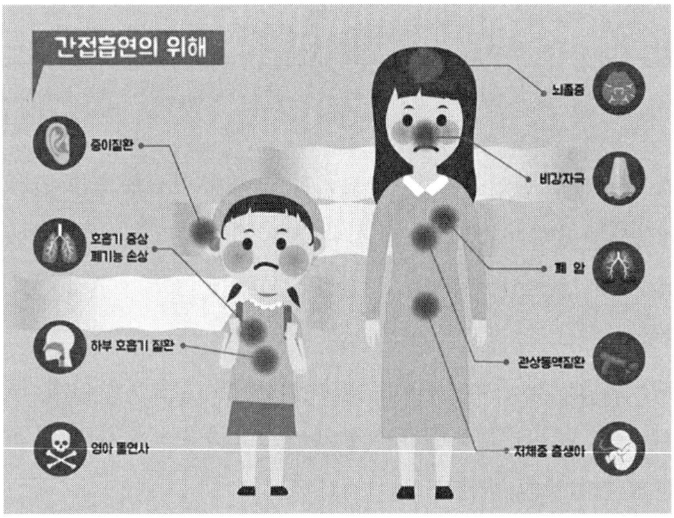

(5) 태아에 미치는 영향

산모가 흡연을 하는 경우 저체중아를 출산할 뿐만 아니라 태아의 사망률이 높아지고, 선천성 심장질환 발생, 영아의 호흡기 사망과, 영아돌연사와도 관련된다. 특히 산모가 흡연을 하면 태내에 있는 태아에게까지 영향을 주어 태아의 폐기능이 저하되고, 태아의 하부기도 감염을 증가시키며 만성저산소증과 중추신경계의 발달을 저해한다.

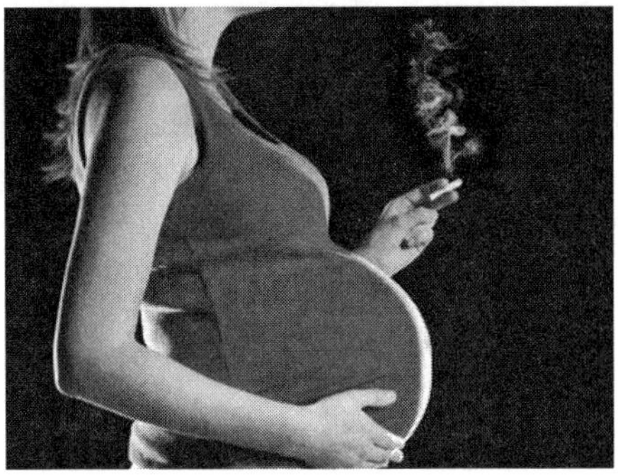

(6) 전자담배의 위해성

전자담배는 전기를 이용하여 피우는 담배로, 열을 이용해 발생한 증기를 흡입하는 방식의 담배를 말한다. 보건복지부는 전자담배에는 일반 담배와 동일한 발암성분이 들어 있으며, 금연보조효과가 있다고 홍보하는 것에 대해 강력히 단속하겠다고 밝히기도 했다. 또 세계보건기구(WHO)는 전자담배가 효과적인 니코틴 대체요법이 될 수 없고 전자담배의 증기는 단순 수증기가 아니고 독성물질을 포함한 것이기 때문에 적합한 금연 도구가 아니라고 판단했다.

2) 니코틴 중독 진단검사

많은 금연클리닉과 임상현장에서 니코틴의존도에 대한 평가도구로 설문조사 방법을 사용한다. 이 설문조사 방법은 6가지의 간략한 질문으로 니코틴의존도를 평가하는 신뢰도와 타당도가 증명된 정량적인 진단법이다. 또한 니코틴 혈중농도를 직접 측정하거나 니코틴의 대사산물인 코티닌을 타액이나 혈액, 소변에서 측정할 수 있다. 간접 측정법으로는 폐포 내 일산화탄소 측정법이 있는데 1회의 호흡으로 측정 가능하며 비용이 저렴하고 치료현장에서 피드백을 주는 데 유용하다. 하지만, 12시간 내의 흡연만을 탐지할 수 있다는 제한점이 있다[1].

1 [네이버 지식백과] 니코틴 중독 [nicotine dependency] (서울대학교병원 의학정보, 서울대학교병원)

[표 2-3] 니코틴 의존도 평가

<table>
<tr><th colspan="4">니코틴 중독 체크리스트</th></tr>
<tr><td rowspan="6">니코틴
의존도 평가</td><td>하루에 담배를 보통 몇 개비나 피우십니까?</td><td>10개비 이내
11~20개비
21~30개비
31개비 이상</td><td>0
1
2
3</td></tr>
<tr><td>아침에 일어나서 얼마 만에 첫 담배를 피우십니까?</td><td>5분 이내
6~30분
30분 초과</td><td>3
2
1</td></tr>
<tr><td>금연구역에서 담배를 참기가 어렵습니까?</td><td>아니오
예</td><td>0
1</td></tr>
<tr><td>하루 중 담배 맛이 가장 좋은 때는 언제입니까?</td><td>첫 담매
기타 담배</td><td>1
0</td></tr>
<tr><td>오후와 저녁시간보다 오전 중에 담배를 더 자주 피우십니까?</td><td>아니오
예</td><td>0
1</td></tr>
<tr><td>몸이 아파 하루 종일 누워있을 때에도 담배를 피우십니까?</td><td>아니오
예</td><td>0
1</td></tr>
<tr><td rowspan="2">중증
흡연
습관</td><td>일일 평균 흡연량이 20개비 이상입니까?</td><td>아니오
예</td><td>0
1</td></tr>
<tr><td>기상 후 첫 흡연이 30분 이내입니까?</td><td>아니오
예</td><td>0
1</td></tr>
</table>

0~3점 : 경한 니코틴 중독, 4~6점: 중등도 니코틴 중독, 7점 이상: 심한 니코틴 중독

3) 니코틴 중독 치료

니코틴에 대한 의존도가 높을수록 금연을 할 때 나타나는 금단증상으로 금연이 어렵다. 혼자서 금연을 하기 힘든 사람들을 위해 니코틴을 외부에서 공급하여 니코틴의 금단증상을 없애는 방법이 있는데 이를 니코틴 대체요법이라 한다. 니코틴 대체요법에는 패치, 껌, 사탕 등이 있다. 대표적인 니코틴 대체요법은 니코틴 패치가 있으며 패치가 붙여진 피부를 통해 니코틴이 흡수되어 금단증상을 줄일 수 있다. 그러나 니코틴 패치를 붙인다고 담배를 바로 끊을 수 있는 것은 아니고 금연을 하려는 사람이 금단증상으로 힘들어 하지 않고 담배를 끊을 수 있도록 도와주는 보조제라는 것이다.

니코틴 패치의 부작용에는 패치를 붙인 부위의 피부가 가렵거나 부을 수 있으며 잠을 잘 못 자거나 꿈이 생생하게 기억나는 것을 들 수 있다. 그리고 머리가 아프거나 속이 메스꺼

운 증상이 나타날 수 있다. 전문가들은 니코틴 보조제의 사용을 8주 이내로 제한할 것을 권고하고 있다. 그러나 임신 중이거나 협심증 및 심근경색 경험이 있는 경우 사용하지 않는 것이 좋다.

이외 대표적인 금연 처방약으로 의사의 처방이 필요한 바레니클린과 부프로피온이 있는데 부프로피온은 항불안제의 일종으로 금단증상을 완화시켜 금연 성공률을 높이는 약제로 부작용으로는 오심, 구토, 입마름, 경련발작이 있다.

[표 2-4] 금연 기간별 인체 건강에 미치는 긍정적 변화

금연 후	건강상의 이점
20분	혈압, 심박동수 및 말초혈액순환 개선
12시간	혈액 내 일산화탄소 수치 정상화
48시간	순환계에서 니코틴 제거, 맛과 냄새 개선
2~12주	혈액순환 개선, 폐기능 증가
1~9개월	가쁜 숨과 기침 감소
1년	관상동맥 질환의 위험성이 흡연자에 비해 절반으로 감소
10년	폐암의 위험성이 흡연자의 절반으로 감소
15년	심장마비와 뇌졸중의 위험성이 비흡연자와 같은 수준으로 감소

출처 : 서울대학교병원 의학정보

4) 금연지원서비스 활용

보건복지부가 운영하는 금연지원 웹사이트 '금연길라잡이'에 들어가면 무료 상담과 지원을 받을 수 있으며 금연교육 자료도 지원받을 수 있다. 또한 자신이 거주하고 있는 보건소에 설치된 금연지원센터에서는 니코틴 검사와 상담, 니코틴 보조제 등 금연지원서비스를 받을 수 있으며, 민간단체인 금연운동협의회에서도 흡연관련 다양한 자료를 제공하고, 금연교육을 지원한다.

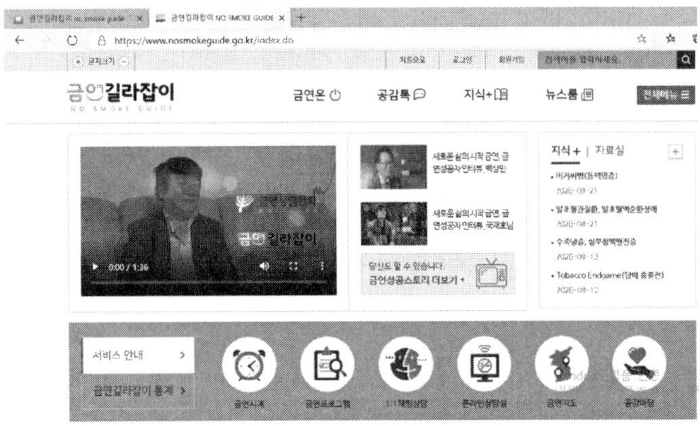

[그림 2-3] 보건복지부의 금연지원 웹사이트, 금연길라잡이

2 음주

1) 개요

음주는 개인의 신체적 정신적 건강을 위협하고 각종 사고와 관련 있으며, 비음주자의 생명과 안전에도 영향을 미치는 중요한 사회적 문제이다. 전체 사망 중 음주가 차지하는 비율이 3.2%나 되며, 알코올 중독환자는 우울증과 밀접하게 관련되어 자살자의 15%를 차지할 정도로 불안, 수면장애, 환청, 기억상실 등 정신장애를 보이는 경우가 많다. 여러 연구에서 부모의 음주는 자라나는 청소년들에게 부정적인 영향을 끼치는 것으로 보고되고 있다.

세계보건기구는 2010년 보고서를 통해 해로운 음주(harmful use of alcohol)를 건강에 악영향을 미치는 중요요소로 규정하고 이에 대한 전략을 수립하여 회원국들로 하여금 적극적이고 종합적인 전략을 마련하여 시행할 것을 권고하고 있다.

세계보건기구는 해로운 알코올 사용이 "전 인류의 조기사망과 장애를 초래하는 위험요인 중 세 번째"이며 저개발국에서는 첫 번째 문제라고 강조하였다. 이는 흡연에 의한 사망자수보다도 더 큰 것으로 전세계적으로 사망과 장애의 2.7%가 흡연에 의한 것인 반면 3.5%가 음주로 발생하는 것으로 보고되고 있어 음주의 해악이 전 세계적으로 지속적으로 강조되고 있는 추세에 있다.

이러한 추세를 반영하듯 최근 전체 OECD 국가들의 알코올 섭취량은 전반적으로 감소추세에 있는 반면 한국의 지표를 보면 한국은 전세계적으로 1인당 알코올 소비량이 14.8L로 세계보건기구 회원국 188개 국가 중 13위에 속해 개발도상국들을 제외하면 사실상 최상위에 해당하며, 도수가 높은 증류주로만 보면 세계 1위 수준이다. 또한 1인당 알코올 소비량도 감소하지 않거나 오히려 늘어나고 있는 추세이다.

15세 이상 인구 1인당 연간 알코올 소비량(단위 : L)

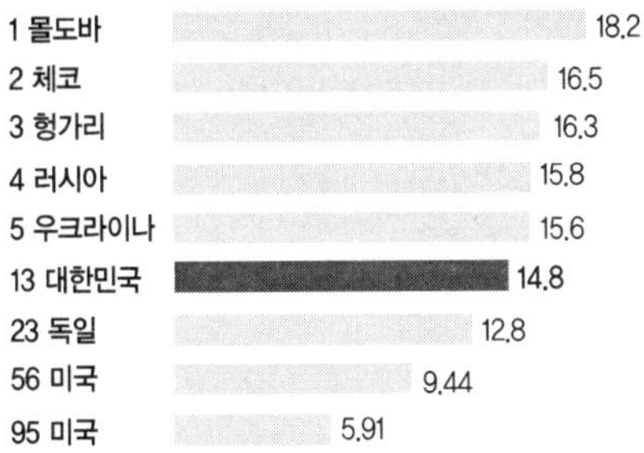

나라별 1인당 연간알코올 소비량

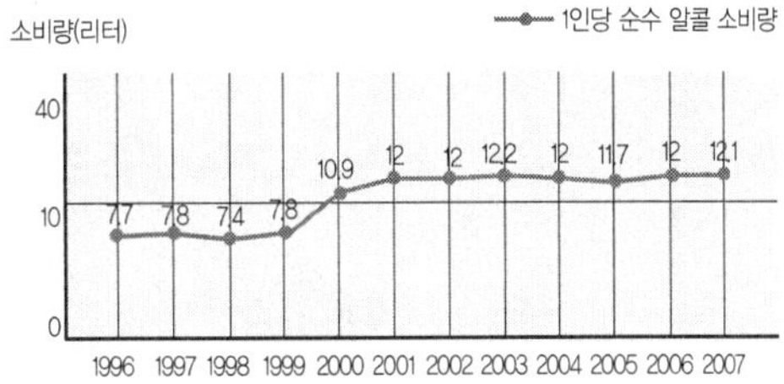

출처 : OECD Health Date 2012

우리나라 국민 1인당 연간 순수 알코올 소비량(15세 이상)

출처 : [네이버 지식백과] 알코올 중독 [alcohol intoxication] (국가건강정보포털 의학정보, 국가건강정보포털)

2) 알코올이 건강에 미치는 영향

음주로 인해 발생하는 신체의 질환에는 알코올성정신병, 알코올의존증후군, 알코올 남용, 알코올성다발신경병증, 알코올성심근병증, 알코올성위염, 알코올성간경화증 등이 있다. 또한 음주는 암과 심혈관질환, 간경화의 발병에 기여하는 바로 알려져 있다. 두경부암(구강암, 식도암, 인두암, 하인두암, 후두암), 간암 등은 알코올 섭취량과 비례하여 발생위험이 증가하며, 적정음주량으로 알려진 범위 내의 음주에서도 여성 유방암의 발생 위험이 있는 것으로 밝혀졌다. 그리고 과량의 음주는 고혈압, 부정맥, 심부전의 요인이 되며 관상동맥질환을 야기하기도 한다.

또한 임산부의 알코올 섭취는 선천성 기형, 태아알코올증후군, 자연유산, 저출생체중아, 조산, 자궁내 성장지연 등을 초래할 수 있으며, 알코올 의존증은 우울증 등의 정신적인 문제를 동반한다.

적은 양의 음주는 관상동맥질환과 허혈성 뇌졸중에 대한 보호기능이 있다는 연구결과가 있으며 당뇨병이나 담석증에도 보호효과가 있다는 연구결과가 있다. 전체 사망률의 저하와도 관련이 있는 것으로 알려져 있다.

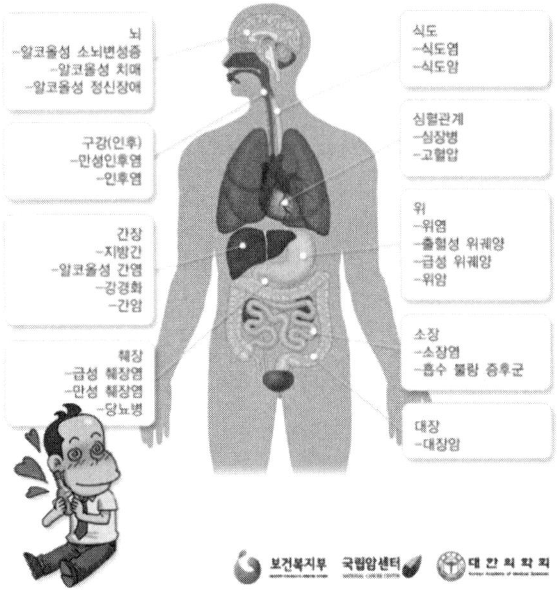

[그림 2-4] 알코올이 건강에 미치는 영향

3) 알코올이 태아에 미치는 영향 : 태아알코올증후군

"태아알코올증후군"이란, 임신부가 임신 중에 음주를 함으로써 태아에게 신체적 기형과 정신적 장애가 나타나는 선천성 증후군이다. 알코올은 분자가 작아서 태반을 쉽게 통과하여 태아에게 영향을 미쳐 정신지체, 소뇌증, 저체중 등의 신체적 증상을 나타낸다.

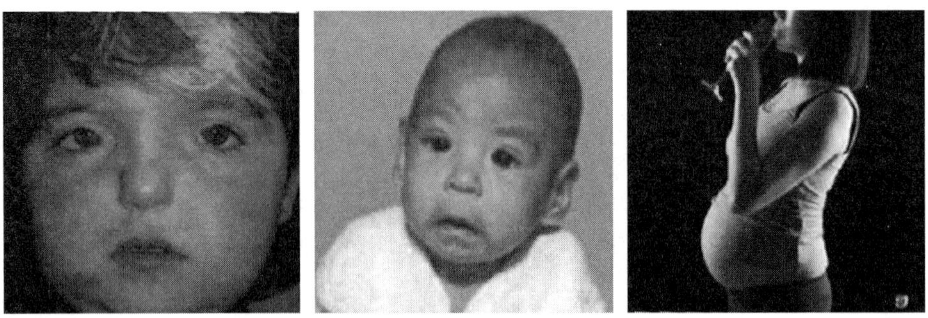

[그림 2-5] 태아알코올증후군

[신체적 증상]

- 뇌, 심장, 척추, 생식선 등의 신체적 기형
- 출생 후 저체중 및 성장지체
- 인중이 없고, 낮고 짧은 코, 얇은 윗입술, 짧은 미간, 작은 눈 등의 얼굴 생김새 이상
- 팔, 다리, 관절 이상, 섬세한 운동 어려움, 떨림증 등의 증상

신체, 정신적 증상 모두 한 가지 이상의 증상만 보여도 외부의 충격이나 면역력이 약한 태아에게는 치명적일 수 있다. 임신을 계획하고 있거나 임신 중일 때에는 적은 양의 알코올이라도 태아에게 영향을 줄 수 있음을 인식하고 금주를 해야 한다.

4) 알코올 사용장애

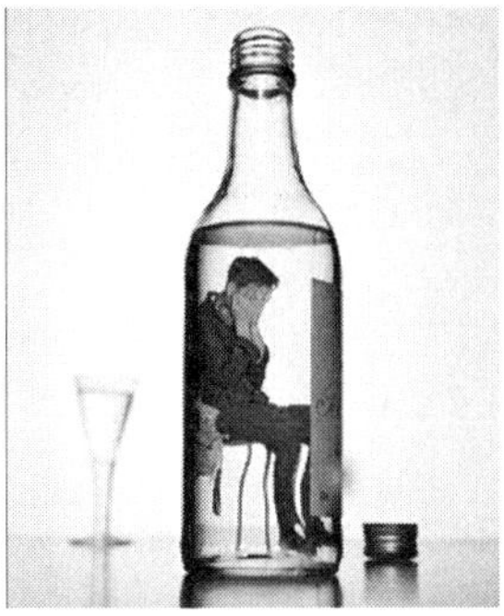

(1) 정의

알코올 사용장애(alcohol use disorder)는 과도한 음주로 인한 정신적, 신체적, 사회적 기능에 장애가 오는 것을 말한다. 술을 마시지 않는 경우 금단증상이나 갈망이 생기거나, 즐거움을 얻거나, 부정적인 감정을 해소하기 위해 마시는 술의 양이 점점 늘어 남용을 하게 되는데, 이러한 증상들은 알코올 관련 장애에 포함된다[2].

(2) 원인

알코올 사용장애는 다른 정신 질환과 마찬가지로 다양한 요소들이 원인적 역할을 한다. 유전적, 그리고 발달 과정, 심리 사회적 요소가 복합적으로 작용하여 생기게 된다. 알코올 사용장애의 유전적 원인은 매우 잘 알려져 있다. 심한 알코올 남용의 가족력이 있는 경우 3~4배 위험도가 증가하는 것으로 되어 있고, 쌍생아 연구나 입양 연구 결과도 이러한 유전적 요인을 지지하고 있다. 부모의 알코올 문제가 자녀에게 역할 모델을 제공해서 심리적 접근성을 높게 하거나, 반사회적 성격 등이 위험요인으로 작용하기도 한다. 취약한 개인과 술이 쉽게 접촉할 수 있는 기회를 제공하는 환경적 요소도 중요하다.

---

2 서울대학교 의학정보(http://www.snuh.org/)

① 유전적인 원인

알코올 의존자의 집안을 조사해 보면, 술 문제를 가지고 있으셨던 어른들이나 형제자매들이 유독 많은 것을 알 수 있다. 그래서 많은 연구자들이 알코올 중독이 발생하는 데 있어서 유전적인 요인이 작용한다고 생각하고 있다. 쌍둥이를 대상으로 시행한 연구들에서도, 실제 부모가 알코올 중독자인 경우, 건강한 집안에 입양되어 가더라도 알코올 중독에 걸릴 가능성은 높다. 일란성 쌍둥이 중 한 명이 알코올 중독에 걸렸다면, 다른 형제도 알코올 중독이 될 확률이 이란성 쌍둥이 형제에 비해 훨씬 높다고 한다.

② 생물학적 원인

우리 뇌 속에 있는 '보상회로'라는 부분은 사람이 살아가는데 있어 필요한 동기(動機)를 조절하는 역할을 한다. 모든 생명체는 음식물의 섭취나 이성간의 접촉과 같이 자신이 살아가고 종족을 보전하는데 있어 기본적으로 필요한 것들이 충족되어야 하는데 보상회로는 조건이 충족되었을 때 쾌락과 같은 기분을 느끼게 하여, 향후에도 반복적으로 그 행동을 하도록 유도한다. 또한 이 보상회로와 함께 전두엽은 쾌락추구를 조절하는 역할을 한다. 알코올이나 담배, 마약과 같은 중독성 물질은 이 보상회로 및 전두엽에 영향을 주어, 비정상적인 쾌락을 유발하며, 지속적으로 마시고 싶도록 갈망을 유발하며, 이제 그만 마시려는 조절력을 상실하게 한다.

③ 심리적인 원인

알코올 중독자들은 일반인에 비해 우울증이나, 열등감, 불안증상, 과민한 경향 등을 보인다. 정신분석학적으로는 알코올 중독은 불안한 느낌이 들 때, 무엇을 섭취함으로써 이를 극복하고자 하는 구강기적 욕망과 관련이 있다. 또한 어린 시절 부모의 애정이 부족하거나, 충분한 만족을 얻지 못한 경우, 부모에 대한 적대감 등이 자기 파괴적 욕구를 일으켜 알코올 중독으로 발전한다는 학설도 있다.

④ 사회문화적 요인

술을 마심으로써 불안, 스트레스, 긴장 등을 해소한 경험이 있는 사람은, 이후 유사한 갈등이 있을 때 술을 쉽게 찾게 되며, 이러한 선택이 알코올 중독으로 이어지게 된다는 설도 있다. 우리나라는 기쁘거나 슬프거나 힘들거나 할 때마다 술과 함께하는 문화를 형성하고 있으며 음주에 대해 관용적인 사회 분위기가 알코올 의존자의 형성을 부추기고 있다.

(3) 증상

과도한 음주를 지속적으로 하여 알코올 사용장애에 이르게 되면 정신적, 신체적, 사회적 기능에 장애가 올 수 있다. 술로 인한 의존, 갈망, 금단 등의 증상으로 직업 사회적 기능에 저하가 오고 주변 사람들(친구, 가족, 동료)과 갈등이 생길 수 있다. 또한 과도한 음주는 신체적으로도 알코올성 간염과 간경화를 발생시키고 이로 인해 식도정맥류, 복수, 간성뇌증 등과 같은 심각한 상태를 유발할 수 있다.

① 알코올 금단(alcohol withdrawal)

과음을 지속하다가 음주를 중단하거나 음주량을 줄인 경우, 불안, 초조, 과민성, 각성, 놀람 반응, 수면장애, 오심, 구토, 이상 피부 감각 등과 함께 빈맥, 발한, 안면 홍조, 혈압 상승 등의 증상이 생길 수 있다. 금단증후군은 알코올 섭취를 중단하거나 줄인 후 5~10시간 이내에 발생하며 3~5일째에 가장 악화되고 5~7일째에 호전되지만 한달 이상 지속되는 경우도 있다. 2~5%에서는 경련, 진전성 섬망[금주 후 48시간 이내 진전, 심한 초조, 자율신경계의 과활동(맥박, 혈압, 호흡의 증가)이 동반되는 섬망]이 나타나 심각한 경우에는 호흡마비 등으로 사망에 이를 수도 있다.

[표 2-5] DSM-5 알코올 금단의 진단 기준

A. 알코올을 과도하게 장기적으로 사용하다가 중단(혹은 감량)한다.

B. 진단기준 A에서 기술된 것처럼 알코올을 사용하다가 중단(혹은 감량)한 지 수시간 혹은 수일 이내에 다음 항목 중 2가지(혹은 그 이상)가 나타난다.
   1. 자율신경계 항진(예: 발한, 또는 분당 100회 이상의 빈맥)
   2. 손 떨림 증가
   3. 불면
   4. 오심 또는 구토
   5. 일시적인 시각적, 촉각적, 청각적 환각이나 착각
   6. 정신운동 초조
   7. 불안
   8. 대발작

C. 진단기준 B의 징후 및 증상이 사회적, 직업적, 또는 다른 중요한 기능 영역에서 임상적으로 현저한 고통이나 손상을 초래한다.

출처 : 국가건강정보포털 의학정보

② 알코올 중독(alcohol intoxication)

최근 음주와 관련하여 불분명한 언어, 운동 실조, 불안정한 보행, 안구 진탕, 집중력 또는 기억력 손상, 혼미 또는 혼수의 증상이 있을 수 있다.

③ 섬망(delirium tremens, DT)

음주량을 줄이거나 중단 후 일주일 내에 발생되는 섬망으로, 이외에 빈맥, 발한, 발열, 불안, 불면, 고혈압 등의 자율신경계 항진 증상과 환시, 환촉 등의 증상이 나타날 수 있다. 그리고 금단 섬망은 사망률이 높은 의학적 응급상태다. 치료하지 않으면 사망률이 20%이며, 흔히 폐렴, 신장 질환, 간부전, 심부전 등의 병발 질환에 의해 사망한다.

(4) 진단검사

한국형 알코올중독 간이선별검사(AUDIT-K)를 통해 알코올 사용장애를 선별할 수 있다. AUDIT-K는 음주의 횟수와 양, 음주 습관 등의 10개 문항으로 이루어져 있는 한국형 설문지이다. 8점 이상의 경우는 음주 습관에 주의를 요하며, 20점이 넘는 경우에는 알코올 의존자로 판단되어 치료가 필요하다.

[표 2-6] 한국형 알코올중독 간이선별검사: AUDIT-K

질문	0점	1점	2점	3점	4점
1. 얼마나 자주 술을 마시나	전혀 안마심	월1회 이하	월 2~4회	주 2~4회	주 4회 초과
2. 술을 마시는 날은 한번에 몇 잔 정도 마시나	전혀 안마심	소주 1~2잔	소주 3~4잔	소주 5~6잔	소주 7~9잔
3. 한번에 소주 한 병 또는 맥주 4병 이상 마시는 경우는 얼마나 자주 있는가	없음	월1회 미만	월1회	주1회	거의 매일
4. 한번 술을 마시기 시작하면 멈출 수 없었던 때가 1년 동안 얼마나 자주 있었나	없음	월1회 미만	월1회	주1회	거의 매일
5. 지난 1년간 평소 같으면 할 수 있었던 일을 음주때문에 실패한 적이 얼마나 자주 있었나	없음	월1회 미만	월1회	주1회	거의 매일
6. 지난 1년간 술 마신 다음날 일어나기 위해 해장술이 필요했던 적은 얼마나 자주 있었나	없음	월1회 미만	월1회	주1회	거의 매일
7. 지난 1년간 음주 후에 죄책감이 든 적이 얼마나 자주 있었나	없음	월1회 미만	월1회	주1회	거의 매일

8. 지난 1년간 음주 때문에 전날 밤 일이 기억나지 않았던 적이 얼마나 자주 있었나	없음	월1회 미만	월1회	주1회	거의 매일
9. 음주로 인해 자신이나 다른 사람이 다친 적이 있나	없음		있지만 지난 1년간 없었음		지난 1년간 있었음
10. 친척이나 친구, 의사가 당신이 술 마시는 것을 걱정하거나 당신에게 술 끊기를 권유한 적이 있었나	없음		있지만 지난 1년간 없었음		지난 1년간 있었음

■ 검사결과

0~8점	정상음주
9~12점	위험음주수준으로 주의를 요함 • 아직까지 특별히 심각한 음주로 인한 문제가 발생하지는 않았지만 향후 음주로 인한 문제가 발생할 가능성이 있음 • 음주량을 줄이거나 음주횟수를 줄여 적정 음주 실행하는 것이 좋음
13~19점	고위험음주 혹은 잠재적인 알코올 사용장애 환자임 • 이미 신체적인 정신건강이상이나 행동상의 문제가 나타나는 수준으로 속히 전문의 진찰을 받는 것이 좋겠음
20점 이상	알코올 사용장애 환자임 • 이미 알코올 사용장애, 특히 알코올 의존 상태임이 강력히 시사됨. 속히 전문의의 진찰을 받고 전문화된 치료를 시작하는 것이 좋음

※ 알코올 중독의 유형

- 심리 의존형 : 술에 대한 신체적 의존성 없이 심리적 의존성만 있는 경우. 우울, 불안, 긴장 등 부정적인 감정을 잊기 위해 술을 마시고 기분이 좋을 때는 술을 찾지 않는다.
- 쾌락형 : 취해서 신나게 놀기 위해 술을 마시는 유형
- 심심형 : 특별한 이유없이 심심해서, 주로 시간을 때우기 위해 술을 마시는 유형
- 매일형 : 과하게 술을 마시지는 않지만 매일 조금이라도 술을 마시지 않고서는 견딜 수 없는 유형
- 폭주형 : 술을 자주 마시지는 않지만 한 번 마시기 시작하면 완전히 정신을 잃을 때까지 술을 마셔야 직성이 풀린다.
- 사회형 : 술을 마셔야 하는 업무 또는 사회적 상황이 많아서 자의 보다는 타의로 음주를 하는 유형으로 음주에 대한 스트레스가 많다.
- 신체적 의존형 : 술에 대한 신체적 내성이 생기고 금단시기 동안 금단증상이 나타나 점차 마시는 술의 양이 늘어난다. 스스로 의지만으로 금주가 어렵기 때문에 전문적 치료가 필요하다.

5) 적정음주 : '암 예방을 위하여 하루 한두 잔의 소량 음주도 피하기'

흔히 알코올 관련 문제의 높고 낮음에 따라 문제음주와 적정음주로 구분한다. 그러나 국가별 선호하는 술의 종류가 다르고 개인별로 알코올 대사능력에 차이가 있기 때문에 적정음주와 문제음주를 정확하게 구분하기는 쉽지 않지만 '적정음주'는 본인에게 뿐만 아니라 사회적으로도 문제를 일으키지 않는 수준으로 음주하는 것으로 정의한다. '문제음주'는 이러한 '적정음주'의 범위를 벗어나는 음주를 총칭한다.

세계보건기구는 순수 알코올 섭취량으로 환산했을 때 남자는 하루 40g(약 소수 3잔 미만), 여자는 하루 20g(약 소주 2잔) 미만을 '저위험음주'로 제시하였으며 과거 우리나라의 많은 전문가들도 하루 2잔을 넘지 않도록 권고를 해왔다.

그러나 최근의 추세는 '적정'이라는 개념을 사용해서는 안되고 '금연'과 같이 '금주'를 적극 권장해야 한다는 주장이 힘을 받고 있다. 국제암연구소에 의하면 '술'은 1군 발암요인으로 구강암 등 다양한 암 발생위험을 높이는데, 최근의 연구에 의하면 하루 1~2잔 정도의 소량 음주로도 구강암, 식도암, 유방암, 간암, 대장암의 발생위험이 증가한다는 결과들이 나오고 있어 유럽국가연합(EU)에서는 2014년에 '암 예방을 위해서는 음주를 하지 말 것'을 권고하고 있다. 우리나라도 보건복지부도 2016년 3월에 '술은 하루 2잔 이내로 마시기'로 되어 있던 기존의 암예방 지침을 '암 예방을 위하여 하루 한두 잔의 소량 음주도 피하기'로 변경하였다.

3 영양

인간은 외부로부터 건강과 생명을 유지하기 위해 필요한 음식물을 섭취한다. 이 음식물은 체내에서 여러 가지 화학반응을 일으키며 에너지를 생산하고, 신체조직과 혈액 등을 구성하고 조절하며 생활을 가능하게 한다. 이러한 전반의 생활현상을 가능하게 하는 음식물 내의 필수 물질은 영양소라고 하며, 6대 영양소로 당질, 단백질, 지질, 무기질, 비타민류, 수분이 있다.

1) 영양소의 작용

영양소의 3대 작용은, 첫째, 신체의 조직을 구성(단백질이 약 16%, 지방질 약 14%, 무기질 약 5%, 수분 약 65% 등), 둘째, 신체에 열량을 공급하며(탄수화물: 4, 단백질: 4, 지방질: 9), 셋째, 신체의 생리 기능을 조절한다(비타민, 무기질, 물).

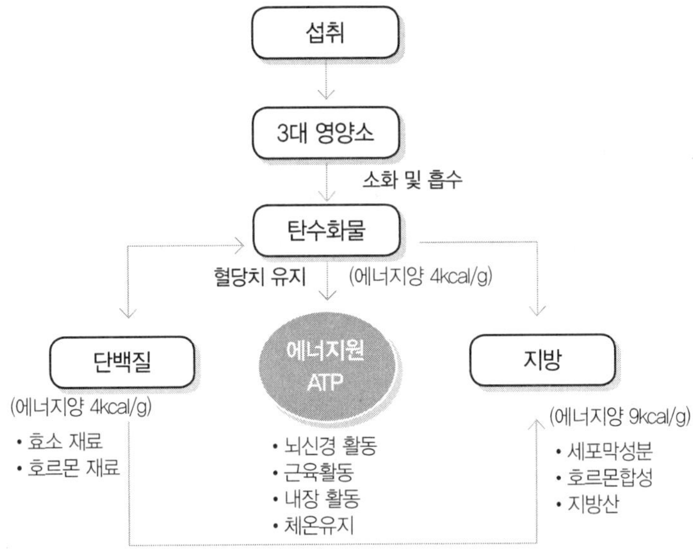

[그림 2-6] 영양소의 대사와 작용

(1) 단백질

단백질은 신체구성의 주요 성분으로서 칼로리원이 되며, 효소와 호르몬의 성분이 되고, 질병에 대한 면역체와 항독물질의 주성분이 된다. 약 20종의 amino acid가 여러 가지 비율로 결합되어 있는 복잡한 고분자화합물로서 필수아미노산은 반드시 음식물을 통해서 섭취하여야 하며 필수아미노산에는 아르지닌(arginine), 트레오닌(threonine), 히스티딘(histidine), 페닐알라닌(phenylalanine), 트립토판(trytophane), 메티오닌(methionine), 루신(leucine), 이소루신(isoleucine), 라이신(lysine), 발린(valine) 등인데 필수아미노산을 많이 함유하는 단백질이 부족하면 발육저지, 신체소모, 부종, 빈, 지방간초래, 감염병에 대한 저항력의 감소 등을 유발한다. 단백질의 결핍은 성인보다 어린이에게 더 많이 발생하는데, 영유아의 단백질 부족으로 인한 질병은 단백질의 결핍이 심각한 카시오커(Kwashiokor)증이며, 다른 에너지와 단백질이 동시 결핍시 마라스무스가 발생한다. 카시오커증은 필수아미노산이 영양부족으로 혈장 단백질의 감소, 혈액이 감소로 빈혈의 원인이 되고 부종, 창백, 색소 탈출 등의 변화가 나타난다. 마라스무스증은 출생 직후부터 모유나 인공영양의 공급이 부족하거나 비위생적인 수유로 설사가 계속되는 경우에 잘 발생되는 증세로서 근육이 소모되어 뼈만 남게 되어 부종이나 지방간이 되는 현상으로 고열량 식품의 공급이 필요하다.

(2) 탄수화물

탄수화물은 중요한 열량공급원으로 그 이용률이 가장 좋아 98%가 이용되고 탄수화물이 부족하거나 소모가 끝나면 단백질이 분해되어 열량원으로 되는 까닭에 탄수화물은 단백질을 절약하는 작용을 한다. 탄수화물의 특징은 체내에서 산화 분해되기 쉬우며 신체에 부담을 주지 않는 점으로 피로를 빨리 회복시키는 효과와 활발한 활동을 하는 사람에게는 많이 필요하나 과잉섭취는 비만증의 원인이 될 수 있다.

(3) 지방(Fat, Lipid)

지방 1g당 열량은 9Kcal로서 탄수화물의 2배 이상이므로 같은 열량을 음식물로부터 섭취하는 경우에 지방이 많은 음식물을 섭취하면 양이 적고 소화관의 부담을 경감시킨다. 일상 섭취하는 지방은 순수한 것은 아니고, A, D 등의 지용성 비타민을 많이 함유하며 동시에 프로비타민 A의 흡수를 돕는다. 지방은 인체의 체온을 유지하며 피부를 부드럽게 하고 많은 칼로리를 발생하는 등 중요한 역할을 한다.

(4) 무기질(Mineral)

무기질은 화학적 energy는 없으나 신체의 기능 조절에 있어 중요한 역할을 한다. 뼈나 치아 등의 구성 재료이며, 생명 유지에 필요한 유기화합물의 구성 재료이다. 체액의 성분으로서 pH나 삼투압을 조절하며, 효소 반응을 활성화하는데 사용된다. 무기질은 사람의 생존 중 필수 불가결의 영양소이다. 무기질의 종류는 다음과 같다.

① **식염(Nacl)** : 필요량은 1일 3~6g 정도인데 발한 시, 탈수 등에는 보충할 필요가 있다. 식염은 근육 및 신경의 자극, 전도, 체액의 수지 균형 등 조절소로서의 기능을 하며 결핍되면 열중증이 발생된다.

② **칼슘(Ca)** : 한국인에게 가장 부족하기 쉬운 영양소이다. 칼슘은 뼈와 치아의 주성분이며 근육 수축과 정상적인 심박동, 신경흥분에 필수적이다. 우유, 치즈, 요구르트, 아이스크림, 브로콜리, 케일, 양배추 등에 많이 함유되어 있으며 성인의 경우 1일

0.5~0.7g이 필요하고, 임산부, 수유부, 청소년은 1.2g 이상 필요하다. 칼슘이 결핍되면 뼈와 치아의 쇠퇴, 발육불량, 형태 이상을 초래한다. 운동부족이나 술 · 담배가 칼슘 부족의 원인이 될 수 있으며, 칼슘을 몸 밖으로 배출하는 소금이나 카페인 섭취도 줄일 필요가 있다.

③ 철분(Fe) : 골수에 들어가 헤모글로빈 합성의 재료가 된다. 헤모글로빈은 산소를 운반하는 역할을 하기 때문에 철이 부족하면 쉽게 피로해지고 건망증도 심해진다. 어린이는 주의력 산만, 인지능력 저하 등이 나타나고 납 중독 위험을 증가시킨다. 혈액성분의 구성분으로서 체내 저장이 안 되므로 음식물을 통해서 보충되어야 하는데 많이 함유하는 음식물은 간, 고기, 노른자에 특히 많다. 1일 성인 남자는 10~12mg, 여자는 20mg 이 필요하고 결핍되면 빈혈이 주증상이다. 혈액 1cc 당 0.5㎎의 철이 들어있기 때문에 월경량이 많은 여성은 철분 결핍이 오기 쉽다. 철 결핍으로 인한 산모의 심한 빈혈은 조산 위험과 산모의 사망위험을 높인다. 바나나 등 탄닌이 함유된 음식은 철을 몸 밖으로 배출시킨다. 철분 보충제를 복용하면 위장관 자극, 구역질, 변비 등이 있을 수 있으므로 공복 섭취는 피하는 것이 좋다.

④ 인(P) : 뼈, 치아의 주성분이며 지방, 탄수화물 및 에너지 대사에 관여한다. 인체 중에 약 1% 정도 함유되어 있으며 성인 1인당 체중 1kg에 대해 0.02g이 필요하다. 우유, 치즈, 노른자, 수육, 어육, 곡류, 콩 등에 많이 함유되고 있다. 결핍되면 뼈 및 영양장애가 있고 저항력의 약화를 초래한다.

⑤ 비타민(V) : 식품에 극히 소량이 존재하면서 생명의 보존과 기능유지에 절대적으로 필요하며, 체내에서 전혀 합성되지 않거나 필요한 만큼 합성되지 아니하여 식품으로 반드시 섭취해야 한다.

〈비타민의 특성 및 기능〉

- 성장을 촉진한다.
- 생식능력을 증진시킨다.
- 소화기관의 정상적 작용을 도모한다.
- 무기질의 이용을 돕는다.
- 에너지 영양소의 대사과정을 돕는다.
- 신경안정을 돕는다.
- 질병에 대한 저항력을 높인다.
- 창상치유에 도움이 된다.

- 체내에서 합성되지 않으므로 반드시 음식으로 섭취해야 한다.
- 대부분 효소 또는 조효소로서 화학반응의 촉매역할을 한다.
- 부족 시 영양장애가 일어나지만 필요량 이상 섭취하여도 에너지를 발생하지 않는다.
- 열량을 내지 못한다.
- 지용성 비타민과 수용성 비타민으로 나뉜다.

[표 2-7] 비타민 결핍 시 나타나는 증상

종류		1일 소요량	함유식품	결핍증	비고
지용성	Vitamin A	5mg	간유, 버터, 우유, 채소	야맹증, 각막건조증	열에 약함
	Vitamin D	20mg	간유, 계란, 표고버섯	뼈의 발육불량, 골연화증, 곱추병	자외선 작용으로 체내에서 형성
	Vitamin E	미량	식물의 배젖	불임증	항산화제
	Vitamin K	1~5mg	녹색식물잎	혈액응고 불가능	
수용성	Vitamin B1	1~2mg	효모, 겨, 콩깻묵	각기병, 다발성 신경염	열에 약함
	Vitamin B2	3mg	우유, 간, 효모, 차	구순염, 설염, 눈 충혈	자외선에 약함
	Niacin	10~20mg	겨, 간, 효모	펠라그라병	Diarrhea(설사) Dermatitis(피부염) Dementia(치매)
	Vitamin B6	10mg	쌀겨, 효모, 간	피부염	열에 약함
	Vitamin B12	1mg	간, 김, 파래	악성 빈혈	
	Vitamin C	90mg	야채, 과일	혈액응고 불가능	

2) 영양섭취 기준

한국영양학회 한국영양섭취위원회는 성별로 신장, 신체활동 수준, BMI 기준에 따른 30세 이상 성인의 에너지 필요량을 추정하여 제시하고 있다.

[표 2-8] 한국인 영양섭취 기준(Dietary Intakes for Koreans; KDRIs)

– 30세 이상 성인의 에너지 필요량 추정량(한국영양학회, 한국영양섭취기준위원회, 2005)

성별	신장(cm)	신체활동 수준	체중(kg)		에너지 필요추정량	
			기준BMI 18.5	기준BMI 24.9	기준BMI 18.5	기준BMI 24.9
남자	160	비활동적 저활동적 활동적 매우 활동적	47.4	64.0	1,993 2,171 2,397 2,769	2,257 2,464 2,727 3,160
	170	비활동적 저활동적 활동적 매우 활동적	53.5	72.2	2,114 2,338 2,586 2,992	2,442 2,670 2,959 3,434
	180	비활동적 저활동적 활동적 매우 활동적	59.9	81.0	2,301 2,513 2,782 3,225	2,635 2,884 3,200 3,720
여자	150	비활동적 저활동적 활동적 매우 활동적	41.6	56.2	1,625 1,803 2,025 2,291	1,762 1,956 2,198 2,498
	160	비활동적 저활동적 활동적 매우 활동적	47.4	64.0	1,752 1,944 2,185 2,474	1,907 2,118 2,385 2,699
	170	비활동적 저활동적 활동적 매우 활동적	53.5	72.2	1,881 2,090 2,350 2,662	2,057 2,286 2,573 2,917

3) 영양상태 판정

영양상태의 판정은 주관적 판정과 객관적 판정이 있다. 주관적 판정은 의사가 시진이나 촉진을 통해서 빈혈, 구각염, 각화증, 부종, 건 반사 소실, 갑상선의 변화 등을 판정하는 것을 말한다. 객관적 판정은 신체계측이나 생화학 검사 등의 방법을 사용한다.

신체계측에 의한 판정법으로 Kaup Index, Rohrer Index, 표준체중, 체질량지수(BMI), 복부비만 측정 등의 방법이 있다. 주로 학령전기 유아기 아동에게는 'kaup index'를 사용하고 학령기 이후 소아에게는 'Rohrer index'를 사용한다. 성인대상으로 비만증을 판정할 때는 'Broca index' 나 피하지방층 두께를 측정한다.

(1) Kaup 지수

학령전기 영유아의 영양판정을 위해서는 kaup index가 사용되는데 다음 수식에 의해 산출된 값이 22 이상이면 비만, 15 이하는 마른 아이로 판정한다.

$$Kaup\text{지수} = \frac{\text{체중}\,(kg)}{\text{신장}\,(cm^2)} \times 10^4$$

(2) Rohrer 지수

학령기 이후의 소아의 영양판정은 Rohrer index를 사용한다. 160 이상이 나오면 비만, 110 미만이면 마른 아이로 판정한다.

$$Rohrer\text{지수} = \frac{\text{체중}\,(kg)}{\text{신장}\,(cm^3)} \times 10^7$$

(3) 표준체중 : Broca 지수

표준체중은 동일 연령과 동일한 성에서 사망률이 가장 낮은 체중을 말하는데 신장에 따라 표준체중의 산출을 다르게 계산하는 Broca 지수를 많이 사용한다.

- 신장 150cm 미만: (신장 cm − 100) × 1.0
- 신장 150~160cm: (신장 cm − 150) ÷ 2 + 50
- 신장 160cm 이상: (신장 cm − 100) × 0.9

(4) 비만도

표준체중 대비 현재 체중의 백분율을 나타낸다. 90% 이하는 저체중, 109% 이하는 정상, 119% 이하는 과체중, 120% 이상은 비만, 200% 이상은 극도 비만으로 판정한다.

$$\text{비만도} = \frac{\text{실체중}}{\text{표준체중}} \times 100$$

(5) BMI(Body Mass Index, 체질량 지수)

세계보건기구는 비만을 '건강에 유해할 정도로 체지방이 과다하게 축적된 상태'로 규정하고 비만을 나타내는 지수로서 BMI를 제시하였다. WHO는 BMI 25 이상을 과체중으로, BMI 30 이상을 비만으로 구분하나 우리나라의 경우 BMI 25 이상을 비만으로 판정한다.

$$체질량지수 = 체중(kg)/신장(m^2)$$

[표 2-9] 체질량지수 비만판정 기준

WHO기준		보건복지부	
BMI	판정	BMI	판정
20 미만	저체중	18.5 미만	저체중
20 이상	정상	18.5 이상	정상
25 이상	과체중	25.0 이상	비만
30 이상	비만		
40 이상	고도비만		

(6) 복부비만

허리둘레는 배꼽 위 2cm, 엉덩이둘레는 가장 넓은 부위를 잰 뒤 허리둘레를 엉덩이 둘레로 나눈다. 남자는 0.91 이상, 여자는 0.83 이상이면 비만으로 판정한다.

복부비만 = 허리둘레(cm)/엉덩이둘레(cm)

최근에는 영양상태나 질병상태의 판정을 위해서 생화학적 검사방법이 많이 사용되는데 혈액비중 검사나 헤모글로빈, 혈액 및 소변검사 등의 임상검사가 집단검사에 사용되고 있다.

4) 영양장애

영양장애란 영양소의 과량섭취나 부족으로 발생되는 결핍증이나 비만증 등의 건강장애나 질병상태를 말한다.

① **결핍증(nutrition deficiency)** : 필요영양소의 결핍으로 발생하는 병적 상태

② 저영양(under nutrition) : 열량섭취의 부족상태

③ 영양실조증(malnutrition) : 영양소의 공급이 양과 질에서 부족하여 나타난 불건강 상태

④ 기아상태(starvation) : 저영양과 영양실조증이 함께 발생된 상태

⑤ 비만증(obesity) : 체지방의 이상 축적 상태

다음의 그림은 영양섭취 부족시 쇠약과 사망에 이르는 기전(좌)과 영양과다로 인해 과잉 영양소가 간에 축적되는 기전(우)을 보여준다.

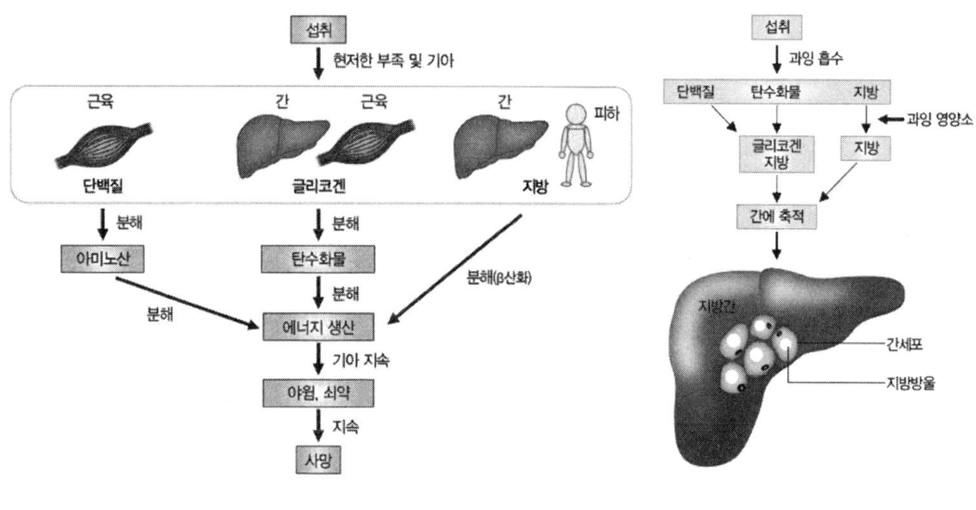

[그림 2-7] 영양과소 vs. 영양과다로 인한 결과

4 신체활동

1) 신체활동의 영향

신체활동 부족(Physical inactivity)은 전 세계 사망원인 중 네 번째(세계 사망원인의 6%)로서, 많은 나라에서 신체활동이 부족해짐에 따라 비전염성 질환의 유병과 인구전체의 건강악화가 초래되고 있다.

신체활동은 체중조절, 지질단백 조서의 향상, 인슐린 민감도 증가, 혈압의 감소, 전신적

염증의 감소, 관상동맥 혈류의 증가, 내피세포의 기능 향상과 스트레스, 불안 및 우울증의 감소를 통해 건강에 좋은 영향을 준다. 규칙적인 신체활동을 하면 관상동맥 심장질환과 뇌졸중, 당뇨병, 고혈압, 대장암, 유방암 및 우울증 등의 위험이 줄어든다. 게다가, 운동은 핵심적인 에너지 소비처이므로 에너지 균형과 체중조절의 기본이다.

반면, 부족한 신체활동은 심혈관계 질환, 당뇨병, 종양, 비만, 뼈와 관절질환, 그리고 우울증과 같은 광범위한 만성질환의 위험요인이다. 신체활동 부족은 유방암과 대장암의 21~25%, 당뇨병의 27%, 그리고 허혈성 심장질환 부담의 약 30%에 대한 주요한 원인으로 추정된다.

신체활동은 강도에 따라 중등도 활동과 격렬한 활동으로 분류한다. 중등도 활동은 평소보다 숨이 조금 더 차게 만드는 활동으로 약 3~6METs(metabolic equivalents)의 강도이며, 바르게 걷기, 바닥 청소, 춤, 배드민턴, 골프 등이 여기에 속한다. 격렬한 활동은 평소보다 숨이 훨씬 더 차게 만드는 활동으로 6METs를 초과하는 강도이며, 여기에는 달리기, 농구, 축구, 단식 테니스 등이 속한다.

2) 신체활동량의 측정

신체활동의 측정은 신체활동 자체를 측정하는 방법과 활동의 결과인 에너지 소비를 측정하는 방법으로 구분한다. 활동량을 측정하는 방법으로는 설문이 가장 많이 사용되고, 그 외에 행동 관찰, 동작감지기 등이 있다.

3) 신체활동의 권장기준

2010년에 세계보건기구는 비전염성 질환의 일차예방을 위한 소아청소년과 성인의 신체활동 권장기준을 다음과 같이 제시하였다.

(1) 5~17세 소아청소년

5~17세 어린이와 청소년의 신체활동에는 가정, 학교 및 지역사회에서의 놀이, 게임 스포츠, 이동, 여가, 체육수업 또는 계획된 운동 등이 포함된다. 심폐지구력 및 근력, 뼈 건강, 심혈관계와 대사계에 관련된 생물학적 지표를 개선하고 불안 및 우울 증상을 감소시키기 위해서 다음과 같이 권장하고 있다.

① 매일 적어도 60분의 중등도 내지 격렬한 강도의 신체활동을 한다.
② 매일 60분보다 더 오랫동안 신체활동을 하면 더 많은 건강 혜택이 있다.
③ 매일 하는 신체활동의 대부분은 유산소 활동이여야 한다. 근육과 뼈 강화활동을 포함한 격렬한 강도의 활동을 적어도 주 3회 이상 포함한다.

(2) 18~64세의 성인

18~64세의 성인의 신체활동은 매일 가정 및 지역사회에서의 여가시간 운동, 이동(걷기, 사이클 등), 직업 활동(노동 등), 집안일, 놀이, 게임, 스포츠 또는 계획된 운동 등을 포함한다. 심폐지구력 및 근력, 뼈 건강을 개선하고 불안 및 우울 증상을 감소시키기 위해 권장되는 신체활동 기준은 다음과 같다.

① 일주일에 적어도 150분 이상의 중등도 유산소 활동 또는 적어도 75분 이상의 격렬한 유산소 활동을 하거나, 아니면 동등 량의 중등도와 격렬한 신체활동을 조합한다.
② 유산소 활동은 적어도 10분 이상 지속한다.
③ 건강 혜택을 늘리기 위하여, 중등도의 유산소 활동을 일주일에 300분, 또는 격렬한 활동을 일주일에 150분으로 늘리거나, 아니면 동등 량의 중등도 내지 격렬한 활동을 조합한다.

(3) 노인

이동성이 낮은 노인은 균형감각을 강화하고 낙상을 방지하는 신체활동을 1주일에 3일 이상 한다.

① 근육 강화활동은 주요 근육을 포함하여 일주일에 2일 이상 한다.
② 노인이 건강상태로 인해 권장량만큼의 신체활동을 할 수 없는 경우, 자기 건강상태에 맞게 실시한다.

5 스트레스 관리

1) 스트레스의 정의

스트레스의 어원은 '팽팽히 조인다'라는 뜻의 stringer라는 라틴어에서 유래되었다.

Hans Selye는 스트레스를 '정신적 육체적 균형 안정을 깨뜨리려고 하는 자극에 대하여 안정상태를 유지하기 위해 변화에 저항하는 반응'으로 정의하였다. Seyle는 스트레스의 단계를 '경보반응(Alarm)' → '대응-저항반응(resistance)' → '탈진반응(exhaustion)'의 3단계로 나누고 마지막 단계인 탈진단계에 빠지면 신체적, 정신적 질병으로 발전할 수 있다는 이론을 제시하였다.

2) 좋은 스트레스와 나쁜 스트레스

스트레스는 긍정적 스트레스(eustress)와 부정적 스트레스(distress)로 나눌 수 있다. 당장은 부담스럽더라도 적절히 대응하여 향후 자신의 삶이 더 나아질 수 있는 스트레스는 긍정적 스트레스이고, 자신의 대처나 적응에도 불구하고 스트레스가 지속되어 불안이나 우울 등의 증상을 유발할 수 있는 경우에는 부정적 스트레스라고 한다. 같은 스트레스 요인이라고 하더라도 받아들이는 사람에 따라 긍정적 스트레스로 작용하기도 하고 부정적 스트레스로 작용하기도 한다. 스트레스 상황을 부정적으로 받아들이면 질병을 야기하지만, 긍정적으로 받아들이면 오히려 생산성이 높아지고 행복감을 느끼게 된다.

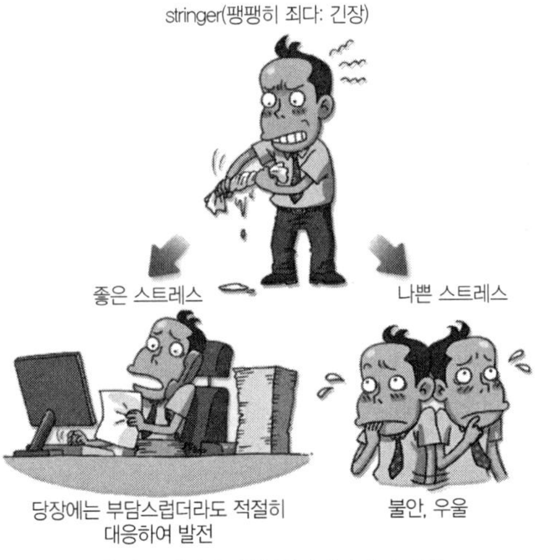

출처 : 질병관리청 국가건강정보포털

3) 스트레스의 특징

(1) 항상 존재한다. 누구나 일생을 살아가는 동안 스트레스를 받지 않을 수 없다.

(2) 변화로부터 시작된다. 외부/내부의 변화에 의해 유발되어 신체적 정신적 변화(반응)

가 일어난다.

(3) 부담으로 작용한다. 스트레스 요인(고통 뿐만 아니라 쾌락도 포함)에 상관없이 뇌를 포함한 신체기관이 영향을 받아 비특이적 반응이 일어나지만 이 자체가 질병은 아니다.

(4) 재적응해야 한다. 신체/정신의 균형이 위협받는 상태로 새로운 상황에 맞추어 다시 새로운 균형을 잡는 것이 필요하다. 재적응에 성공하면 스트레스는 오히려 건강과 미래에 도움이 되는 좋은 스트레스라 할 수 있다.

4) 스트레스의 원인

(1) 외적 요인

① **물리적 환경** : 소음, 빛, 열, 더위, 닫힌 공간, 편리함의 감소 등

② **사회적 환경** : 조직의 환경[규칙, 규정, 형식적 절차(red tape), 마감시간 등], 사회적 관계(타인의 무례함, 명령, 공격적 태도, 괴롭힘 등)

③ **개인적 사건** : 중요한 사건(생노병사, 경제적 변화, 실직/사업실패, 승진, 결혼/이혼/사별/별거 등), 일상적 사건(출퇴근, 기계고장, 열쇠 잃어버림 등)

(2) 내적 요인

① **생활의 습관** : 카페인 섭취, 흡연, 수면부족, 과도한 스케줄 등

② **왜곡된 인지** : 부정적 자기[비관적 생각, 자기 비난, 과도한 분석(over-analyzing : 적절한 비판을 넘어 과도하게 부정적으로 생각하기) 등], 생각의 함정[비현실적인 기대, 사적 감정 개입(talking things personally ; 일상적인 농담조차도 개인적인 비난으로 받아들임), '모 아니면 도' 식의 극단적 사고, 과장, 경직된 사고 등], 개인적 특성(완벽주의, 일중독 등)

5) 스트레스가 건강에 미치는 영향

(1) 정신건강에 미치는 영향

스트레스를 받으면 초기에는 불안 증상(초조, 걱정, 근심 등)이 발생하고 점차 우울 증상이 나타난다. 대부분의 경우 불안이나 우울 증상은 일시적이고 스트레스가 지나가면 사라

지지만 스트레스 요인이 너무 과도하거나 오래 지속되는 경우, 개인이 스트레스 상황을 이겨낼 힘이 악화되어 있는 경우에는 각종 정신질환으로 발전할 수 있다. 스트레스로 인해 흔히 생길 수 있는 정신질환은 적응장애, 불안장애, 기분장애, 식이장애, 성기능장애, 수면장애, 알코올 및 물질사용 장애 등이 있다. 화병도 스트레스와 매우 밀접한 정신질환으로 볼 수 있다.

(2) 신체질환에 미치는 영향

내과 입원환자의 70% 정도가 스트레스와 연관되어 있다. 특히 스트레스에 취약한 우리 몸의 기관인 근골격계(긴장성 두통 등), 위장관계(과민성 대장증후군), 심혈관계(고혈압) 등이 영향을 더 많이 받는 것으로 알려져 있다.

(3) 면역기능에 미치는 영향

장기간 스트레스를 받으면 면역기능이 떨어져 질병에 걸리기 쉬운 상태가 된다. 다양한 정신신체장애 발병과 악화는 물론 암과 같은 심각한 질환도 영향을 많이 준다.

〈스트레스 증상〉

■ 심리 증상
- 불안, 걱정, 근심
- 신경과민, 성급함, 참지 못함
- 짜증, 분노
- 불만족
- 건망증, 주의집중 곤란
- 우유부단
- 좌절, 탈진, 우울

■ 신체 증상
- 근골격 : 두통, 목이 뻣뻣해짐, 이갈이, 어깨통, 요통, 관절염 등
- 사지와 피부 : 손발 차가움, 발한, 가려움증, 피부 발진 등
- 위장관 : 오심/구토, 위산과다/속쓰림, 변비, 설사, 복통, 장염 등
- 심혈관 : 빠른 박동, 고르지 않은 맥박, 두근거림/현기증, 흉통, 고혈압, 심근경색 등
- 호흡기 : 숨 참, 과호흡, 천식 등
- 기타 : 떨림, 장시간 앉아있지 못함, 백일몽, 수면 장애(불면/과다 수면, 악몽), 피로, 성기능장애, 면역력 감소(잦은 감기, 암의 약화 등), 뇌졸중 등

■ 행동 증상

- 안절부절 못함, 손톱 깨물기, 말 떨기
- 과식, 과음, 흡연 증가
- 폭력적 언행
- 자해/자살, 타해/타살

6) 스트레스 평가

자신이 스트레스 받는 정도를 10개 문항의 설문지를 활용하여 평가해 볼 수 있다. 각 문항의 점수를 더하여 점수가 높으면 스트레스 수준이 높은 것으로 판단한다.

※ 최근 1개월 동안 다음 문항의 내용들을 얼마나 자주 느꼈는지 표시하십시오.

	전혀 없었다	거의 없었다	때때로 있었다	자주 있었다	매우 자주 있었다
1. 예상치 못했던 일 때문에 당황했던 적이 얼마나 있었습니까?	0	1	2	3	4
2. 인생에서 중요한 일들을 조절할 수 없다는 느낌을 얼마나 경험하였습니까?	0	1	2	3	4
3. 신경이 예민해지고 스트레스를 받고 있다는 느낌을 얼마나 경험하였습니까?	0	1	2	3	4
4. 당신의 개인적 문제들을 다루는 데 있어서 얼마나 자주 자신감을 느꼈습니까?	4	3	2	1	0
5. 일상의 일들이 당신의 생각대로 진행되고 있다는 느낌을 얼마나 경험하였습니까?	4	3	2	1	0
6. 당신이 꼭 해야 하는 일을 처리할 수 없다고 생각한 적이 얼마나 있었습니까?	0	1	2	3	4
7. 일상생활의 짜증을 얼마나 자주 잘 다스릴 수 있었습니까?	4	3	2	1	0
8. 최상의 컨디션이라고 얼마나 자주 느끼셨습니까?	4	3	2	1	0
9. 당신이 통제할 수 없는 일 때문에 화가 난 경험이 얼마나 있었습니까?	0	1	2	3	4
10. 어려운 일들이 너무 많이 쌓여서 극복하지 못할 것 같은 느낌을 얼마나 자주 경험하셨습니까?	0	1	2	3	4

〈점수를 모두 합한 결과〉

- 13점 이하 : 정상. 좋은 스트레스로 받아들임
- 14점 이상 : 스트레스 영향을 받기 시작함. 지속되면 나쁜 스트레스의 결과가 나타날 가능성
- 17점 이상 : 정신질환으로 발전할 가능성
- 19점 이상 : 전문가의 도움이 필요한 상태

7) 스트레스 관리 방법

(1) 규칙적인 생활습관

스트레스 관리의 출발은 규칙적인 생활습관을 가지는 것이다.

① 건강한 식사습관을 가져야 한다. 천천히, 편안하게, 골고루, 적당하게 섭취하고 현대인에게 부족한 비타민, 무기질, 섬유소를 골고루 섭취하도록 한다. 반면, 술, 카페인, 설탕, 소금, 인스턴트/패스트푸드 등을 과량으로 섭취하는 것은 좋지 않다.

② 6~8시간 정도 충분한 수면을 취해야 한다.

③ 규칙적인 운동을 해야 한다. 일반적으로는 걷기가 좋은 운동이다. 운동 시간은 하루에 30~60분 정도, 일주일에 최소 세 번 이상을 하는 것이 좋다.

(2) 적극적/문제해결형 대응

'피할 수 없으면 즐겨라' 스트레스를 피할 수 없다면 스트레스의 수용이 필요하다. 스트레스를 수용한다는 것은 단순한 포기를 의미하는 것이 아니라 문제를 해결하기 위해 자신의 능력을 확인하고 최선의 대처를 능동적으로 하는 것이 적극적 대응의 핵심이다.

(3) 이완요법

① 복식호흡

숨을 깊이 들이마시고 천천히 내쉬는 복식호흡을 하면 들이마셨던 공기는 폐 깊숙이 들어가 충분한 산소를 공급하고 배출된다. 호흡계는 충분한 산소를 받아들여 에너지를 생산하고 노폐물을 배출시켜 우리 몸의 대사가 잘 이루어지도록 도와준다. 자신의 호흡

을 살펴보고, 천천히 깊숙이 호흡하는 훈련을 하면 마음과 몸이 이완되고 안정을 찾는데 도움이 된다.

〈복식호흡법〉

- 먼저 눈을 감고, 편안한 자세로 몸의 긴장을 풉니다.
- 숨을 쉴 때 되도록 배만 오르내리도록 하며, 코를 통해 부드럽게 숨을 쉽니다.
- 들이쉬면서 '하나', 내쉬면서 '편안하다', 속으로 말하면서 숨을 편안하게 쉽니다.
- 하나에서 열까지 세고, 거꾸로 열에서 하나까지 세신 후 눈을 뜨시면 됩니다.

② 근육이완법

일반적으로 다음 순서대로 근육이완법을 실시한다. 팔(주먹 → 이두근) → 머리(이마 → 눈 → 어금니) → 어깨와 견갑골 → 기타(배 → 허벅지 → 종아리 → 발) 순으로 근육의 힘을 완전히 뺀 상태로 이완을 한다. 만약 이완이 잘 되지 않는 부위가 있으면 5번까지 긴장-이완을 반복한다.

〈주먹에서의 근육이완법〉

- 편안한 자세로 눈을 감고, 꽉 조이는 혁대나 옷을 느슨하게 합니다.
- 팔걸이에 양팔을 올려놓습니다.
- 10초 동안 주먹을 꽉 쥐고 손목을 말아 올려서 팔 아래쪽을 긴장시키고 그 긴장을 유지시킵니다.
- 이 동안 불편한(꽉 조이고 잡아당기는) 느낌에 집중합니다.
- 20초 동안 서서히 긴장을 풀면서 손바닥이 아래로 향하게 손과 팔을 의자 팔걸이에 편안히 걸쳐 놓습니다. 이때 한꺼번에 힘을 빼거나 수의적으로 손을 펴지 않아야 합니다. 이 동안 편안한(긴장이 스스로 풀려나가는) 느낌에 집중합니다.

③ 명상

명상은 스트레스 요인(감각, 심상, 행위)에 주의를 집중하는 집중명상과 마음에서 일어나고 사라지는 모든 변화를 관찰하는 마음챙김 명상으로 구별할 수 있습니다. 추월명상, 선, 요가, 마인드컨트롤, 단전호흡 등이 명상의 개념에 포함된다.

(4) 시간관리

시간관리는 스트레스 관리에 도움이 된다. "가장 중요한 것이 무엇인가?"라는 질문을 통해 우선순위를 매기고, 이후 일을 시행하면서 효율성을 증대시키고 자투리 시간을 활용하는 등의 방법을 같이 사용하면 도움이 된다.

〈시간관리 단계〉

- 가치 평가하기 : 건강, 행복, 가족, 여가, 경력, 돈 등에서 우선순위를 정한다.
- 목표 세우기 : 우선순위를 정한 가치에 부합하는 구체적이고 현실적인 목표를 설정한다.
- 활동계획 정하기 : 목표를 이루기 위한 단계적인 작업 수행 계획을 세우고 그 계획에 따른 진행상황을 확인한다.
- 시간 투입량 결정하기 : 작업 수행에 소요되는 시간 목록을 작성한다.
- 일의 지연/지체 막기 : 작업 수행을 방해하는 요소와 자신의 가치에 부합되지 않는 활동을 찾아 수정한다.
- 체계적인 시간 운용하기 : 작업 중 반드시 해야 하는 것, 하면 좋은 것, 하지 않아도 되는 것에 대한 목록을 만들고 시행한다.

제3장

감염위생

3

1. 감염병 발생개요
2. 주요 감염병의 원인 및 예방법
3. 인수공통감염병
4. 감염병 예방접종
5. 감염병 예방수칙 실천

제3장

감염위생

학습목표

1. 감염병의 주요 감염경로를 학습한다.
2. 개정된 법정 감염병의 주요 내용과 종류를 학습한다.
3. 감염병의 예방대책과 주요 질병의 종류를 파악한다.
4. 신종감염병의 추세와 주요 특징을 학습한다.
5. 올바른 손씻기와 방법을 습득한다.

1 감염병 발생개요

1) 감염병 이해하기

(1) 감염병의 정의

감염병이란 세균이나 바이러스, 곰팡이와 같은 병원체가 인체 내에 침입하여 일어나는 질병으로 최근 COVID-19의 유행과 같이 신종감염병과 해외유입 감염병의 발생이 증가 추세이다.

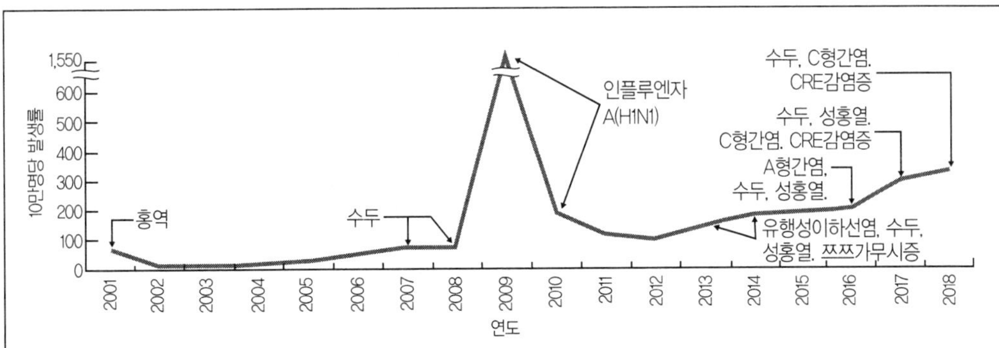

[그림 3-1] 연도별 감염병 발생추이

출처 : 질병관리본부, 연도별 감염병 발생추이

'감염병의 예방 및 관리에 관한 법률(2020.1.1.개정)'에서 감염병 분류체계는 질환의 긴급도, 심각도, 전파력, 관리 방안을 고려해 위험도 중심으로 제1급~제4급감염병으로 최근 재분류되었다.

감염병은 병원체, 숙주, 환경 요인 등 3요인의 상호작용에 의하여 감염 혹은 유행이 발생한다. 감염성 질환에서 전파(transmission)는 매우 중요하며 병원체의 생존을 위한 전략이고, 그 결과로 감염성 질병의 발생을 일으킨다.

(2) 매개체 특성별 주요 감염병 분류

감염병은 병원체의 특성, 주요 임상증상 발현 기관, 전파 방법에 따라 분류할 수 있고, 다음과 같이 분류할 수 있다. 우리나라는 국내 토착성 매개체 전파질환(일본뇌염, 말라리아, 쯔쯔가무시증, SFTS)과 기후변화로 유입가능성이 높은 매개체 전파질환(뎅기열, 웨스트나일열, 황열, 치쿤구니아열, 지카바이러스 감염증)에 대해 감시를 하고 있다.

[표 3-1] 매개체 특성별 주요 감염병 분류

구 분	주요 감염병
수인성/식품매개감염병	콜레라, 장티푸스, 파라티푸스, 세균성이질, 장출혈성대장균감염증, 비브리오패혈증, A형간염
사람 간 접촉에 의한 감염병	급성호흡기 감염, 인플루엔자, 수두, 무균성뇌막염과 장바이러스 감염, 단순포진, CMV 감염, 성홍열, 수막구균성수막염, SARS, 결핵
성접촉에 의한 감염병	임질, 매독, 후천성면역결핍바이러스 감염/후천성면역결핍증
절지동물매개 감염병	페스트, 말라리아, 황열, 뎅기열
인수공통감염병	탄저, 공수병, 야토병, 브루셀라증, 렙토스피라증
병원감염	반코마이신내성황색포도상구균, 메티실린내성황색포도상구균, 반코마이신내성장구균
예방접종 대상	필수예방접종 • 만 12세 이하 어린이(17종 백신: CG(피내용), B형간염, DTaP(디프테리아/파상풍/백일해), Td(파상풍/디프테리아), Tdap(파상풍/디프테리아/백일해), IPV(폴리오), DTaP-IPV(디프테리아/파상풍/백일해/폴리오), DTaP IPV/Hib(디프테리아/파상풍/백일해/폴리오/b형헤모필루스인플루엔자), Hib(b형헤모필루스 인플루엔자), 폐렴구균, MMR(홍역/유행성이하선염/풍진), 수두, 일본뇌염(불활성화 백신), 일본뇌염(약독화 생백신), A형간염, HPV(사람유두종바이러스 감염증), IIV(인플루엔자), • 만 65세 이상 어르신(인플루엔자, 폐렴구균) • 임신부(인플루엔자) • 중학교 1학년(인플루엔자) • 고위험군(장티푸스, 신증후군출혈열)

(3) 감염병 전파 예방을 위한 기본 방역수단과 목표

① **감시** : 조기 인지와 정확한 예측, 신속 · 정확, 효율적 감시

- 환자, 병원체, 매개체 감시(해외여행력 등)

② **역학조사** : 감염원 및 감염경로 규명, 신속 · 정확한 역학조사

③ **환자관리** : 치료와 격리, 감염원 제거, 사망과 합병증 감소

④ **환경구제** : 공중위생환경의 개선, 병원소 제거

⑤ **예방** : 감염예방과 주의

- 예방접종, 예방적 치료제 투여 등
- 손씻기, 기침예절 등 개인위생 개선
- 익힌 음식과 끓인 물 섭취

2) 감염병 유행 요인 및 생성과정

(1) 감염병 유행의 3대 요인(감염원, 감염경로, 숙주)

감염병 유행의 3대 요인은 ① 감염원, ② 감염경로, ③ 감수성 숙주로 대별할 수 있다.

① 감염원(Agent: source of infection)

감염원이란 감염병의 원인이 되는 병원체를 보유하여 감수성 있는 숙주에게 병원체를 전파시킬 수 있는 모든 것을 말한다. 즉 환자, 보균자, 동물, 토양 등 병원소(reservoir of infection)는 물론 오염식품이나 오염된 물, 오염된 기구나 생활용구 등은 모두 감염원이 될 수 있다.

② 감염경로(Environment: route of transmission)

감염원으로 부터 감수성 보유자에게 병원체가 운반되는 과정을 감염경로라고 한다. 감염경로는 접촉감염(직접 및 간접 접촉), 공기전파(비말전파), 전파동물 전파, 개달물(전파체)에 의한 전파 등이 있다.

③ 감수성 숙주(Host: susceptible host)

감수성 숙주란 감염원에 대한 저항력이나 면역력이 약하거나 없어서 감염이 쉽게 발생할 수 있는 숙주의 상태를 뜻한다. 감염병의 유행은 감수성이 높은 사람들에게서 발생되

기 쉽지만, 면역력이 높은 집단에서는 유행이 쉽지 않다.

(2) 감염병의 생성과정

숙주와 감염원(병원체), 숙주와 환경, 환경과 감염원(병원체)간의 상호관계에 따라 감염병 유행은 크게 영향을 받게 된다. 감염병이 생성되는 과정은 병원체 → 병원소 → 병원소로부터 병원체 탈출 → 전파 → 새로운 숙주에 침입 → 감수성 숙주에 침입이라는 6개 요소가 순차적으로 연결되어 발생하며, 이 과정 중 어느 한 가지라도 방해, 차단되면 감염병은 발생하지 못하게 된다.

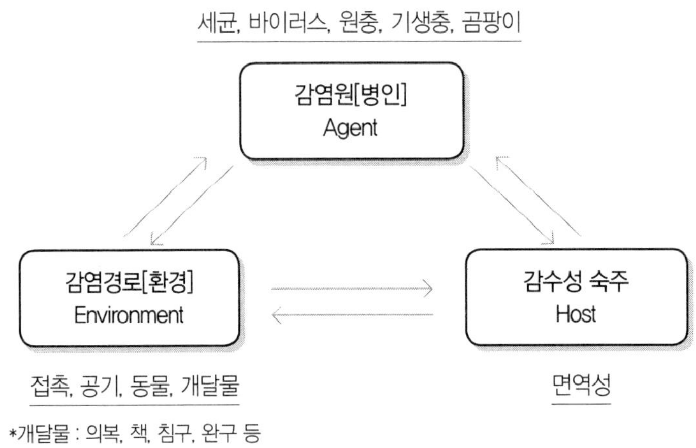

[그림 3-2] 감염병 발생 3대요인

① **병원체(infectious agent)**

감염병을 일으키는 주요 병원체와 감염병의 종류는 다음과 같다.

㉠ **세균(bacteria)** : 콜레라, 장티푸스, 디프테리아, 세균성이질, 결핵, 백일해 등

㉡ **바이러스(virus)** : 소아마비, 홍역, 유행성 간염, 일본뇌염, 광견병, 유행성 이하선염, 후천성면역결핍증(AIDs) 등

㉢ **리케치아(richettia)** : 발진티푸스, 발진열, 쯔쯔가무시(양충병), 록키산 홍반열 등

㉣ **진균(fungus)**: 칸디다증, 피부사상균증 등

㉤ **기생충(parasite)** : 회충, 요충, 조충, 디스토마, 아메바, 말라리아, 사상충 등

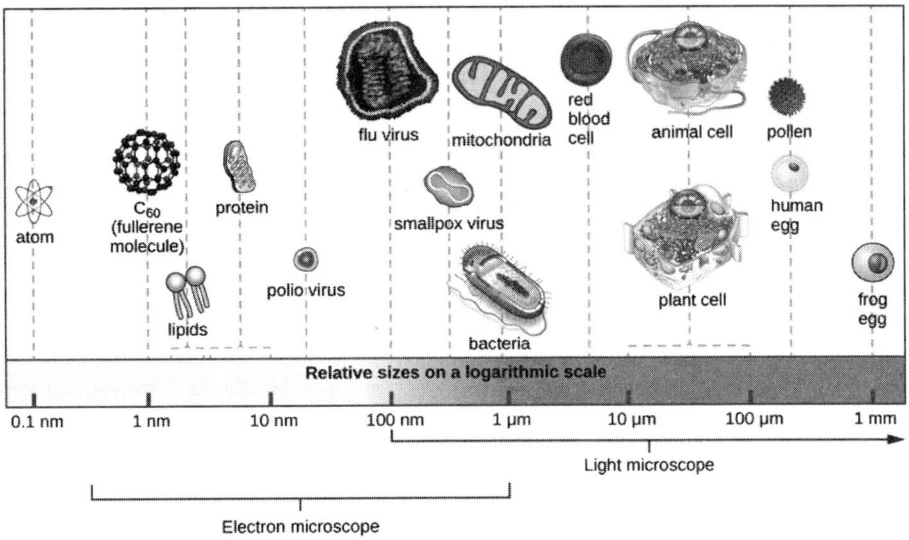

[그림 3-3] 병원체의 특징

② 병원소(reservoir of infection)

병원소란 병원체가 생활하고 증식하며 생존을 계속해 다른 숙주에게 전파시킬 수 있는 상태로 저장되는 장소로 일종의 감염원(source of infection)이다. 감염에는 현성감염(apparent infection)과 불현성감염(무증상감염: inapparent infection)이 있다.

많은 병원체를 보유하고 증상이 있는 환자와 함께, 사회적으로는 보균자와 무증상 감염자가 병원소로서 중요한 위치를 차지한다.

병원소의 종류에는 ㉠ 인간병원소(환자, 보균자), ㉡ 동물병원소(소, 말, 돼지, 개 등), ㉢ 기타 병원소(토양 등) 등이 있다.

㉠ 인간 병원소(환자, 보균자)

ⓐ 환자(patient) : 환자란 병원체에 감염되어 자각적 또는 타각적으로 임상증상이 있는 모든 사람을 의미한다. 은닉환자(hidden case), 간과환자(missed case), 잠복기환자, 현성환자 등이 있으며, 현성환자는 관리할 수 있고, 경계의 대상이 되지만, 은닉환자나 간과환자 및 잠복기환자의 경우 현성환자나 중증환자에 비해 행동이 자유롭고 활동영역이 넓기 때문에 감염병 관리 차원에서 중요하다.

ⓑ 보균자(carrier) : 보균자란 자각적으로나 타각적으로 임상증상이 없는 병원체 보유

자로서 감염원으로 작용하는 감염자를 말한다. 외관적으로 건강하고 자유롭게 활동해 전파기회가 많고 환자보다 수가 많다는 점에서 보균자는 감염병 관리의 중요한 대상이다.

- 회복기 보균자 : 임상증상은 없으나 병원체를 배출
- 잠복기 보균자 : 발병하기 전 잠복기간 중에 감염성을 가진 병원체를 배출
- 건강 보균자: 감염상태이나 전혀 증상이 없고 발병하지 않지만 병원체를 보유

일시적 보균자(transient carrier)와 영구적 보균자(permanent carrier), 만성보균자(chronic carrier)로도 분류한다.

㉡ **동물 병원소**(animal reservoir)

동물이 병원체를 보유하고 있어 인간숙주에게 감염시키는 감염원으로 작용하는 경우를 인수(인축)공통감염병(zoonosis)이라 하는데, 해당되는 동물과 감염병은 다음과 같다.

ⓐ 소 : 결핵, 탄저(anthrax), 파상열(brucellosis), 살모넬라증(salmonellosis)
ⓑ 돼지 : 렙토스피라증, 탄저, 일본뇌염, 살모레라증
ⓒ 양 : 탄저, 파상열, 보툴리즘, Q fever
ⓓ 개 : 광견병(rabies), 톡소프라스마증(toxoplasmosis)
ⓔ 말 : 탄저, 유행성뇌염, 살모넬라증
ⓕ 쥐 : 페스트, 발진열(murine typhus), 살모넬라증, 렙토스피라증(leptospirosis), 쯔쯔가무시병(양충병)
ⓖ 고양이 : 살모넬라증, 톡소프라스마증

③ 병원소로부터 병원체의 탈출

감염병의 전파는 병원소의 존재만으로는 불가능하며, 병원소로부터 병원체가 탈출됨으로써 성립된다. 병원소에서 병원체가 탈출하는 길은 다음과 같이 분류된다.

㉠ **호흡기관**(respiratory tract) : 호흡기계 감염병의 경우 코, 비강, 인후, 기도, 기관지, 폐 등이 중심이 되며, 증식한 병원체가 주로 대화, 기침, 재채기를 통해 전파된다. 폐결핵, 폐렴, 백일해, 홍역, 수두, 천연두 등의 감염병이 해당된다.

㉡ **소화기관 또는 장관**(intestinal tract) : 소화기계 감염병은, 분변, 구토물을 통해 탈출한다. 이질, 콜레라, 장티푸스, 파라티푸스, 폴리오 등이 있다.

㉢ 비뇨기관(urinary tract) : 성병은 소변이나 성기 분비물로 탈출한다.

㉣ 개방병소(open lesion) : 화농성 질병은 신체표면의 농양 등 상처부위로 직접 탈출될 수 있다. 나병 등이 해당된다.

㉤ 기계적 탈출(mechanical escape) : 말라리아, 발진열, 발진티푸스 등은 곤충의 흡혈에 의한 탈출, 주사기를 통한 탈출 등이 있다.

호흡기 계통으로 탈출
폐결핵, 폐렴, 백일해, 홍역, 수두, 두창 등

소화기 계통으로 탈출
이질, 콜레라, 장티푸스, 파라티푸스, 소아마비, 기타 장질환

비뇨생식기 계통으로 탈출
주로 소변이나 분비물을 통하여 탈출
성병

드러난 상처[개방병소]
신체표면의 농양, 피부병, 옴 등의 병원체가 병변부위에서 직접 탈출

기계적 탈출
발진티푸스, 발진열, 말라리아 등 모기나 진드기가 전파

[그림 3-4] 병원체의 감염경로

④ 전파(mode of transmission)

㉠ 직접전파(direct transmission)

감염되어 있는 숙주나 병원소로부터 탈출한 병원체(감염균)가 감수성 숙주에게 직접 전파되어 감염되는 경우로 성병, 나병 등과 같이 피부접촉에 의해서 전파되는 경우를 직접접촉감염이라고 하며 홍역, 인플루엔자, 급성회백수염과 같이 비말을 통해 새로운 숙주로 직접 전파되는 경우가 있다.

㉡ 간접전파(indirect transmission)

간접전파는 감염된 숙주나 병원소로부터 탈출한 병원체가 매개체를 통해 전파되어 감염이 일어나는 경우를 말한다.

ⓐ 활성매개체(animate vehicle) : 병원체를 탈출시키고 운반하며 새로운 숙주에 침입시키는 등 3가지의 역할을 한다. 대표적인 예로 쥐나 곤충 또는 파리, 모기, 벼룩 등과

같은 절지동물(매개곤충), 패류나 담수어와 같은 흡충류의 중간숙주 등이 있다.

ⓑ 비활성매개체(inanimate vehicle) : 물, 우유, 식품, 공기, 토양, 생활용구, 완구, 식기 및 수술기구 등의 무생물 전파체를 말한다. 특히 매개체 자체가 병원체를 운반하는 수단으로만 작용하는 침구, 완구, 손수건, 의복, 헌책 등은 매개물(formites) 또는 개달물이라고 한다.

㉢ 공기전파(air borne transmission)

감염된 숙주의 입과 코에서 비산한 비말이 공기중에 부유하고 이를 흡입함으로써 감염되는 경우와 토양이나 생활환경으로부터 비산된 오염 먼지에 의해서 전파되는 경우를 공기전파라 하며 브루셀라, 결핵 등이 있다.

⑤ 새로운 숙주로의 병원체 침입

병원체가 새로운 숙주에 침입하는 양식은 병원체가 병원소로부터 탈출하는 경로와 거의 유사하다. 소화기계 감염병은 소화기계로 탈출하여 소화기계(경구적)로 침입하고, 호흡기계 감염병은 호흡기계로 탈출하고, 호흡기계로 침입한다. 그 밖에 점막, 태반 및 경피 침입, 곤충이나 주사기 등에 의한 기계적 침입 등도 있다.

⑥ 숙주의 감수성과 면역

숙주 체내에 병원체가 침입해도 모두 감염이 성립되거나 발병하는 것은 아니며 숙주의 저항력이나 면역력이 감염, 발병여부에 크게 작용한다. 즉, 숙주가 병원체에 대한 저항력(resistance)이나 면역력(immunity)이 있을 때는 발병되지 않으며, 감수성이 높을 때 감염이 성립하게 된다.

㉠ 감수성(susceptibility)

숙주에 침입한 병원체에 대항하여 감염이나 발병을 저지할 수 없는 상태를 감수성이 있다고 한다. Gottstein은 접촉에 의해 전파되는 급성 호흡기계 감염병의 경우 그 질환에 폭로된 적이 없는 미감염자와 감수성 보유자가 감염되어 발병하는 율을 감수성지수(접촉감염지수)라고 하였으며, 이를 De Rudder는 %로 표시하였다. Rudder의 감수성지수는 두창 95%, 홍역 95%, 백일해 60~80%, 성홍열 40%, 디프테리아 10%, 폴리오(소아마비) 0.1%로서 두창과 홍역이 가장 높고 폴리오가 가장 낮다.

㉡ 면역(immunity)

면역이란 일반적으로 후천적으로 획득되는 면역을 의미하지만, 선천적으로 지니고 있는 저항력을 선천면역이라고 하며, 면역을 분류하면 다음과 같다.

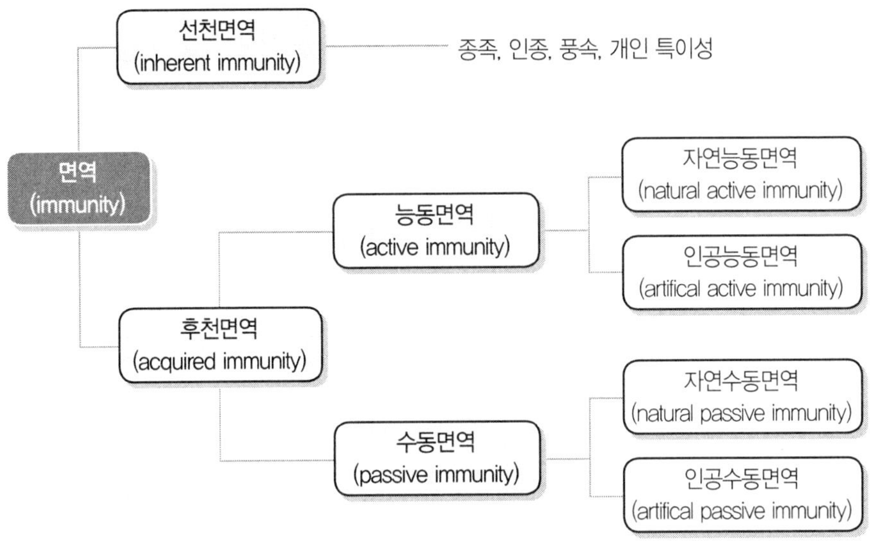

[그림 3-5] 병원체의 감염경로

ⓐ 선천면역과 후천면역

일반적으로 선천면역은 현재까지 그 실체가 완전히 규명되지는 않았지만 종속(종별), 인종, 개인차 면역 등이 있으며, 후천면역은 어떤 질병에 이환된 후나 예방접종 등에 의해서 후천적으로 형성되는 면역을 말한다.

후천면역은 능동면역과 수동면역으로 구분되며, 능동과 수동면역 모두 자연면역과 인공면역으로 다시 구분한다.

ⓑ 능동면역과 수동면역

능동면역이란 병원체나 독소에 대해 숙주 스스로가 면역체를 형성하여 면역을 지니게 되는 것으로, 어떤 항원의 자극에 의하여 항체가 형성되어 있는 상태를 말한다.

- 자연능동면역 : 감염병에 감염된 후 자연 형성되는 면역
- 인공능동면역 : 인공적으로 생균 vaccine, 사균 vaccine 및 변성독소(toxoid) 등

의 예방접종 후 생성되는 면역

수동면역은 다른 숙주에 의하여 형성된 면역체를 받아서 면역력을 지니게 되는 경우로 자연수동면역과 인공수동면역이 있다. 수동면역은 인공능동면역에 비해 면역효력이 빨리 나타나는 반면에 효력 지속기간이 약 2개월 정도로 짧은 것이 특징이다.

- 자연수동면역 : 모체로부터 태반이나 수유를 통하여 항체를 받는 면역
- 인공수동면역 : γ-globulin이나 antitoxin 등 항혈청제제를 접종 후 항체가 생성되는 면역

3) 감염병 전파 예방과 관리방법

(1) 전파 예방

① 검역(quarantine)

검역법은 우리나라로 들어오거나 외국으로 나가는 운송수단, 사람 및 화물을 검역(檢疫)하는 절차와 감염병을 예방하기 위한 조치에 관한 사항을 규정하여 국내외로 감염병이 번지는 것을 방지함으로써 국민의 건강을 유지·보호하는 것을 목적으로 한다. 감염병이 유행하는 지역에서 입국하는 사람이나 동물 또는 식품 등을 대상으로 실시하며, 감염 의심자에 대한 신속한 격리가 중요하다. 검역기간은 해당 감염병의 최대 잠복기간을 격리 감시기간으로 정한다.

우리나라의 검역대상 감염병은 아래와 같다.

㉠ 콜레라
㉡ 페스트
㉢ 황열
㉣ 중증 급성호흡기 증후군(SARS)
㉤ 동물인플루엔자 인체감염증
㉥ 신종인플루엔자
㉦ 중동 호흡기 증후군(MERS)
㉧ 에볼라바이러스
㉨ 그 외 보건복지부장관이 긴급 검역조치가 필요하다고 인정하여 고시하는 감염병

검역법에 규정된 검역감염병 의심자에 대한 격리와 감시기간은 다음과 같다.

- 콜레라: 5일(120시간), 페스트 및 황열: 6일(144시간)
- 중증 급성호흡기 증후군(SARS): 10일
- 동물인플루엔자 인체감염증: 10일
- COVID19: 14일

② 병원체 및 병원소 관리

㉠ 환자격리(isolation) : 환자에서 더 이상 균 배출이 되지 않는 시점

㉡ 검역(quarantine) : 대상 질병의 최대 잠복기

㉢ 보균자 발견을 위한 검사 : 필요에 따라 고위험군에 대해서만 실시

(2) 환경위생 관리

감염병의 전파 방지를 위해 환경위생을 철저히 관리함으로써 병원체가 병원소로부터 탈출하여 새로운 숙주에 침입하는 과정을 방해할 수 있다.

그러나 감염병의 전파는 수인성 감염병, 공기전파 감염병, 매개곤충에 의해서 전파되는 감염병, 접촉에 의해서 감염되는 감염병 등 다양하기 때문에 환경위생관리수단도 감염병에 따라 각각 달라져야 한다. 예를 들어 소화기계 감염병은 환자의 배설물이나 오염된 물건 소독과 구충, 구서, 먹는 물 소독, 식품위생관리 등의 조치가 필요하지만 직접전파를 하는 호흡기계 질환은 환경위생이 작용하기 힘들다. 병원소와 숙주 사이의 거리가 멀수록, 또 병원체가 운반되는 시간이 길수록 환경위생 관리의 효과가 크게 나타날 수 있다.

(3) 행정적 관리

우리나라에서는 감염병의 발생과 유행을 방지하여 국민보건을 향상, 증진시킬 것을 목적으로 하는 감염병예방법이 1954년에 제정, 공포되어 시행되어 오고 있다.

① 감염병 관리를 위한 분류

㉠ 법정감염병 종류 및 분류

감염병의 예방 및 관리에 관한 법률에서 법정감염병은 제1급~제4급감염병으로 나누어 관리한다.

[표 3-2] 법정감염병 종류 및 분류체계

구분	제1급감염병(17종)	제2급감염병(21종)	제3급감염병(26종)	제4급감염병(23종)
특성	생물테러감염병 또는 치명률이 높거나 집단 발생의 우려가 커서 발생 또는 유행 즉시 신고, 음압격리와 같은 높은 수준의 격리가 필요한 감염병	전파가능성을 고려하여 발생 또는 유행 시 24시간 이내에 신고, 격리가 필요한 감염병	발생을 계속 감시할 필요가 있어 발생 또는 유행 시 24시간 이내 신고하여야 하는 감염병	유행 여부를 조사하기 위하여 표본감시 활동이 필요한 감염병
종류	에볼라바이러스병 마버그열 라싸열 크리미안콩고출혈열 남아메리카출혈열 리프트밸리열 두창 페스트 탄저 보툴리눔독소증 야토병 신종감염병증후군[1] 중증급성호흡기증후군(SARS) 중동호흡기증후군(MERS) 동물인플루엔자 인체감염증 신종인플루엔자 디프테리아	결핵 수두 홍역 콜레라 장티푸스 파라티푸스 세균성이질 장출혈성대장균감염증 A형간염 백일해 유행성이하선염 풍진 폴리오 수막구균 감염증 b형헤모필루스인플루엔자 폐렴구균 감염증 한센병 성홍열 반코마이신내성황색포도알균(VRSA) 감염증 카바페넴내성장내세균속균종(CRE) 감염증 E형간염	파상풍 B형간염 일본뇌염 C형간염 말라리아 레지오넬라증 비브리오패혈증 발진티푸스 발진열 쯔쯔가무시증 렙토스피라증 브루셀라증 공수병 신증후군출혈열 후천성면역결핍증(AIDS) 크로이츠펠트-야콥병(CJD) 및 변종크로이츠펠트-야콥병(vCJD) 황열 뎅기열 큐열 웨스트나일열 라임병 진드기매개뇌염 유비저 치쿤구니야열 중증열성혈소판감소증후군(SFTS) 지카바이러스 감염증	인플루엔자 매독(梅毒) 회충증 편충증 요충증 간흡충증 폐흡충증 장흡충증 수족구병 임질 클라미디아감염증 연성하감 성기단순포진 첨규콘딜롬 반코마이신내성장알균(VRE) 감염증 메티실린내성황색포도알균(MRSA) 감염증 다제내성녹농균(MRPA) 감염증 다제내성아시네토박터바우마니균(MRAB) 감염증 장관감염증[2] 급성호흡기감염증[3] 해외유입기생충감염증[4] 엔테로바이러스감염증 사람유두종바이러스 감염증
감시방법	전수감시	전수감시	전수감시	표본감시
신고[5]	즉시	24시간 이내	24시간 이내	7일 이내
보고[6]	즉시	24시간 이내	24시간 이내	7일 이내

1) 신종감염병증후군 : 급성출혈열증상, 급성호흡기증상, 급성설사증상, 급성황달증상 또는 급성신경증상을 나타내는 신종감염병증후군
2) 장관감염증 : 살모넬라균 감염증, 장염비브리오균 감염증, 장독소성대장균(ETEC) 감염증, 장침습성대장균(EIEC) 감염증, 장병원성대장균(EPEC) 감염증, 캄필로박터균 감염증, 클로스트리듐 퍼프린젠스 감염증, 황색포도알균 감염증, 바실루스 세레우스균 감염증, 예르시니아 엔테로콜리티카 감염증, 리스테리아 모노사이토제네스 감염증, 그룹 A형 로타바이러스 감염증, 아스트로바이러스 감염증, 장내 아데노바이러스 감염증, 노로바이러스 감염증, 사포바이러스 감염증, 이질아메바 감염증, 람블편모충 감염증, 작은와포자충 감염증, 원포자충 감염증
3) 급성호흡기감염증 : 아데노바이러스 감염증, 사람 보카바이러스 감염증, 파라인플루엔자바이러스 감염증, 호흡기세포융합바이러스 감염증, 리노바이러스 감염증, 사람 메타뉴모바이러스 감염증, 사람 코로나바이러스 감염증, 마이코플라스마 폐렴균 감염증, 클라미디아 폐렴균 감염증
4) 해외유입기생충감염증 : 리슈만편모충증, 바베스열원충증, 아프리카수면병, 샤가스병, 주혈흡충증, 광동주혈선충증, 악구충증, 사상충증, 포충증, 톡소포자충증, 메디나충증
5) 신고 : 의사, 치과의사, 한의사, 의료기관의 장 → 관할 보건소로 신고
6) 보고 : 보건소장 → 특별자치도지사 또는 시장 · 군수 · 구청장 → 특별시장 · 광역시장 · 도지사 → 질병관리청장에게 보고

ⓛ 기타 감염병 분류

기타 감염병은 기생충감염병, 세계보건기구 감시대상 감염병, 생물테러감염병, 성매개감염병, 인수(人獸)공통감염병 및 의료관련감염병으로 나누어 관리한다.

[표 3-3] 기타 감염병 종류 및 분류체계

구분	정의	기타 감염병 분류
기생충감염병 (7종)	기생충에 감염되어 발생하는 감염병	회충증, 편충증, 요충증, 간흡충증, 폐흡충증, 장흡충증, 해외유입기생충감염증
세계보건기구 감시대상 감염병 (9종)	세계보건기구가 국제공중보건의 비상사태에 대비하기 위하여 감시대상으로 정한 질환	두창, 폴리오, 신종인플루엔자, 중증급성호흡기증후군(SARS), 콜레라, 폐렴형 페스트, 황열, 바이러스성 출혈열, 웨스트나일열
생물테러 감염병(8종)	고의 또는 테러 등을 목적으로 이용된 병원체에 의하여 발생된 감염병	탄저, 보툴리눔독소증, 페스트, 마버그열, 에볼라열, 라싸열, 두창, 야토병

② 감염병 신고방법 및 시기

우리나라 감염병예방법 제11조에서는 감염병 발생시에 의료기관의 장 및 감염병 병원체 확인기관의 장은 제1급감염병은 즉시, 제2급~제3급감염병은 24시간 이내, 제4급감염병은 7일 이내에 질병관리청장 또는 관할 보건소장에게 신고하여야 한다고 규정하고 있다.

의사, 치과의사, 한의사, 의료기관의 장, 부대장, 감염병병원체 확인기관의 장은 감염병발생시 감염병웹신고시스템(http://is.cdc.go.kr) 또는 팩스를 이용하여 신고서식을 작성하여 담당보건소장에게 신고한다.

[표 3-4] 법정감염병 감시 및 신고체계

구분	제1급감염병	제2급감염병	제3급감염병	제4급감염병
감시방법	전수감시	전수감시	전수감시	표본감시
신고	즉시	24시간 이내	24시간 이내	7일 이내
	의사, 치과의사, 한의사, 의료기관의 장 → 관할 보건소로 신고			
보고	즉시	24시간 이내	24시간 이내	7일 이내
	보건소장 → 특별자치도지사 또는 시장 · 군수 · 구청장 → 특별시장 · 광역시장 · 도지사 → 질병관리청장에게 보고			

③ 미신고시 벌칙조항

보고 또는 신고 의무를 위반하거나 방해한 경우, 거짓으로 보고 또는 신고한 경우 제1급 및 제2급감염병은 500만원 이하, 제3급 및 제4급감염병은 300만원 이하의 벌금을 부과한다.

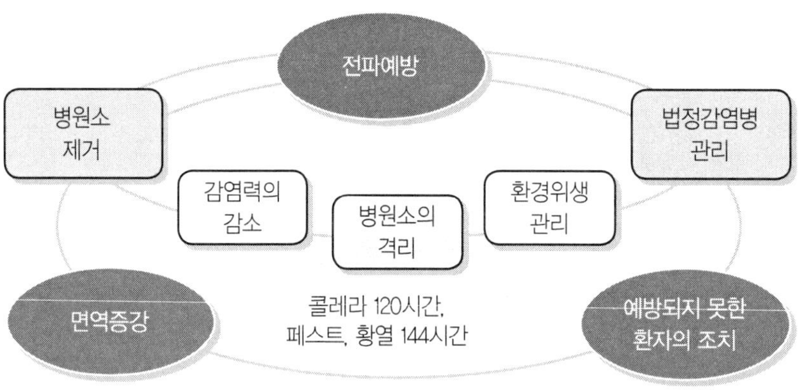

[그림 3-6] 감염병의 관리방법

2 주요 감염병의 원인 및 예방법

1) 급성 감염병 관리

(1) 소화기계 감염병

소화기계(경구침입)로 침입하는 감염병은 환자나 보균자의 대변으로 배설된 병원체가, 음식물이나 식수에 오염되어 경구적으로 침입됨으로써 감염이 성립되는 수인성 감염병을 말한다. 장티푸스, 파라티푸스, 콜레라, 세균성 및 아메바성 이질, 폴리오, 유행성 간염, 기생충병 등이 있다.

① 장티푸스(typhoid fever)

㉠ 병원체 및 발생특성

병원체는 Salmonella typhi로 병원소는 환자나 보균자의 분뇨이며, 드물게 타액이 되는 수도 있다. 오염된 음식물 및 해산물은 감염원이 된다.

㉡ 주요증상

두통, 식욕부진, 권태감 등의 전구증상으로 시작되어 오한을 동반한 발열이 있으나 일정하지 않은 것이 특징이며, 특히 항생제 투여를 하지 않는 경우 치명률이 10%이상이다.

㉢ 전파

환자 및 보균자를 통한 직 · 간접 접촉감염과 병원소로부터의 직접오염, 또는 쥐나 매개곤충을 통해 간접오염된 식품을 매개로 전파하는데, 잠복기는 1~3주 전후, 통상 7~14일이고, 감염부위는 장의 임파조직, 담낭, 신장 등이다. 보통 수계유행이 흔하며 식물계 유행도 있다.

㉣ 예방대책

장티푸스 예방대책은 환경위생 관리(분뇨, 음식물, 물, 파리 등의 관리), 보균자 색출 및 환자 격리 등 관리, 예방접종과 보건교육의 강화 등이 있다. 치료는 항생물질을 사용한다.

② 콜레라(cholera)

㉠ 병원체 및 발생특성

병원체는 Vibrio cholerae로 감염원은 환자의 대변 및 토사물에 의한 오염수, 오염 음식물 및 오염 식기 등이다. 잠복기는 보통 12~48시간이지만 최장 5일인 경우도 있다.

㉡ 주요증상

콜레라는 심한 설사(쌀뜨물과 같은 설사)가 1일 20~30회에 이르러 탈수상태에 빠지며, 전신증상을 호소하고, 발병과 경과가 빨라 3일 이내에 사망하는 경우도 있다. 열이 없는 것이 특징이며 주로 구토, 설사, 탈수, 허탈 등의 증세를 일으킨다. 사망률은 과거에는 50% 또는 그 이상이었으나 근래에는 신속한 치료로 10% 미만으로 감소하고 있다.

㉢ 예방대책

콜레라는 외래감염병으로 철저한 검역관리가 가장 중요하다. 국내 발생 시 전파속도가 빠르기 때문에 환자의 신속한 발견 및 격리가 중요하며, 환자를 중심으로 철저한 소독과 식기, 분변관리 등 환경위생 관리, 공중위생 교육이 필요하다.

③ 세균성 이질(Shigellosis, bacillary dysentery)

㉠ 병원체 및 발생특성

병원체는 shigella dysenteriae, S. flexneri, S. boydii, S. sonnei. 등의 4균종이 있는데, 분류학상 이질균속(Genus shigella)에 속한다. 병원소는 환자, 경증환자, 보균자의 분변이며, 오염수 및 오염음식물이 감염원인데, 잠복기간은 2~7일, 보통 4일 이내이다.

㉡ 주요증상

세균성 이질은 보통 급격하게 발병되며 오한과 더불어 발열, 복통, 심한 경우는 대장 점막에 심한 궤양을 일으켜서 점액성 혈변이 나타나며, 우리나라에서는 혈변 없이 설사를 일으키는 사례가 많다. 10세 미만 특히 1~4세의 소아에 비교적 높다. 발병률은 2~20%이며, 치명률은 약 10%이다.

㉢ 예방대책

장티푸스와 같은 관리가 필요하며, 예방접종은 실시되지 않지만, 식품취급자의 손 소독, 익히지 않은 생식품에 대한 위생 관리를 강화하고 해충구제를 위한 소독도 실시한다.

사례 서울 강서구 유명 산부인과서 로타바이러스 발생…신생아 격리(2017.3.15)

신생아 29명 중 7명 감염 확인

- 병원체 및 증상 : 로타바이러스(Rotavirus), 구토, 발열, 설사, 탈수 증세
- 감염경로 : 바이러스에 감염된 환자분변에 오염된 음료수나 음식, 신체 접촉, 호흡기를 통해 공기 전파도 가능
- 고위험군 : 생후 3개월 ~ 35개월 사이 영유아

* 배변후 기저귀처리와 손씻기, 환경소독 중요

(2) 호흡기계 감염병

호흡기계로 침입하여 감염되는 감염병은 환자나 보균자의 객담, 콧물, 재채기 등의 비말에 의해 배출되어 감염되는 직접전파와 오염된 먼지에 의한 공기전파가 있다. 공기로 전파되는 호흡기계 감염병에는 디프테리아, 백일해, 인플루엔자, 홍역, 천연두(두창), 결핵 등이 있으며, 이들 호흡기계 감염병의 관리는 소화기계와는 달리 환경개선으로 효과가 없으므로 감염원의 관리 및 감수성 보유자의 예방접종 관리가 중요하다.

[표 3-5] 2000년대 이후 유행한 호흡기계 바이러스 감염병

	중증급성호흡기증후군 (SARS)	신종인플루엔자 A (신종플루)	중동호흡기증후군 (MERS)	코로나바이러스감염증-19 (COVID-19)
유행시기	2002.11~2003.7	2009.5~2010.3	2015.5~7	2019.12
최초발생 및 유행지역	중국광둥/ 중국, 홍콩 등 아시아 30개국	미국 샌디에고/ 미국, 멕시코 등 전세계	사우디아라비아/중동 및 아시아 27개국	중국 후베이성/ 전 세계
치사율	약 11%	0.07%	20~46%	1.6% (국내 2020.9.11. 기준)

숙주	박쥐 (중간 숙주동물은 사향고양이)	돼지	박쥐 (중간숙주 낙타)	박쥐(중간숙주 천산갑추정)
전파	환자비말, 환자분비물오염 물건, 환자접촉	환자비말, 바이러스오염 손, 물체 접촉	낙타접촉감염, 병원내감염, 가족간 감염	환자비말, 바이러스오염 손, 물체 접촉
주요증상	발열, 두통, 설사, 호흡부전	고열, 기침, 인후통, 콧물 등 독감 유사증상	고열(38도 이상), 기침, 호흡곤란	발열, 기침, 호흡곤란, 폐렴

① 디프테리아(diphtheria)

㉠ 병원체 및 발생특성

병원체는 Corynebacterium diphtheriae로 병원소는 환자 및 보균자이며 특히 보균자에 의한 전파가 많다. 감염원은 환자 및 보균자의 객담, 콧물, 기침, 인후 분비물 등의 비말 및 비말핵으로 호흡기나 피부의 상처를 통하여 직접 전파되며 잠복기는 2~5일간이다.

㉡ 주요증상

인후, 코 등의 상피조직에 국소적 염증 및 장기조직에 장애를 일으키며, 체외독소를 분비하여 혈류를 통해 신체 각 부위에 운반되기도 한다. 만 4세 이하의 환자가 전체의 60%를 차지하며, 10세 이상에서는 급격히 감소한다.

㉢ 예방대책

예방접종이 중요하며, 환자발생시 격리 및 소독이 필요하다.

② 백일해(whooping cough)

㉠ 병원체 및 발생특성

병원체는 Hemophilus pertussis로, 병원소는 환자이며, 잠복기는 1주일 전후이다. 환자와의 직접 접촉에 의해 감염되거나 호흡기계를 통한 비말감염 또는 먼지, 오염된 물품에 의한 간접전파도 가능하다.

㉡ 주요증상

백일해는 기관지와 모세기관에 주병변이 생겨 심한 기침을 하는 감염병으로 예방접종에 의한 관리가 효과적이다. 주로 9세 이하에 많이 발생하며, 특히 5세 이하에 많이 발생한다.

㉢ 예방대책

조기 예방접종이 중요한데, 예방접종은 디프테리아, 백일해, 파상풍을 동시에 실시하는 DTaP가 이용된다. 환자 발생시 격리와 소독을 실시한다.

③ 홍역(measles)

㉠ 병원체 및 발생특성

병원체는 measles virus로 병원소는 환자이며, 감염원은 환자의 상기도 분비물이다. 전파는 환자와의 직접 접촉에 의해 감염되거나 호흡기계를 통한 비말감염 또는 오염된 물품에 의해 전파도 되며, 잠복기는 8~13일이다.

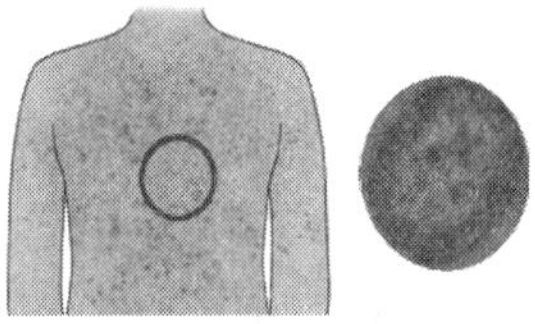

[홍역]

㉡ 주요증상

홍역은 감염력이 가장 강하며, 주기적이어서 1~5년을 간격으로 유행한다. 일반적으로 1~2세에 감염이 많고, 열과 전신에 발진이 생기는 급성 감염병으로, 이염, 폐렴의 합병증 등 2차감염이 생기기도 한다.

㉢ 예방대책

예방접종이 가장 최선의 방법이며 예방접종이 어려운 경우 감마글로블린(γ-globlin)을 사용하여 예방하거나 경증화할 수 있다.

④ 유행성이하선염(볼거리 : mumps)

㉠ 병원체 및 발생특성

병원체는 mumps virus로 병원소는 환자이며, 감염원은 환자의 비말 또는 비말핵이다. 환자의 비말이나 비말핵에 의한 공기전파를 하며, 타액으로도 배출되어 비부와 후두부를 통해서 전파된다. 잠복기는 2~4일이다.

㉡ 주요증상

이하선이나 고환, 난소, 유선 등에 발병하며 잠복기는 약 2~3주간으로 30~40%는 증상이 없다. 타액선 비대와 동통이 특징이다. 대부분 이하선(귀밑샘)을 침범한다. 처음에는 한쪽에서 시작하여 2~3일 후에는 양쪽이 붓게 되지만, 환자의 약 25%에서는 한 쪽만 증상이 나타나기도 한다.

㉢ 예방대책

환자의 격리와 예방접종(MMR)의 실시가 중요하며 환자의 분비물에 오염된 물건은 소독이 필요하다.

⑤ 풍진(rubella, german measles)

㉠ 병원체 및 발생특성

병원체는 rubella virus로 유행성이하선염과 마찬가지로 환자의 비말이나 비말핵이 공기로 전파되어 비부와 후두부로 침입하게 되며, 특히 임신 초기에 이환되면 태아에게 영향을 주어 기형아를 분만하는 경우가 있어 주의를 요한다.

㉡ 주요증상

잠복기간은 2~3주이며, 증상은 보통 열과 발진이 생긴다.

㉢ 예방대책

유행성이하선염과 동일하며, 다만 임산부에게는 예방접종을 금하며 임신초기에 이환되면 감마글로블린(γ-globlin)을 사용한다.

⑥ 성홍열(scarlet fever)

㉠ 병원체 및 발생특성

병원체는 용혈성 연쇄상구균(β-hemolytic Streptococci)으로서 주로 온대지방에 많이 유행하는 급성감염병으로서, 환자나 보균자의 호흡기 분비물에 의한 직접 전파가 가장 많고 환자가 쓰던 물건 등에 의해 감염될 수 있다.

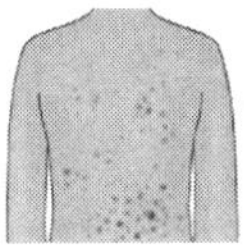
발진

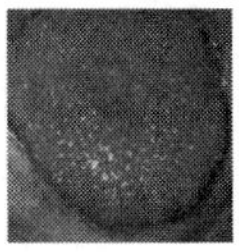
딸기모양 혀

[성홍열]

㉡ 주요증상

피부발진(Dick's toxin, 발적독에 의함)을 일으키며, 잠복기간은 보통 3일 전후이고, 증세는 2~5일간의 잠복기 후에 오한과 함께 39℃ 전후의 발열로 목 안이 아프며 음식을 잘 삼키지 못하는 등 인두염의 증상이 심하게 나타날 수 있다.

㉢ 예방대책

평상시 어린이들이 자주 사용하는 장난감 같은 공용 물건은 자주 소독하는 것이 좋고 환자와의 접촉을 피해야 한다.

사례 산후조리원에서 신생아 4명 RSV감염증 발생(2020.01.07)

- 원인 및 증상 : 호흡기 세포융합 바이러스(RSV), 모세기관지염, 폐렴 등의 감염
- 전파시기 : 매년 10월부터 이듬해 3월까지 주로 발생
- 감염경로 : 감염된 사람과의 접촉, 호흡기 비말
- 고위험자 : 영유아나 면역저하자, 고령자
- 고위험시설 : 산후조리원, 영유아보육시설, 요양시설

(3) 절지동물 매개 감염병

절지동물의 종류는 많으나 인간에게 전파되는 매개 감염병과 매개곤충의 종류는 페스트-벼룩, 발진티푸스-이, 일본뇌염-모기, 발진열-벼룩, 말라리아-모기, 사상충증-모기, 쯔쯔가무시병(양충병)-진드기, 황열-모기 등으로 매우 제한적이다.

① 페스트(plaugue)

유럽을 중심으로 1347년부터 1351년 사이 약 3년 동안 2천만 명에 가까운 사망자가 발생했다. 크로아티아 라구사에서 1377년 페스트가 유행하는 주변 섬들로부터 오는 사람이나 물자를 30일간 격리하는 제도를 시행했는데, 이것이 1397년에 40일(quarante-naria)로 늘어나 오늘날의 검역(quarantine)의 어원이 되었다고 한다.

㉠ 병원체 및 발생 특성

병원체는 Pasteurella pestis로 야생설치류(특히 쥐), 환자가 병원소이다. 선 페스트는 쥐벼룩에 의해 감염되나 사람에서 사람으로 전파되지 않고, 폐 페스트는 비말감염으로 사람에서 사람으로 직접 전파된다.

㉡ 주요증상

흉부 외 통증, 기침, 각혈, 호흡곤란, 고열을 호소하게 되며, 대부분의 환자는 의식을 잃고 사망하며, 내출혈로 인해 생기는 피부의 검은 반점 때문에 흑사병으로 불려졌다. 경피감염의 경우 치사율은 70~80%이며, 기도감염의 경우 거의 100%의 치사율을 갖는다. 잠복기는 선 페스트는 2~4일, 폐 페스트는 3~4일이다.

㉢ 예방대책

철저한 검역이 중요하며, 환자발생시 신속한 격리와 즉각적인 소독, 구충 및 구서를 실시한다. 특히 쥐벼룩의 확인 및 구제가 필요하다. 예방접종이 가능하다.

② 발진티푸스(epidemic typhus)

㉠ 병원체 및 발생 특성

병원체가 Rickettsia prowazeki로 전파는 환자가 이(louse)에 의해 흡혈되고 이의 장내에서 증식된 병원체가 배설물로 탈출되어, 사람의 상처 또는 먼지를 통해 호흡기계로 감염되는데, 병의 회복 후에는 면역력이 획득된다.

㉡ 주요증상

발열, 근육통, 전신신경증상, 발진 등을 나타내고 발진이 출혈성일 때도 있다.

㉢ 예방대책

환자발생시 신속한 보고, 격리 및 소독과 이의 구제, 그리고 예방접종이 필요하다.

③ 말라리아(malaria)

우리나라에서는 중국 얼룩날개 모기(Anopheles sinensis) 암컷이 말라리아 원충을 전파시킨다.

㉠ 병원체 및 발생 특성

말라리아 원충에 감염된 모기에게 물린 후 인체에서 감염 증상이 나타날 때까지는 2주~수개월의 시간이 소요된다. 우리나라의 토착 말라리아는 3일열 원충(Plasmodium vivax)으로 1970년대에 사라졌다가 1993년 이후 다시 유행하기 시작하였다.

㉡ 주요증상

오한, 두통, 구역 등의 증세가 나타나는 오한기 후에 발열기, 발한기로 이어진다. 발열 이외에도 환자는 빈혈, 두통, 혈소판 감소, 비장이 비정상적으로 커지는 등의 증세와 폐, 심장, 신장 등에 합병증을 유발할 수 있다.

㉢ 예방대책

말라리아에 대한 백신은 없다. 가능한 한 모기에 물리지 않도록 하는 것이 가장 중요하며, 필요한 경우 의사와 상담하여 말라리아 예방약을 복용한다. 동남아시아, 중동, 중부아프리카, 중남미 등 말라리아 위험지역을 여행할 때에는 항말라리아제를 복용하는 것이 권장된다.

④ 일본뇌염(Japanese B. encephalitis)

일본뇌염은 뇌에 염증을 일으키고 치명률은 40%인 감염병으로 우리나라에서는 8월부터 10월 사이에 다발한다.

㉠ 병원체 및 발생 특성

병원체는 Japanese encephalitis B virus로 병원소는 돼지이며 매개곤충은 작은빨간집모기(Culex tritaeniorhyncus)이다. 돼지를 흡혈한 모기가 사람에 전파되고 감염이 일어난다.

㉡ 주요증상

증상은 급속하게 나타나며 고열(39~40℃), 두통, 현기증, 구토, 복통, 지각 이상 등의 증세를 보인다. 병이 진행되면 의식장애, 경련, 혼수에 이르게 되고 대개 발병

10일 이내에 사망한다. 경과가 좋은 경우에는 약 1주를 전후로 열이 내리며 회복된다. 잠복기간은 5~14일이며, 감염자 1,000명 중 1~2명 만이 임상증상을 나타내는 현성감염자이고, 대부분이 불현성감염자로서 병의 회복 후에는 면역이 획득된다.

㉢ 예방대책

모기 구제 및 모기에 물리지 않도록 하고, 환자 발생시 신속히 보고하여야 한다. 예방접종도 필요하다.

(4) 가을철 유행하는 3대 발열성 질환

① 신증후군출혈열(Epidemic Hemorrhagic Fever with Renal Syndrome)

㉠ 발생 특성

유행성출혈열로도 불리며 한탄바이러스(Hantaan orthohantavirus)에 의해서 전파되는 감염병으로 들쥐나 집쥐, 실험용 쥐의 폐에 있는 바이러스가 사람의 호흡기를 통해서 전파되는 것으로 알려져 있다. 해마다 전 세계적으로 15만~20만 명이 입원하며, 우리나라에서도 매년 수백명씩 발병하고 있다.

㉡ 주요 증상

잠복기는 평균 약 2~3주 정도이다. 임상적으로는 초기에 감기와 비슷하게 시작되어 곧이어 발열, 오한, 두통 등의 전신증상이 나타나고 병이 경과되면서 발열기, 저혈압기, 핍뇨기, 이뇨기, 회복기의 전형적인 5가지의 단계를 거치고 사망률은 약 2 ~ 7% 정도이다.

㉢ 예방법

- 신증후군출혈열 예방을 위하여 유행지역의 산이나 풀밭에 가는 것을 피할 것
- 들쥐의 배설물에 접촉을 피할 것
- 잔디위에 침구나 옷을 말리지 말 것
- 야외활동 후 귀가 시에는 옷에 묻은 먼지를 털고 목욕을 함
- 가능한 한 피부의 노출을 적게 할 것

• 감염위험이 높은 작업자는 예방접종 실시

② 쯔쯔가무시증 (Scrub typhus)

㉠ 발생 특성

리케치아의 일종인 리케치아 쯔쯔가무시(Orientia tsutsugamushi)에 의해서 발생하는 감염병으로 털 진드기의 유충이 사람을 물어서 감염된다.

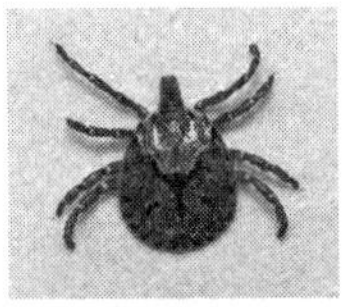

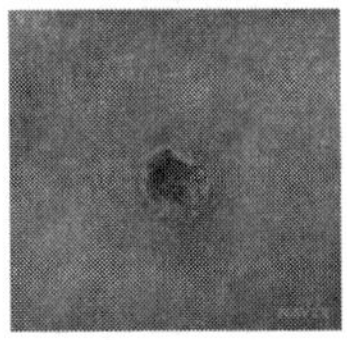

㉡ 주요 증상

감염 후 보통 10일(6~20일 또는 10~12일) 정도의 잠복기를 거친 후에 급성으로 발생하여 두통, 발열, 오한, 발진 근육통 등이 나타나고 1cm 크기의 피부반점이 생겨서 수일만에 가피를 형성한다. 기관지염, 폐렴, 심근염이 생길 수도 있으며 수막염 증세를 나타내기도 한다. 일부 환자는 진드기에 물린 상처가 없는 경우가 있고, 열이 나는 기간이 짧으면 피부발진이 많이 나타나기도 한다.

㉢ 고위험군

농촌에 거주하는 사람들, 논일이나 밭일을 하는 사람들

㉣ 예방법

• 유행성 지역의 관목 숲이나 유행지역에 가는 것을 피할 것
• 들쥐 등과 접촉하는 환경을 피할 것
• 밭에서 일할 때에는 되도록 긴 옷을 입을 것
• 야외활동 후 귀가 시에는 옷에 묻은 먼지를 털고 목욕을 함
• 진드기에 물린 상처가 있거나 피부발진이 있으면서 급성발열증상이 있으면 쯔쯔가무시증을 의심하고 서둘러 치료를 받는다.

③ 렙토스피라증(Leptospirosis)

㉠ 발생 특성

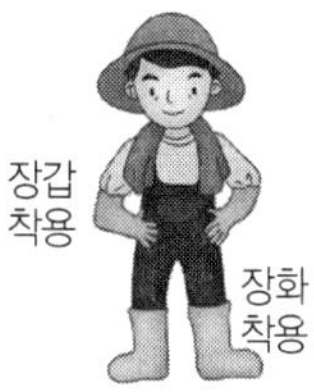

[렙토스피라증 예방]

원인균(Leptospira)은 우리나라 가을철 추수기(9~11월경)에 농촌지역에서 주로 들쥐 등에 의해 사람에게 매개되는 감염병으로, 발병초기에는 환자 자신도 추수기 작업 중 과로로 인한 감기몸살로 여겨 치료시기를 놓치기 쉬우며, 균이 인체 대부분의 장기에 침범하여 위중한 합병증이 오게 되는 사례가 적지 않다.
치료시기를 놓쳐 간이나 신장 합병증 또는 다량의 폐출혈이 동반되면 사망에까지 이르게 되는 무서운 질병이다.

㉡ 감염경로

들쥐, 집쥐, 족제비, 여우, 개 등 렙토스피라균에 감염된 동물의 소변으로 균이 배출되어 물과 토양을 오염시키며, 오염지역에서 작업할 때 피부의 미세한 상처를 통해 감염되며, 주로 20~70대 활동 연령층으로 농업에 종사하는 사람에게 많이 발병할 수 있다.

㉢ 주요 증상

다음과 같은 증상이 있고 최근에(수일 내지 2주 이내) 오염지역에서 작업한 경험이 있을 경우 렙토스피라증을 의심하고 치료를 받아야 한다.

- 갑작스런 발열(38~40℃)과 두통, 오한, 근육통, 눈의 충혈 등, 감기 몸살과 비슷한 증세
- 초기증세 2~3일 경과 후 흉통, 기침, 각혈, 호흡곤란 증세
- 심하면 황달 또는 뇨감소

㉣ 예방법

- 작업시 손발 등에 상처가 있는지 확인 후 반드시 장화, 장갑 등 보호구 착용
- 가능한 한 농경지의 고인 물에 손발을 직접 접촉 않도록 주의
- 논의 물을 빼고 마른 뒤에 벼 베기 작업
- 비슷한 증세가 있으면 반드시 의사에게 진료

• 들쥐, 집쥐 등 감염원 제거

2) 만성 감염병 관리

만성 감염병 중 대표적인 것은 결핵, 나병, 성병, 트라코마, B형 간염 및 후천성면역결핍증(AIDS) 등이 있다.

(1) 결핵(tuberculosis)

결핵은 신체의 거의 모든 부위에 침범할 수 있는 감염병이나 보통 감염되면 폐에서 증상이 발생되는 세균성 만성감염병으로 보통 사람의 경우 재채기 등을 통하여 전파되며 전파된 결핵균은 폐에 머물다가 혈액을 통하여 신장, 뇌 등으로 전파된다.

① **병원체** : Mycobacterium tuberculosis이라는 세균으로 인형, 우형, 조형의 3종과 제4형으로 파충형으로 분류된다. 건조된 객담(가래) 중에서는 일광에 쬐더라도 126일간 생존할 만큼 결핵균의 저항성은 건조에는 매우 강하나, 열에는 약하다.

② **병원소** : 주로 사람이며, 소가 병원소가 되는 경우도 있다.

③ **전파** : 인체에서의 탈출방법은 폐결핵의 경우 객담이나 비말로, 신장결핵은 소변으로, 장결핵은 분변으로 탈출되며, 소의 경우에 있어서는 우유, 담, 분변으로 탈출한다.

④ **감수성 및 면역성** : 감수성은 전반적으로 높으며 개방성 환자에 폭로된 후 3주일 이내에 “tuberculin 반응”을 나타낸다. 일반적인 임상증상은 심한 기침, 가슴 통증, 체중감소, 고열, 피로, 피를 토하는 기침 · 가래의 증상을 보인다.

⑤ **예방대책과 관리** : 환자의 조기발견, 격리와 치료, 예방접종(BCG) 개인위생 및 가족의 검진 등으로 감염을 최소화 한다. 기침이나 재채기 등으로 부터의 전파를 방지하기 위해 감염자는 마스크를 착용하고 환자는 격리시킨다.

(2) 나병(leprosy, Hansen씨병)

나병은 1873년 Hansen씨에 의하여 발견되어 한센씨병 이라고도 하며, 증상은 피부 말초신경의 손상을 일으킨다. 환자는 사회로부터 철저히 격리될 만큼 옛날부터 신의 천벌로 여기는 무서워하던 병이지만, 이로 인해 환자의 급격한 감소를 가져왔다. 감염경로는 1940년대에 효과적인 치료제의 개발과 함께 관리방법도 알려져 현재는 드물게 발생하는 질병이 되었다.

① **병원체** : Mycobacterium leprae

② **병원소** : 환자

③ **전파** : 감염환자의 배설물, 분비물이나 여기에 오염된 물건을 통한 간접전파와 환자와 건강한 사람의 접촉에 의한 직접전파로 감염된다. 병원체는 피부상처, 호흡기 점막 등으로 침입하며, 잠복기간은 보통 2~10년이다. 가족이 나병환자이나 장기간 접촉하여도 증상이 없는 어린이를 미감아라 하는데, 이들은 정상적인 상태이므로 사회활동을 하는데 제약이 없다.

④ **예방대책** : 환자의 발견, 격리 및 치료, 환자와의 접촉자에 대한 검진 등의 철저한 관리, 소독 등이다.

(3) 성병(venereal diseases)

성병은 매독, 임질, 연성하감, 비임균성요도염 등이 있으나, 임질, 매독을 대표적인 성병으로 본다. 성병은 의학적으로 진단, 치료 및 예방방법이 확실히 알려져 있으므로 예방이나 관리가 용이하며, 경제적 수준, 문화적 요인, 국민성 등 사회적 여건 등과 밀접한 관계가 있어 복합적으로 작용한다.

① 매독(syphilis)

매독은 중추신경계, 심장혈관계 및 기타 장기나 조직 등에 침입하여 심한 병변을 일으키는 증상을 보이며, 모태를 통해 감염된 태아는 유산이나 사산의 원인이 되고, 출생한 태아도 선천성 매독에 감염되게 한다.

㉠ **병원체** : spirochaeta pallida이며 혐기성 세균이다.

㉡ **병원소** : 환자

㉢ **전파** : 전파는 주로 성적 접촉이며, 수혈이나 감염환자의 혈액에 의해 전파될 수 있다.

㉣ **감수성** : 전반적으로 높으며, 면역은 형성되지 않는다.

② 임질(gonorrhea)

임질은 성병 중 가장 많이 발생하는 질병의 하나로 성행위를 통해 생식기를 침범하여

남성의 경우 소변시 통증, 부고환염, 여성의 경우 요도염과 자궁경관염, 난관염의 증상이 나타나 결국 불임증으로 진전될 수 있다.

㉠ **병원체** : Neisseria gonorrhea으로 그람 음성균이다.

㉡ **병원소** : 환자

㉢ **전파** : 성행위시의 접촉에 의해 감염되는데, 생식기 감염은 요도, 직장감염은 회음부를 지나서 항문으로 감염된다.

㉣ **감수성** : 전반적으로 감수성은 높으며 면역은 생기지 않고 반복감염이 가능하다.

(4) B형 간염(hepatitis virus B)

간염에는 A, B, C형이 있으며 특히 B형 간염은 만성감염병으로서 주증상은 피로감, 식욕감퇴, 발열 등이 있고 심한 경우 황달 및 간암에 이르게 된다.

A형 간염의 경우 급성감염병인 유행성 간염을 일으킨다.

① **병원체** : Hepatitis virus B

② **병원소** : 환자 및 보균자

③ **전파** : B형은 수혈이나 혈액, 침, 정액 등에 오염된 주사기 등에 의해 전파되거나 성접촉에 의하며 만성으로 이환되어 치사율이 높다. 잠복기는 평균 2~3개월이며 건강보균자도 감염력이 있다.

④ **감수성 및 면역성** : 감수성은 전반적으로 높으며, 자연 감염 후 면역력이 생기며 예방접종으로도 면역획득이 가능하다.

⑤ **예방대책** : 최근까지 적절한 치료제가 미비하며 예방접종을 통해 면역을 얻는 것이 최선의 방법이다. 환자 발생시는 조기치료를 실시하여야 하며, 수혈에 특히 주의하고 소독한 주사기 사용 및 끓인 물의 섭취 등 개인위생관리도 필요하다.

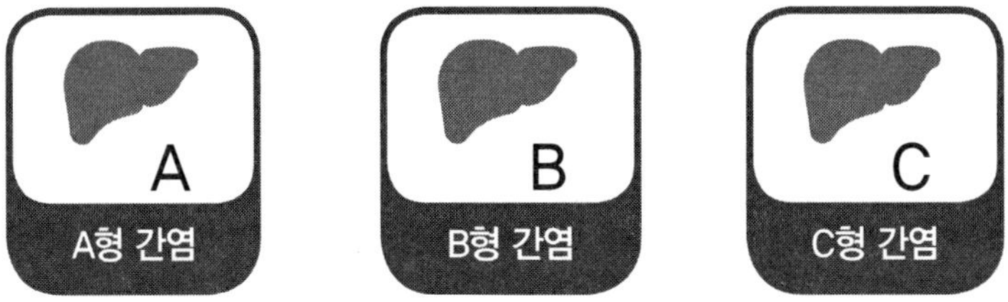

	A형 간염	B형 간염	C형 간염
주요 감염경로	오염된 음식물	혈액, 체액	혈액
예방백신	○	○	×
만성화 가능성	낮음	높음	높음

[그림 3-7] 간염의 종류와 특징

C형 간염 집단발병사례(2015~2016)

- 불법 치과진료 과정에서 전북순창 마을 주민 약 200여명 감염
- 주사기 재사용한 원주 정형외과 의원에서 진료받은 환자 200여명 이상 집단감염
- 수액제 주사기 재사용한 양천구 소재 의원에서 100여명 집단감염

C형 간염 전파경로

오염된 주사바늘, 피부를 뚫는 모든 행위(문신, 침술, 피어싱 등), 피부에 상처를 줄 수 있는 주사기, 바늘, 침, 손톱깎이, 면도기, 칫솔 등에 의하여 전염가능하므로 이런 기구를 함께 사용하지 않는다. 환자의 정액, 질액에 바이러스가 존재하므로 성행위에 의하여 전염될 수 있다.

(5) 후천성면역결핍증(AIDS)

1981년 미국에서 첫 환자의 발생 보고 후 전 세계적으로 급격히 확산되어었던 후천성면역결핍증은 AIDS(acquired immune deficiency syndrome)로 통칭하고 있다.

우리나라는 1993년에 법정감염병으로 지정하여 관리하고 있다.

병원체(HIV virus)는 1983년에 발견되었다. 감염된 환자는 면역체계가 일시적 또는 영구적으로 이상이 생기며 결국 항체를 생산하지 못하게 되어 면역결핍에 의한 감염으로 사망에 이르게 되는데, 일반적 증상은 피로감, 체중감소, 폐렴, 임파선 비대 등의 합병증이다.

① **병원체** : HIV(human immunodeficiency virus)

② **병원소** : 환자 및 보균자

③ **전파** : 주로 환자와 보균자와의 성적 접촉, 수혈, 주사기의 공동사용 등에 의해 감염되며, 감염된 산모에 의해서도 출생아에게 감염된다. 감염원은 HIV가 가장 높은 농도로 존재하는 곳인 환자와 보균자의 혈액, 타액, 정액, 질 분비액이지만 눈물, 침, 모유, 소변에 의해서도 감염될 수 있다.

④ **감수성** : 감수성은 성별로는 남자, 연령별로는 성적 접촉의 기회가 많은 20세 이상의 중년층에 많이 발생한다. 잠복기는 보통 1~2개월 정도이지만 수년간에 걸칠 수도 있다. 감염 후 2~3개월이면 항체 양성반응이 나타나게 된다.

⑤ **예방대책** : 건전하고 올바른 성적 접촉(성생활) 및 콘돔사용, 헌혈 및 공혈액의 검사와 수혈에 사용되는 혈액의 철저한 관리, 환자의 조기발견 및 격리 등의 전파방지, 의료인의 주사침 찔림 사고 주의 등이 필요하다.

3 인수공통감염병

1) 인수공통감염병의 종류 및 발생추이

동물이 병원체를 보유하고 있어 인간숙주에게 감염시키는 감염원으로 작용하는 경우를 인수(인축)공통전염병(zoonosis)이라 하는데, 해당되는 동물과 감염병은 다음과 같다.

① **소** : 결핵, 탄저(anthrax), 파상열(brucellosis), 살모넬라(salmonellosis)

② **돼지** : 렙토스피라증, 탄저, 일본뇌염, 살모넬라증

③ **양** : 탄저, 파상열, 보툴리즘, Q fever

④ **개** : 광견병(rabies), 톡소프라스마증(toxoplasmosis)

⑤ **말** : 탄저, 유행성뇌염, 살모넬라증

⑥ **쥐** : 페스트, 발진열(murine typhus), 살모넬라증, 렙토스피라증(leptospirosis), 쯔쯔가무시(양충병)

⑦ **고양이** : 살모넬라증, 톡소프라스마증

2) 주요 인수공통감염병의 특성(전파경로 및 증상)

(1) 광견병(rabies)

① **병원체** : Rabies virus
② **병원소** : 환자와 개, 늑대, 여우, 스컹크 등
③ **전파** : Rabies virus를 보균하고 있는 야생동물 또는 애완동물에 사람이 물렸을 때 감염된다.
④ **증상** : 최초에는 발열, 두통 등을 일으키며 점차 진행되면서 신경증상인 마비, 혼동, 흥분, 침을 흘리거나 물을 무서워하는 등의 증상을 나타내고 적절한 치료가 되지 않을 경우 사망할 수 있다.
⑤ **전파예방** : 광견병이 발생하는 지역에서는 모든 개와 소에게 반드시 예방접종을 매년 실시하여야 한다. 또한 가축과 야생동물과의 접종을 차단하고 개는 항상 집에 묶어 사육하여야 한다.

(2) 탄저(anthrax)

탄저는 온혈동물에는 일반적으로 일어나는 질병이며 사람에게도 감염이 가능하다.

① **병원체** : 탄저균(Bacillus anthracis)은 아포를 형성하여 수년간 토양에서 생존할 수 있다.
② **병원소** : 소, 양, 염소, 말 등의 초식동물
③ **전파** : 동물의 감염은 주로 오염된 목초나 사료를 통해 경구감염이 되며, 사람은 탄저에 감염된 동물의 생산물을 먹거나 접촉 과정에서 구강이나 호흡을 통하여 감염될 수 있으며, 오염된 동물의 생산물을 다루는 과정에서 상처가 난 피부나 장에 감염될 수 있다.
④ **감염증** : 증상은 감염경로에 따라 다를 수 있으나 통상 7일 이내에 증상이 나타난다.
　㉠ **피부감염** : 벌레에 물린 것과 같은 증상이 있다가 1~2일 후에는 통상 1~3cm가량의 까만 색을 가진 궤양이 생기며 림프절이 붓는다. 치료받지 않을 경우 20%는 사망할 수 있으며 대부분 적절한 치료로 회복이 가능하다.
　㉡ **호흡기 감염** : 통상 감기와 유사하며 호흡곤란 및 쇼크로 진행될 수 있다.

㉢ **섭취를 통한 감염** : 감염된 육류 섭취로 발생되며 장에 급성염증이 발생된다.

⑤ **예방대책** : 감염동물 발견시 반드시 신고하여 도살 처분하고 육류도 폐기한다. 동물에 탄저 생백신의 접종 후 6주 이내의 식용도살금지, 오염지역 소독 철저 등이 필요하다.

(3) 브루셀라(brucellosis)

① **병원체** : Bacillus abortus(소), Bacillus melitensis(양), Bacillus suis(돼지) 및 Bacillus canis(개)

② **병원소** : 포유동물

③ **전파** : 인체감염은 일반적으로 감염된 포유동물을 취급하던 과정에서 상처 난 피부를 통하여 감염되기도 하고, 오염된 우유 및 낙농제품을 섭취함으로써 감염되기도 한다. 사람사이의 전염가능성은 거의 없으며, 잠복기는 7~21일이다.

④ **증상** : 사람의 경우 증상은 매우 다양하지만, 급성의 경우 8주 이내에 질병증상이 나타나며 열, 두통 등과 같은 감기 증상이 있다. 1년 이내에 나타나는 경우에는 파상열, 관절염 등과 같은 증상이 있으며 1년 이상의 만성형인 경우에는 만성피로와 같은 증상이 나타난다. 동물의 경우 유사산(임신 7~8개월), 자궁내막염, 불임증, 생식기감염증 등이 있다.

⑤ **전파예방** : 피부에 상처가 난 사람은 포유동물을 다루지 말아야 하며, 살균처리된 우유 및 낙농제품을 섭취한다. 또한 수입가축의 검역철저, 육류의 생식을 금한다.

3) 인수공통감염병 예방방법

(1) 가축의 건강관리, 예방접종을 철저히 하여 가축 간의 전염병의 유행을 예방하고 감염된 동물을 조기에 발견하여 격리 또는 도살, 소독을 철저히 한다.

(2) 도축장이나 우유 처리장의 검사를 철저히 하여 감염 동물이 식품으로 판매되거나 취급되지 않도록 한다.

(3) 외국에서 수입되는 가축이나 고기, 유제품 등에 대한 검역을 엄격히 하고 검사를 철저히 하는 것이 중요하다.

4 감염병 예방접종

1) 감염병 예방접종의 종류 및 방법

(1) 기본접종과 추가접종

예방접종은 기본접종과 추가접종으로 구분하여 실시되며, 기본접종으로 얻어지는 역가는 어느 정도 시간이 지나면 떨어지기 때문에, 역가를 높이기 위하여 추가접종을 실시하게 된다. 추가접종으로 인한 역가는 기본접종에서 얻어진 역가보다는 상승하게 되는데, 이런 현상을 회복반응(anamnestic response)이라고 한다. 영유아(만 12세 이하) 국가필수예방접종(총 17종) 일정은 다음과 같다.

[표 3-6] 만 12세 이하 국가필수예방접종 종류 및 일정표

<table>
<tr><th>구분</th><th>출생~
1개월
이내</th><th>1개월</th><th>2개월</th><th>4개월</th><th>6개월</th><th>12개월</th><th>15개월</th><th>18개월</th><th>19~23
개월</th><th>24~35
개월</th><th>만4세</th><th>만6세</th><th>만11세</th><th>만12세</th></tr>
<tr><td>결핵
(BCG)</td><td>BCG
1회</td><td></td><td></td><td></td><td></td><td></td><td></td><td></td><td></td><td></td><td></td><td></td><td></td><td></td></tr>
<tr><td>B형간염</td><td>1차</td><td>2차</td><td></td><td></td><td>3차</td><td></td><td></td><td></td><td></td><td></td><td></td><td></td><td></td><td></td></tr>
<tr><td>DTaP/
Tdap</td><td></td><td></td><td>DTaP
1차</td><td>DTaP
2차</td><td>DTaP
3차</td><td></td><td colspan="2">DTaP
4차</td><td></td><td></td><td colspan="2">DTaP
5차</td><td colspan="2">TdaP
6차</td></tr>
<tr><td>소아마비
(Polio)</td><td></td><td></td><td>IPV
1차</td><td>IPV
2차</td><td colspan="4">IPV
3차(기초)</td><td></td><td></td><td colspan="2">IPV
4차(추가)</td><td></td><td></td></tr>
<tr><td>Hib
(뇌수막염)</td><td></td><td></td><td>1차</td><td>2차</td><td>3차</td><td colspan="2">4차(추가)</td><td></td><td></td><td></td><td></td><td></td><td></td><td></td></tr>
<tr><td>폐렴구균
(PVC)</td><td></td><td></td><td>1차</td><td>2차</td><td>3차</td><td colspan="2">4차(추가)</td><td></td><td></td><td></td><td></td><td></td><td></td><td></td></tr>
<tr><td>MMR</td><td></td><td></td><td></td><td></td><td></td><td colspan="2">1차</td><td></td><td></td><td></td><td colspan="2">2차</td><td></td><td></td></tr>
<tr><td>수두</td><td></td><td></td><td></td><td></td><td></td><td colspan="2">1회</td><td></td><td></td><td></td><td></td><td></td><td></td><td></td></tr>
<tr><td>A형간염</td><td></td><td></td><td></td><td></td><td></td><td colspan="4">1~2차(6개월 간격)</td><td></td><td></td><td></td><td></td><td></td></tr>
<tr><td>일본뇌염
(사백신)</td><td></td><td></td><td></td><td></td><td></td><td colspan="5">1차 : 12~24개월
2차 : 1차 접종 후 일주일
3차 : 2차 접종 후 1년</td><td></td><td>4차</td><td></td><td>5차</td></tr>
<tr><td>일본뇌염
(생백신)</td><td></td><td></td><td></td><td></td><td></td><td colspan="5">1차 : 12~24개월
2차 : 1차 접종 후 1년</td><td></td><td></td><td></td><td></td></tr>
</table>

자궁경부암 (HVP)														1차~2차 (6개월 간격)

2) 예방접종시 주의할 사항

(1) 금기사항

- 이전에 백신 접종 시 심한 알레르기 반응(아나필락시스 등)을 보인 경우
- 백신 성분에 대한 심한 알레르기 반응(아나필락시스 등)

(2) 주의 사항

- 중등도 또는 중증의 급성질환(발열 여부에 무관)

(3) 접종이 가능한 경우

- 경증 또는 중등도의 국소 이상반응
- 열이 없거나 미열이 동반된 가벼운 급성질환
- 이전 접종 후 미열 혹은 중등도의 발열
- 건강해 보이는 유소아가 이전에 검진받은 적이 없는 경우
- 항생제 치료를 받고 있는 경우
- 질병의 회복기
- 미숙아
- 최근에 감염성 질환에 노출된 경우
- 페니실린 알레르기, 백신이 아닌 물질에 대한 알레르기, 알레르기의 가족력, 알레르기 유발물질로 면역치료 중인 경우, 백신성분에 대한 비아나필락시스성 알레르기, 비특이적인 알레르기
- 모유수유

3) 성인예방접종 일정표

각 연령대의 건강한 성인에게 권장되는 예방접종으로 개인별 건강상태, 직업 등에 따라 권장되는 백신이 달라질 수 있다.

[표 3-7] 성인예방접종 일정표

대상감염병	백신종류	만 19~29세	만 30~39세	만 40~49세	만 50~59세	만 60~64세	만 65세 이상
인플루엔자[1]	Flu	위험군에 대해 매년 1회			매년 1회		
파상풍/디프테리아/백일해	Tdap/Td	Tdap으로 1회 접종, 이후에 매 10년 마다 Td 1회					
폐렴구균[2]	PPSV23	위험군에 대해 1회 또는 2회					1회
	PCV13	위험군 중 면역저하자, 무비증, 뇌척수액누출, 인공와우 이식 환자에 대해 1회					
A형간염[3]	HepA	2회		항체검사 후 2회	위험군에 대해 항체검사 후 2회 접종		
B형간염[4]	HepB	위험군 또는 3회 접종/감염력이 없을 경우 항체 검사 후 3회 접종					
수두[5]	Var	위험군 또는 접종력/감염력이 없을 경우 항체검사 후 2회 접종					
홍역/유행성 이하선염/풍진[6]	MMR	위험군 또는 접종력/감염력이 없을 경우 1회 또는 2회 접종 : 가임 여성은 풍진 항체 검사 후 접종					
사람유두종 바이러스 감염증	HPV	만 25~26세 이하 여성 총 3회					
대상포진	HZV					1회	
수막구균[7]	MCV4	위험군에 대해 1회 또는 2회					
B형 헤모필루스 인플루엔자[8]	Hib	위험군에 대해 1회 또는 3회					

연령 권장 : 면역의 증거가 없는(과거 감염력이 없고 예방접종력이 없거나 불확실) 대상 연령의 성인에게 권장됨
※연령권장의 경우에도 해당 질병의 위험군(각주 참고)에게는 접종을 더욱 권장함
위험군 권장 : 특정 기저질환, 상황 등에 따라 해당 질병의 위험군에게 권장
국가예방접종사업으로 무료접종

[감염병별 위험군]

1) **인플루엔자 위험군** : 만성질환자, 면역저하자, 임산부, 의료기관 종사자, 집단시설 거주자, 위험군을 돌보거나 함께 거주하는 자 등

2) **폐렴구균 위험군**
   i) 면역기능이 저하된 환자 : HIV 감염증, 만성 신부전과 신증후군, 면역억제제나 방사선치료를 요하는 질환(악성 종양, 백혈병, 림프종, 호지킨병) 혹은 고형 장기이식, 선천성 면역결핍질환 등
   ii) 기능적 또는 해부학적 무비증 또는 비장 기능 장애 환자, 겸상구 빈혈 혹은 헤모글로빈증
   iii) 면역기능은 정상이며, 뇌척수액 누출, 인공와우 이식 상태
   iv) 면역기능은 정상이나 다음과 같은 질환을 가진 환자 : 만성 심장 질환, 만성 폐질환, 만성 간 질환, 당뇨병 등

3) **A형간염 위험군** : 만성간질환자, 혈액제재를 자주 투여받는 혈우병 환자, 보육시설 종사자, A형간염 바이러스에 노출될 위험이 있는 의료인 및 실험실 종사자, A형간염 유행지역 여행자 또는 근무 예정자, 음식물을 다루는 요식업체 종사자, 남성 동성애자, 약물중독자, 최근 2주 이내에 A형간염 환자와의 접촉자

4) **B형간염 위험군** : 만성 간질환 환자, 혈액투석환자, HIV 감염인, 혈액제재를 자주 투여받는 환자, B형간염 바이러스에 노출될 위험이 높은 환경에 있는 사람

5) **수두 위험군** : 수두 유행 가능성이 있는 환경에 있는 사람(의료인, 학교 혹은 유치원 교사, 학생, 영유아와 함께 거주하는 사람, 수두 유행지역 여행자), 면역저하 환자의 보호자, 가임기 여성 중 수두에 면역이 없는 사람

6) **홍역/유행성이하선염/풍진 위험군** : 의료인, 홍역/유행성이하선염/풍진 유행국가 해외여행자, 가임기 여성 중 면역이 없는 사람 등
7) **수막구균 위험군** : 해부학적 또는 기능적 무비증, 보체결핍 환자, 군인(특히 신병), 직업적으로 수막구균에 노출되는 실험실 근무자, 수막구균 감염병이 유행하는 지역에서 현지인과 밀접하게 접촉이 예상되는 여행자 또는 체류자
8) **b형 헤모필루스 인플루엔자 위험군** : 침습성 Hib 감염 고위험군인 기능적 · 해부학적 무비증, 보체결핍, 겸상적혈구빈혈증, 조혈모세포 이식 환자

5 감염병 예방수칙 실천

1) 손위생

(1) 손위생의 중요성

손위생은 병원체의 전파 위험을 최소화시킴으로써 감염을 차단할 수 있는 가장 중요한 방법이다. 효과적인 손위생 증진을 위해서는 손위생 시설과 설비를 구비하고 근무자를 비롯한 대상자들의 손위생을 증진시킬 수 있는 프로그램 마련이 중요하다.

손은 신체기관 중 사람이 가장 많이 사용하는 부분으로 신체 외부 환경과 늘 접 촉하기 때문에 항상 미생물에 노출되어 있다. 사람들은 무의식적으로 얼굴에 손을 가져가는데 특히 눈, 코, 입을 자주 만지며 이 때 손에 있는 미생물이 전파되어 질병을 일으킬 수 있다. 미국 국립보건원의 실험결과, 성인이 시간 당 얼굴을 만지는 평균 횟수는 약 3.3~3.6회인 것으로 나타났다. 보통 일반인의 손 한쪽에는 평균 6만 마리 이상의 세균이 존재한다고 알려져 있다. 손에 있는 세균은 두 가지로 분류하는데 하나는 상재균(resident flora)으로 피부의 깊은 층에 부착되어 있어 기계적인 마찰로 제거하기 매우 어려우며, 감염을 일으키는 예가 드물다고 알려져 있으며, 다른 하나는 일시적 오염균(transient skin flora)으로 피부의 표면층에 집락을 이루는 미생물들로서 일상적인 손위생으로 쉽게 제거된다. 세균 한 마리가 10분에 한 번씩 분열할 경우 1시간 후에는 64마리, 2시간 후에는 4,096마리, 3시간 후에는 260,000마리, 4시간 후에는 16,000,000마리라는 엄청난 숫자로 늘어나는데, 올바른 손위생을 실시하지 않으면 상당수의 미생물이 손에 남아 있게 된다.

물과 비누를 이용한 손씻기와 알코올 손소독제를 이용한 손소독을 합쳐 '손위생' 이라 통칭하는데, 손위생은 감염병 예방의 가장 기본이 되는 수단으로 수인성 감염병의 약 50~70%는 손위생만으로도 예방이 가능하다. 그러나, 대부분의 국민들은 손위생의 중요성에 대해서는 동의하고 인식하고 있지만 실제 실천은 미비한 것으로 알려져 있다. '2014년 손씻기 실태조사' 결과에 따르면, 손위생의 질병예방에 대한 긍정적 효과 인지율은

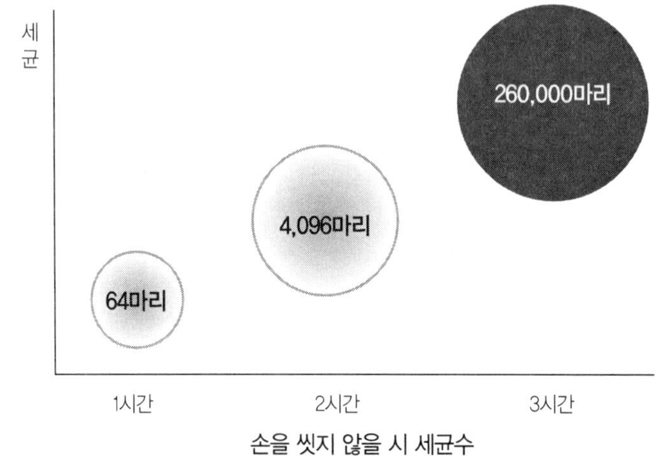

[그림 3-8] 손 표면의 세균 증식

90%인 것에 반해 손위생 실천은 정체된 수준을 보여서 2011년 조사에서의 손위생 실천율이 63.2%에서 2014년 조사 결과 67.4%로 그 상승의 폭이 매우 적어 지속적인 손위생 교육과 홍보가 필요함을 나타내고 있다. 손위생이 필요한 경우는 화장실 이용 후, 음식을 먹기 전이나 준비하기 전, 아픈 사람을 간병할 때, 기저귀를 갈거나 화장실을 다녀온 후, 베인 상처나 창상을 다룰 때, 코를 풀거나 재채기를 한 후, 쓰레기를 취급한 후, 동물이나 동물사료, 폐기물에 접촉한 후, 애완동물 접촉 후 또는 먹이를 준 후 등이다. 기본 원칙은 손에 '눈에 보이는 오염이 있는 경우'와 '화장실을 다녀온 후'에는 물과 비누(또는 소독제가 포함된 비누)로 손위생을 실시해야 하며, 손에 '눈에 보이는 오염이 없는 경우'에는 물 없이 사용하는 알코올 손소독제를 사용할 수 있다.

(2) 올바른 손씻기 방법

① 물과 비누(또는 소독제가 포함된 비누)를 사용할 경우(소요시간 40~60초)

㉠ 손을 물로 적신 후 모든 손 표면을 덮을 수 있는 양의 비누로 손을 마찰한다.

- 손바닥과 손바닥을 마주대고 마찰
- 손등과 손바닥을 마주대고 마찰
- 손바닥을 마주대고 손깍지를 끼고 마찰
- 손가락을 마주잡고 마찰

• 엄지손가락을 다른 편 손바닥으로 돌려주면서 마찰

• 손가락을 반대편 손다박에 놓고 문지르면서 손톱 밑을 마찰

㉡ 흐르는 깨끗한 물로 세척하고 가능한 1회용 종이타올을 이용하여 물기를 제거한다.

② 물 없이 사용하는 알코올 손소독제를 사용할 경우(소요시간 20~30초)

㉠ 손의 모든 표면을 다 덮을 수 있는 양만큼 손바닥에 적용한다.

㉡ 물과 비누를 이용한 손위생의 순서와 동일하게 마찰하되 알코올 손소독제가 다 마를 때까지 문지른다.

③ 손위생의 효과

손위생의 효과에 대한 연구결과 내용들을 보면, 독감 바이러스를 포함한 호흡기 질환에 16~21%의 감소 효과가 있고, 설사성 질환에는 31% 감소 효과가 있는 것으 로 확인되었다. 미국 질병예방통제센터(CDC)에서는 손위생의 각종 감염 질환 예방 효과에 주목해 손위생을 '셀프백신'으로 부르고 있기도 하다. 올바른 손위생은 손에 있는 세균을 효과적으로 없애주어 우리의 면역력을 높여주는 것뿐만 아니라 감염병을 절반으로 줄이는 가장 효과적인 방법이라고 할 수 있다.

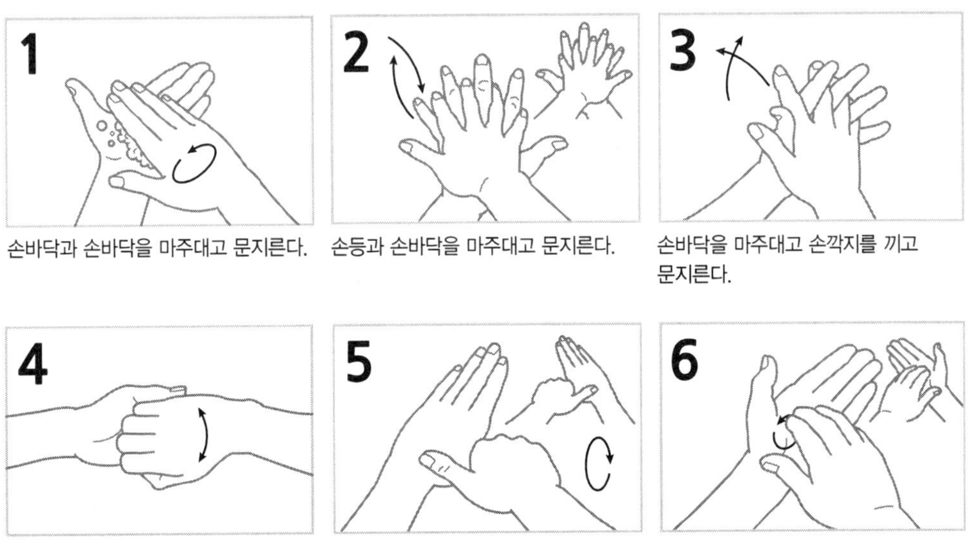

1. 손바닥과 손바닥을 마주대고 문지른다.
2. 손등과 손바닥을 마주대고 문지른다.
3. 손바닥을 마주대고 손깍지를 끼고 문지른다.
4. 손가락을 마주잡고 문지른다.
5. 엄지손가락을 다른 편 손바닥으로 돌려주며 문지른다.
6. 손가락을 반대편 손바닥에 놓고 문지르며 손톱 밑을 깨끗하게 한다.

[그림 3-9] 올바른 손씻기 방법

2) 기침예절

기침예절은 감염병 병원체가 다른 사람에게 전파되는 것을 막을 수 있는 감염병 예방의 기본 수칙이며 남을 위해 실천할 수 있는 기본 예절이다. 또한, 기침이나 재채기를 할 때, 손으로 입과 코를 가리게 되면 바이러스 등 병원체가 손에 묻어 전파될 우려가 있기 때문에 반드시 손이 아닌 휴지, 손수건이나 옷소매 위쪽으로 입과 코를 가리고 하는 올바른 방법으로 시행하여야 한다.

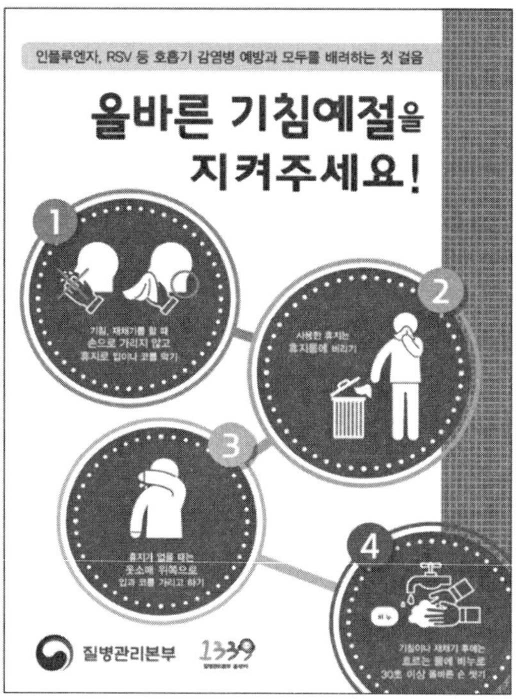
인플루엔자, RSV 등 호흡기 감염병 예방과 모두를 배려하는 첫 걸음
올바른 기침예절을
지켜주세요!
1
2
3
4
질병관리본부
1339

[그림 3-10] 올바른 기침예절

3) 올바른 마스크 착용

마스크 사용 시 부적절한 방법으로 인해 전파 위험이 증가되는 것을 예방하고, 효과적으로 사용하기 위해서는 무엇보다 적절한 사용 및 처리가 중요하다.

(1) 마스크는 입과 코를 덮을 수 있도록 하고 얼굴과 마스크 사이의 공간을 최소화하기 위해 튼튼히 맬 것
(2) 사용 중에는 마스크를 만지는 것을 피할 것
(3) 사용한 마스크를 만진 후(마스크를 벗거나 씻는 동안 접촉하게 됨) 비누와 물 또는 알코올 손소독제를 사용하여 손위생 시행
(4) 마스크는 깨끗한 새것으로 교체하고 습기가 차거나 축축하면 바로 말릴 것
(5) 일회용 마스크를 재사용하지 말 것
(6) 일회용 마스크는 사용 후 바로 제거하고 버릴 것

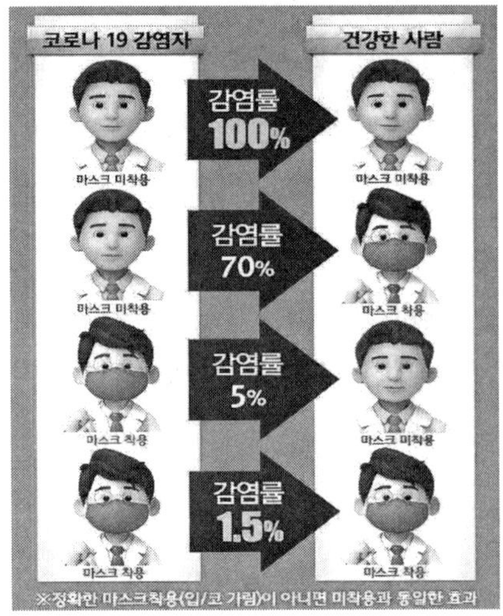

[그림 3-11] 마스크 착용과 전파차단 효과

입자크기
1μm=100만 분의 1미터

코로나 19	0.1~0.2μm
비말(droplets)	5μm 이상
비말핵(飛沫核)	1~4μm
KF94	0.4μm 94% 차단
KF80	0.6μm 80% 차단

[그림 3-12] 입자크기와 마스크 차단 효과

4) 사회적 거리두기(물리적 거리두기)

이 용어는 2009년 인플루엔자 팬데믹(influenza pandemic) 발발당시 세계보건기구(WHO)에서 처음으로 규정했다. 세계보건기구(WHO)는 사회적으로는 연결되어 있지만 물리적으로만 거리를 두는 것을 강조하는 의미로 '사회적 거리두기'라는 표현 대신 '물리적 거리두기(physical distancing)'라는 표현을 권장하고 있다. 현재 우리나라는 코로나19 유행의 심각성과 방역조치 강도에 따라 사회적 거리두기(social distancing)를 1-3단계로 구분해 시행하고 있다.

(1) 사회적 거리두기 단계별 기준

① 1단계 : 가장 낮은 단계인 '생활속 거리두기'에 해당되는 것으로 의료체계가 감당 가능한 수준에서 소규모 산발적 유행이 확산과 완화를 반복하는 상황이다.

② 2단계 : 통상적인 의료체계의 감당 수준을 넘어 지역사회에서 코로나19 유행이 지속

적으로 확산하는 단계다.

③ 3단계 : 지역사회에서 코로나19가 급속도로 확산하는 대규모 유행 상황으로 일일 확진자 수가 배로 증가하는 경우가 일주일에 2번 이상 반복하는 등 확산 속도가 급격한 경우에 해당한다.

[표 3-8] 사회적 거리두기 단계별 기준

1단계	1.5단계	2단계	2.5단계	3단계
생활방역	지역 유행 단계		전국 유행 단계	
생활 속 거리두기	지역적 유행 개시	지역 유행 급속 전파, 전국적 확산 개시	전국적 유행 본격화	전국적 대유행
(수도권) 100명 미만 (타권역) 30명 미만 (강원 · 제주는 10명 미만)	(수도권) 100명 이상 (타권역) 30명 이상 (강원 · 제주는 10명 이상)	※ 세 가지 상황 중 1개 충족 시 격상 ① 1.5단계 기준 2배 이상 증가 ② 2개 이상 권역 1.5단계 유행 지속 ③ 전국 300명 초과	전국 400명~500명 이상 또는 더블링 등 급격한 환자 증가	전국 800명~1,000명 이상 또는 더블링 등 급격한 환자 증가

(2) 사회적 거리두기 단계별 방역조치

[표 3-9] 사회적 거리두기 단계별 방역조치 내용

구분	1단계	1.5단계	2단계	2.5단계	3단계
	생활방역	지역적 유행 단계		전국적 유행 단계	
마스크 착용 의무화	중점 · 일반관리시설, 대중교통, 의료기관, 약국, 요양시설, 주야간보호시설, 집회 · 시위장, 실내 스포츠 경기장, 고위험 사업장 등	1단계에 실외 스포츠 경기장 추가	실내 전체, 위험도 높은 실외 활동	실내 전체, 2m 이상 거리 유지가 어려운 실외	
모임 · 행사	500명 이상 행사는 지자체 신고 · 협의 필요, 방역수칙 의무화	1단계 조치 유지, 축제 등 일부 행사는 100인 이상 금지	100인 이상 금지	50인 이상 금지	10인 이상 금지
스포츠 관람	관중 입장(50%)	관중 입장(30%)	관중 입장(10%)	무관중 경기	경기 중단

교통 시설 이용	마스크 착용 의무화		교통수단(차량) 내 음식 섭취 금지 추가(국제항공편 제외)	KTX, 고속버스 등 50% 이내로 예매 제한 권고(항공기 제외)	KTX, 고속버스 등 50% 이내로 예매 제한(항공기 제외)
등교	밀집도 2/3 원칙, 조정 가능	밀집도 2/3 준수	밀집도 1/3 원칙 (고등학교 2/3) 최대 2/3 내에서 운영 가능	밀집도 1/3 준수	원격수업 전환
종교 활동	※ 단계 조정 시 방역 및 집단감염 상황에 따라 종교계와 협의하여 구체적 조치 내용 및 대상 결정				
	좌석 한 칸 띄우기 모임 · 식사 자제 권고 (숙박행사 금지)	정규예배 등 좌석 수 의 30% 이내로 제한 모임 · 식사 금지	정규예배 등 좌석 수 의 20% 이내로 제한 모임 · 식사 금지	비대면, 20명 이내로 인원 제한 모임 · 식사 금지	1인 영상만 허용 모임 · 식사 금지
직장 근무	기관 · 부서별 적정 비율 재택근무 등 실시 권고(예: 1/5 수준)	기관 · 부서별 재택근무 등 확대 권고(예: 1/3 수준)		인원의 1/3 이상 재택근무 등 권고	필수인력 이외 재택근무 등 의무화
	고위험사업장 마스크 착용 의무화	고위험사업장 마스크 착용, 환기 · 소독, 근로자 간 거리 두기 등 의무화			

출처 : 보건복지부

[참고문헌]

https://news.naver.com/main/read.nhn?mode=LSD&mid=shm&sid1=102&oid=277&aid=0004601709

질병관리청 감염병포털

http://www.cdc.go.kr/npt/biz/npp/portal/nppSumryMain.do?icdCd=NA0013&icdgrpCd=01&icdSubgrpCd=

http://health.chosun.com/site/data/html_dir/2015/06/02/2015060201123.html

https://100.daum.net/encyclopedia/view/35XXXH003206

질병관리청 예방접종도우미 https://nip.cdc.go.kr/irgd/index.html

제4장

환경위생

4

1. 환경의 이해
2. 환경위생의 중요성
3. 환경의 주요 내용
4. 소독위생

제4장

환경위생

학습목표

1. 환경위생의 개념이 무엇인지 이해하고, 환경과 환경위생의 범위를 학습한다.
2. 환경이 질병에 어떤 영향을 미치는지 유해요인을 찾아내고, 환경성 질병의 종류와 질병이환과정을 습득한다.
3. 건강을 위한 바람직한 환경위생의 조건을 파악하고, 이를 건강에 활용한다.

1 환경의 이해

1) 환경과 환경오염의 개념

(1) 환경

일반적으로 환경은 사람의 일상생활과 밀접하게 관계가 있는 재산의 보호 및 동 · 식물의 생육에 필요한 생활환경과 자연의 상태인 자연환경을 말한다. 즉, 환경은 우리 생활과 매우 밀접한 관계를 맺고 있는 우주를 형성하는 모든 것으로 인간이 호흡하는 공기, 마시는 물, 먹을 것을 얻는 땅 등을 포함한다.

① **생활환경** : 대기, 물, 폐기물, 소음, 진동, 악취 등
② **자연환경** : 미생물, 동 · 식물, 인간, 지질, 지형, 기상, 기후 등

(2) 환경오염

환경오탁이라고도 하며, 인간의 인위적인 원인으로 공기, 물, 토양 등이 오염되어 일반 공중 또는 지역사회 전 국민의 건강, 재산, 경제적 피해와 자연환경의 악화를 초래하는 생활방해를 의미한다.

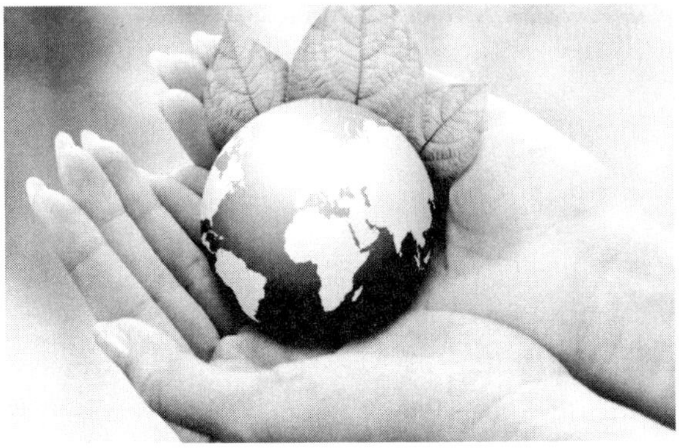

[그림 4-1] 세계 환경의 날에 사용된 이미지

*** 현대 환경오염(공해)의 특징**

① 다양화 ② 다발화 ③ 누적화 ④ 광역화 ⑤ 생태학적 질서 파괴

(3) One Health

사람과 동물 그리고 환경(생태계) 사이의 상호 밀접한 연계를 통하여 모두에게 최적 · 최고의 건강을 제공하기 위한 융복합적 접근방식을 의미한다.

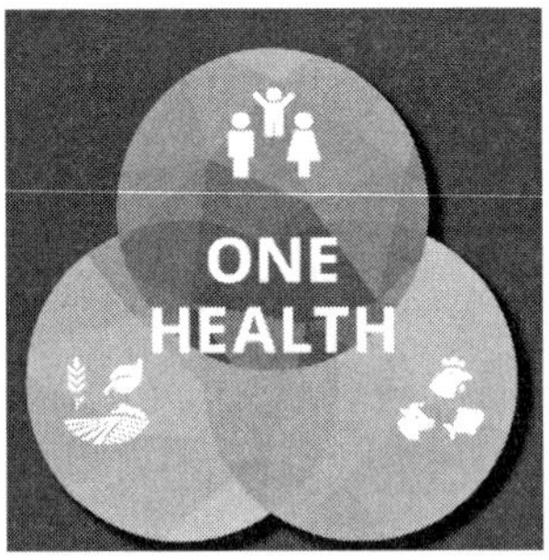

[그림 4-2] 사람과 동물, 그리고 환경과의 프레임

"One Health"

항생제 내성, 인수공통감염병, 화학물질 사고 등 다양한 건강 유형의 건강위협 요인이 증가하면서 국민 불안을 야기하는 가운데, 이를 해결하기 위한 새로운 건강정책 패러다임을 의미한다.

2) 환경의 종류와 유해요인

(1) 환경의 종류

- 환경
  - 자연적 환경
    - ① 이화학적 환경 : 기온, 기습, 기류, 소음, 기압 등
    - ② 생물학적 환경 : 미생물, 설치류, 모기, 파리 등
  - 사회적 환경
    - ① 인위적 환경 : 의복, 식생활, 주택, 위생 시설 등
    - ② 사회적 환경 : 정치, 경제, 종교, 교육 등

(2) 환경의 유해요인(생활방해)

① 공해(公害)

특정 또는 비특정 원인에 의해 일반 공중 또는 비특정 다수인에게 생명, 재산 및 안전에 위해를 끼치고, 공중의 공동권리 행사를 방해하는 개념이다.

② 사해(詐害)

특정 원인에 의해 특정인 또는 비교적 소수인에게 생활방해를 하는 개념이다.

(1) 공해의 종류

① 대기 오염	② 수질 오염	③ 토양 오염	④ 해양 오염
⑤ 소음	⑥ 진동	⑦ 악취	⑧ 산업폐기물 오염
⑨ 일조권 방해	⑩ 방사선 오염	⑪ 전파방해 등	

(2) 공해 발생의 배경

① 인구의 증가와 도시화(인구, 교통기관의 과밀)
② 산업의 확충과 특정지역 집결
③ 생산구조의 변화와 소비의 증가
④ 생산기술과 환경보전의 상충
⑤ 공해 행정 대책의 계획성 결여
⑥ 공해 인식의 결여

3) 환경과 질병

(1) 환경성 질환(environmental disease)

일반적으로 주요 환경인자인 물리적, 화학적, 생물학적 요인 등과 관련되어 이환되는 질병을 말한다. 광의로는 외부 환경요인에 의해 발생할 수 있는 건강장애를 모두 포함할 수 있지만, 유전적 요인 이외에 식이습관, 음주, 흡연 등을 포함한다. 협의로는 개인적인 생활습관과 직업활동에 의해 노출된 직업적 환경요인을 제외한 환경유해인자에 노출되어 발생하는 질병을 의미한다.

(1) 환경성 질환의 정의

역학조사 등을 통하여 환경유해인자와 질환 사이에 상관성이 있다고 인정하는 질환이라고 정의할 수 있다.

(2) 환경성 질환의 종류

환경원인으로 발생하는 질병으로 수은중독, 납중독 등 중금속 중독이외에 아토피 질환 등 피부질환과 천식, 천명, 알레르기 비염 등 호흡기 질환이 대표적인 사례이다.

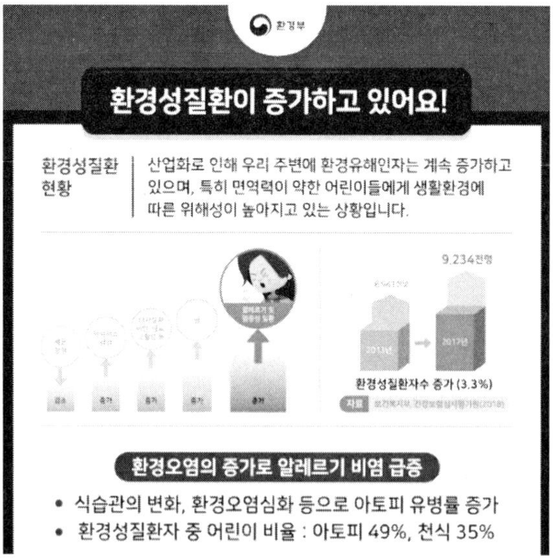

[그림 4-3] 환경부의 환경성 질환 홍보

(2) 환경오염 통계

렌싯이 2015년 발표한 보고서에 의하면, 스웨덴과 부루나이는 환경오염 사망자 숫자가 가장 적었으나, 방글라데시와 소말리아에서 환경오염과 관련된 질병으로 인한 사망자가 가장 높게 나타났다. 주요 사망원인으로는 대기오염에 인한 질환이 전체 사망자의 3분의 2를 차지했다.

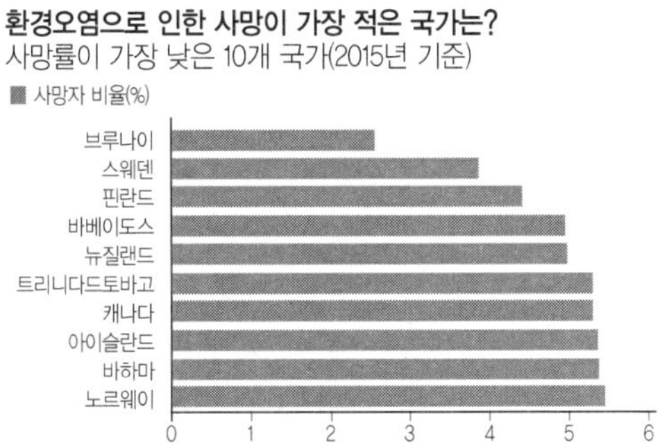

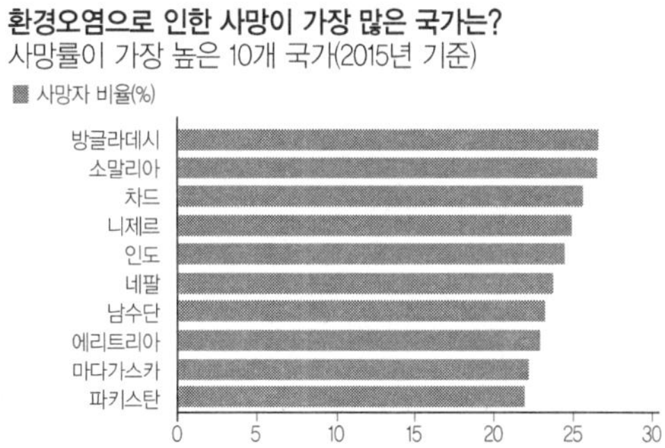

Source : The Lancet Commission on Pollution and Health

일반적으로 전 세계 6명 중 1명은 환경오염 질환으로 사망하는 것으로 알려져 있다. 2015년 한해 전 세계 900만 명 가량이 환경오염으로 인한 질병으로 사망했다고 연구기관 렌싯(Lencet)이 발표했다. 저소득국가일수록 피해가 컸고, 많은 경우 전체 사망자의 4분의 1을 차지한 국가도 있었다.

2015년 공해로 인한 질병으로 전 세계 약 650만 명이 조기 사망했다. 오염물질은 야외에서 주로 발생하는 배기가스, 미세먼지뿐만 아니라 실내난방 및 취사에 사용된 연료로 인한 오염도 포함됐다. 대기오염에 이어 가장 심각한 문제로는 수질오염으로 드러났다. 오염된 물로 인해 사망자 수는 전 세계 180만 명이었으며, 공장 등 근무환경에서 나오는 오염으로 약 80만 명이 사망한 것으로 집계됐다. 연구진은 선진국과 개발도상국 모두 저소득 계층일수록 환경오염으로 인한 질병에 취약하다고 지적했다.

2 환경위생의 중요성

1) 환경위생의 개념

(1) WHO의 환경위생의 정의

인간의 신체발육과 건강 및 생존에 유해한 영향을 미치거나 그 가능성이 있는 모든 환경요소를 관리하는 것이다.

(2) 현대의 환경위생학

과거에는 단지 개인위생에 국한되었으나, 현대에 와서는 지역사회 전체주민을 대상으로 지역사회 주민의 생활환경의 개선 · 도모를 목적으로 하는 광의의 개념을 지칭한다.

2) 환경위생의 역사

(1) 그리이스 · 로마시대

① Hippocrates(B.C. 460~357) : miasma가 질병발생의 원인이며 공기중의 유해인자가 질병발생과 중요한 관계가 있다고 함

② Galene(A.D. 130~200) : 납중독에 관하여 기술하여 유해환경과 질병의 관계를 설명

(2) 중세시대

① Ramazzni(1633~1714) : 1713년 "직업인의 병" 출판으로 현대 산업의학의 기초를 세움

(3) 19세기

① Max. Von. Pettenkofer(1801~1901) : 세계최초로 Munchen 대학에 위생학교실을 설립, 실험위생학 창시 → 환경위생학의 아버지

(4) 20세기

① 1880년대, Sedwick : Massachusette 공과대학에서 위생공학, 산업위생, 역학, 위생통계 등의 연구실을 설립

② 1913, Harvard와 M. I. T. 연립으로 공중위생대학원 창립

③ 1922, Harvard 보건대학원으로 개칭

④ 1950, 세계기상기구(World Meteorological Organization, WMO) 설립, 기상 관측을 위한 세계의 협력을 목적으로 설립된 유엔의 기상학(날씨와 기후) 전문기구로 본부는 스위스 제네바

⑤ 1971, 그린피스설립, 독립적인 국제환경단체로 지구환경보호 및 평화 기구

⑥ 1972. 유엔 환경프로그램(UNEP) 설립. 제1회 UN 환경개발회의가 개최되어 산성비, 오존층의 파괴, 지구온난화 등의 문제를 개선하기 위하여 각종회의를 개최하여 국제간 협약 추진

⑦ 1992. 기후변화협약, 지구온난화 방지를 위해 온실가스의 인위적 방출을 규제하기 위한 협약으로, '리우 환경협약'이라고도 한다.

(5) 21세기

① 2005. 교토의정서. 유엔기후변화협약을 이행하기 위해 만들어진 국가 간 이행 협약으로, 교토기후협약이라고도 한다. 1997년 12월 일본 교토에서 개최된 유엔기후변화협약 제3차 당사국 총회에서 채택되었으며, 미국과 오스트레일리아가 비준하지 않은 상태로 2005년 2월 16일 공식 발효되었다.

② 2015. 파리협정. 교토의정서의 뒤를 잇는 새로운 기후변화체제로, 세계 195개국이 온실가스 감축에 동참하기로 한 최초의 세계적 기후합의다.

3 환경의 주요 내용

1) 자연적 환경

(1) 물리화학적 환경

① **기후요소** : 기후를 구성하는 요소(기후의 3요소: ① 기온, ② 기습, ③ 기류)

예) 기온, 기습, 기류, 기압, 강우, 강설, 풍향, 풍속, 복사량 등

② **기후인자** : 기후요소에 영향을 미치어 기후에 변화를 일으키는 인자

예) 위도, 해발고도, 지형, 수륙분포, 해류 등

① 온열요소와 인자(thermal factor)

인체내의 열생산과 체외로 방열함으로써 일정 체온을 유지하게 되는데, 방열작용에 영향을 주는 온열인자는 기온, 기습, 기류, 복사열을 4대 온열인자 또는 온열요소라하고

이들의 종합적인 상태를 온열상태 또는 온열조건이라고 한다.

(1) 기후형

① 대륙성 기후 : 일교차가 크다. 여름에는 고온 저기압, 겨울에는 맑은 것이 특징

② 해양성 기후 : 기온 변화가 적고 완만, 고습 다우성, 자외선량, 오존량 풍부

③ 산림 기후 : 온화하고 온도교차가 적고 습도는 비교적 높음

④ 사막 기후 : 대륙성 기후의 극단 기후

⑤ 산악 기후 : 풍량이 많으며, 자외선과 오존량이 많은 것이 특징

(2) 기후대에 따른 기후의 구분

① 열대: 연중 월평균 기온이 20℃ 이상인 지대

② 온대: 열대와 한대의 중간지대(10~20℃)

③ 한대: 일년 중 4개월의 월평균 기온이 10~20℃이고 잔여 월이 10℃ 이하인 지대

(1) 기온

100m 상승이 약 -1℃ 하강하며, 지상 1.5m에서의 건구온도를 측정

① 최저 : 일출 30전, 최고: 오후 2시 전후

② 일교차 : 1일 중 최고기온과 최저기온의 차(내륙 〉 해안 〉 산림지대)

③ 연교차 : 1년 중 최고기온과 최저기온의 차(한대 〉 온대 〉 열대)

④ 기온측정 : 1일 6회(2시, 6시, 10시, 14시, 18시, 22시), 1일 3회(6시, 14시, 22시), 1일 2회(08시, 20시) 측정하여 평균하거나 1일 1회 오전 10시 측정함

(1) 쾌감대

성인이 무풍안정시 적당한 착의상태에서 쾌감을 느낄 수 있는 온도(17~18℃), 습도(60~65%), 기류(0.2~0.3m/sec)

(2) 감각온도

① 체감온도, 실효온도 : 온도, 기습, 기류의 3인자가 종합적으로 인체에 작용하여 얻어지는 온도감으로 무풍이고 습도가 100°F일 때 측정한 온도

② 여름 → 쾌감감각온도 : 64~79°F, 최적감각온도 : 71°F(21.7℃)
겨울 → 쾌감감각온도 : 60~74°F, 최적감각온도 : 66°F(19℃)

③ 등온지수 : 기온, 기습, 기류에 복사열을 가하여 얻어지는 온도

(3) 지적온도

인간의 온도식별범위는 0.2~1.2℃이고, 피부온도가 27~33℃일 때 가장 민감하고, 피부가 순응할 수 있는 온도범위는 10~40℃임

① 주관적 지적온도 : 감각적으로 가장 쾌적하게 느끼는 온도(쾌적감각온도)

② 생산적 지적온도 : 생산 능률을 가장 많이 올릴 수 있는 온도(최고생산온도)

③ 생리적 지적온도 : 최소의 에너지 소모로 최대의 생리적 기능을 발휘할 수 있는 온도 (기능지적온도)

(4) 불쾌지수(Discomfort Index : DI)

온도와 습도의 영향에 의해서 인체가 느끼는 불쾌감을 숫자로 표시한 것(기류 및 복사열이 고려되지 않았음)

① 산출공식

DI = (건구온도℃ + 습구온도℃) × 0.72 + 40.6

= (건구온도℉ + 습구온도 ℉) × 0.4 + 15

② 증상

㉠ DI ≧ 70 : 10% 정도의 주민이 불쾌감 ㉡ DI ≧ 75 : 50%의 사람이 불쾌감

㉢ DI ≧ 80 : 거의 모든 사람이 불쾌감 ㉣ DI ≧ 85 : 견딜 수 없는 상태

* 동양인(한국) : 75 → 10% 불쾌감, 85 → 93% 불쾌감

(5) 카타냉각력

온도, 습도, 기류의 3인자가 종합하여 기온, 기습이 낮고 기류가 클 때는 인체의 체열 방산량이 증대하는데 이때 열을 뺏는 힘을 말함

(6) 체온조절

① 체온의 정상범위 : 36.1 ~ 37.2℃

▶ 체온이상 : 42℃ 이상 - 불가역적 변화(신경조직의 기능 마비)

30℃ 이하 - 각 기관의 기능상실, 회복불능(임계직장온도)

② 체온조절

㉠ 화학적 조절 : 섭취한 양분의 산화

열생산 - 골격근(59.5%), 간장(21.9%), 신장(4.4%), 심장(3.6%), 호흡(2.8%), 기타

㉡ 이학적 조절 : 발한, 열전도, 열복사 등

열방산 - 피부(87.5%), 폐(7.2%), 호기(3.5%), 대소변(1.8%)

⑤ 측정도구

㉠ 수은온도계 : 2분 후 측정(보통온도 측정)

㉡ 알코올 온도계 : 3분 후 측정(이상저온 측정)

㉢ 구부가 큰 온도계: 5분 이상(측정장소 곤란시)

㉣ 카타온도계: 공기의 냉각력과 실내 공기의 기류 측정

㉤ 흑구온도계: 복사열 측정

▶ 쾌적기온 : 18±2℃(표준 기온 범위)

▶ 실내적정온도: 거실(18±2℃), 침실(15±1℃), 병실(21±2℃)

▶ 습구온도: 기온, 기습, 기류의 종합적 작용에 의해 결정

⇒ 생물학적 의의가 크다.

⇒ 습구온도계 → 생물학적 온도계

⇒ 쾌적상태 : 건구온도보다 3℃ 정도 낮다.

▶ $℃ = \frac{5}{9}(℉ - 32)$

(2) 기습

일정온도의 공기 중에 수증기가 포함될 수 있는 정도로서 일반적으로 상대습도(비교습도)를 말한다.

① 절대습도 : 현재 공기 $1m^3$ 중에 함유된 수증기량 또는 수증기 장력

▶ 절대습도 ≦ 포화습도

② 상대습도(비교습도) : 현재 공기 $1m^3$ 가 포화상태에서 함유할 수 있는 수증기량(F)과 현재 그 공기 중에 함유되어 있는 수증기량과의 비를 %로 나타낸 것

▶ 상대습도 : 절대습도/포화습도 × 100(%)

③ 포화습도 : 일정공기가 함유할 수 있는 수증기량의 한계에 달했을 때(포화상태)의 공기 중의 수증기량(g)이나 수증기 장력(mmHg)을 뜻한다.

④ 포차 : 포화습도(F)와 절대습도(f)의 차

⑤ 보건학적 습도 : 40~70%이고 습도가 높으면 피부질환, 낮을 때는 호흡기질환에 잘 걸린다.

⑥ 측정도구

㉠ 아스만통풍습도계　㉡ 자기습도계

㉢ August 건습온도계　㉣ 모발습도계

(3) 기류

① 기류의 강도(풍속) 단위 : m/sec 또는 knot (1m/sec = 2knot)

② 무풍 : 0.1m/sec, 쾌감기류 : 1m/sec 전후(외기에서), 실내적정기류 : 0.2~0.3 m/sec

③ 불감기류 : 0.2~0.5m/sec, 실내나 의복 내에 항상 존재 - 인체 신진대사 촉진 (생식선 발육 등)

④ 기류의 보건학적 의의

㉠ 신체 방열작용 촉진　㉡ 신진대사 촉진

㉢ 실내의 자연환기 원동력　㉣ 공기 성분의 평등화

㉤ 기후 변화의 원동력

⑤ 실내의 기류 측정 : 카타온도계

⑥ 실외 기류측정 : 풍차속도계

(4) 복사열(적외선에 의한 열, 태양에너지의 50%)

① 거리의 제곱에 비례해서 온도가 감소

② 측정기구 : 흑구온도계로 10~20분간 측정

* 기후변화와 인간의 질병

- 기후변화로 평균 기온의 상승, 해수면의 상승, 기상재해의 빈도가 증가할 것으로 예측되고 있으며 WHO는 이러한 기후변화로 인해 영양실조, 감염병, 호흡기 질환 등으로 인한 사망자가 증가하여 기후변화를 21세기 세계 보건의 최대 위협요인으로 지목하고 있다.
- 기후변화의 영향을 받는 감염병으로는 뎅기열, 말라리아, 한타 바이러스, 콜레라, 살모넬라 감염증, 편모충 감염증, 치쿤구니야열, 지카바이러스병 등이 알려져 있으며 기온상승과 기상재해는 이러한 질병들의 병원체, 매개체, 숙주, 전파체계에 영향을 주어 질병의 발생빈도와 시공간적 분포를 변화시킬 수 있다.

② 대기(Atmosphere)

지구의 중력에 의하여 지구와 같이 회전하고 있는 기체의 총칭이다. 기온의 차이에 의하여 대류권, 성층권, 중간권, 열권으로 분류되며, 기상현상이나 인체 건강은 대부분 대류권과 관련이 깊다.

(1) 대류권

대류권에서는 기체분자의 수직혼합이 활발히 이루어지는 데 반해, 성층권에서는 상하 방향의 혼합이 활발히 이루어지지 않는다. 대기의 총량에서 3/4은 대류권에 존재한다. 오존층의 상부 50km 높이에서는 태양광선 중 자외선 부분을 흡수하므로 이 부근의 기온은 매우 높아 성층권의 열원을 이루고 있다. 대류권과 성층권의 경계가 권계면이고 이 부근의 기온이 가장 낮다.

(2) 정상 공기의 화학적 성분 (0℃, 760mmHg, 건조상태)

성 분	화학기호	체적 백분율(%)	중량 백분율(%)	흡기(%)	호기(%)
산 소	O_2	20.93	23.01	20.93	17.00
질 소	N_2	78.10	75.51	78.10	78.00
이산화탄소	CO_2	0.03	0.04	0.03	4.00
아 르 곤	Ar	0.93	1.286		

(3) 공기의 자정 작용

① 공기 자체의 희석작용

② 강우, 강설에 의한 공기중의 용해성 가스나 분진의 세정작용

③ 산소(O_2), 오존(O_3) 및 과산화수소(H_2O_2)에 의한 산화작용

④ 자외선에 의한 살균작용

⑤ 식물의 탄소동화작용에 의한 교환작용($CO_2 \rightarrow O_2$)

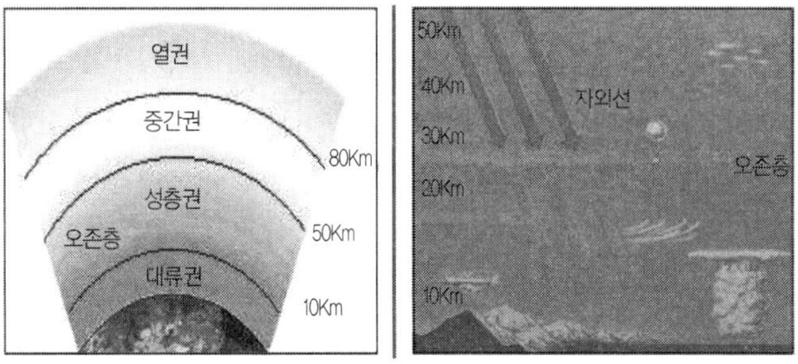

[그림 4-4] 대기권의 구조

③ 물(water)

물 또는 옥시데인(Oxidane)은 산소와 수소가 결합된 화합물질로, 생명을 유지하는 데에 필수 화학 물질이다. 화학식 H_2O를 가지며 무색 투명하고, 무취무미하다. 물은 지구 위의 거의 모든 곳에서 발견되며, 지표면의 70% 정도를 덮고 있다. 물은 가장 보편적인 용매로 보통 액체 상태의 물을 가리킨다.

(1) 성인의 하루 물 필요량 : 2.0~2.5L
- ① 체중의 60~70%가 물로 구성(세포 40%, 조직 20%, 혈액 5%)
- ② 10~15% 상실 → 생리적 이상, 20% 이상 상실 → 생명 위험
- ③ 생리적 작용 : 음식물의 소화, 운반, 영양분의 흡수, 노폐물의 배설, 호흡, 순환, 체온조절 등

(2) 물의 자정작용
- ① 물리적 작용 : 희석, 침전작용
- ② 화학적 작용 : 폭기에 의한 산화작용, 자외선에 의한 살균작용
- ③ 생물학적 작용 : 미생물에 의한 유기물 분해, 수중생물에 의한 식균작용

(3) 수원(source of water)
- ① 천수(비, 눈) : 매진, 분진, 세균량이 많음
- ② 지표수 : 못, 저수지 등의 물로서 오염물이 많음
- ③ 지하수 : 황, 철, 탄산의 여러 광물질을 함유하고 있는 물로서 유기물, 미생물이고 탁도는 낮고 경도는 높음
- ④ 해수 : 보통 3%의 식염을 함유하고 있는 바닷물

(4) 물의 오염

① 수인성 질병의 전염원

장티푸스, 파라티푸스, 세균성 이질, 콜레라, 전염성설사, 유행성 간염 등

② 기생충 질병의 전염원

간디스토마, 페디스토마, 광절12조충, 회충, 편충, 구충 등

③ 유해 물질의 오염원

시안, 수은, 카드뮴, 크롬, 유기인, 페놀, 비소 등이 있으며 각종 중독성을 일으킴

④ 수중 불소와 우식치

불소 : 적정량 1.5 ppm 정도 ┌ 과량함유-반상치(mottled teeth)
└ 소량함유-충치발생(dental caries)

(5) 수인성 질병의 특징

① 환자 발생이 폭발적으로 발생

② 전염병 지역과 물 사용지역 일치

③ 음료수에서 동일한 병원체 발견

④ 2차 환자 발병률 · 치명률은 낮고, 잠복기는 길다.

⑤ 계절과 생활정도와 관계없이 발생

⑥ 동일 음료수 사용금지 개선으로 발생률 감소

⑦ 가족 집적성이 낮다(2차 발병률 낮다).

④ 토양(soil)

토양은 구성요소인 자갈, 모래, 미사, 구성 비율에 크게 영향을 받는데, 이를 토성이라 한다. 미국 농무부에서 제시한 기준에 따르면 입경 2mm 이상의 입자를 자갈, 2mm 이하는 토양으로 구분한다.

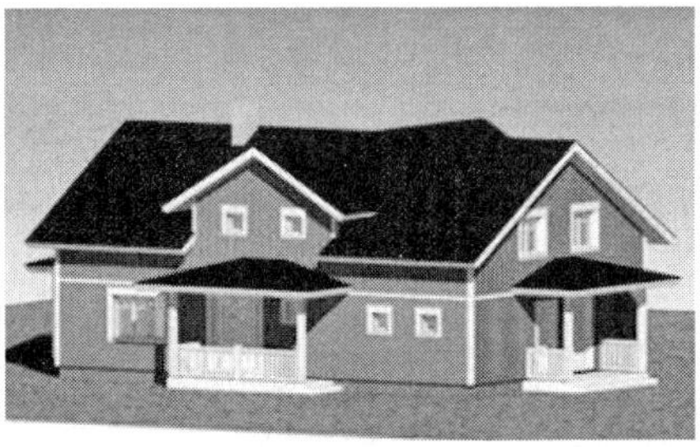

[그림 4-5] 토양과 주택

(1) 토양과 환경

토양이 특히 환경위생에서는 주거나 생활의 주요 근거가 되는 물질이며, 쓰레기 소각장이나 폐기물 등의 토양은 기피하려는 이른바 님비(NIMBY, Not In My Back Yard)현상으로 혐오갈등이나 지역간 주민갈등 혹은 정부와 주민갈등으로 비화되는 경우도 있다.

(2) 토양오염

가정 및 산업폐기물과 같은 쓰레기나 폐광산에서 유출되는 각종 중금속을 포함한 분진들이 순환과정에서의 직접 혹은 간접적으로 유입된다. 특히 문제가 되는 것은 매립장이나 가축 축사의 분뇨 야적장과 같은 유기물 쓰레기들인데, 유기물은 쉽게 부패하여 심미적으로도 좋지 않은 영향을 미친다. 그 외에 중금속이나 유류의 경우 제거가 곤란하고 잔류성이 크며 지속적으로 환경을 파괴한다. 최근 문제가 대두되고 있는 것은 플라스틱류나 농약, 제초제와 같이 쉽게 분해가 되지 않으며 독성을 띄고 있는 여러 합성물질들이다. 이러한 합성물질들 역시 잔류성이 매우 높으며, 생물농축을 통해 쉽게 체내에 축적되므로 만성적인 문제를 일으킨다.

(3) 환경부에서 정한 대표적인 토양오염 물질

① 카드뮴, 구리, 비소, 납, 수은, 6가 크롬(이하 6개 중금속)

② 유기인, 시안화합물, 폴리염화비페닐(PCB), 페놀, 석유계 총탄화수소, 유류(동 · 식물제외) 등(이하 5개 항목)

⑤ 광선(ray)

일광 혹은 광선은 햇빛이라고도 하며, 넓은 뜻으로 태양이 제공하는 전자기 복사의 스펙트럼이다. 지구에서는, 햇빛이 대기를 통해 걸러져 태양이 수평에 있을 때 낮 동안 태양 복사가 진행된다.

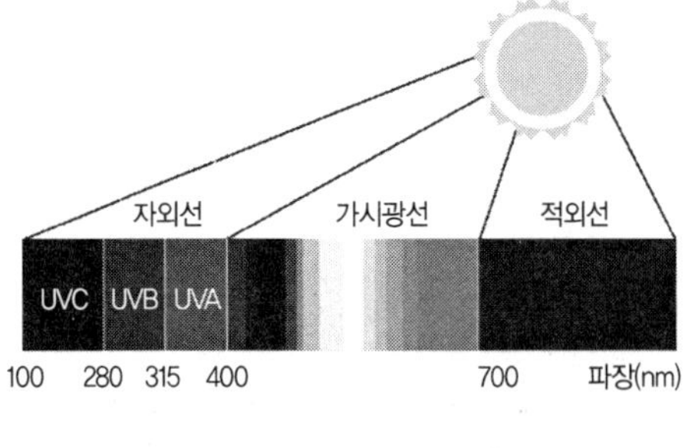

(1) 지구표면에 도달하는 태양광선

① 자외선: 10% ② 가시광선: 45% ③ 적외선: 45%

(2) 자외선

① 개념 : 10~4,000Å 사이의 파장(광화학적 작용, 일명 화학선)

② 종류

㉠ 원자외선: 1,000~2,800Å, ㉡ 중자외선: 2,800~3,200Å, ㉢ 근자외선: 3,500~4,000Å

③ 물리적 특성

Vital ray(Dorno-ray: 건강선) : 2,800~3,200Å(중자외선) - 사람몸에 유익 작용

④ 생물학적 특성

㉠ 2,000~2,900Å : 홍반작용 - 색소침착, 부종, 수포, 피부박리

2,800~3,200Å : 장시간 폭로시 피부암 발생

㉡ 결막염, 설안염, 백내장

㉢ 3,200Å 이하(주로 2800Å)의 파장 - 비타민D 생성시켜 구루병 예방

㉣ 2,540~2,800Å : 살균작용

㉤ 신진대사 촉진, 적혈구 생성촉진, 혈압강하, 피부결핵이나 관절염치료에 효과

㉥ 광화학적 작용 - 대기중의 화학반응에 영향(대기오염)

오존생성(170~220Å), 산화질소 이산화질소 생성(1,300~1,900Å)

(3) 가시광선

가시광선은 3,900~7,700Å의 파장범위 → 망막자극 → 명암 · 색채구별 5,500Å의 빛에서 가장 강하게 느낌

① 조명이 부족할 때는 시력저하와 눈의 피로를 초래

② 지나치게 강렬할 때는 시력장애나 어두운 곳에서 암순응능력을 저하

(4) 적외선

7,800Å 이상의 광선으로 일명 열선이라 고도하며 고열 물체의 복사열을 운반함

① 종류 : 근적외선 : 75,000~30,000Å : 물 투과, 중적외선 : 30,000~300,000Å : 유리투과, 원적외선 : 30,000~1,000,000Å : 형석, 암염투과

② 인체작용: 피부온도 상승, 혈관확장, 피부홍반, 두통, 백내장, 실명 등

③ 과량조사: 두통, 현기증. 열 경련, 열사병의 원인

④ 적외선 발생 장치: 모든 고열물체, 건조기, 가열기, 적외선 발생 장치 등

(5) LASER 광 : 유도 방출에 의한 광선의 증폭

① 이용 : 거리 측정, 외과수술, 용접과 관통

② 피해 : 백내장, 각막염, 피부 화상

(6) MICRO파 : 10~300,000 Hz : 백내장 유발

(2) 생물학적 환경

① 병원미생물

주로 단일 세포 또는 균사로 몸을 이루고 있는 미생물로 광학 현미경으로 관찰이 가능한 미세 생물이다. 원생동물류로는 조류, 균류, 사상균류, 효모와 바이러스 등이 속한다. 이 중 특히 인체에 질병을 유발할 수 있는 미생물이 "병원성미생물"이다.

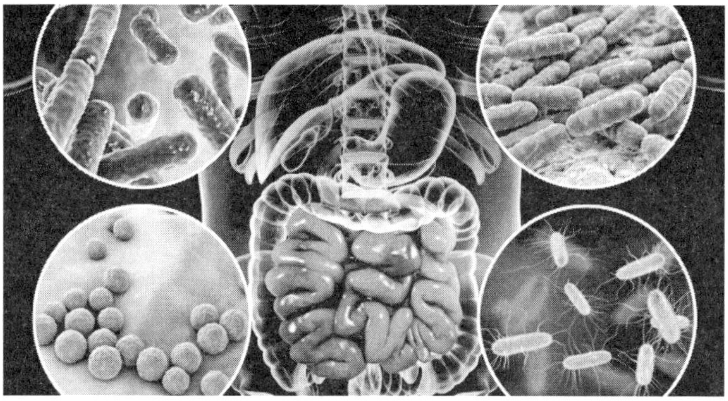

[그림 4-6] 장내 다양한 미생물(다이어트 신화, 서커스출판상회)

⑴ 유용 미생물 : 술, 간장, 된장 등의 발효 식품을 만드는 미생물
⑵ 비병원성 미생물 : 공중 및 대중에 있는 병원성이 없는 미생물
⑶ 병원성 미생물 : 식중독이나 각종 질병을 유발하는 미생물

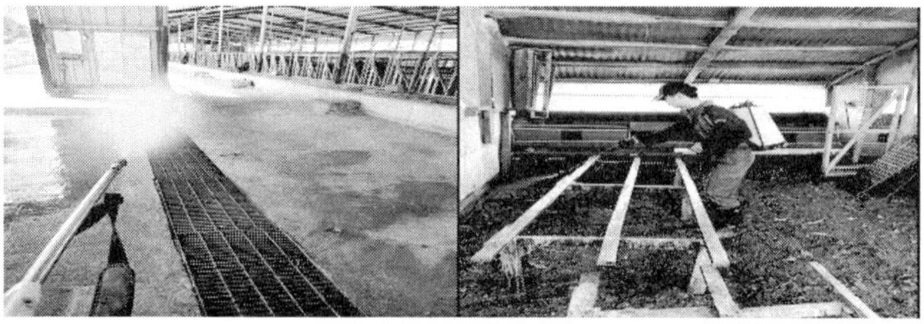

[그림 4-7] 농림축산식품부의 구충 · 구서 사진

② 구충 · 구서

구충과 구서를 실시하는 방역방법은 크게 물리적 방법, 화학적 방법, 생물학적 방법 및 통합적 방법의 네 가지로 분류할 수 있다.

2) 사회적 환경

(1) 인위적 환경

① 주택 및 집합소위생(sanitation for housing and complexes)

주택은 사람이 생활하는 주 생활공간의 근거지가 되며, 집합소는 사람들이 주로 모이고 대중들이 함께 생활하는 공항, 터미널, 학교, 공공장소 등을 말한다.

(1) 대지

① 환경: 공해 발생 우려가 없고 교통이 편리해야 함

② 지형: 넓고 언덕의 중복 위치, 남향 또는 동남향일 것

③ 지질: 건조하고, 침투성이 크며 유기물의 오염이 되지 않은 곳

④ 지하수위: 지표로부터 1.5m 이상 3m 정도인 곳

(2) 주택구조

① 지붕: 방습, 방한, 방열을 잘할 수 있어야 함

② 마루: 통기를 고려해 지면으로부터 45cm 이상 간격을 두어야 함

③ 거실 천장 높이: 2.1m 정도가 적당

④ 벽: 방한, 방음, 방화, 방서 등이 고려되어야 함

⑤ 방이나 거실의 배치: 남향으로 하고 잘 사용 않는 방을 북쪽으로 함

(3) 실내공기질 관리법 시행규칙 [별표 1] 오염물질 〈개정 2019.2.13.〉

1. 미세먼지(PM-10)
2. 이산화탄소(CO_2;Carbon Dioxide)
3. 폼알데하이드(Formaldehyde)
4. 총부유세균(TAB;Total Airborne Bacteria)
5. 일산화탄소(CO;Carbon Monoxide)
6. 이산화질소(NO_2;Nitrogen dioxide)
7. 라돈(Rn;Radon)

8. 휘발성유기화합물(VOCs;Volatile Organic Compounds)
9. 석면(Asbestos)
10. 오존(O_3;Ozone)
11. 초미세먼지(PM-2.5)
12. 곰팡이(Mold)
13. 벤젠(Benzene)
14. 톨루엔(Toluene)
15. 에틸벤젠(Ethylbenzene)
16. 자일렌(Xylene)
17. 스티렌(Styrene)

(4) 수영장 및 공공욕장 : 소화기계 질병, 안질, 이비인후과 질환, 피부병의 발생 원인

① 자연수영장 : 수영장 수질등급: MPN 1,000을 넘어서는 안됨(미국공중위생협회)

㉠ A급: 0~50　　㉡ B급: 51~500

㉢ C급: 501~1,000　　㉣ D급: 1,000 이상(부적격)

② 인공수영장: 수영장 욕수의 수질기준
(체육시설의 설치 이용에 관한 법률시행규칙 [별표 6] 〈개정 2020. 1. 31.〉)

㉠ 유리잔류염소는 0.4㎎/l부터 1.0㎎/l까지의 범위 내이어야 한다.
㉡ 수소이온농도는 5.8부터 8.6까지 되도록 하여야 한다.
㉢ 탁도는 1.5 NTU 이하이어야 한다.
㉣ 과망간산칼륨의 소비량은 12㎎/l 이하로 하여야 한다.
㉤ 총대장균군은 10밀리리터들이 시험대상 욕수 5개 중 양성이 2개 이하이어야 한다.
㉥ 비소는 0.05㎎/l 이하이고, 수은은 0.007㎎/l 이하이며, 알루미늄은 0.5㎎/l 이하이어야 한다.
㉦ 결합잔류염소는 최대 0.5mg/L 이하이어야 한다.

③ 공공욕장

㉠ 목욕장 원수의 수질기준(공중위생관리법 시행규칙 [별표 2] 〈개정 2019. 12. 31.〉)
ⓐ 색도는 5도 이하로 하여야 한다.
ⓑ 탁도는 1NTU(Nephelometric Turbidity Unit) 이하로 하여야 한다.
ⓒ 수소이온농도는 5.8 이상 8.6 이하로 하여야 한다.
ⓓ 과망간산칼륨 소비량은 10mg/l 이하가 되어야 한다.
ⓔ 총대장균군은 100ml 중에서 검출되지 아니하여야 한다.

㉡ 욕조수 수질기준((공중위생관리법 시행규칙 [별표 2] 〈개정 2019. 12. 31.〉)
ⓐ 탁도는 1.6NTU(Nephelometric Turbidity Unit) 이하로 하여야 한다. 이 경우 다른 법령에 의하여 목욕장에서 사용할 수 있도록 허가받은 제품을 첨가한 때에는 당해 제품에서 발생한 탁도는 계산하지 아니한다.

ⓑ 과망간산칼륨 소비량은 25mg/l 이하가 되어야 한다.

ⓒ 대장균군은 1ml 중에서 1개를 초과하여 검출되지 아니하여야 한다. 이 경우 평판마다 30개 이하의 균체의 군락이 형성되었을 때는 원액을 접종한 평판의 균체의 군락을 평균하며, 기재는 반드시 1ml 중 몇 개라고 표시한다.

㉢ 온천: 지하에서 솟아나는 25℃ 이상의 온수, 광천수 이용

ⓐ 일반 온천: 수온 34~42℃ ⓑ 고온 온천: 수온 42℃ 이상

(1) 물리적 방법

번식을 예방하거나 최소화하고 사람과 병원체 간의 접촉을 감소시키기 위하여, 환경 요인 또는 환경을 위생적으로 변경시키거나 감시하는 활동이다. 물리적 방법은 가장 이상적이고 항구적인 방법으로 발생원을 제거하거나 감소시킨다는 점이 강점이다. 그러나 현실적으로는 일부 매개동물의 습성으로 인해 환경관리에 의한 방제방법이 불가능할 수가 있고, 설령 시행하더라도 큰 효과를 기대할 수 없는 경우가 있다.

(2) 화학적 방법

화학물질을 이용하여 해충을 제거하는 방법이다. 곤충을 죽게 하는 살충제(Insecticides), 유충단계에서 성장을 억제시켜 성충으로 우화하지 못하게 하는 곤충생장조절제(Insect Growth Regulator; IGR; Juvenile hormone mimics), 불임을 유발하는 불임제(Chemosterilants), 곤충을 쫓는 기피제(Repellents), 곤충을 유인하는 유인제(Attractants) 등이 있다.

(3) 생물학적 방법

천적동물 및 병원성 미생물의 이용, 불임 숫컷의 방산 등을 이용하는 방법으로 생물학적 수단인 천적이나 불임응충 방사를 이용하는 방식이다.

(4) 통합적 방법(Integrated Vector Control)

질병 매개종의 방제법 중 가장 효율적이고 선진형인 방제 방법은 통합적 방제법이다.

② 의복(clothes)

의복 혹은 의상은 사람이 몸 위에 입는, 천이나 가죽 등으로 된 물건으로 추위와 더위를 막고 몸을 보호하는 기능을 하며, 신체 건강과 많은 관련이 있다.

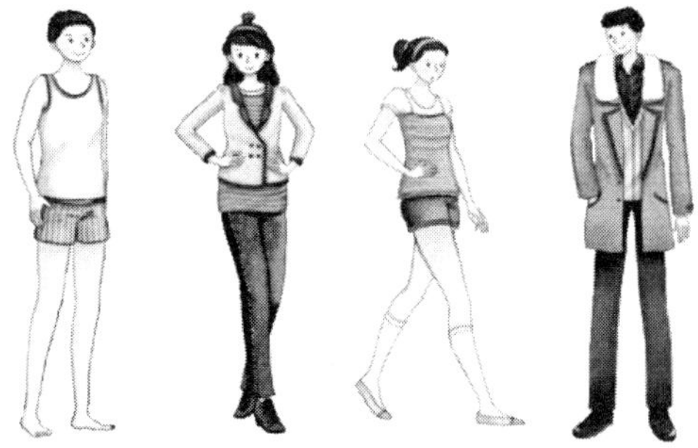

[그림 4-8] 다양한 형태의 의복(ZUM 학습백과)

(1) 의복의 목적(기능)

① 체온조절

② 사회생활(교복, 운동복, 군복, 법복, 예복)

③ 신체의 보호(사고, 열, 냉, 외상, 해충)

④ 신체의 청결

⑤ 미용

⑥ 표시 등

(2) 의복의 위생학적 조건

① 기후 조절력(온도, 습도, 기류)이 좋아야 한다.

② 피부에 피해를 주지 않으며 피부 보호력이 커야 한다.

③ 체온 조절력이 커야 한다.

(3) 의복 기후

① 의복에 의해 기온을 조절할 수 있는 외기의 온도의 범위는 10~26℃

② 쾌감을 줄 수 있는 의복 기후

㉠ 안정시: 기온 32±1℃, 습도 50±10%, 기류 10cm/sec일 때

㉡ 보행시: 기온 30±1℃, 습도 45±10%, 기류 40cm/sec일 때

(4) 의복의 열전도율과 방한력

① 열전도율: 피복과 함기성과 반비례하는데 Rubner에 의하면 동물털의 열전도율은

② 견직물 19.2, 마직 29.5라 하고, 함기량은 모피98%, 모직 90%, 무명 70~80%, 마직 50%라고 하였다.

③ 방한력: 단위는 CLO, 이는 열차단력 단위로서 기온 21℃, 기습 50% 이하, 기류 0.1m/sec에서 피부온도가 33℃로 유지될 때 의복의 방한력을 1CLO라 하고 방한력이 가장 좋은 것은 4 CLO, 방한장갑 2 CLO, 방한화 2.5 CLO, 보통작업복 1CLO 이다.

④ 흡습성: 공기중의 수증기를 흡수하는 능력으로 포화 수증기 100%인 경우 동물털은 28%, 견사 17%, 목면 및 마직은 12%의 수분을 흡수한다.

③ 실내공기(indoor air)

실내에서 공기는 실내공기질 관리법으로 규정하고 있으며, 주요 오염물질로는 미세먼지(PM-10), 이산화탄소(CO_2;Carbon Dioxide), 폼알데하이드(Formaldehyde), 총부유세균(TAB;Total Airborne Bacteria), 일산화탄소(CO;Carbon Monoxide), 이산화질소(NO_2;Nitrogen dioxide), 라돈(Rn;Radon) 등이다.

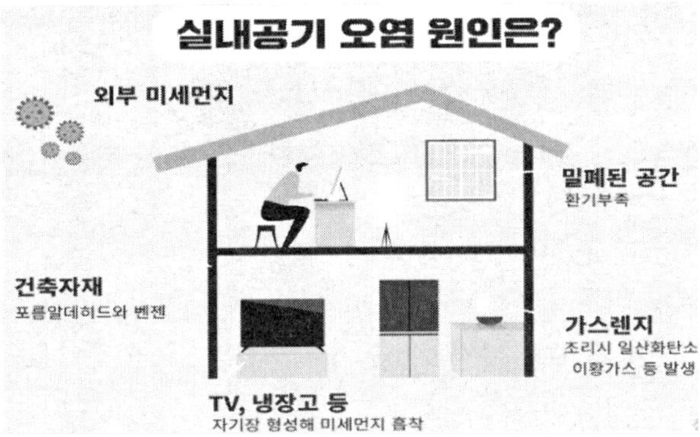

[그림 4-9] 실내공기 오염원인(삼성반도체)

(1) 바람직한 온도차 및 습도

① 실내외 온도차: 5~7℃

② 실내 온 습도: 16~18℃, 40~70%

(2) 실내 공기의 보건학적 조건

① 온도 : 18±2℃ ② 습도 : 40~70% ③ 기류

무풍 : 0.1 m/sec. 불감기류 : 0.5 m/sec 이하,

최적기류 : 실내(0.2~0.3 m/sec), 옥외 (1m/sec)

(3) 군집독

환기가 불충분한 밀폐된 방에 다수인이 장시간 있을 때 불쾌감, 권태감, 두통, 구토, 현기증을 일으키고 때로는 졸도하게 하는데 이와 같은 생리적 이상 현상이다.

① 원인 : 고온, 고습, 무기류, 먼지, 가스, 악취, 각종 실내공기의 이화학적 공기조성의 변화

② 예방 : 환기를 시킨다.

(4) 실내 공기의 오염인자

① 산소(O_2)

㉠ 정상 성인의 1일 호흡 공기량 : 13kl/day

㉡ 성인 1일 산소 소비량 : 520~650l/day

㉢ 대기 중의 산소 변동범위 : 15~27% (일반적으로 21%)

㉣ 결핍시 : 저산소증(Hypoxia) (10% 이하 : 호흡곤란/ 7% 이하 : 질식사)

㉤ 고농도시 : 산소중독증(Oxygen poison)(폐부종, 충혈, 호흡억제, 폐출혈, 흉통, 서맥 등)

② 이산화탄소(CO_2)

㉠ 성상 : 무색, 무취, 비독성 가스, 약산성

㉡ 용도 : 소화제, 청량음료, 실내 공기 오염도 기준 물질

㉢ 농도 : 폐포의 CO_2 농도(5~6%), 3% 이상 : 불쾌감/ 5% : 호흡수 증가 / 7% : 호흡곤란/10% 이상 : 질식 사망

㉣ 서한량 : 실내공기의 오탁이나 환기의 양부를 결정하는 척도

ⓐ 실내공기의 전반적인 오탁정도를 나타낸다. → 실내공기오염의 지표

ⓑ 서한량은 0.1%(1,000ppm, 8시간 기준)이고, 광산에서는 0.1%~1.5%이다.

㉤ 피해 : 온실효과(지구 온도 상승)

③ 일산화탄소(CO)

㉠ 발생 : 물체가 타기 시작할 때와 꺼질 때 : 불완전 연소시에 발생

㉡ 성상 : 무색, 무미, 무취, 무자극성, 맹독성 가스

㉢ 혈중 Hb와 결합력(Hb-CO) : 산소(Hb-CO_2)에 비해 210~300배(약 250배)강함

㉣ 서한도(허용한도) : 0.01% (100ppm, 8시간 기준)

㉤ 혈중 COHb량과 중독 증상

- 10% 미만 : 무증상
- 30~40% : 심한두통, 구토
- 50~60% : 혼수, 경련, 가사
- 60~70% :의식상실, 호흡곤란, 사망
- 80% : 즉사

㉥ 치료법 : 고압산소용법(100% 산소, 3기압)

④ 질소(N_2)

㉠ 잠함병(caisson disease : 잠수병, 감압병)의 원인

㉡ 공기의 78% 차지 → 정상기압일 때 인체에 직접 영향이 없고, 고기압환경, 감압시에 영향을 준다.

㉢ 질소 기체가 기포를 형성하여 혈관에 혈전현상과 조직의 질식사를 일으키고 전신동통, 신경마비, 보행곤란 등 중추신경증상을 일으킨다.

⑤ 새집증후군(sick building syndrome : SBS)

페인트, 접착제, 벽지, 단열재 등 각종 건축자재에서 나오는 유해물질로 인해 거주자들이 건강상의 문제나 불쾌감을 느끼는 현상을 말한다. 주로 신축건물에서 나타나며 헌 집이라 해도 리모델링을 하거나 새 가구를 들여놓을 때도 발생할 수 있다.

⑥ 휘발성 유기화합물(Volatile Organic Compounds:VOC)

비점(끓는 점)이 낮아서 대기 중으로 쉽게 증발되는 액체 또는 기체상 유기화합물의 총칭으로서 VOC라고도 하는데, 산업체에서 많이 사용하는 용매에서 화학 및 제약공장이나 플라스틱 건조공정에서 배출되는 유기가스에 이르기까지 매우 다양하며 끓는점이 낮은 액체연료, 파라핀, 올레핀, 방향족화합물 등 생활주변에서 흔히 사용하는 탄화수소류가 거의 해당된다. VOC는 대기 중에서 질소산화물(NOx)과 함께 광화학반응으로 오존 등 광화학 산화제를 생성하여 광화학스모그를 유발하기도 하고, 벤젠과 같은 물질은 발암성물질로서 인체에 매우 유해하며, 스티렌을 포함하여 대부분의 VOC는 악취를 일으키는 물질로 분류할 수 있고, 주요 배출원으로는 유기용제사용시설, 도장시설, 세탁소, 저유소, 주유소 및 각종 운송수단의 배기가스 등의 인위적 배출원과 나무와 같은 자연적 배출원이 있음

(5) 실내온도 조절

실내온도는 일정해야 하며 두부와 족부의 온도차가 2~3℃ 이상이면 안 된다.

① 난방

㉠ 국소난방: 온원을 실내에 두는 방법으로 경제적이지만 시공이 불완전하며 실내공기를 오탁시키고 화재사고의 위험성이 크다(연탄난로, 석유난로, 가스난로, 전기난로, 벽난로 등).

㉡ 중앙난방: 열원을 일정장소에 설치하여 열을 배관을 통하여 각 방에 보내는 방법으로 실내 오탁은 없지만 시설비, 관리비가 많이 든다(공기조정법, 온수난방법, 증기난방법, 지역난방법).

㉢ 난방시 고려할 사항

ⓐ 온도조절은 자유롭고 편리하게 할 수 있어야 함, ⓑ 실내에 오탁물이 발생하지 말아야 함, ⓒ 습도 조절이 가능해야 함, ⓓ 화재, 폭발의 위험이 없어야 함, ⓔ 실내각 부위의 온도차가 없어야 함, ⓕ 가능한 한 경제적이어야 함

② 냉방

㉠ 국소냉방법: 선풍기, 에어콘, room cooler

㉡ 중앙냉방법: carrier system

실 · 내외 온도차가 5~7℃ 정도가 좋고 10℃ 이상은 유해하다.

■ 실내공기질 관리법 시행규칙 [별표 3] 실내공기질 권고기준 〈개정 2020. 4. 3.〉

오염물질 항목 / 다중이용시설	이산화질소 (ppm)	라돈 (Bq/m³)	총휘발성유기화합물 (㎍/m³)	곰팡이 (CFU/m³)
가. 지하역사, 지하도상가, 철도역사의 대합실, 여객자동차터미널의 대합실, 항만시설 중 대합실, 공항시설 중 여객터미널, 도서관 · 박물관 및 미술관, 대규모점포, 장례식장, 영화상영관, 학원, 전시시설, 인터넷컴퓨터게임시설제공업의 영업시설, 목욕장업의 영업시설	0.1 이하	148 이하	500 이하	–
나. 의료기관, 산후조리원, 노인요양시설, 어린이집, 실내 어린이놀이시설	0.05 이하		400 이하	500 이하
다. 실내주차장	0.30 이하		1,000 이하	–

* 가습기살균제 사망사건

실내에서 가습기의 분무액에 포함된 가습기살균제로 인하여 2012년 10월 8일 기준으로 영유아 36명을 포함한 78명이 폐질환과 폐 이외 질환과 전신질환에 걸린 사건을 말한다. 2011년 당초 원인을 정확히 알 수 없는 폐질환으로 알려져 임산부나 영아의 폐에 문제가 생겨 폐를 이식받았다. 역학조사 결과 가습기살균제에 의한 것으로 밝혀져 2011년 11월 11일 가습기살균제 6종이 회수되었다. 한국방송통신대 환경보건학과 교수팀의 조사에 의하면 가습기살균제가 국내에 처음 출시된 지난 1994년부터 피해 발생 후 제품 회수가 이뤄진 2012년까지 국내 피해자가 약 95만명(최소 87만명에서 최대 102만명)에 이를 것으로 추정했다. 질환별로 살펴보면 비염 발생비율 5.5%, 피부질환(2.6%), 천식(2.2%), 간질성 폐질환(1.7%), 폐렴(1.2%), 만성폐쇄성 폐질환(0.4%), 심혈관질환(0.1%), 간질환(0.1%) 등이 생기거나 악화했다는 응답도 나왔다.

④ 환기(ventilation)

환기 또는 통풍은 특정 공간의 공기 환경을 유지 또는 개선하기 위해 외기를 도입하여 내부의 공기를 배출하는 것이다. 주로 실내공기나 다중이용시설 등에서 환기가 공기감염을 감소시키는 주요 방법이 된다.

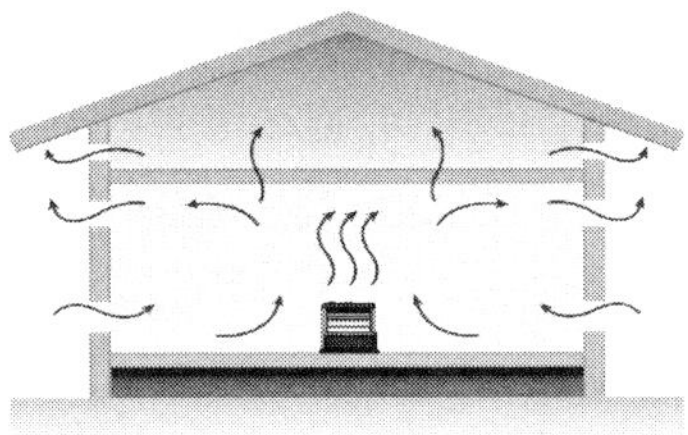

(1) 자연환기

① 실내외 온도차　② 옥외의 풍력　③ 기체의 확산력 등

(2) 인공환기(동력환기)

① 공기조정법(carrier 식)　② 배기식(흡인식)　③ 송기식 환기법

④ 평형식 환기법　⑤ 옥배환기법

(3) 바람직한 실내외 온도차 : 5~7℃, 실내 온 습도: 16~18℃, 40~70%

(4) 중력환기와 중성대

실내외의 온도차에 의한 자연환기 현상을 말하고, 중성대는 실내로 들어오는 공기로 하부로, 나가는 상부로 이동하는데, 그 중간에 압력 0인 지대를 말하며, 환기가 잘되기 위해서는 중성대가 천정 가까이에 형성되는 것이 좋다.

⑤ 조명(illumination)

조명은 직접적으로 눈의 건강과 관련이 크다. 적절한 조명이 눈의 피로도를 낮추며, 백내장, 안염 및 설맹 등을 예방할 수 있다. "인공조명에 의한 빛공해 방지법"에 규정되어 있다.

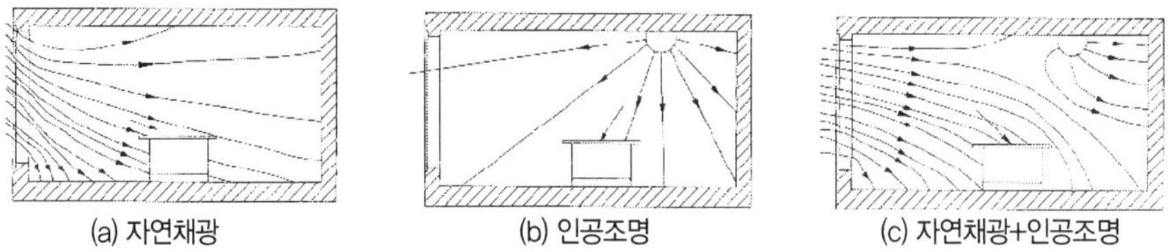

[그림 4-10] 자연조명과 인공조명

출처 : 김재수, 건축환경공학, 서우, 2008

(1) 자연조명(일광)의 작용

① 피부를 튼튼하게 함
② 각 장기의 기능을 증진시켜 식욕을 증진시킴
③ 적혈구수 및 Hb량의 증가로 산소 흡수 능력을 증가시킴
④ 구루병 예방 및 치료에 효력이 있음
⑤ 살균작용이 있음

(2) 채광 및 조명

① 창의 면적은 방바닥 면적의 1/7~1/5(20%)이 적당함, 같은 면적에서는 창이 세로로 긴 것이 좋다.
② 실내 각 점의 개각은 4~5도 입사각은 28도 이상이 좋으며, 입사각이 클수록 밝다.
③ 거실의 안쪽 길이는 창틀 윗부분까지 높이의 1.5배 이하인 것이 좋다.

(3) 인공조명시 고려할 사항

① 조도는 작업상 충분할 것
② 광색은 주광색에 가까울 것
③ 유해 가스가 발생되지 않을 것
④ 폭발, 발화의 위험이 없을 것
⑤ 취급이 간편하고 염가일 것
⑥ 조명도는 균등하게 유지할 것
⑦ 광원은 작업상 간접조명이 좋으며, 좌상방에서 위치하는 것이 좋다.

⑥ 소음(noise)

소음이란 주관적인 개념으로 원하지 않는 불유쾌한 소리(unwanted sound)를 말하며, 개인적인 편차가 있을 수 있다.

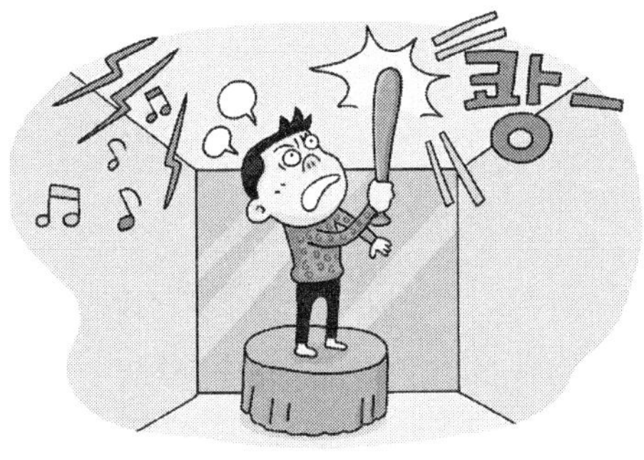

[그림 4-11] 층간소음(성창우 변호사)

(1) 소음

가청음역: 20~20,000Hz, 언어구성 주파수: 250~3,000Hz

(2) 소음의 단위

① Decilbel(dB) : 음파의 전파 방향에 수직 단위면적을 단위시간에 통과하는 음의 압력 – 음의 세기

② Phon : 소리의 청감의 단위, 1,000Hz에서 dB = phon이므로 1,000Hz를 기준으로 해서 나타난 dB을 phon이라함 – 음의 고저도와 감도

③ Sone : 소음의 감각의 크기의 양적 단위. 1,000Hz의 순음이 40dB의 음일 때 1sone – 감각량

(3) 소음의 정도

① 30~60dB : 교외 주택지(밤) ② 40~50dB: 교외 주택지 (낮)

③ 50~60dB : 평균인 사무실 내 ④ 60dB: 보통의 말소리

⑤ 60~70dB : 조용한 거리 ⑥ 70~80dB: 시끄러운 거리

⑦ 80~90dB 지하철 속 ⑧ 100dB: 고가도로 밑

⑨ 110~120dB : 제트기 이착륙 지점

(4) 소음의 영향

① 불쾌감과 수면장애 ② 대화장애와 능률저하: 500Hz 이상

③ 소음성 난청

㉠ 일시적 난청: 4,000Hz와 6,000Hz에서 발생, 회복됨

㉡ 영구적 난청: 3,000~6,000Hz에서 나타나고 특히 4,000Hz에서 가장 심하다.

▶ C_5-dip 현상: 강렬한 고주파음에 오래 폭로되었을 때 청력장애가 생기는데 4,000Hz를 중심으로 한 청력손실이 가장 심한 것을 말함

(5) 소음의 허용기준

① 환경법상 보정표에 의한 평가 소음도: 50dB(A) 이하

② 지속음 기준: 폭로 한계: 90dB(A)/8시간 기준

③ 충격음 기준: 최고 음압의 폭로 한계: 140dB(A)

④ 평생 총폭로량: 150dB(A) 이하

(6) 소음대책과 소음성 난청의 예방

① 소음방지의 기본대책: 소음원의 제거, 소음원의 차단, 소음기의 장치, 흡음재와 차음벽 사용

② 청력보호구 사용

③ 정기적 청력검사

④ 법적 규제

⑦ 진동(vibration)

진동은 기계와 기구의 사용으로 인하여 발생하는 강한 흔들림을 말한다. 보건학적으로 특히 국소진동이 장애를 유발할 수 있다.

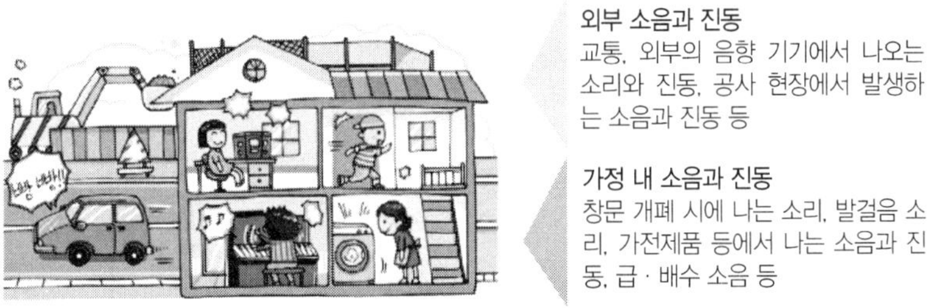
외부 소음과 진동
교통, 외부의 음향 기기에서 나오는 소리와 진동, 공사 현장에서 발생하는 소음과 진동 등
가정 내 소음과 진동
창문 개폐 시에 나는 소리, 발걸음 소리, 가전제품 등에서 나는 소음과 진동, 급 · 배수 소음 등

[그림 4-12] 소음과 진동(ZUM 학습백과)

(1) 진동

① 특징 : ㉠ 공진 현상을 야기 ㉡ 소음을 낸다.

(2) 진동원

착암기, 굴착기, 분쇄기, 병타기 등

(3) 단위

① 진동폭: m, cm, mm

② 진동의 속도: m/sec², cm/sec², mm/sec²

③ 진동 가속도 레벨(VAL): dB

(4) 진동에 의한 신체장애

① 전신장애: 자각증상, 운동지각, 불쾌감, 불안, 동통, 생리불순, 스트레스

ⓐ 3Hz 이하: 신체가 움직이며 motion sickness(멀미) 유발

ⓑ 4~12Hz: 압박감, 동통감, 심하면 공포감과 오한

ⓒ 20~30Hz: 두개골 공명, 시력 및 청력 장애

ⓓ 60~90Hz: 안구공명

② 국소장애

ⓐ Raynaud's Phenomenon(white finger): 압축공기를 이용한 여러 진공공구를 사용하는 근로자들의 손가락에 말초혈관 운동장해로 인해 혈액순환이 저해되어 손가락이 창백, 동통을 느끼게 되며 추위에 노출되면 더욱 악화된다.

ⓑ 뼈 및 관절의 장애 : 탈석회화, 근위축 등이 생김

⑧ 악취(odor)

악취방지법에 "악취"란 황화수소, 메르캅탄류, 아민류, 그 밖에 자극성이 있는 물질이 사람의 후각을 자극하여 불쾌감과 혐오감을 주는 냄새라고 규정하고 있다.

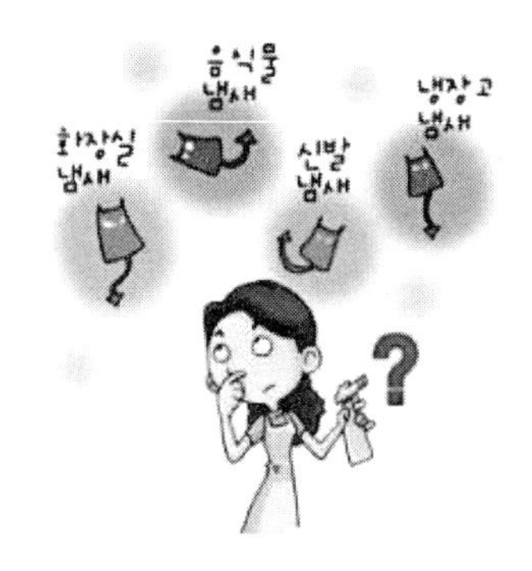

[그림 4-13] 각종 악취냄새 이미지

출처 : KISTI의 과학향기, 제315호

(1) 악취유발물질

① VOC(volatile organic compound ; 휘발성 유기화합물)류 : 벤젠, 톨루엔, 벤젠, 페놀, 메르캅탄류 등

② VIC(volatile inorganic compound ; 휘발성 무기화합물)류 : 암모니아, 염소, 황화수소류 등

(2) 화합물의 조성에 따라

① 질소화합물 : 축산관련, 분뇨 · 하폐수처리장, 비료 제조공장 등에서 저농도로 발생. 암모니아가 대표적 물질

② 황화합물 : 대표적 악취유발물질. 황화수소, 황화메틸, 이황화메틸, 메틸메르캅탄 등

③ 저급지방산류 : 축산관련, 유지공장, 분뇨 · 하폐수처리장 등에서 발생. 아세트산, 프로피온산 등

④ 카르보닐 화합물 : 연료의 불완전 연소, 식품화학, 석유화학 등의 제조공정에서 발생. 포름알데히드, 아세트알데히드, 부틸알데히드, 아세톤 등

⑤ 에스테르류 : 유기물의 용매로 사용. 초산 제조공장, 아크릴 제조공장 등에서 발생

⑥ 페놀 · 크레졸류 : 화학공장, 크레졸 제조공장, 전자기판 제조공장 등에서 발생

⑦ 알코올류 : 물에 잘 용해되고 환각, 마취증세 등이 나타남

⑧ 탄화수소류 : 벤젠, 톨루엔, 크실렌 등

⑨ 염소화합물 : 강한 피부 자극과 중추신경 이상 유발함

■ 악취방지법 시행규칙 [별표 1] 〈개정 2011.2.1〉 지정악취물질(제2조 관련)

종류	적용시기
1. 암모니아 2. 메틸메르캅탄 3. 황화수소	2005년 2월 10일부터
4. 다이메틸설파이드 5. 다이메틸다이설파이드 6. 트라이메틸아민 7. 아세트알데하이드 8. 스타이렌 9. 프로피온알데하이드 10. 뷰틸알데하이드 11. n-발레르알데하이드 12. i-발레르알데하이드	2005년 2월 10일부터
13. 톨루엔 14. 자일렌 15. 메틸에틸케톤 16. 메틸아이소뷰틸케톤 17. 뷰틸아세테이트	2008년 1월 1일부터

18. 프로피온산 19. n-뷰틸산 20. n-발레르산 21. i-발레르산 22. i-뷰틸알코올	2010년 1월 1일부터

⑨ 상수(waterworks)

먹는 물의 기원이 되는 물을 의미하며, 취수한 물을 사용자에게까지 공급하는 시스템을 말한다.

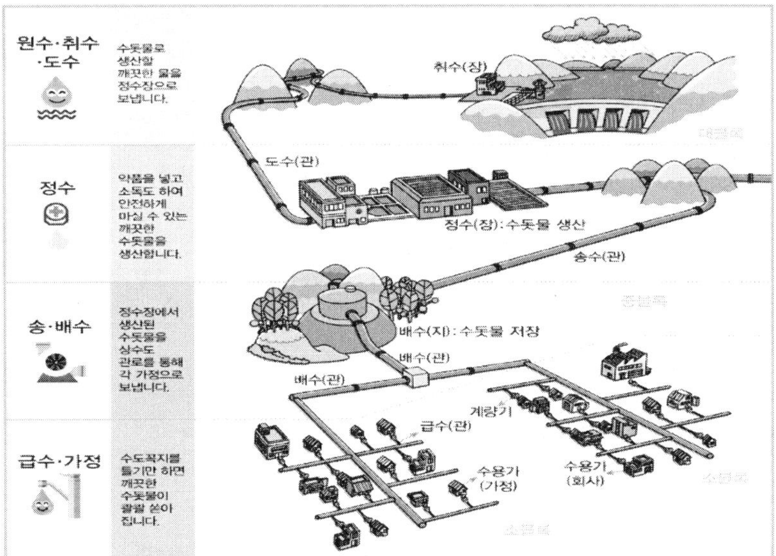

(1) 상수처리 과정

① 상수도 : 중앙급수에 의해 일정한 인구집단에 대하여 공공적으로 보건상 양질의 물을 공급하기 위한 설비

② 상수처리과정 : 취수 → 도수 → 정수 → 송수 → 배수 → 급수

③ Mills-Reinke 현상 - 물의 여과 급수로 사망율 감소 및 수인성 질병이 감소

(2) 정수법(침전 → 여과 → 소독)

① 침전법(sedimentation)

㉠ 보통침전

유속을 느리게 하거나 정지 상태로 두면 무거운 부유물이 침전되어 탁도, 색도, 세균이 감소됨

㉡ 약품침전

물에 응집제(황산반토, 황산제일철, 염화제이철, 황산제이철, 알루미늄소다)를 첨가하여 불용성 응집물인 floc(덩어리)을 형성하게 한 후 침전시키는 방법

② 여과법(filtration)

㉠ 완속여과법 : 영국식 여과법

㉡ 급속여과법 : 미국식 여과법으로 황산반토 등의 응집제 작용

■ 완속사여과법과 급속사여과법의 비교

구 분	완속사여과법	급속사여과법
침전법	보통침전법	약품침전법
생물막제거법	사면 대치	역류세척
여과 속도	3m(6~7)/day	120m/day
1회 사용일수	20~60일(1~2개월)	12시간~2일(1일)
탁도, 색도가 높을 때	불리하다.	좋다.
이끼류가 발생되기 쉬운 장소	불리하다.	좋다.
수면이 동결되기 쉬운 장소	불리하다	좋다.
면적	광대한 면적이 필요	좁은 면적도 가능
비용	건설비가 많이 든다. 경상비는 적게 든다.	건설비가 적게 든다. 경상비는 많이 든다.
세균제거율	98~99%	95~99%

(3) 소독(disinfection)

물의 소독은 ① 열처리법, ② 자외선소독법, ③ 오존소독법, ④ 염소소독법이 있다.

① 물의 소독 목적

㉠ 미생물 발육 억제 ㉡ 유해 화학물질 제거

㉢ 미생물 종류 감소 ㉣ 독소(toxin)생산 금지

② 염소소독의 규정

㉠ 평상시 수도전에서 유리잔류염소 농도 0.2mg/L 이상,
병원미생물 오염되었거나 오염 우려가 있는 경우 0.4mg/L 이상 유지

㉡ 수돗물에는 액화염소 또는 이산화염소(ClO_2)를 사용하고 공동급수시설에는 표백분($Ca(OCl)_2$)을 사용함

③ 염소소독의 장 · 단점

㉠ 장점 : ⓐ 강한 소독력 ⓑ 강한 잔류 효과 ⓒ 조작이 간편함 ⓓ 경제적임

㉡ 단점 : ⓐ 강한 냄새 ⓑ T-Halomethane(THM)생성에 의한 독성 있음

④ 염소의 소독력

염소는 수중에서 가수분해하여 $Cl_2 + H_2O \Rightarrow HCl + HOCl$(차아염소산)으로 되고 차아염소산은 다시 분해되어 $HOCl \Rightarrow H^+ + OCl^-$로 되는데, ion화는 액의 pH 지배를 받아 pH 4에서는 HOCl로 존재하며, pH 7에서는 OCl이 증가한다. 살균력은 HOCl〉H^+〉OCl^-다.

⑩ 하수(sewage)

하수는 상수의 상대적인 개념으로 쓰고 버린 물로서 수질오염으로 질병에 이환되기도 한다.

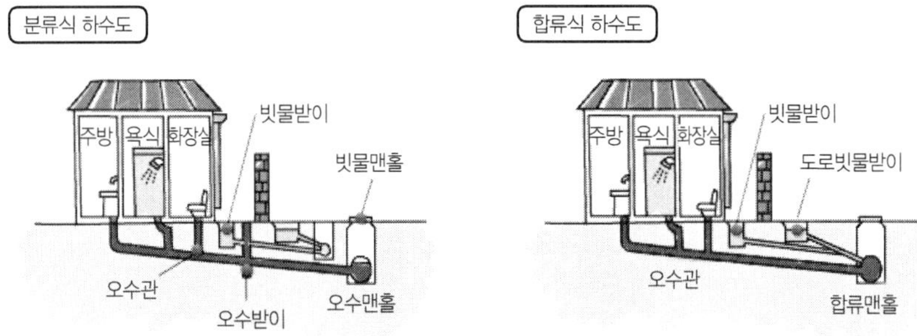

[그림 4-14] 하수도

1. 하수

① 가정하수 ② 산업폐수

③ 농업폐수 ④ 축산폐수 등

2. 하수도의 분류

1) 합류식 : 가정하수, 천수 등 모든 하수를 운반

(1) 장점

① 시설비가 적게든다.

② 하수관이 크므로 수리 · 검사 청소가 용이하다.

③ 우기에 자연청소가 가능하다.

(2) 단점

① 우기시에 범람, 건기시에 악취 발생

② 천수사용 불가

2) 분류식 : 천수를 별도로 운반

3) 혼합식 : 천수와 가정하수의 일부를 함께 운반

3. 하수처리

1) 하수처리 과정(예비처리 → 본처리 → 오니처리)

(1) 예비처리 : 스크린 설치, 침사, 침전, 여과, 분쇄, 중화

(2) 본처리(생물학적 처리)

① 혐기성 분해 처리(혐기성균에 의한 부패작용) : 분뇨처리

㉠ 부패조(septic tank) : 냄새가 많이 나고 소규모 분뇨 및 하수 처리에 사용

㉡ Imhoff tank : 부패조 개량 - 고체, 액체의 분리 및 부패 작용 - 메탄가스(CH_4)

② 호기성 분해처리(호기성균에 의한 산화작용): 하수처리의 2대 방법

㉠ 활성오니법 : 처리면적이 적어도 가능, 경제적임

㉡ 살수여상법 : 파리 및 악취, 발생이 심함, 높은 수압이 필요
(산업폐수처리, 분뇨, 소화 처리 후 탈리액의 처리에 이용)

그 외에 접촉여상법, 산화지법, 관개법 등이 있다.

(3) 오니처리 : 육상투기, 해양투기, 소각, 퇴비화, 사상건조법, 소화법(오니건조 후 비료화) 등이 이용

4. 하수오염 측정

1) 생물화학적 산소요구량(BOD)

하수의 유기물을 미생물에 의해 산화하는데 소모되는 산소의 손실량으로 20℃에서 5일간 측정함

물고기 서식한계 : 5ppm 이하

2) 화학적 산소요구량(COD)

유기물질을 산화제($KMnO_2$)에 의해 화학적으로 산화시키기 위한 산소요구량

3) 용존산소량(DO)

용존산소 부족시 혐기성 부패로 메탄가스 및 악취 발생, 온도 하강시 용존산소가 증가하고 BOD는 저하

⑪ 폐기물(waste & garbage)

쓰레기는 일반적으로 폐기물이라는 말과 혼용되어 사용하고 있으나, 정확히 구분하면 폐기물에 속한다고 할 수 있다. 폐기물은 폐기물관리법(2020.05)에 의하면 생활폐기물,

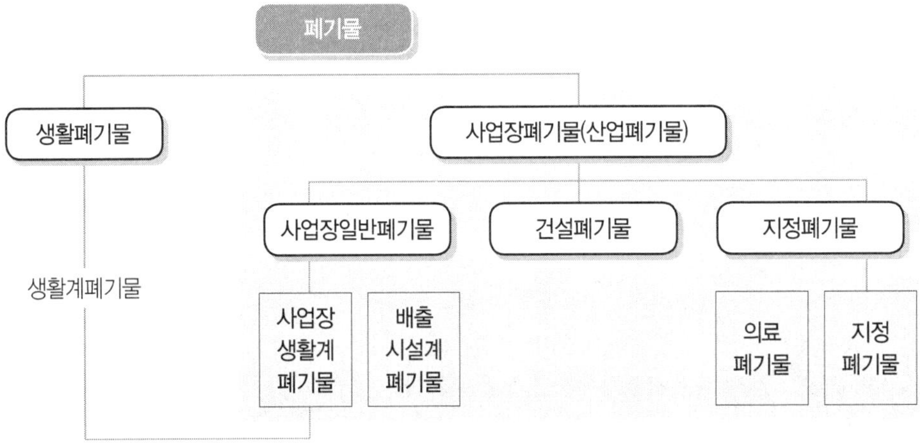

사업장폐기물, 지정폐기물, 의료폐기물 등으로 구분한다. 일반적 통념으로 버리는 것은 모두 폐기물이라 볼 수 있으며, 폐기물에 속하는 것은 쓰레기, 연소재, 오니, 폐유, 폐산, 동물의 사체 등 사람의 생활이나 사업활동에 필요 없게 된 물질이다.

(1) 쓰레기(진개)의 종류

① 일반쓰레기 : 시가 쓰레기, 시장 쓰레기, 가축 쓰레기(가연성, 불연성)

② 잡개(rubbish)

③ 주개(garbage) : 부엌에서 나오는 동 · 식물성 유기물 쓰레기(주방)

④ 재(ashes)

⑤ 재활용쓰레기

(2) 쓰레기 처리 방법

① 위생적 매립법 : 쓰레기를 버린 후 복토를 덮는 방법

㉠ 쓰레기의 두께는 3m 이내로 하고 매립 후 15cm 높이로 복토

㉡ 매립 진개가 1/2로 줄어들었을 때 새 진개 매립 복토

㉢ 매립 경사는 30도 정도가 좋고, 식생대층은 60cm 두께로 한다.

㉣ 수분함량은 85% 이하 사전처리 후 매립

② 퇴비법(비료화법) : 4~5개월 발효 후 퇴비로 이용, 발효과정에서 60~70℃의 발열로 세균, 기생충을 모두 박멸함

③ 소각법

강제통풍식 고온로(800~980℃) 소각, 가장 위생적이나 대기오염이 문제되며 건설비가 많이 듬

㉠ 현지소각법 : 간이소각로나 소각장에서 소각하는 방법(가정, 학교, 병원, 상가, 공장 등) 화재의 위험성 대기오탁의 원인이 될 수 있다.

㉡ 소각로 이용법

ⓐ 장점

- 처리에 필요한 부지가 적게 든다.
- 단시간에 유기물을 완전 분해시킨다.
- 소각열을 이용할 수 있다.
- 기후의 영향을 받지 않는다.
- 처리 방법이 불쾌하지 않다.

ⓑ 단점

- 건설비가 많이 든다.
- 숙련공이 필요하다.
- 대기오염
- 소각장소 선정에 어려움이 있다.

④ 노천폐기법(방기법): 비위생적임

⑤ 가축사료 이용법: 음식점 주방, 가정 부엌 쓰레기 이용

⑥ Grinder법: 가정 또는 작업장에서 진개를 분쇄하는 방법

⑫ 분뇨처리(excretions)

분뇨는 인간과 동물의 배설물로 화학적 성분으로는 황이나 인 성분으로 산성을 띄며, 접촉이나 인체유입시 소화기계 혹은 피부질환계 질병과 관계가 있다.

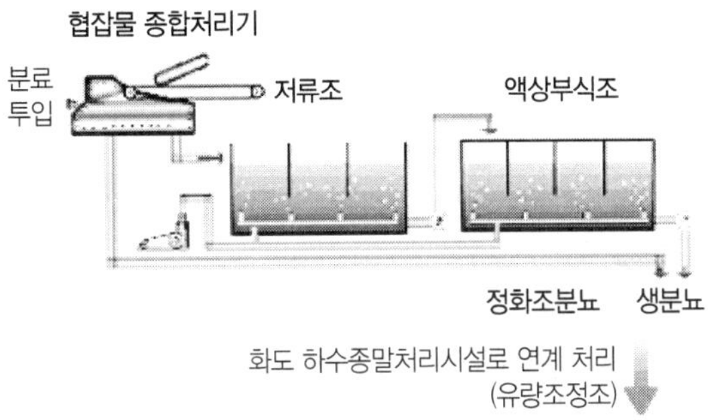

(1) 분뇨처리의 목적

분뇨를 위생적으로 처리하여 소화기계 전염병과 기생충 질환을 예방하는데 있다.

(2) 분변과 관련된 소화기 전염병

장티푸스, 세균성 이질, 콜레라, 회충, 구충, 편충, 요충, 촌충, 아메바성 이질 등

(3) 변소의 유형

① 흡취식 변소

㉠ 분뇨분리식 변소 ㉡ 메탄가스 발생식 변소 ㉢ 부패조 변소

② 수세식 변소

㉠ 가장 보편적이며 안전하고 청결한 방법

㉡ 하수도 설비가 완비되어 하수관을 거쳐 분뇨를 하수 처리장에서 안전 처리

③ 수조 변소

하수처리장을 갖춘 분류식 하수도가 없는 지역에서 분뇨정화조를 설치하여 오수를 정화한 후 방류하는 시설을 갖춘 변소로서 우리나라 도시에서 사용

(4) 정화조의 일반적 구조

부패조 → 예비여과조 → 산화조 → 소독조(염소, 표백분 등으로 소독)

(5) 분뇨처리법

① 저장법 ② 퇴비법 ③ 해양투기법

④ 분뇨소화기처리법 ⑤ 화학적 처리법 ⑥ 정화조이용법

⑦ 수세식처리법 : 하수처리장에서의 처리법

⑧ 습식산화법 ; 고압(70~80기압)하에서 고온(200~250℃)을 가하고 충분한 산소공급 후 소각하는 방법

⑬ 내분비계 교란물질(EDCs : Endocrine disrupting chemicals)

생물체에서 정상적으로 생성 · 분비되는 물질이 아니라, 인간의 산업활동을 통해서 생성 · 방출된 화학물질이다. 생물체에 흡수되면 내분비계의 정상적인 기능을 방해하거나 혼란케 하는 화학물질을 말한다. 환경호르몬, 내분비 교란물질, 내분비계 장애물질, 내분비계 교란물질 등으로 불리나 내분비계 장애물질로 용어를 통일하여 사용하고 있다.

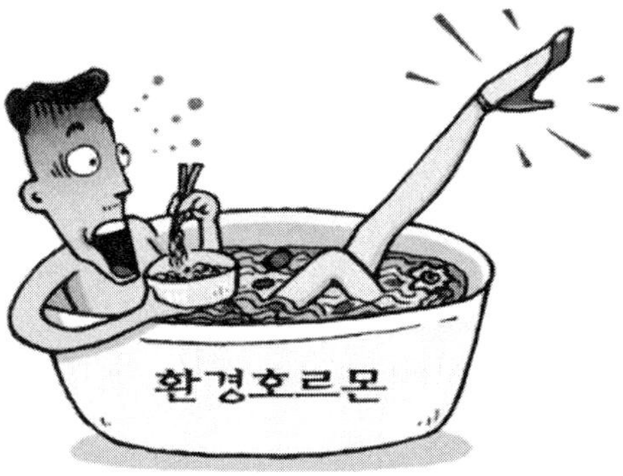

(사진출처 : http://formylucky.tistory.com/entry/)

(1) 특징

① 생체호르몬과는 달리 쉽게 분해되지 않고 안정하다.

② 환경 중 및 생체 내에 잔류하며 심지어 수년간 지속되기도 한다.

③ 인체 등 생물체의 지방 및 조직에 농축되는 성질이 있다.

(2) 작용(극히 적은 양으로도 작용함)

① 생태계 및 인간의 생식기능 저하 · 생식기관 기형, ② 호르몬분비의 불균형, ③ 성장저해, ④ 암, ⑤ 면역기능 저해 등을 유발한다.

(3) 환경호르몬의 영향

① 환경호르몬의 장애기전

일반적인 호르몬의 경우 체내에서 합성 후 방출, 표적장기 및 세포로 이동하여 신호전달, 물질대사 조절, 유전자 발현 등의 기능을 하게 되는데 환경호르몬은 이와 같은 과정의 어느 단계에서나 장애를 일으킬 수 있다.

② 생태계에 대한 영향

환경호르몬이 자연 생태계에 노출되면서 어류, 조류, 파충류 및 포유류 등의 야생동물에 심각한 영향을 미쳐 생식기능 저하 및 생식기관의 기형, 생장저해, 암 유발, 면역기능 저해 등을 초래한다.

③ 인간에 대한 영향

내분비계의 기능은 인간의 체내 항상성을 유지하는 중추적인 역할을 수행하는 부분이므로 무엇보다 심각한 문제를 초래할 수 있는 위험이 있다.

세계생태보전기금(WWF) 분류 (67종)	일본 후생성의 분류(142종)	내분비계 장애물질 용출 우려가 되는 생활용품
• 다이옥신류 등 유기염소물질 6종 • DDT 등 농약류 44종 • 펜타-노닐 페놀 • 비스페놀 A • 디에틸헥실프탈레이트 등 프탈레이트 8종 • 스티렌 다이머, 트리머 • 벤조피렌 • 수은 등 중금속 3종	• 프탈레이트류 등 가소제 9종 • 플라스틱에 존재하는 물질 17종 • 다이옥신 등 산업장 및 환경오염물질 21종 • 농약류 75종 • 수은 등 중금속 3종 • DES 등 합성에스트로겐 8종 • 식품 및 식품첨가물 3종 • 식물에 존재하는 에스트로겐 유사호르몬 6종	• 플라스틱 용기, 음료캔, 병마개, 수도관의 내장 코팅제, 치과치료 시 이용되는 코팅제 : 비스페놀 A • 합성세제 : 알킬페놀 • 컵라면 용기 : 스티렌 다이머, 트리머 • 폐건전지 : 수은

자료 : http://kcic.nier.go.kr/edindex.html(최경희, 내분비계 장애물의 정의 및 특성)

(2) 문화적 환경

① 환경부(Ministry of Environment)

환경부는 자연환경, 생활환경의 보전, 환경오염방지, 수자원의 보전 · 이용 및 개발에 관한 사무를 관장하는 대한민국의 중앙행정기관이다. 1994년 12월 23일 환경처를 개편하여 확대 개편하였으며, 세종특별자치시 도움으로 정부세종청사 6동에 위치하고 있다. 장관은 국무위원으로, 차관은 정무직공무원으로 보한다.

(1) 주요 업무

자연환경 및 생활환경의 보전, 환경오염방지에 관한 사무, 수자원의 보전 · 이용 · 개발 등

(2) 연혁

1975년 08월 20일: 보건사회부 위생국을 환경위생국으로 개편
1977년 03월 12일: 환경위생국에서 환경에 관한 사무를 분리하여 환경관리관실을 설치
1980년 01월 01일: 환경관리관실을 개편하여 환경청으로 승격
1990년 01월 03일: 환경처로 개편
1994년 12월 23일: 환경부로 개편
2018년 01월 01일: 배출권거래제의 총괄 · 운영 기능을 환경부로 일원화
2018년 06월 08일: 국토교통부로부터 수자원 보전 · 이용 및 개발 기능을 이관받음

(3) 조직도

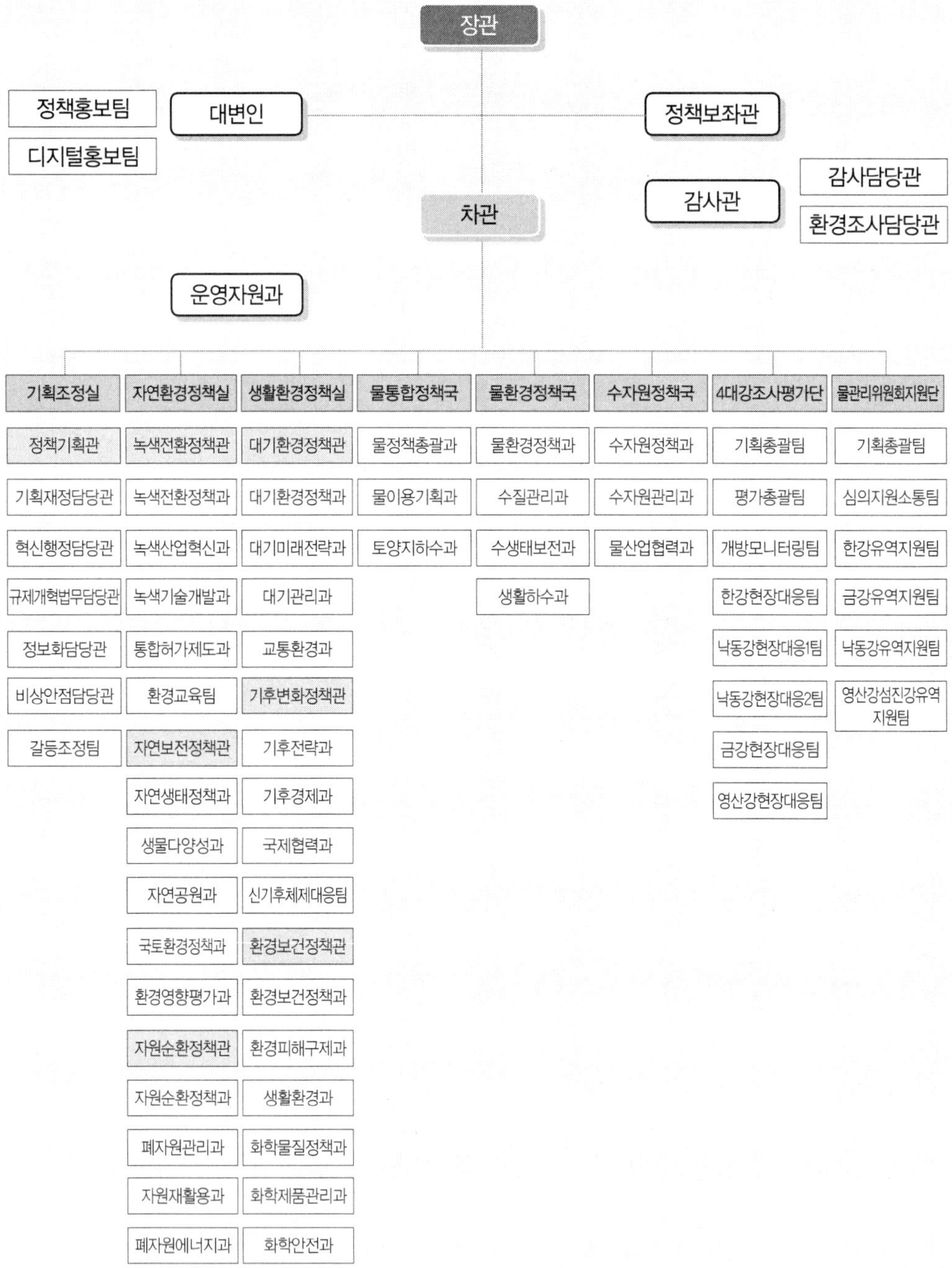
장관
정책홍보팀
디지털홍보팀
대변인
정책보좌관
차관
감사관
감사담당관
환경조사담당관
운영지원과
기획조정실
정책기획관
기획재정담당관
혁신행정담당관
규제개혁법무담당관
정보화담당관
비상안전담당관
갈등조정팀
자연환경정책실
녹색전환정책관
녹색전환정책과
녹색산업혁신과
녹색기술개발과
통합허가제도과
환경교육팀
자연보전정책관
자연생태정책과
생물다양성과
자연공원과
국토환경정책과
환경영향평가과
자원순환정책관
자원순환정책과
폐자원관리과
자원재활용과
폐자원에너지과
생활환경정책실
대기환경정책관
대기환경정책과
대기미래전략과
대기관리과
교통환경과
기후변화정책관
기후전략과
기후경제과
국제협력과
신기후체제대응팀
환경보건정책관
환경보건정책과
환경피해구제과
생활환경과
화학물질정책과
화학제품관리과
화학안전과
물통합정책국
물정책총괄과
물이용기획과
토양지하수과
물환경정책국
물환경정책과
수질관리과
수생태보전과
생활하수과
수자원정책국
수자원정책과
수자원관리과
물산업협력과
4대강조사평가단
기획총괄팀
평가총괄팀
개방모니터링팀
한강현장대응팀
낙동강현장대응1팀
낙동강현장대응2팀
금강현장대응팀
영산강현장대응팀
물관리위원회지원단
기획총괄팀
심의지원소통팀
한강유역지원팀
금강유역지원팀
낙동강유역지원팀
영산강섬진강유역 지원팀

② 환경부 소속기관

주요 소속기관으로는 국립환경과학원, 국립환경인력개발원, 화학물질안전원 등이 있다.

외청	소속기관	산하공공기관
기상청	국립환경과학원	한국수자원공사
	국립환경인재개발원	국립공원공단
	화학물질안전원	국립생태원
	한강유역환경청	한국환경공단
	낙동강유역환경청	한국환경산업기술원
	금강유역환경청	국립낙동강생물자원관
	영산강유역환경청	수도권매립지관리공사
	원주지방환경청	워터웨이플러스
	대구지방환경청	한국상하수도협회
	전북지방환경청	환경보전협회
	수도권대기환경청	한국수자원조사기술원
	중앙환경분쟁조정위원회	
	국립야생동물질병관리원	
	국립생물자원관	
	온실가스종합정보센터	
	한강홍수통제소	
	낙동강홍수통제소	
	금강홍수통제소	
	영산강홍수통제소	
	국가미세먼지정보센터	

③ 환경관련법

환경관련법은 주로 환경과 보건으로 혼합된 법으로 범위와 내용이 상당히 많다.

(1) 환경법

① 헌법 제35조가 보장하는 "환경권"을 구체화하는 법

② 자연환경과 생활환경을 규율하는 법

③ 환경오염과 환경훼손을 규제하고 환경의 합리적인 이용 · 관리 및 규제를 주된 내용으로 하는 법

④ 환경부 관장 법률뿐만 아니라 자연환경 · 생활환경과 관련 있는 타 부처 소관법률도 포함

(2) 환경법 체계도

- 헌법 제 35조
- 환경정책기본법
- 개별 환경관련법

헌법 → 환경정책기본법

분야	관련 법률
환경영향평가	· 환경영향평가법
자연환경	· 자연환경보전법 · 야생동물보호 및 관리에 관한 법률 · 자연공원법 · 독도등 도서지역의 생태계 보전에 관한 특별법 · 습지보전법 · 백두대간보호에 관한 법률 · 토양환경보전법 · 문화유산과 환경자산에 관한 국민신탁법 · 생물다양성보전 및 이용에 관한 법률
대 기	· 대기환경보전법 · 소음 · 진동관리법 · 다중이용시설등의 실내공기질관리법 · 악취방지법 · 수도권대기환경개선에 관한 특별법 · 인공조명에 의한 빛공해 방지법
수 질	· 수질 및 수생태계 보전에 관한 법률 · 가축 · 분뇨의 관리 및 이용에 관한 법률 · 하수도법 · 물의 재이용 촉진 및 지원에 관한 법률
폐기물	· 폐기물관리법 · 자원의 절약과 재활용 촉진에 관한 법률 · 폐기물 처리시설 설치 촉진 및 주변지역 지원 등에 관한 법률 · 건설폐기물의 재활용 촉진에 관한 법률 · 전기 · 전자제품 및 자동차의 자원 순환에 관한 법률
유해화학물질	· 화학물질관리법 · 잔류성 유기오염물질관리법 · 화학물질의 등록 및 평가등에 관한 법률
먹는물	· 수도법 · 먹는물관리법 · 한강수계 상수원수질개선 및 주민지원 등에 관한 법률 · 낙동강, 영산강, 금강수계 물관리 및 주민지원 등에 관한 법률
환경범죄	· 환경범죄등의 단속 및 가중처벌에 관한 법률
해양	· 해양환경관리법 · 해양생태계의 보전 및 관리에 관한 법률
피해분쟁조정	· 환경분쟁조정법
기타	· 지속가능발전법 · 환경기술 및 환경산업지원법 · 환경보건법 · 석면피해구제법 · 석면안전관리법 · 환경개선비용부담법 · 녹색제품 구매촉진에 관한 법률 · 환경교육진흥법 · 환경개선특별회계법 · 한국환경공단법 · 수도권매립지관리공사의 설립 및 운영 등에 관한 법률

④ 환경관련제도

(1) 환경영향평가(environmental assessment)

전략환경평가(SEA; Strategic Environmental Assessment), 환경영향평가(EIA : Environmental Impact Assessment) 등 정책 계층구조와 관계있는 Policy, Plan, Program, Project가 환경에 미칠 영향을 종합적으로 예측하고 분석 · 평가하는 과정이다. 궁극적으로는 환경파괴와 환경오염을 사전에 방지하기 위한 정책수단으로서 환경적으로 건전하고 지속가능한 개발(Environmentally Sound and Sustainable Development, ESSD)을 유도하여 쾌적한 환경을 유지 · 조성하는 것을 목적으로 한다.

(2) 환경마크 제도(environmental mark)

같은 종류의 다른 제품에 비하여 생산, 사용, 폐기 과정에서 환경오염을 덜 시키거나 에너지 및 자원절약과 관련있는 저공해 상품에 대해 공인기관이 일정한 마크를 부여하는 '환경친화적인 상품에 대한 품질인증제도' 이다.

(3) 환경라벨링제도(environmental labeling)

제품이나 서비스의 소비로 인해 발생하는 환경문제를 해결하고 더 나아가 지속가능 생산 · 소비(sustainable consumption andproduction)를 완성하기 위하여 제품 및 서비스의 전과정(생산, 유통, 사용, 폐기 단계 등)에 대한 환경정보를 소비자들에게 제공함으로써 친환경적인 소비패턴 유도 및 생산자들로 하여금 친환경적 소비패턴에 상응하는 제품의 개발 · 생산을 유도하기 위하여 도입되었다. 즉, 환경라벨링이란 제품 및 서비스에 대한 환경정보를 소비자에게 전달하기 위한 목적으로 제품 및 서비스 매체에 부착 · 제공되는 도안이나 표시를 의미한다.

4 소독위생

1) 소독의 정의

(1) **소독** : 병원미생물을 파괴시켜 감염력이나 증식력을 없애는 것

(2) **방부** : 병원미생물의 발육과 그 작용을 제거 또는 정지시켜 부패나 발효를 방지하는 것

(3) **멸균** : 모든 미생물을 박멸하는 것

▶ 소독력의 강도 = 멸균 〉 소독 〉 방부

(4) **미생물의 생존에 필요한 기본요소** : ① 영양소, ② 온도, ③ 습도, ④ pH

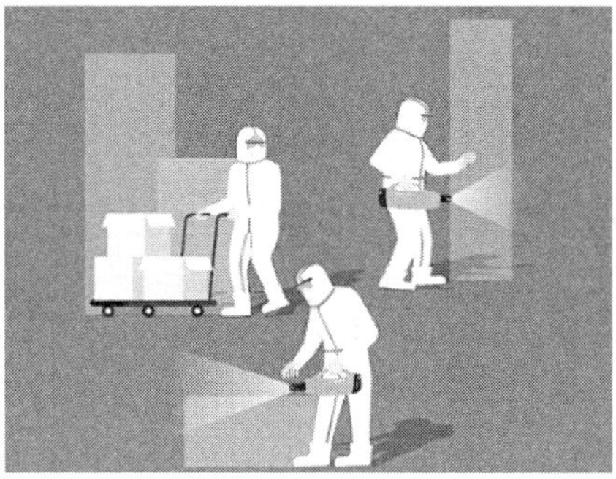

2) 소독 방법

(1) 이화학적 소독

① 건열멸균법

㉠ 화염멸균법 : 불꽃소독 – 20초 이상 접촉 → 금속류, 유리봉, 백금루프, 도자기류

㉡ 건열멸균법 : 건열멸균기 사용 – 170℃에서 1~2시간 처리 → 주사침, 유리기구, 유지, 글리셀린, 분말, 금속류, 자기류

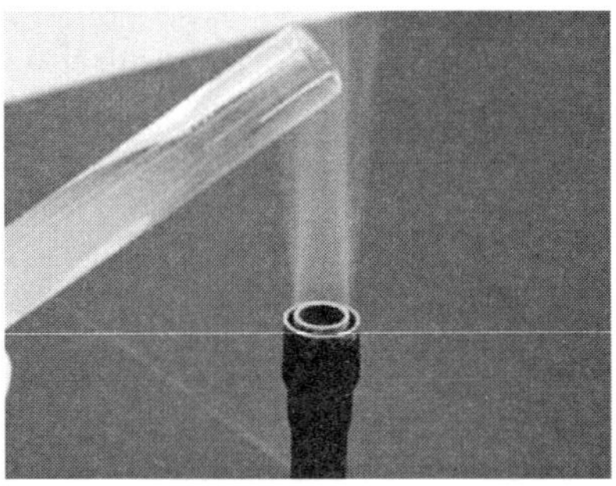

[그림 4-15] 화염멸균(출처: 조다니엘 미생물학)

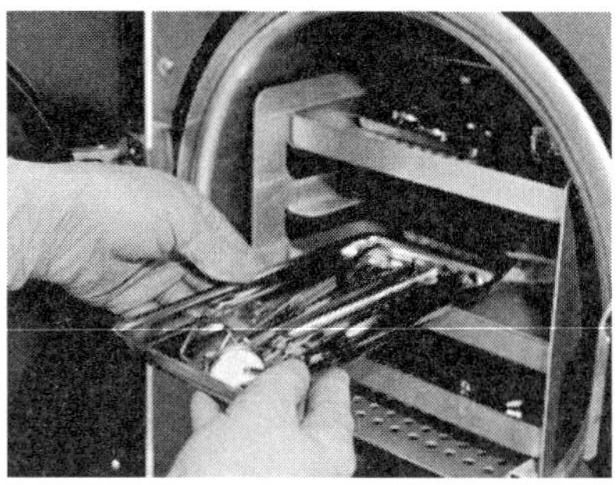

[그림 4-16] 건열멸균(출처: 조다니엘 미생물학)

② 습열멸균법

㉠ 자비소독법 : 100℃에서 15~20분 → 주사기, 식기류, 의류

㉡ 고압증기멸균법 : 고압증기멸균기를 사용 → 이포형성균의 멸균에 최적 10Lbs(115.5℃) – 30분, 15Lbs(121.5℃) – 20분, 20Lbs(126.5℃) – 15분간 처리

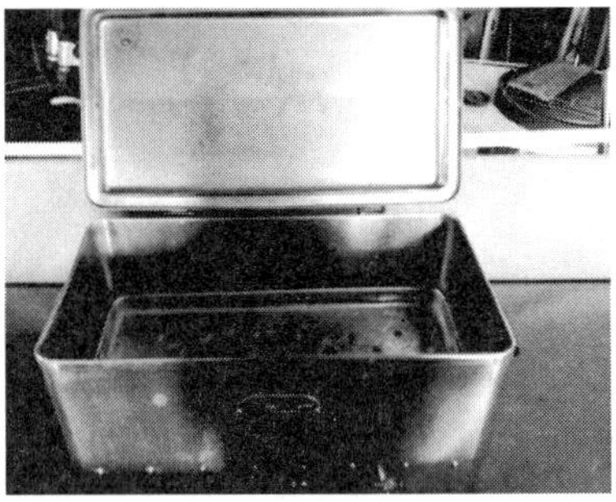

[그림 4-17] 전기로 물을 끓이는 자불소독기

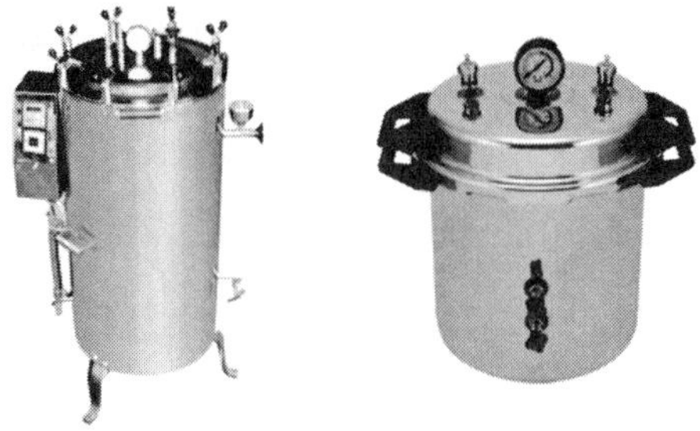

[그림 4-18] 고압증기멸균(출처: 조다니엘 미생물학)

㉢ 저온살균법 : 우유는 63℃에서 30분 → 결핵균, 소유산균, 살모넬라균 등 포자를 형성하지 않는 세균 멸균에 적합하다.

㉣ 유통증기멸균법 : Koch 멸균기를 이용, 100℃의 유통증기를 30~60분간 가열하는 방법으로 고압증기멸균이 부적당할 때 사용

㉤ 초고온순간멸균법 : 135℃에서 2초간

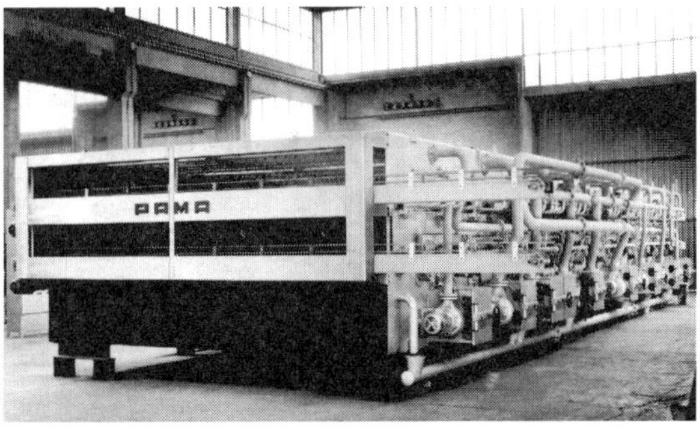

[그림 4-19] 1960년대 이탈리아 PAMA 브랜드 우유의 저온살균 공정

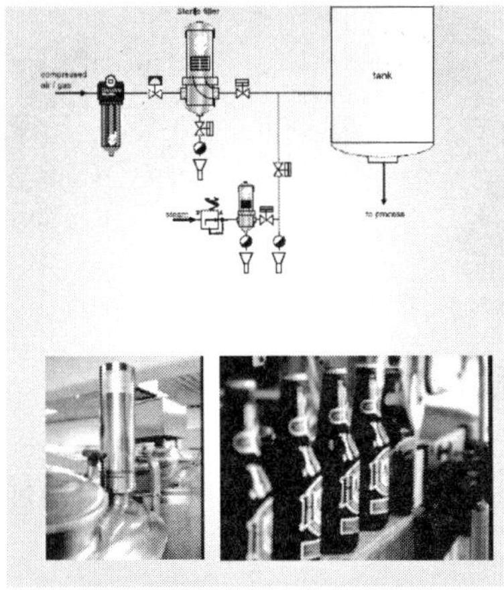

[그림 4-20] 유통증기멸균법

③ 무가열멸균법

㉠ **자외선멸균법** : Dorno선(2,800~3,200Å)의 살균력 이용 → 수술실, 무균실, 제약실, 음식점에서 사용

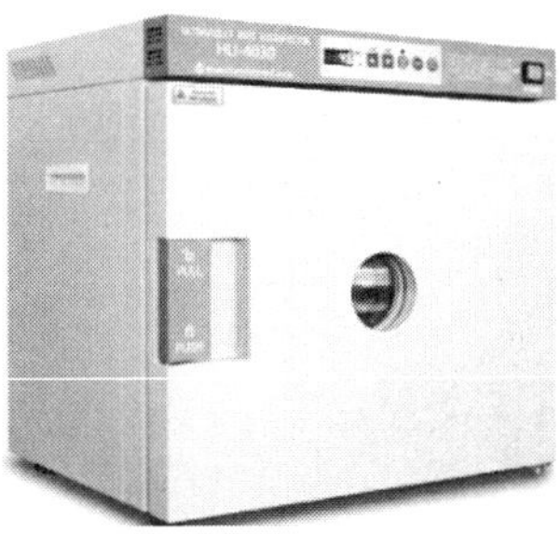

[그림 4-21] 한신 메디컬 자외선 소독기

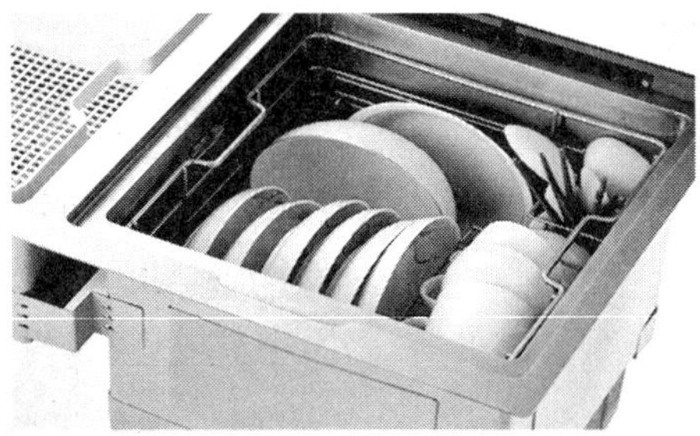

[그림 4-22] 가정용 초음파식기세탁기

㉡ **초음파멸균법** : 강력한 교반작용 → 충체파괴

8,800Hz의 음파 – 살균력 있음. 20,000Hz 이상(초음파) – 강력한 살균력

㉢ **희석법** : 오염물질의 희석 → 병원미생물의 군락분리 → 세균발육 지연

㉣ **세균여과법** : 세공을 갖는 filter 이용, 약품이나 열사용 불가한 경우 채택, Chamberland(여과용 0.2~0.4) 등 이용

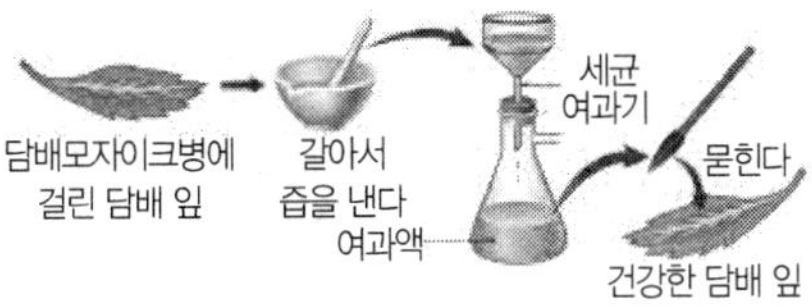

ⓜ 기타 : 한랭, 무균조작법, 전류 및 방사선법 등이 있다.

(2) 화학적 소독

① **석탄산** : 3% 수용액 → 환자의 오염, 의류, 용기, 오물, 실험대 소독에 사용

$$\text{석탄산계수} = \frac{\text{소독약의 희석배수}}{\text{석탄산의 희석배수}}$$: 소독약의 살균력을 비교할 때 이용

예) 크레졸의 석탄산계수: 2 (석탄산에 비해서 소독력이 2배 강함)

▶ 석탄산의 장점 : ① 살균력이 안정하고, 유기물에도 소독력이 약화되지 않는다.
단점 : ① 피부 점막을 자극시키고, ② 금속 부식성이 있고
③ 냄새와 독성이 강하다.

② **알코올** : 메틸 – 75%, 에틸 – 70% → 무포자균에 효과, 피부, 기구소독에 적당

③ **크레졸** : 3% 수용액 – 석탄산보다 2배 소독력 → 손, 오물, 객담의 소독

④ **과산화수소** : 3% 수용액 → 상처, 구내염, 인두염, 상처소독에 적합

⑤ **승홍** : 0.1% 수용액 → 피부소독, 금속 부식성이 강함

⑥ **생석회** : 결핵균, 아포형성균 이외 균에 유효, 변소소독, 하수, 토사물 소독에 적당

⑦ **역성비누** : 0.01~0.1% 수용액 → 무독, 무해, 무미, 무자극성으로 식품소독에 사용

⑧ **머큐로크롬(Mercurochrome)** : 사용농도 2% → 피부 또는 점막의 상처에 이용

⑨ **약용비누** : 손, 피부소독

3) 소독약의 구비조건

(1) 살균력이 강할 것

(2) 물품의 부식성, 표백성이 없을 것

(3) 용해성이 높고, 안전성이 높을 것

(4) 경제적이고 사용 방법이 간편할 것

4) 살균작용에 따른 소독제의 종류

(1) 산화작용 : 염소, 염소유도체, 과산화수소, 과망간산칼륨, 오존

(2) 균체단백응고작용 : 석탄산, 알코올, 크레졸, 승홍

(3) 가수분해작용 : 강산, 강알카리, 열탕수

(4) 균체 외 효소 불활화작용: 석탄산, 알코올

(5) 탈수작용 : 식염, 설탕, 알코올

(6) 균체내 염의 형성작용: 중금속염

(7) 균체막의 삼투성 변화작용 : 석탄산, 중금속염

(8) 복합작용 : 석탄산(②항, ④항, ⑦항), 알코올(②항, ④항)

5) 소독 대상별 소독방법

(1) 의류, 침구류, 모직 및 섬유류 제품 등 : 일광소독, 증기 또는 자비소독, 석탄산, 크레졸, 포르말린수 등

(2) 대소변, 토사물, 배설물 : 소각법, 자비소독, 석탄산, 크레졸, 생석회 등

(3) 초자기, 도자기, 목죽제품 : 석탄산, 크레졸, 승홍, 증기 또는 자비소독, 식기구, 완구, 금속기구는 승홍 사용 못함

(4) 피혁제품, 고무제품, 종이류, 모피, 상아, 철기 등: 석탄산, 크레졸, 포르말린 등

(5) 시체 : 입관전 – 석탄산, 크레졸, 승홍, 알코올, 관내 – 석회로 매끈다.

(6) 손의 소독 : 석탄산, 역성비누 · 약용비누 등

(7) 병실 소독 : 석탄산, 크레졸 등

(8) 변소, 하수구, 쓰레기통 : 석탄산, 크레졸, 포르말린(변소, 변기), 생석회(분통, 쓰레기통)

제5장

식품위생

5

1. 식품위생의 개요
2. 식품과 미생물
3. 식중독
4. 식품매개 감염병 및 기생충증
5. 식품의 변질
6. 안전한 식품 보관 및 보존방법
7. 식품위생관리 표시 및 제도

제5장

식품위생

학습목표

1. 식품매개 감염병의 종류와 특징을 학습한다.
2. 식중독과 경구감염병의 차이를 학습한다.
3. 식중독의 연도별, 계절별추이와 병원체의 종류를 학습한다.
4. 식중독의 종류와 발생 형태 그리고 원인을 파악한다.

1 식품위생의 개요

1) 식품위생의 정의

"식품"이란 모든 음식물(의약으로 섭취하는 것은 제외한다)을 말하며, "식품위생"은 식품의 재배, 수확, 생산, 제조, 가공으로부터 시작하여 운반, 저장, 판매 등의 유통단계를 거쳐 최종적으로 소비자가 섭취하기까지의 모든 단계에 걸친 식품에 요구되는 위생적인 안전성, 식품 성분상의 완전무결성, 품질상의 건전성의 유지와 향상을 확보하기 위해 모든 필요한 수단을 말한다.

우리나라의 경우는 식품위생법 제2조(정의) 11호에 식품, 식품첨가물, 기구 또는 용기 · 포장을 대상으로 하는 음식에 관한 위생으로 규정하고 있다. 통상적으로 식품위생의 범위는 농축수산물의 생산 · 수확, 저장, 제조 · 가공, 수입, 유통, 판매, 조리, 섭취 등을 말하며, 제품 자체, 식품첨가물, 환경, 시설 · 설비, 기계, 기구, 용기, 포장, 종사자, 교육 · 훈련을 광의적으로 포함한다.

"안전한 식품"이란 다음의 요소를 구비하고 있어야 한다.

- 부패 또는 변질되지 않은 것
- 유독 또는 유해물질이 함유되지 않은 것

- 병원성 미생물에 오염되지 않은 것
- 불결한 것이나 이물 등이 존재하지 않은 것

2) 식품의 안전성 확보 방법

식품은 누구나 일생동안 섭취하여야 하므로 식품의 안전성 문제는 개인적인 문제일 뿐 아니라 사회적, 크게는 국제간의 문제로까지 비화된다. 따라서 식품의 안전성 문제는 각국의 규제당국이나 국제기구에서도 중요한 문제로 심도 있게 다루고 있다. 식품섭취는 일생에 걸쳐 장기적으로 일어나므로 그 안전성 평가에 있어서는 엄격하여야 한다. 식품의 안전성평가는 주로 독성실험 결과로서 평가하는데, 방법에는 오래 전부터 사용되어온 안전계수법(safety factor approach)과 최근에 사용되기 시작한 정량적 위해성평가법(quantitative risk assessment)으로 크게 나누어질 수 있다.

(1) 안전계수법

식품첨가물이나 오염물질에 대한 법적 규제에서 일반적으로 적용되는 원리인 안전계수법은 동물이나 사람에게서 어떤 물질의 해가 나타나는 수준과 나타나지 않는 수준에서 실험적으로부터 얻은 독성자료로부터 최대무작용량(Maximum No-Observered Effect Level; NOEL)을 구하고 평생동안 사람이 섭취하여도 안전하다고 생각되는 수준을 설정하기 위하여 특정계수인 안전계수(safety factor)를 도입하는 방법이다. 그 절차를 보면 다음과 같다.

- 동물실험

  ↓
- NOEL 산출(Maximum No-Observered Effect Level: 최대무작용량)

  ↓
- 안전계수(Safety Factor) 적용

  ↓
- ADI(Acceptable Daily Intake: 일일섭취허용량) = NOEL / S · F

  ↓
- MRL(Maximum Residue Limit: 최대잔류허용량)

  = (ADI × bw) / 1인 1일 식품소비량

(2) 정량적 위해성평가법

최근 들어 실험분석방법이 발전됨에 따라 극미량 존재하는 발암성 물질의 검출이 가능해졌고 매일 접하고 있는 식품이나 환경인자 중에서도 발암물질이 존재한다는 것이 밝혀짐에 따라 식품내 발암성 물질의 존재를 무조건 금지한다는 것이 불가능해졌다. 따라서 이와 같은 발암성 물질의 규제를 위하여 도입된 안전성 평가방법이 정량적 위해성평가법이다. 이 방법은 1970년대에 들어와 새로이 개발되었으며, 이 방법의 주요골자는 현실적인 식품섭취 수준에서 유독성분에 의하여 암이 발생할 수 있는 확률을 계산하고 그 결과 일생동안 해당물질의 섭취를 통하여 10^{-6}(백만명중의 1명)의 확률로 암에 걸리는 정도라면 이것은 무시되는 위험으로 간주하여 허가하자는 것이다. 결국 발암성 물질이라도 그 위험이 무시되는 또는 감내할 수 있는 섭취수준이라면 허용해야 된다는 것이다.

간단하게 말해 정량적 위해평가란 "인간이 위해요인에 노출되었을 때 일어나는 건강상의 영향 정도에 대한 가능성 확인"이라고 정의되며, 여기에는 유해확정(hazard identification), 용량-반응평가(dose-response assessment), 폭로평가(exposure assessment), 위해성특성화(risk characterization)의 4단계가 있다. 그 절차를 보면 다음과 같다.

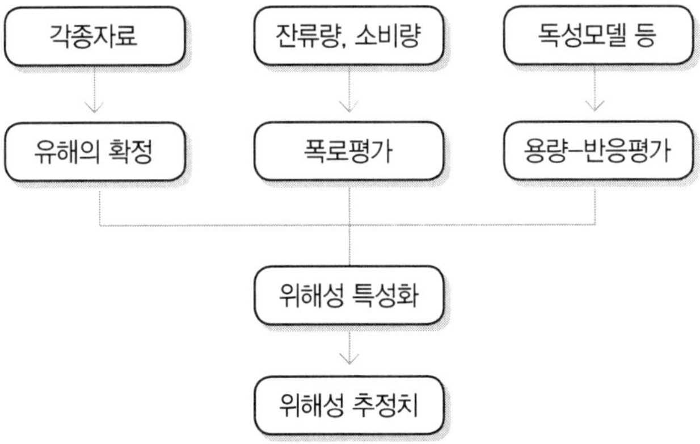

[그림 5-1] 정량적 위해성평가 방법의 절차

2 식품과 미생물

1) 식품 오염지표균(일반세균, 대장균군, 장구균)

(1) 일반세균

식품의 세균오염 정도를 나타내며 식품의 안전성, 보존성, 취급의 적정성 등을 종합적으로 평가할 수 있는 지표이다. 표준한천배지를 사용하여 35℃에서 48시간(또는 24시간) 배양하여 형성되는 집락(colony)수로 측정(CFU; coloy forming unit)한 후 식품 1g당의 세균수로 표시한다.

일반 세균수의 다소에 따라 식품의 부패나 변패, 식중독이나 경구전염병 발생의 위험성을 어느 정도 추정할 수 있다.

(2) 대장균군(coli aerogenes group)

그람음성의 무포자 간균으로서 유당을 분해하여 산과 가스를 생산하는 모든 호기성 또는 통성혐기성균을 말한다. 식품 중에서 대장균군의 검출은 식품이 인축의 분변에 의하여 오염되었다는 것을 의미하는 지표이다.

전염병이나 식중독을 일으키는 병원균이 포함되어 있을 가능성이 매우 높을 것으로 추정할 수 있고, 식품의 비위생적 취급을 판단하는 지표로 사용한다.

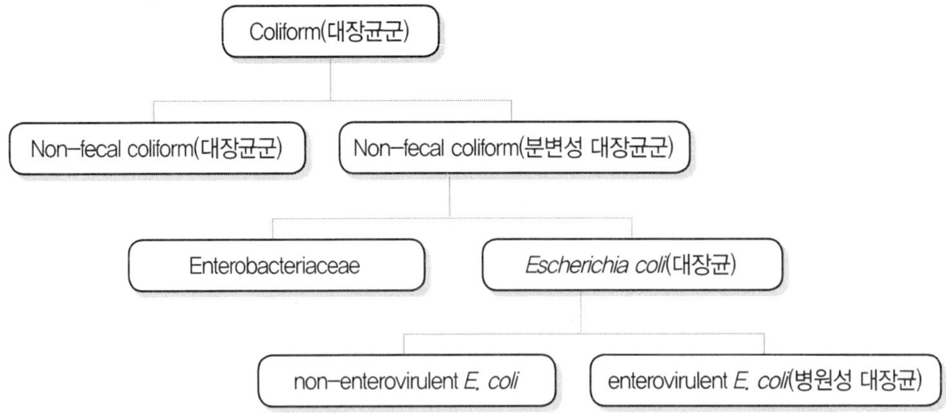

[그림 5-2] 대장균군의 분류

유당 bouillon, BGLB배지, Desoxycholate한천배지 등으로 35~37℃에서 24~48시간 배양하여 검사한다. 대장균군은 식품, 흙, 물 등에서 유래되는 Enterobacter, Erwinia, Aeromonas 등도 포함되어 있어 식품에서의 대장균군 검출을 분변 오염이라고 단정할 수 없으므로 최근에는 대장균군 중에서 인축의 분변에서 유래하는 대장균(fecal coli, Escherichia coli)이 44~45.5℃에서 잘 증식하는 것을 근거로 EC배지를 사용하여 44.5±0.2℃에서 24~48시간 배양하는 검출방법이 사용되고 있다.

(3) 장구균(Enterococcus속)

그람양성 구균인 Streptococcus faecalis와 Enterococcus faecium 및 이 균들의 아종(亞種)을 포함하며 인축의 분변 중에 항상 존재(사람의 분변 중에 105~108/g 정도 존재)한다.

인축의 분변으로 오염되지 않은 환경에서는 검출되지 않으므로 식품의 분변오염 지표균으로 활용된다. 식품의 조리, 가공 과정에서 생존률이 커서 냉동식품, 건조식품, 가열식품 등의 검사에서는 대장균군보다 유용하다.

AC배지, KF한천배지 등을 사용하여 37℃에서 48시간 배양하는 방법으로 검출한다.

분변오염의 실태를 파악하려면 오염지표균 대장균군과 장구균 두 가지를 동시에 검사하는 것이 바람직하다.

2) 미생물 생장에 영향을 주는 요인

(1) 온도

모든 생물체는 생장하는데 가장 적합한 온도를 가지는데 이 온도를 "최적 온도"라고 하며, 이 온도보다 높거나 낮으면 생장률은 감소한다.

① 저온성 세균(psychrophiles)

최적 생장온도가 10~15℃이며 생장 온도범위가 0~25℃이다. 저온성 세균은 냉장 조건에서 흔히 분리되며 냉장식품의 부패를 수반한다.

② 중온성 세균(mesophiles)

인체에 질병을 일으키는 세균을 포함하는 대부분의 세균은 중온성 세균에 속한다. 중온성 세균은 10~50℃의 생장범위를 보여주며 최적 생장온도는 25~40℃이다.

③ 고온성 세균(thermophiles)

고온성 세균은 50℃ 이상에서 최적 생장온도를 가지며, 90℃ 정도의 높은 온도의 온천에서도 분리된 바 있다. 대부분의 고온성 세균의 생장온도 범위는 40~80℃이다.

(2) 산소

산소의 존재 여부는 특정 세균이 생장유무를 결정하는 요소가 될 수 있다.

① 절대 호기성 세균(obligate aerobe)

생장을 위해 산소가 요구되는 세균은 "절대 호기성 세균 (obligate aerobe)"으로 분류되며 대사과정에서 필요한 에너지를 생성하기 위해 산소를 이용한다. 이들 세균은 catalase가 없기 때문에 산소에 노출되면 세포에 독성을 띠는 H_2O_2가 축적된다.

② 통성 혐기성 세균(facultative anaerobe)

산소의 존재 유무에 상관없이 모두 생장할 수 있는 세균으로 에너지(ATP)를 생산하기 위하여 산소나 다른 무기화합물을 사용하거나 발효과정에 의해 ATP를 생산한다.

③ 미호기성 세균(microaerophilic bacteria)

정상 대기압 이하 수준의 산소에서 생장한다.

(3) 삼투압

세포에서 생화학 반응을 일으키는 세포내 효소들은 수분이 있는 환경에서 최적의 활성을 나타낸다. 염(NaCl)이나 당(sugar)의 첨가로 세포로부터 물이 유출되면 효소의 활성이 손상되어 생장을 저해하는 결과를 초래한다. 식품을 저장하기 위한 염장법(鹽藏法)이나 당장법(糖藏法)은 이러한 삼투현상을 이용하는 것이다. 곰팡이나 효모는 세균에 비하여 수분을 덜 필요로 하며 세균의 생장이 억제되는 고장환경에서 자랄 수 있다.

(4) pH

대부분의 세균은 pH 6.5~7.5에서 최적 생장을 나타낸다. 주어진 환경에서 pH가 변화하면 세포 내부에서도 pH 변화가 생겨 세포의 생장률이 감소된다.

Lactobacilli, 곰팡이와 효모 등의 미생물은 낮은 pH에서 잘 자라는데 일반적으로 대사

과정에서 산을 생성하는 생물체는 단백질을 분해하는 생물체와 비교시 산성 pH에 더 잘 견디고, 단백질을 분해하는 생물체는 염기성 pH에서 잘 견딘다.

3 식중독

1) 식중독에 대한 이해

(1) 식중독의 정의

식품의 섭취로 인하여 인체에 유해한 미생물 또는 유독물질에 의하여 발생하였거나 발생한 것으로 판단되는 감염성 또는 독소형 질환을 말한다(식품위생법 제2조제14호). "집단식중독"이란 2명 이상의 사람이 동일한 식품을 섭취한 것과 관련되어 유사한 식중독 양상을 나타내는 것을 말한다(WHO, Foodborne Disease Outbreaks Guidelines for Investigation and Control, 2008). 일반적으로 병원성 미생물(병원성 세균, 바이러스, 곰팡이, 원생동물 등)이나 유독 · 유해한 물질(각종 유해 화학물질, 유해금속, 유해첨가물, 농약 등)로 오염된 음식물의 섭취가 주요원인이다.

(2) 발생현황

① 식중독 발생 주요 원인균 및 발생장소

최근 5년간(2015~2019) 총 1,713건의 식중독이 발생했으며. 주요 원인균은 노로바이러스가 총 272건으로 가장 많았고 병원성대장균 221건, 살모넬라 88건, 캠필로박터 64건, 장염비브리오 52건 등으로 나타났다.

식중독이 가장 자주 발생장소는 음식점(60%), 학교(11%), 학교외 집단급식(9%), 가정집(1%), 기타(17%), 불명(2%)으로 나나났다.

② 대형식중독 발생건수

최근 5년간(2015~2019) 환자 100명 이상의 대형식중독 발생건수는 연평균 13건, 총 환자수 3,268명으로 나타났다. 식중독 발생건수와 환자 발생수 모두 2018년 큰 폭으로 증가했다.

인구 백만명당 식중독 환자수도 전반적으로 감소추세이나 2018년 대형 학교급식 식중독사고로 큰 폭으로 증가했다.

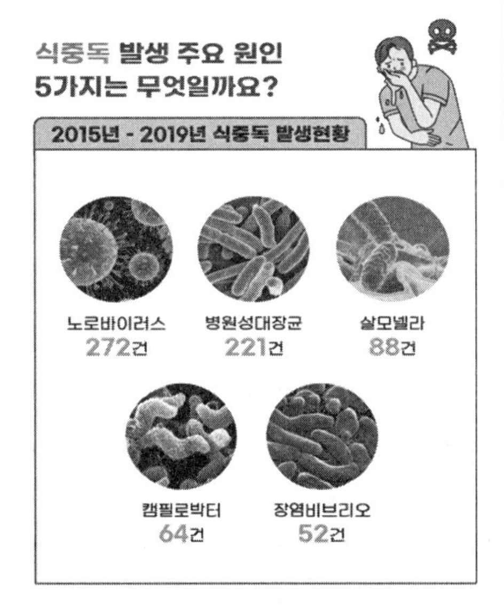

[그림 5-3] 2015-2019년 식중독 발생현황

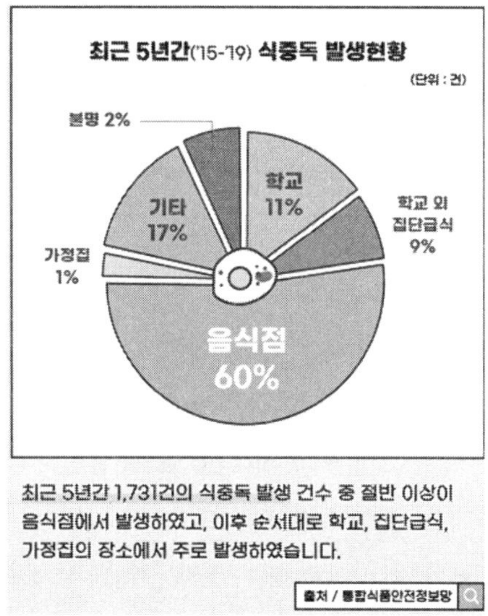

[그림 5-4] 2015-2019년간 식중독 발생장소 현황

구분	5년평균 ('14-18)	2014	2015	2016	2017	2018	2019 (잠정치)
건수	13	14	7	13	10	19	2
환자수	3,268	3,198	2,015	2,718	1,875	6,532	268

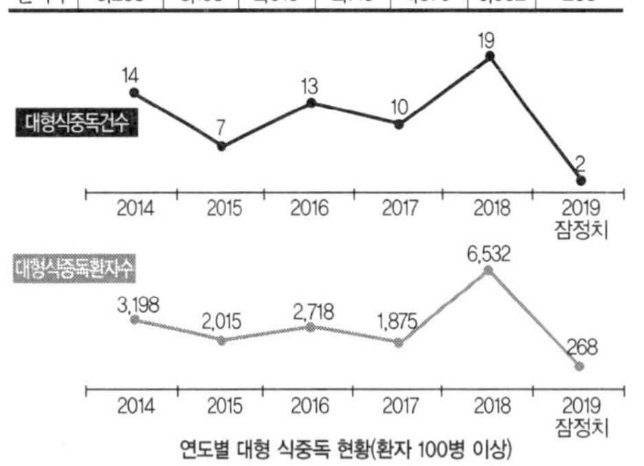

[그림 5-5] 최근 5년간 연도별 대형식중독 현황

구분	5년평균 ('14-18)	2014	2015	2016	2017	2018	2019 (잠정치)
백만명당 환자수	146	145	116	139	109	222	80

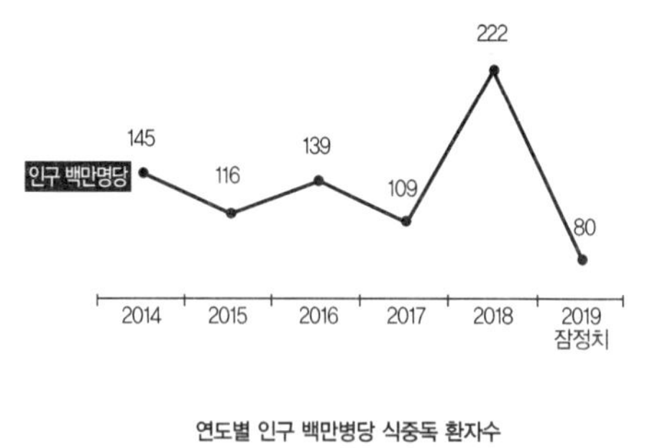

[그림 5-6] 연도별 인구 백만명당 식중독 환자수

사례 2018년 대형식중독 발생 사례 : 급식 초코케이크 식중독

- 발생시기 : 2018년 9월
- 발생경유 : 전국 학교에 급식으로 제공된 초콜릿 케이크를 먹은 학생들이 살모넬라균 식중독에 걸린 사건으로 2018년 9월 5일~10일까지 전국 57개 학교의 학생 2,207명 식중독 의심 증세
- 발생원인 : 케이크의 원료인 난백액에서 검출된 살모넬라균이 납품예정인 완제품, 학교 보존식, 환자 가검물에서 동일하게 검출됨
- 풀무원푸드머스가 공급한 더블유원에프엔비의 '우리밀 초코블라썸케익' 제품이 원인
  (더블유원에프엔비는 사건이후 업체명을 레헴으로 바꾸고 다시 생산중)
  * 2006년 CJ 푸드시스템 학교 위탁급식 식중독 사고 이후 최대 규모

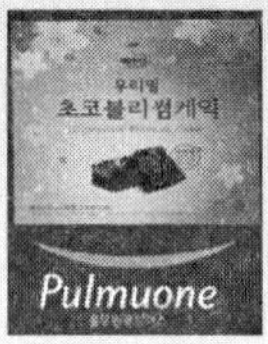

③ 식중독 발생시기

식품의약품안전처가 최근 5년간('15~'19년) 식중독 발생 현황을 분석한 결과 환자(6,893명)의 39%(2,697명)가 여름철(6~8월)에 발생하는 것으로 나타났다.

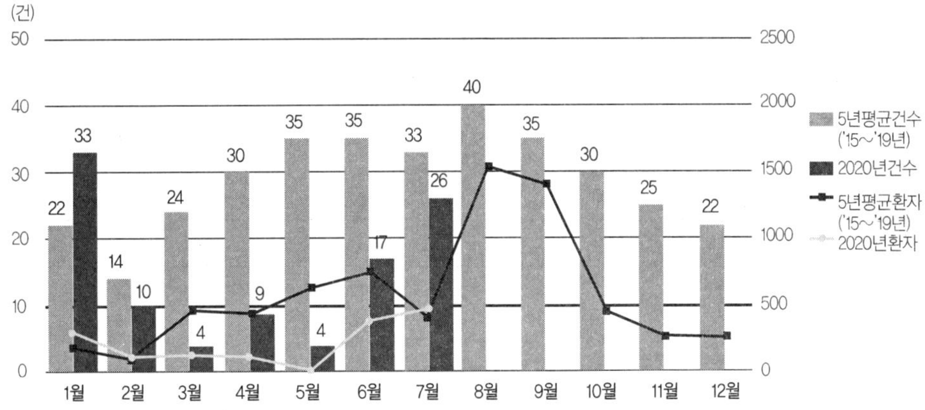

[그림 5-7] 최근 5년간('15~'19년) 월별 식중독 발생 현황

④ 원인식품

식품의약품안전처가 최근 5년간('15~'19년) 발생한 식중독 현황을 분석한 결과 식중독 유발원인식품 상위 5개 식품류는 생선회 〉 기타(조리도구 등 교차오염) 〉 김치류 〉 육류(돼지고기 〉 육류(닭, 오리) 순이었다. 생선회는 발생건수는 가장 많으나 집단급식에서 자주 제공되지 않는 메뉴 특성으로 인해 발생 환자수는 가장 적게 나타났다.

[표 5-1] 최근 5년간 발생한 식중독 원인식품 상위 5개 식품류

순위	식품별	보고 건수	보고 환자 수
1	생선회류	149	896
2	기타*	54	1,542
3	김치류	34	3,111
4	육류(돼지)	27	1,382
5	육류(닭, 오리)	25	1,887

*기타 : 조리종사자 · 조리도구, 구토물 포함 사람 간 감염, 기타 환경요인 등
자료 : 식품의약품안전처, 최도자의원실 재구성

2) 식중독의 종류

식중독을 원인물질별로 분류하면 [표 5-2]와 같다. 세균성에는 원인균 자체가 식중독의 원인이 되는 감염형과 원인균이 분비하는 독소가 원인이 되는 독소형, 그리고 원인균의 대사과정중에 생성되는 물질에 의한 알러지성으로 구분할 수 있다. 화학적 식중독은 환경오염물질을 포함하여 의도적이든, 비의도적이든 식품 중에 오염 가능한 모든 유해화학물질에 의한 식중독을 말한다. 자연독 식중독은 자연중에 생성되는 물질에 의한 식중독으로 버섯독과 같은 식물성과 복어독과 같은 동물성, 마이코톡신류에 의한 곰팡이독이 여기에 포함된다.

[표 5-2] 식중독의 종류

종 류		구 분	원 인
미생물	세균성 식중독	감염형(세균 그 자체에 의한 것)	Salmonella균, Vibrio균, 병원성 대장균(EPEC, EHEC, EIEC, ETEC, EAEC)
		독소형(세균의 독소에 의한 것)	포도상구균, Botulinus균
		생체내 독소형(감염형과 독소형의 중간형)	Welchii균, Aeromonas균
		allergy상 식중독(부패 amine에 의한 것)	Proteus균 등에 의한 부패 생성물
	바이러스성 식중독	–	노로, 로타, 아스트로, 장관아데노, A형간염, E형간염, 사포 바이러스
	원충성	–	이질아메바, 람블편모충, 작은와포자충, 원포자충, 쿠도아
자연독 식중독		식물성 독소	독버섯, 감자 등
		동물성 독소	복어, 조개 등
		mycotoxin 중독	aflatoxin, citrinin 등
화학성 식중독		유독, 유해화학물질에 의한 것	methanol, 농약, PCB, 수은, 비소 등의 유해금속류, 환경오염물질

(1) 세균성 식중독

① 감염형 식중독

감염형 식중독에는 *Salmonella* 식중독, 장염 *Vibrio* 식중독, 병원성대장균 식중독, *Arizona*균 식중독, *Citrobacter*균 식중독 등이 포함된다.

㉠ 살모넬라 식중독(Salmonellosis)

ⓐ 특징 : 우리나라의 대표적인 식중독으로 사람, 포유류, 설치류, 조류 등과 야채, 토양, 물 등 주위에 광범위하게 분포되어 있는 세균으로 *S. typhimurium*, *S. enteritidis* 등이 주요 식중독균이다. 일반적으로 식품 1g당 살모넬라균 102 정도 오염된 식품을 섭취한 후 최소 6시간에서 48시간 정도면 식중독을 일으킬 수 있다. 발병률은 75% 이상으로 다른 식중독균에 비해 높다.

ⓑ 원인식품 : 쇠고기, 돼지고기, 닭고기 및 계란 등 축산물 및 축산물 가공식품이 주요 원인식품이며 우유, 유가공품, 어패류, 샐러드, 마요네즈 등도 원인이 될 수 있다.

ⓒ 증상 : 잠복기는 6~72시간(보통 12~24시간)이고, 지속기간은 1~7일이다. 주요 증상으로는 고열, 복통과 더불어 두통, 구역질, 구토, 설사 등이며 어린이의 경우 탈수가 심할 수 있다.

ⓓ 예방법 : 음식물은 조리시 내부까지 65℃에서 10분 이상 가열 · 조리하여 섭취하고 조리 후 특히 쥐나 파리, 바퀴 등에 의한 식품오염에 주의하여야 한다. 음식물은 조리 후 바로 먹을 수 있도록 하고 장기간 보관하지 말아야 한다.

㉡ 장염비브리오 식중독(Vibrio food poisoning)

ⓐ 특징 : 장염 비브리오균(*Vibrio parahemolyticus*)은 바닷물과 바닷물에 있는 진흙에 숨어 있다가 여름철에 다발하며, 3~5% 염도에서 잘 자라며 10% 이상의 염도에서는 성장이 정지되는 균(호염균; 好鹽菌)이다. 열에 약하여 65℃에서 10분 이내에 사멸하며 7℃ 이하에서는 거의 자라지 않는 성질이 있다.

ⓑ 원인식품 : 어패류 및 그 가공품과 해산물이 들어간 회덧밥, 초밥 등이 원인 식품이다.

ⓒ 증상 : 잠복기는 평균 12시간이며 복통, 구역질, 구토, 설사, 두통, 오한, 탈수를

나타내며 지속기간은 2~3일이다. 발열은 37.5~38.5℃로서 고열은 없다.

ⓓ 예방법 : 발생시기인 7~9월에 어패류를 날로 먹는 것을 피하여야 한다. 어패류는 65℃에서 10분 이상 가열 · 조리한 후 섭취하여야 한다. 조리 직전에는 5℃이하 냉장고에 보관하여야 한다. 조리기구는 깨끗이 세척 및 살균하여야 하며, 어패류는 바닷물이 아닌 민물에 충분히 세척하는 것이 좋다.

㉢ 리스테리아 식중독(Listeriosis)

ⓐ 특징 : 1980년대 미국 등지에서 식중독 발생 원인으로 밝혀진 세균(*Listeria monocytogenes*)으로 물, 토양, 목초, 동물의 배설물 등 우리 주위에 흔히 존재하며 소, 돼지, 면양, 산양 등에 감염된다. 이 균은 30~37℃에서 잘 자라지만, 2℃ 이하의 냉장온도에서도 발육한다.

ⓑ 원인식품 : 광범위하게 우리 주위에 존재하는 세균이기 때문에 이 균에 오염될 수 있는 식품은 다양하다. 우유, 유제품, 식육가공품, 야채 등이 주요 오염가능 식품이며 저온보존 식품도 오염 식품이 된다.

ⓒ 증상 : 잠복기는 1~7일(통상 48시간)이며 건강한 사람은 증상이 없거나 가벼운 열, 복통, 설사, 구토 등을 일으키나 대부분 정상 회복된다. 하지만 면역력이 약한 노약자나 임산부의 경우에는 패혈증, 뇌수막염 또는 유산을 일으킬 수 있다.

ⓓ 예방법 : 음식물은 조리시 내부까지 65℃에서 10분 또는 72℃에서 30초 이상 가열 · 조리하여 섭취하여야 한다. 손을 청결하게 하고 식품 재료와 조리 기구를 깨끗이 씻어야 한다.

㉣ 캠필로박터(Campylobacter)

ⓐ 특징 : 캠필로박터균(*Campylobacter coli/jejuni*)은 동물의 장내(腸內)에서 분포하고 식품과 음료수를 통하여 감염되는 특성을 가지고 있으며 5~10% 산소가 있는 조건에서 증식된다. 식품 1g당 캠필로박터균 10^2~10^6개 정도 오염된 식품을 섭취할 경우 식중독을 일으킬 수 있는 것으로 알려져 있다.

ⓑ 원인식품 : 닭고기, 쇠고기, 돼지고기 등 육류가 원인 식품인 경우가 많고 생유(生乳)와 음료수 등으로 감염된 사례도 있으며 애완동물 및 쥐 등도 이 균을 보균하고 있어 이들로부터 감염된 경우도 있다.

ⓒ 증상 : 잠복기는 2~7일(통상 3~5일)이며 설사, 복통, 발열, 두통, 구역질, 권태

감 등의 가벼운 증상을 나타내며 지속기간은 수일에서 길게는 수개월까지 지속될 수 도 있다.

ⓓ 예방법 : 조리시 음식물의 내부까지 65℃에서 10분 이상 가열하고 섭취하여야 한다. 조리시 손을 깨끗이 씻고 조리기구는 살균하여 사용한다. 보관 시 식육과 기타 식품은 분리하여 보관하여야 한다.

② 독소형 식중독

독소형 식중독에는 포도상구균 식중독, *Botulinus*균 식중독, 웰치균 식중독, *B. Cereus*균 식중독 등이 있다.

㉠ **포도상구균 식중독**

ⓐ 특징 : 포도상구균 중 황색포도상구균(*Staphylococcus aureus*)은 동물, 사람, 환경 등 주위에 널리 분포하고 있으며 건강한 사람의 피부에도 존재할 수 있다. 황색포도상구균은 화농 및 식중독의 원인균인데, 식중독의 원인물질은 균이 생성하는 장독소(enterotoxin)이다. 장독소는 A~F형이 알려져 있다. 내열성이 강해서 120℃에서 20분간 처리해도 파괴되지 않으며, 유지 중에서 218~248℃로 30분 이상 가열해야 파괴된다.

ⓑ 원인식품 : 김밥, 찰떡, 도시락, 샌드위치, 케이크 등 다양한 식품이 원인이 된다. 축산물의 경우에는 우유, 유제품, 육류 및 식육가공품이 원인이 된다. 감염된 식품을 장기간 보관할 때 발생할 수 있으며 이 균에 오염된 손으로 조리할 경우 식품에 오염된다. 특히 조리하는 사람의 손에 상처가 있을 경우 식품 오염 확률이 높다.

ⓒ 증상 : 잠복기는 1~6시간(통상 3시간)이며 구역질, 복통, 설사, 탈수, 맥박 이상 등이 나타나며 대부분 24시간 이내에 회복하지만 탈수 증상이 있으면 치료를 받아야 한다.

ⓓ 예방법 : 식품취급자의 청결을 유지하여야 하며, 상처가 있을 경우에는 직접 조리를 하지 말아야 한다. 조리기구는 살균하여 사용하여야 하고 가열 조리 및 저온 보관하여야 한다.

㉡ **병원성대장균** *E.coli* O157:H7

ⓐ 특징 : 출혈성 장염을 일으키는 대장균으로 소 · 돼지 등의 장내(腸內)에 존재하

며 이들 동물이 배설하는 배설물을 통하여 육류 · 물 또는 채소류 등에도 오염되고 이들 오염된 식품을 먹을 경우 식중독을 일으킨다. 일반적으로 식품 1g당 10~100개(CFU;集落)의 병원성대장균 O157:H7이 오염될 식품을 섭취할 경우 식중독을 일으킬 수 있다고 알려져 있다.

ⓑ 원인식품 : 분쇄육, 햄버거, 소시지 등 축산식품과 비가열 사과쥬스 음료, 물, 채소류 등 다양한 식품이 원인이 된다.

ⓒ 증상 : 잠복기는 보통 1~3일이며, 출혈성 대장염을 일으켜 복통 · 구토 · 피가 묻은 설사 등을 일으키며 지속기간은 2~9일이다. 어린이나 노약자 또는 면역력이 저하된 사람에게는 용혈성 요독증을 일으켜 신장장애, 출혈, 빈혈 등으로 사망하기도 한다.

ⓓ 예방법 : 음식물은 내부까지 65℃에서 10분 또는 75℃에서 30초 이상 가열 · 조리하여 섭취하여야 한다. 손을 청결하게 하고 식품재료와 조리 기구를 깨끗이 씻어야 한다. 조리 뒤에는 바로 먹어야 한다. 복통, 구토 등의 증상이 있으며 곧바로 의사의 진찰을 받아야 하며 잘못하여 감염자의 변(便)에 접촉되었을 때는 70%알코올에 소독하고 물로 깨끗이 씻어야 한다. 감염자의 의류는 약제를 이용하여 소독하고 세탁한 후 햇볕에 말린다.

㉢ 보틀리누스균 식중독(botulism)

ⓐ 특징 : 클로스트리디움 보툴리늄(*Clostridium botulinum*)균은 토양에 널리 분포하고 있어 통조림, 진공포장식품 등 밀폐 포장된 식품 중에서 자라며, 식품의 혐기성 상태에서 발육하여 신경독소(neurotoxin)를 분비한다. 독소는 A~G형으로 구분되며, 주로 사람에게 식중독을 일으키는 것은 A, B, E형이다.

ⓑ 원인식품 : 통조림 식품이나 진공포장된 식품으로 옥수수 통조림, 훈제고기 통조림, 햄 · 소세지 통조림 등이 혐기성 상태에 놓이게 되는 경우 문제가 된다.

ⓒ 증상 : 잠복기는 2~4시간 내지 12~36시간이며 구토, 변비 등이 일어나며 특징적으로 탈진감, 권태감, 현기증을 일으키며 증상이 심하면 중추신경계에 영향을 미쳐 시력저하가 오거나 복시(複視), 동공확대, 호흡곤란 등이 나타난다. 세균성 식중독 중 치사율이 높은편으로 30~80%이고, 발열(發熱)은 없다.

ⓓ 예방법 : 야채류는 세척하고 분변이 식품에 오염되지 않도록 하여야 한다. 통조림 제품 등을 생산할 경우 위생적이고 신선한 재료를 사용하여야 하며, 제품을

개봉하였을 때 악취가 나면 섭취하지 말아야 한다. 또한 가열 · 조리하여 섭취하고 저온보관(4℃ 이하) 하여야 한다.

㉣ **웰치균 식중독**

ⓐ 특징 : 웰치균(*Welchii*균 ; *Clostridium perfringens*)은 우리 주변에 널리 분포하고 있다. 흙과 물, 건강한 사람의 배설물(변; 便)에 있고 특히 소, 닭, 어류가 이 균을 보유할 가능성이 높다. 이 균이 분비하는 독소(enterotoxin)는 A~F까지 6가지형이 있으며 열에 약해 70~80℃에서 1분간에 불활성화 된다. 이중 F형에 의한 증상이 심각하며 발생률이 높다.

ⓑ 원인식품 : 식육과 어패류를 사용한 식품이 원인이 되며 고기 튀김 등을 냉장고 등에 보관하지 않고 외부에 방치하면 이 균이 자란다. 스프, 카레, 육즙 등은 주의가 요구된다.

ⓒ 증상 : 잠복기는 2~3시간 내지 8~20시간(평균 12시간)이며 설사, 구토를 일으킨다. 대부분은 1~2일이 지나면 회복된다. 하지만 심한 설사, 탈수 등을 동반할 경우 사망하는 경우도 있다.

ⓓ 예방법 : 식육 및 어패류 식품을 실온에 방치하지 말아야 하며, 냉동육은 완전히 해동한 후 가열 · 조리하여야 한다. 조리한 후 바로 섭취할 수 있도록 하고 저온보관하여야 한다. 보관시 축산물은 다른 식품과 함께 있지 않도록 하여야 하며 보관후 다시 먹을 경우 다시 가열 · 조리하여야 한다.

(2) 바이러스성 식중독

① **특징** : Norovirus Gastroenteritis는 전 세계적으로 가장 많은 장염을 일으키는 병원성 미생물이다. 소량의 바이러스만 있어도 쉽게 감염될 수 있을 정도로 전염성이 높다. 노로바이러스 감염 후 최소 2~3주 또는 최대 5주까지 감염력이 존재하는 것으로 알려져 있다.

② **원인식품** : 굴 등의 패류, 오염된 지하수, 가열하지 않은 생 야채류와 과일 등이다.

③ **증상** : 평균 잠복기는 12~48시간이며, 주요 증상은 오심, 구토, 설사, 복통, 열, 오한 등이다. 감염된 환자의 무증상기와 회복기 환자는 증상이 없는 상태에서 감염력이 있어 조리종사자 감염시 대규모 감염이 발생할 수 있다.

④ **예방법** : 노로바이러스는 환경내 저항성이 강해 냉장, 냉동온도에서 수개월 이상 감

염력이 유지되고 알코올, 염소처리에도 쉽게 제거되지 않는다.

식중독이 주로 발생하는 장소는 집단생활을 하는 요양원, 병원, 식당, 학교, 놀이방 등으로, 사용하는 식수에 대한 정기검사(특히 지하수)와 종사자의 개인위생 및 건강검진 점검이 중요하다. 가정이나 요양원, 병원 등에서 기저귀나 환자의 구토물 등을 처리 후 반드시 손을 씻도록 한다. 노로바이러스에 감염된 사람은 회복 후 2주 동안은 집단급식소에서는 음식 준비를 하지 않도록 한다.

또한 사람 간 2차 감염을 일으킬 수 있으므로, 오염된 표면은 염소계 소독제로 철저히 세척 · 소독하고 바이러스에 감염된 옷과 이불 등은 비누를 사용하여 뜨거운 물로 세탁한다.

노로바이러스 유행 시 또는 필요 시, 조리종사자 등은 건강진단(노로바이러스 검진 포함)을 권고(월 1회 이상, 10~3월)하고 있다.

[표 5-3] 바이러스식중독 원인체 및 특징

병원체	잠복기	증상		전파기전	2차감염 유무
		구토	열		
노로바이러스	24~48시간	통상적	드물거나 미약	식품, 물, 접촉감염, 대변-구강전파	O
아스트로바이러스	1~4일	가끔	가끔	식품, 물, 대변-구강전파	O
장관 아데노바이러스	7~8일	통상적	통상적	물, 대변-구강전파	O
로타바이러스 A군	1~3일	통상적	통상적	물, 비말감염, 병원감염, 대변-구강전파	O

(3) 알러지성 식중독(allergy)

세균이 직접적인 원인이 아니라 세균의 증식에 의한 효소작용으로 유독물질이 생성되어 발생하는 식중독으로 대표적인 것이 히스타민(Histamin) 중독이다.

히스타민 중독은 고등어, 꽁치, 정어리 등 적색어류의 건어물, 가공품에는 많은 양의 Histidin이 존재하는데 이 Histidin이 "*Proteus morganii*"의 증식으로 발생한 탈탄산효소에 의해 유독물질인 Histamine으로 전환하여 발생하는 것이다. 주요 증상으로는 일반적으로 알러지 증상과 비슷하며, 보통 6~10시간, 최대 24시간 후면 회복하는 것으로 알려져 있고 아직까지 사망 예는 보고되지 않고 있다. 주요 예방방법으로는 적정한 온도에서 생선 보관이 가장 중요하다.

(4) 자연독 식중독

동 · 식물의 성장 과정 중 자연발생적으로 생성되거나 축적된 유독 · 유해물질을 섭취하여 발생하는 식중독으로 그 발생유형은 다음과 같다.

- 유독한 동 · 식물을 안전한 동 · 식물로 잘못 알고 섭취하는 경우 : 독버섯, 맥각, 독꼬치 등
- 특수한 환경하에서 유독화되어 있는 것을 모르고 섭취하는 경우 : 조개류 등
- 특수한 부위 등에 존재하는 유독 · 유해물질을 제거하지 않고 섭취하는 경우 : 복어, 감자 등 자연독성분은 제조 · 가공 및 조리과정을 거친 후에도 독성분의 대부분이 그대로 남아 있을 수 있다.

① 동물성 자연독

㉠ 복어독 중독

복어독에 의한 중독은 우리나라에서 매년 발생하는 동물성 자연독에 의한 식중독의 대표적인 원인물질이다. 우리나라 근해에 분포하는 복어 중 10여종이 식용으로 이용되고 있으며, 이중 매리복, 복섬, 검복 등이 맹독성인 것으로 알려져 있다.

ⓐ 독성분 : 원인독은 tetrodotoxin으로 치사량 1~2mg 정도이며, 치사율은 60% 정도로 독성이 강하며, 복어의 생식기, 간 등의 내장에 많이 함유되어 있으며, 특히 5 ~ 6월 산란기 직전에 최고치로 상승한다. 이 독의 특성은 100℃ 이상의 고온에서 4시간 이상을 가열해도 파괴되지 않는 특성을 가지고 있지만 4% 수산화나트륨(NaOH)으로 4분 정도 처리하면 무독화 된다.

ⓑ 중독 증상 : 섭취 후 30분−5시간 내에 나타나는데 복어독의 증독증상은 4단계로 1단계에서는 입술주위 · 혀끝 지각마비, 구토, 중량감각 둔화 등의 증상을, 2단계에서는 촉각 · 미각 둔화, 손발 운동장해, 발성장해, 호흡곤란, 혈압저하 등이 나타나고, 3단계에서는 골격근 마비, 운동불능, 발성곤란 등으로 의식혼탁, 반사기능 소실 등의 증상을, 4단계에서는 의식불명, 호흡정지로 사망한다.

ⓒ 치료 및 예방 : 중독초기에는 위세척 실시하고 호흡마비 증상이 있을 경우 강력한 인공호흡 및 약물투여로 치료한다. 예방은 복어조리전문가의 요리만을 섭취하고, 난소, 정소, 내장 등 유독 부위의 섭취를 피한다.

㉡ 조개류 중독

일명 패독이라고도 하는 조개독의 원인이 되는 독성물질은 조개에서 생성되는 것이 아니라 유독 플랑크톤의 섭취로 인한 조개내 독성물질 축적으로 발생한다. 이들 독성물질은 연중 발생하는 것이 아니라 적조가 형성되는 일정 계절에만 발생하는데 특히 적조 등의 형성은 플랑크톤을 유독플랑크톤으로 전환시키므로 적조해역에서 채취한 조개류의 섭취는 금하여야 한다.

조개류의 섭취로 인한 대표적인 중독에는 마비성패독, Venerupin 중독 등이 있으며 이들에 대해 살펴보면 다음과 같다.

ⓐ 마비성패독

원인 조개류로는 검은조개, 섭조개(홍합), 대합조개, 모시조개(바지락), 굴 등이며 독성원인물질은 saxitoxin으로 마우스에 대한 복강내주사에서의 LD_{50}은 10μg/kg로 상당한 맹독성이며, 열에 안정한 것으로 알려져 있다. 이 독소는 의식은 뚜렷하지만 말초신경의 마비로 마비증세를 나타내는 것이 특징이다. 잠복기는 30분~3시간 정도이며, 최종적으로 호흡마비를 일으켜 사망하게 한다. 이 독소는 5~9월에 독성이 가장 강하며, 우리나라에서는 남해안, 진해만, 거제만 등에서 자주 발생한다.

ⓑ venerupin 중독

원인조개류는 모시조개, 굴 등이며, 3~4월에 많이 발생한다. 마우스에 대한 치사량은 0.05mg/kg 정도로 치사율은 44~55% 정도로 알려져 있으며, 열에 안정적이다. 1~2일의 잠복기를 거쳐 배, 목, 다리 등에 적색 또는 암적색의 피하출혈반점이 생기는 증상이 특징이며, 발병 후 10시간~7일 이내에 사망한다.

㉢ 기타 동물성 식중독

검은조개, 큰가리비, 모시조개, 백합 등이 원인조개류로 소화기계장애를 일으키는 설사형 패중독(okadaic acid), surugatoxin이 원인인 수랑(말고동) 중독, 육식성 권패(보라골뱅이, 조각매물고동)에 의한 tetramine 중독, 식용꼬치로 오인하여 섭취하므로써 생기는 독꼬치 중독, ciguatoxin이 원인 물질인 Ciguatera 중독, 과잉의 비타민 A가 원인으로 추정되는 돗돔 중독 등이 있다.

② 식물성 식중독

㉠ 독버섯에 의한 중독

버섯의 종류는 수천종에 달하는 것으로 알려져 있으며, 이 중 식용으로 이용하는 것은 100여종이며, 독버섯의 종류는 약 15종이다. 이들 독버섯은 자연계에 널리 분포하고 있어 식용버섯과의 구별이 어려운 경우가 많아 자연독에 의한 식중독의 주요 원인이 되고 있다. 독버섯에 의한 식중독은 주로 가족단위, 산림근처 주민에 의해 많이 발생한다.

ⓐ 독버섯의 종류는 화경버섯, 굽은외대버섯, 갈황색미치광이버섯, 알광대버섯, 냄새무당버섯, 독우상광대버섯, 광대버섯, 마귀광대버섯, 독깔대기버섯, 땀버섯 등이 있다.

ⓑ 독버섯의 유독성분에는 muscarine, muscaridine, choline, neurine, phaline, amanitatoxin, agaricic acid, pilztoxin 등이 있으며, 이중 muscarine이 가장 독성이 강하며, 이 것에 의해 독버섯 중독이 많이 나타난다. muscarine의 치사량은 경구일 경우 500mg, 피하주사일 경우 2~5mg 정도로 맹독성이며, 땀버섯에 특히 많다. muscarine에 의한 중독작용은 부교감신경말초를 흥분시켜 체액의 분비를 증진시키고, 호흡곤란, 경련성 위장수축 등이 나타난다.

ⓒ 독버섯에 의한 중독증상은 다음과 같이 분류할 수 있다.

- **위장장해형** : 구토, 복통, 설사 등의 위장염의 증상을 나타내며 냄새무당버섯, 화경버섯, 굽은외대버섯 등이 원인 버섯이다. 사망예는 적은 편이다.
- **콜레라증상형** : 심한 위장염, 쇠약, 경련, 혼수상태를 거쳐 사망에 이르기도 하며, 알광대버섯, 독우산광대버섯 등이 원인 버섯이다.
- **신경계장해형** : 심한 위장장해를 거쳐 헛소리, 환각, 경련, 혼수 등의 중추신경계증상을 일으키며, 광대버섯, 마귀광대버섯, 땀버섯 등이 원인 버섯이다.
- **혈액독형** : 위장장해를 거쳐 황저, 빈혈, 혈뇨 등의 증상이 나타내며, 마귀곰보버섯 등이 원인 버섯이다.
- **뇌중형** : 일시적 흥분, 환각상태를 나타내며, 미치광이버섯, 굽은외대버섯 등이 원인 버섯이다.

ⓓ 독버섯 감별법 : 버섯의 줄기(살)가 세로로 쪼개지는 것은 무독하며, 다음의 특성을 갖는 것은 대개가 유독하다.

- 색이 아름답고 선명한 것
- 악취가 나는 것
- 버섯을 잘랐을 때 유즙 또는 점성의 액을 분비하는 것
- 쓴맛, 신맛이 나는 것
- 끓였을 때 물 또는 증기에 은수저를 넣었을 때 흑변하는 것

㉡ 감자

감자에는 solanine이라는 배당체가 있는데 보통은 0.005~0.01%를 함유하고 있어 이 정도의 양은 해가 없으나 저장 중에 생기는 녹색부위와 태양에 노출되어 생기는 녹색부위 및 싹이 발아한 부분에는 0.2~0.4%로 함량이 높다. 싹이 난 감자 부위의 솔라닌 함량은 80~100mg/100g 정도이다. 이 솔라닌은 cholinesterase 작용을 억제하여 용혈, 운동중추 마비, 국소 자극 등을 일으키는데 30mg 이상 섭취시 발열이 없는 복통, 설사, 구토, 현기증, 졸음, 가벼운 의식장애 등의 증상이 나타난다. 예방은 가열해도 제거되지 않으므로 발아 및 녹색 부위을 제거하여 섭취한다. 냉장보관이 아닌 8℃ 이상의 서늘한 그늘에서 보관해야 한다.

㉢ Cyan 배당체 함유식물

미숙매실, 살구씨에는 amygdalin, 오색두에는 phaseolunatin, 수수에는 dhurrin 등의 cyan 배당체를 함유하고 있는데 자체효소에 의해 청산(HCN)을 형성, cyto-chrome 산화효소를 저해하여 식중독을 일으킨다. 중독증상은 소화기계증상, 호흡곤란, 강직성 전신경련을 일으키며, 중증인 경우 호흡중추를 마비시켜 사망에 이르기도 한다.

㉣ 기타 식물성 식중독 원인물질

버섯, 감자, 매실 속의 독성물질뿐 아니라 우리가 흔히 섭취하는 고사리에도 ptaquiloside, 은행은 시안배당체와 4-methoxypyridoxine을 함유하고 있다. 그 밖의 식물성 독성분은 [표 5-4]와 같다.

[표 5-4] 기타 식물성 식중독 원인물질

식물명	중독	유독성분	중독증상
독미나리	미나리 오인 섭취	cicutoxin	수분~2시간 이내 : 상복부 동통, 구토, 현기증, 경련 (중증) : 의식불명(수시간) → 호흡마비(10~20시간) → 사망
꽃무릇	전분정제 불충분	lycorine	구토
가시독말풀	참깨 오인 섭취	hyoscyamine, scopolamine, atropine	뇌흥분, 호흡정지
미치광이풀	지하경의 마 오인 섭취, 새싹의 산나물 오인 섭취	hyoscyamine, atropine	뇌흥분, 광란상태
붓순나무	대회향(향신료) 오인 사용	shikimin, shikimitoxin, hanaomin	구토, 현기증, 경련 → 허탈감 → 사망
독공목	열매의 과일 오인 섭취	coriamyrtin, tutin	경련
바꽃	수인삼, 이륜초 오인 식용	aconitine, mesaconitine,	위통, 구토, 사지마비, 언어장해
피마자	종자식용, 피마자유의 정제 불충분	ricinine, ricin	알러지
목화씨(청매)	면실유의 정제 불충분	gossypol	신장염증상
독보리	밀 혼입 섭취	temuline	두통, 매스꺼움, 현기증, 이명, 구토, 위통, 설사

(5) 곰팡이독에 의한 식중독

일명 Mycotoxin이라고 하며, 주로 곰팡이인 *Aspergillus falvus*의 대사산물로 생성되며, 주요 오염 식품군은 덥고, 습한 지역의 견과류 또는 오염된 가축사료를 이용한 식품군으로, 독성으로는 간암을 유발한다. 1960년 영국에서 발생한 turkey X – disease의 원인으로 밝혀지면서 세상에 알려졌다. 대표적인 곰팡이독에는 aflatoxin과 citreoviridin(황변미중독), 맥각중독, Fusarium중독증(붉은곰팡이독), ochratoxin 등이 있다.

① aflatoxin

Aspergillus flavus, Asp. parasiticus 등에 의해 생산되며 주로 열대, 아열대지방에 많이 분포하고 있다. 생산최적 조건은 16% 이상의 수분, 80–85% 이상의 상대습도, 25–35℃ 온도이며, 탄수화물이 많은 쌀, 보리, 옥수수에서 잘 발생한다. 발생에 대한 예

방은 수확직 후 바로 건조시켜야 하며, 저장조건으로는 70% 이하의 상대습도를 유지하여야 한다.

종류로는 청색형광을 나타내는 B_1, B_2 등 B 그룹과 녹색형광을 나타내는 G_1, G_2 등의 G 그룹 그리고 대사산물인 M_1, M_2 등의 M 그룹으로 분류하고 있다.

물에는 불용성이며, 유기용매 가용성, 산에는 안정하며, 알칼리에는 불안정하다. 내열성이 강해서 270~280℃의 가열에도 분해되지 않으며, 주로 간암의 원인 물질로 알려져 있고 독성은 B_1, $M_1 > G_1 > B_2 > G_2$ 순 이다.

② 황변미중독

*Penicillium*속의 곰팡이에 의해 생성되는 대사산물에 의해 쌀이 황색으로 변화는데 이를 황변미라고 한다. 동남아산 쌀에 많은데 특히 대만, 이란 쌀의 경우 *Penicillium citreoviride*에 의해 생성되는 citreoviridin이 신경독, 척추운동신경세포 기능억제를 일으키는데 이를 toxicarium 황변미라고 한다. 기타 *Pen. islandicum* Sopp에 의한 islandia 황변미, *Pen. citrium* Thom, *Pen. citreoviride*에 의한 태국 황변미 등이 있다.

③ 맥각중독

맥류(보리)의 개화기에 발생하는 맥각균(Claviceps purpurea)의 의해 균핵이 형성되는데 이것이 교감신경에 작용하여 위장계 및 신경계에 중독을 일으킨다. 맥각균의 독성 성분은 알카로이드계에 속하는 교감신경차단작용을 하는 ergotamine, ergotoxin과 자궁수축작용을 하는 ergometrine 등으로 알려져 있다. 증상으로는 급성중독의 경우 경련, 만성중독의 경우 괴저를 일으킨다.

(6) 화학적 식중독

인체에 유해한 화학물질을 오용 또는 고의적으로 식품에 혼용하거나, 자연적으로 식품에 혼입되어 식품 중에 함유되어 있는 유해물질(잔류농약, 유해중금속, 수은, 비소 등)에 의한 식중독을 화학적 식중독이라 한다.

화학적 식중독의 특성은 다음과 같다.

- 발생빈도(건수)는 세균성에 비해 상당히 낮지만 발생강도(사망자수)는 크다.
- 원인물질, 발생시기, 오염경로, 발병형태가 일정하지 않아 역학조사의 어려움이 크다.
- 만성적으로 중독을 유발한다.

• 예방적 차원에서 소비자에 대한 교육이 세균성 식중독 보다 어렵다.

지금까지 국내에서 발생했던 화학적 식중독의 주요 발생사건에는 사용금지 색소 및 방부제 사용, 건포류, 무말랭이, 채소류, 과일류에서의 아황산염류 검출, 콩나물, 수입과일류, 수입밀 등에서 잔류농약 검출, 홍합에서 마비성 패독 검출, 우유에서의 항생물질 등 검출, 치즈, 어패류, 생선 통조림에서 PCB 등 발암물질 검출, 포장지에서 유해 톨루엔 검출 등이 보고되었다.

화학적 식중독의 발생원인은 주로 다음과 같은 것에 의해 발생한다.

• 고의 또는 오용으로 첨가되는 유해물질
• 색 · 맛이 식품과 비슷하여 식품으로 오인되는 유해물질
• 제조 · 가공 및 저장중에 생성 또는 혼입되는 유해물질
• 기구 · 용기, 포장재로부터 용출 이행되는 유해물질
• 시설 · 설비의 위생관리에 사용되는 화학물질에 의한 오염
• 본의 아니게 잔류 · 혼입되는 유해물질

① 고의 또는 오용으로 첨가되는 유해물질

허가되어 있지 않는 또는 유해성 있는 식품첨가물의 사용 또한 허가수준 이상의 사용이 주요한 화학적 식중독의 원인이 된다. 식품첨가물의 경우 국가별로 차이가 있지만 우리나라의 경우 500여종이 식품첨가물로 사용할 수 있는 것으로 등록되어 있으며, 이를 법적으로 규정하고 있다. 식품첨가물 중 허가되지 않은 것 그리고 허가되었다가 유해성이 입증되어 허가가 취소된 것, 유해성이 있는 것을 살펴보면 다음과 같다.

㉠ 유해성 착색료

ⓐ auramine : 황색색소로 주로 단무지, 과자, 카레의 착색에 이용되며 다량 섭취시 두통, 구토, 사지마비, 피부에 흑자색 반점 등이 생긴다. 발암성이 있는 것으로 추정되고 있다.

ⓑ rhodamin B : 핑크색 색소로 주로 과자, 어묵, 토마토케찹 등의 착색에 이용될 수 있으며, 중독증상으로는 오심, 구토, 설사, 색소뇨 등이 나타난다.

ⓒ p-nitroaniline : 무미, 무취의 황색색소로 과자 등에 사용될 수 있으며, 중독증상

으로는 섭취 후 10~30분 후에 안면 홍조, 구토, 두통, 황색뇨 배출 등의 증상이 나타난다.

ⓓ 기타 : 팥앙금에 methyl violet, 마아가린에 butter yellow, spirit yellow, 고추가루에 sudan Ⅲ, 기타 공업용 색소 등이 사용될 수 있다.

㉡ 유해성 보존료

ⓐ 붕산(H_3BO_3) : 햄, 베이컨, 어묵 등에 사용될 수 있으며, 주요한 첨가목적은 방부효과 보다 윤기, 촉감을 얻기 위해 사용되기도 한다. 구토, 설사, 위통 등의 증세가 나타나며, 장기간에 걸쳐 축적시 뇌와 간에 이상을 일으킨다.

ⓑ formaldehyde(HCHO) : 방부력이 강한 것으로 주류, 간장, 육제품 등에 사용될 수 있으며, 중독증상으로는 소화작용 저해, 두통, 현기증, 구토, 호흡곤란 등이 나타난다.

ⓒ 기타 : 불소화합물, 곰팡이 억제효과가 있어 간장에 사용될 수 있는 β-naphtol, 승홍($HgCl_2$) 등이 있다.

㉢ 유해성 표백제

ⓐ rongalit : 물엿, 연근의 표백제로 사용될 수 있으며, 아황산과 포르알데히드(formaldehyde)의 잔류를 일으킬 수 있다.

ⓑ 기타 : 밀가루 표백에 이용될 수 있는 nitrogen trichloride, 어묵, 국수 표백에 이용될 수 있는 과산화수소 등이 있다.

㉣ 유해감미료

ⓐ dulcin : 감미도는 설탕의 250배 정도이지만 혈액독을 일으키거나, 간장 · 신장장해, 간종양을 일으켜 우리나라에서는 1966년에 사용이 금지되었다.

ⓑ cyclamate : 감미도는 설탕의 40-50배로 1970년경 발암성이 있는 것으로 밝혀져 사용이 금지되었다.

ⓒ p-nitro-o-toluidine : 감미도는 설탕의 200배 정도이지만 독성이 강해 한때 살인당으로 불릴 정도로 많은 화학적 식중독의 원인이 되었다.

ⓓ 기타 : ethylene glycol, perillartine 등이 있다.

② 색 · 맛이 식품과 비슷하여 식품으로 오인되는 유해물질

식품과 유사하다는 이유로 섭취하여 발생하는 식중독의 원인물질로 대표적인 것이 메탄올, 비소화합물이다.

㉠ 메탄올 : 주류와 유사하다는 이유로 섭취하는 경향이 있으며, 독성은 메탄올로부터 유리된 formaldehyde, formic acid에 의해 나타나며, 메탄올의 치사량은 30~100 ㎖이다.

㉡ 비소 화합물 : 밀가루, baking powder로 오용할 수 있으며 국내 자주 발생되는 화학적 식중독의 원인물질이다. 맹독성으로 중독시 홍진, 구진, 습진성 피부염이 나타나는 것이 특징이다.

③ 제조 · 가공 및 저장중에 생성 또는 혼입되는 유해물질

㉠ 지방 과산화물, 분해생성물

식품중의 지질은 hydroperoxide을 거쳐 여러가지 산화생성물을 생성하여 산패의 원인이 되는데 이들 물질도 독성이 매우 강해서 식중독의 원인물질로 취급하고 있다.

㉡ N-nitrosamine

아질산염, 2급 아민(dimethylamine, diethylamine)은 산성하에서 반응하여 N-nitrosamine을 생성하며 이 물질은 발암 또는 유해작용이 있는 것으로 알려져 있다. N-nitrosamine의 전구물질은 식육, 어육, 어란제품 발색제로 사용되는 아질산염, 질산염이며, 이들 물질은 자연중에도 존재한다.

④ 기구 · 용기, 포장재로부터 용출 이행되는 유해물질

㉠ 금속제 : 구리, 아연, 카드뮴, 안티몬, 납(땜납), 주석통조림 : 중금속

㉡ 도자기, 법랑피복제품 : 안료의 중금속 용출

㉢ 종이제품 : 파지의 비위생적 사용

㉣ cellophane : 착색료

㉤ plastic 제품 : 가소제, 안정제

⑤ 시설 · 설비의 위생관리에 사용되는 화학물질에 의한 오염

세척제, 소독제 등 시설 · 설비의 위생관리에 이용되는 화학물질의 식품의 제조 · 가공 과정 중 부주의 등으로 식품에 혼입되어 식중독을 일으킬 수 있다. 또한 식품의 제조가공 중에는 여러 가지 불순물, 열매체 등이 혼입될 수 있으며, 예를 들면 간장 등의 제조시 비소가 혼입될 수 있으며, 미강유 제조시에는 열매체로 PCB가 혼입될 수 있다.

⑥ 본의 아니게 잔류 · 혼입되는 유해물질

환경오염으로 인한 식품오염의 대부분을 차지하는 이들 물질이 본의 아니게 식품에 잔류, 혼입되는 유해물질들이다. 이들 중 일부는 자연상태하에서도 존재하지만 대개가 발암물질이고 최근 일반 소비자의 관심이 고조된 상태에 있다. 대표적인 것을 살펴보면 다음과 같다.

㉠ **유해중금속** : 자연적으로도 존재하며, 산업화 등에 의해 식품내 오염수준이 증가하는 추세에 있다. 대표적인 것으로는 수은, 납, 카드뮴이 있으며, 국내 식품에 대한 오염물질 중 가장 위해성이 큰 것으로 추정되고 있다.

ⓐ 수은 : 유기수은인 methylmecury가 식품오염과 관련이 있다. 독성은 뇌, 신장, 태아의 발육을 저해하며, 대표적인 중독 사건이 일본의 산업폐수에 의한 어패류 오염(미나마타병)과 이라크의 살균수은제 농약에 의한 밀 오염이 있다.

ⓑ 납 : 식품오염의 원인은 자기류의 유약성분, 납이 함유된 합금 또는 파이프의 사용, 납땜을 한 금속 캔의 사용이며, 독성은 중추신경계, 신장, 면역체계에 이상을 일으키며, 대표적인 오염사건은 우리나라에서 발생한 통조림 납 오염 사건이 있다.

ⓒ 카드뮴 : 쉽게 식물에 흡수, 분포되어 식품오염을 일으킬 수 있으며, 주요한 오염경로는 카드뮴에 오염된 토양에서 재배된 농산물 및 축산물이다. 체내 칼슘대사를 방해하는 특성이 있으며, 대표적인 중독사고는 일본의 이타이이타이 질환으로 골연화증, 다발성 골절 등으로 거동이 어렵고, 특히 여성에게서 피해가 크게 나타난다.

㉡ **잔류농약** : 식품오염 원인은 농약에 대한 부적절한 사용 또는 과잉의 사용이며, 이로 이한 토양내 잔류로 토양과 물을 오염시키고 이 오염된 물 또는 사료의 급여로 식품에 잔류 혼입된다.

ⓒ **잔류동물약품** : 식품 중 잔류는 항생물질 등의 사료첨가제로의 사용, 치료용, 또는 농약으로의 사용이 원인이 되며, 이들 동물약품의 잔류는 병원성균의 저항성 증가로 항생제에 대한 내성이 증가하고, 개체의 면역능력을 감소시키고, 일부 개체에 있어서는 특정 항생물질에 대한 allergy를 유발한다. 축산농가에서의 법적 사용기준 및 휴약기간 준수로 충분히 예방 가능하다.

ⓔ **환경호르몬**(Endocrine disruptors) : 내분비교란물질(Endocrine disruptors)이라고도 하며 생명체의 정상적인 호르몬기능에 영향을 주는 합성 혹은 자연상태의 화학물질을 말한다. 이러한 물질로는 다이옥신, PCB, 식품포장재로 사용되는 합성수지 혹은 합성수지 제조에 필요한 가소제, 항산화제 등의 물질들이 포함된다.

ⓐ 다이옥신 : 종류에는 여러 가지 있지만 대표적이면서 가장 독성이 강한 것이 2, 3, 7,8-Tetrachlorodibenzo-p-dioxin(TCDD)이 그 구조는 [그림 5-8]과 같다.

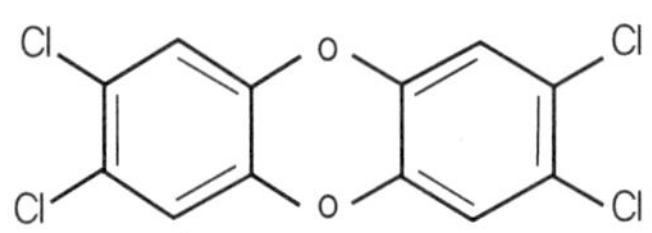

[그림 5-8] 다이옥신의 구조

다이옥신의 발생은 주로 소각로에서 염소화합물이 탄화수소와의 결합, 제초제 2,4,5-trichlorophenoxyacetic acid(2,4,5-T)의 부산물, 염소를 사용하는 PVC, 종이 제조과정, 고엽제(Agent Orange) 등을 발생 원인으로 들 수 있으며, 독성은 생식계 교란이 가장 크게 알려져 있고 D_{50}이 1㎍/kg 이다. 다이옥신의 인체의 흡수는 공기나 토양에 의한 것보다 다이옥신에 오염된 식품에 의해 주로 발생하는 것으로 알려져 있다.

ⓑ 비스페놀 A(bisphenol A) : 흔히 BPA라고 부르며 분자식 $C_{15}H_{16}O_2$ 이다. BPA에서 A는 아세톤에서 유래되었고 비스는 둘을 뜻하는 접두어로 페놀 두 분자와 아세톤 한 분자가 반응하여 비스페놀 A가 생성된다는 것을 알 수 있다.

BPA는 투명한 고분자 플라스틱 제품과 같이 우리 생활 주변에서 많이 볼 수 있는 여러 가지 제품을 생산하는데 사용되는 아주 중요한 단량체인데, 동시에 우리 건강에 위협적 요소가 될 수 있는 환경 호르몬이다.

높은 압력과 220℃ 이상의 온도에서 분해된다. 물에는 거의 녹지 않고 염기성 수용액, 알코올, 아세톤에 녹는다. 에폭시 수지와 폴리카보네이트를 생산하는데 주 원료로 사용된다.

아기 우유병, 치과 봉합제, 음료수 용기, 그 밖의 여러 가지 재활용성 용기의 제조에 사용된다.

이들 용기를 마이크로웨이브 오븐으로 가열하면 비스페놀 A가 녹아 나와 에스트로젠과 유사한 역할을 하는 환경 호르몬으로 작용한다. 어린이 장난감이나 유아용 제품 제조시 보다 안전한 다른 플라스틱 제품을 사용하도록 해야 한다.

3) 주요 감염형 식중독 예방법

(1) 주요 발병 원인 및 예방법

① 식중독 발병 주요 원인

㉠ 시간 : 장시간 보존, 부적당한 보존

㉡ 온도 : 부적당한 온도에서 보존이나 재가열, 불완전한 냉각, 냉장, 불완전한 조리, 생식

㉢ 개인위생 및 교차오염 : 조리작업자의 손, 비말 등에 의한 오염 및 조리도구, 기구에 의한 교차오염

② 식중독 예방 원칙

㉠ **청결** : 음식 조리 전후를 통하여 손과 취사 도구를 뜨거운 물과 비누 또는 세제로 닦는다. 특히 고기류, 계란, 해산물을 요리할 경우는 더욱더 철저히 닦는다. 살균제 등을 이용하면 더욱 큰 효과를 얻을 수 있다.

㉡ **분리** : 이미 조리되어 먹을 수 있는 음식과 조리되지 않은 원재료(특히, 고기류, 계란, 해산물 등)는 분리하여 보관한다. 절대로 조리된 음식은 생고기, 생계란, 생해산물을 담았던 용기에 보관하지 않는다. 불가피할 경우 용기를 세제 등으로 깨끗이 세척한 후 사용한다.

㉢ **조리** : 고기류 등의 음식물은 음식물 안쪽까지 완전히 익힌다.

㉣ **보관** : 썩기 쉬운 음식물, 먹다 남은 음식물들은 2시간 이내에 냉장 또는 냉동 보관한다. 냉장실은 4℃ 이상이 되지 않아야 하며 냉동실은 −18℃ 이하를 유지하도록 한다.

(2) 계절별 식중독 예방법

① 여름철 식중독 예방 요령

여름철에는 기온 상승으로 인한 식중독 발생이 급증할 수 있으므로, 가정이나 집단급식소 등에서 음식물을 취급 · 조리 시 각별히 주의하여야 한다.

㉠ 집단급식소 등에 납품되는 식재료들이 적절한 온도관리 없이 외부에서 방치되지 않도록 식재료 보관과 부패 변질에 주의한다.

㉡ 샐러드 등 신선 채소류는 깨끗한 물로 잘 세척하고, 물은 되도록 끓여 마신다.

㉢ 육류나 어패류 등을 취급한 칼 · 도마와 교차 오염이 발생하지 않도록 구분하여 사용하여야 하며, 만약 별도의 칼 · 도마가 없을 경우에는 과일 및 채소류에 먼저 사용한 후 육류나 어패류에 사용하여 교차 오염을 최소화시켜야 한다.

㉣ 나들이, 학교 현장체험학습, 야유회 등을 갈 경우 이동 중 준비해 간 김밥, 도시락 등의 보관 온도가 높아지거나 보관 시간이 길어지지 않도록 아이스박스를 사용하는 등 음식물 섭취 및 관리에 주의하여야 한다. 더운 음식과 찬 음식은 반드시 분리해 보관 후 이동한다.

② 겨울철 식중독 예방 요령

겨울철에는 노로바이러스 식중독이 주로 발생하는데, 이유는 기온이 낮아지면서 개인위생관리가 소홀해지고, 실내에서 주로 활동하게 됨에 따라 노로바이러스에 감염된 사람의 구토물이나 분변 등에 의해 간접적으로 다른 사람에게 전파되거나, 오염된 지하수로 처리한 식재료 등을 날로 섭취할 경우 주로 발생할 수 있다.

㉠ 식품 조리 종사자는 손 씻기 등 개인 위생 관리를 철저히 한다.

㉡ 음식물은 반드시 충분히 익혀서 먹어야 한다.

㉢ 설사, 구토 증상이 있는 사람의 구토물을 처리할 경우에는 반드시 일회용 장갑을 착용하고, 오물은 비닐 봉투에 넣어 봉하여 처리한다. 노로바이러스 감염 확산의 방지를 위하여 구토물과 구토물 주변의 시설물은 염소계 소독제(락스)를 이용하여 신속하게 세척 · 소독하여야 한다.

㉣ 노로바이러스는 사람 간 2차 감염을 일으킬 수 있으므로, 오염된 표면은 염소계 소독제로 철저히 세척 · 소독하고 바이러스에 감염된 옷과 이불 등은 비누를 사용하여 뜨거운 물로 세탁하여야 한다.

㉤ 노로바이러스에 감염된 급식소 종사자는 완치 후에도 2주 정도 조리 업무에 종사하지 말아야 한다.

③ 휴가철 식중독 예방요령

㉠ 항상 모든 음식은 한 번에 먹을 수 있는 분량만 만들거나 구입하여 사용한다.

㉡ 유통기한이 경과하였거나 불확실한 식품, 상온에 일정 기간 방치하여 부패나 변질이 우려되는 음식은 과감히 버린다.

㉢ 여행지에서 직접 취식하는 경우 항상 신선한 식재료를 구입하고, 물은 끓이거나 정수된 것을 사용한다.

㉣ 노로바이러스는 사람 간 2차 감염을 일으킬 수 있으므로, 오염된 표면은 염소계 소독제로 철저히 세척 · 소독하고 바이러스에 감염된 옷과 이불 등은 비누를 사용하여 뜨거운 물로 세탁하여야 한다.

㉤ 여행 중에도 식사 전, 조리 시에는 반드시 손을 씻어야 한다.

㉥ 자동차 트렁크나 내부에 음식을 보관하지 말고 반드시 아이스박스 등을 이용하며 가급적 빠른 시간 내에 섭취한다.

㉦ 길거리 음식이나 위생 취약 시설의 음식 섭취를 자제한다.

㉧ 산이나 들에서는 버섯이나 과일 등을 함부로 따먹지 않는다.

㉨ 어린이, 노약자 등 면역력이 약한 사람들은 설사 증상이 있을 경우 탈수를 방지하기 위하여 끓인 보리차에 설탕과 소금을 조금 넣어 마시게 한다.

㉩ 여행 전 냉장고에 오래 보관할 수 없는 음식이나 유통기한이 임박한 식품은 모두 버린다.

㉪ 여행 후 주방의 칼, 도마, 행주 등은 열탕 소독하거나, 세척 소독제를 이용하여 소독한 후 잘 말려서 사용한다.

④ 장마철 식중독 예방요령

장마철에는 많은 강우량으로 하수나 하천 등의 범람으로 채소류, 지하수 등에 병원성 대장균과 같은 식중독균과 노로바이러스 등이 오염될 수 있으므로 특별히 주의를 기울여야 한다. 따라서 장마철에는 모든 음식물을 익혀 먹도록 해야 하며 부득이 생식할 경우 수돗물로 철저히 세척하여 섭취할 것과 다음의 사항을 반드시 지켜야 한다.

㉠ 침수되었거나 의심되는 채소류나 음식물은 반드시 폐기할 것

㉡ 냉장고에 있는 음식물도 주의하고, 유통기한 및 상태를 꼭 확인할 것

㉢ 행주, 도마, 식기 등은 매번 끓는 물 또는 가정용 소독제로 살균할 것

㉣ 물은 반드시 끓여 먹을 것

㉤ 실외에 있는 된장, 고추장 독에 비가 새어 들지 않도록 할 것

㉥ 설사나 구토 증상이 있으면 신속하게 병원으로 가서 치료받을 것

(3) 장소별 식중독 예방법

① 집단급식소, 대형음식점의 식중독 예방 요령

㉠ 개인위생

식품을 직접 취급하는 조리종사자 등이 발열, 설사, 구토, 복통이나 화농성 질환을 갖고 있는지를 매일 확인하고 의심 질환자는 조리업무에 참여시키지 않도록 한다.

ⓐ 두발 : 청결히 하며, 머리카락이 위생모자 밖으로 나오지 않게 관리

ⓑ 손톱 : 주1회 이상 짧게 자르고, 메니큐어 칠 금지

※ 긴 손톱 밑에는 이물이 끼기 쉬우며, 세균이 잠복하기 쉽기 때문에 짧게 유지 필요

■ 작업 전 건강상태 관리
조리종사자는 작업 전 자신의 건강상태를 인지하고, 이상이 있는 경우에는 위생관리책임자에게 보고

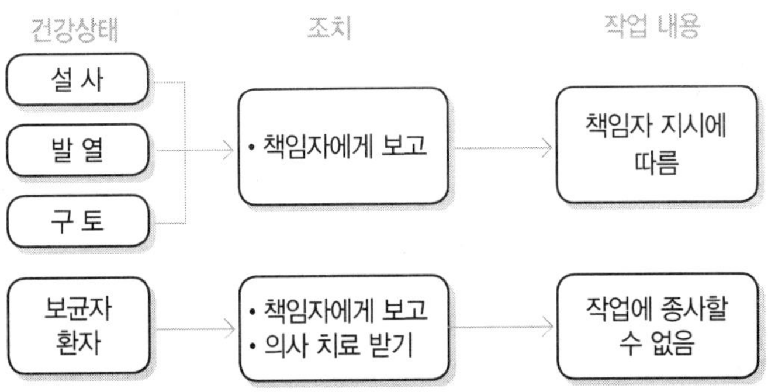

[그림 5-9] 단체급식에서 작업전 건강상태 관리 절차

ⓒ 장신구 : 시계, 반지, 목걸이, 귀걸이, 팔찌 등의 장신구 착용 금지

ⓓ 화장 : 지나친 화장과 향수, 인조 속눈썹, 인조 손톱 등의 부착물 사용 금지

그 밖에 손에 베임, 곪는 상처 등이 있는 경우 식품을 조리하거나 배식하는 업무를 하지 않도록 한다.

■ 손 상처 발생 시
손에 상처가 생기면 황색포도상구균(화농성질환)의 오염 가능성이 높으므로
위생관리책임자에 보고(식품취급 제외)

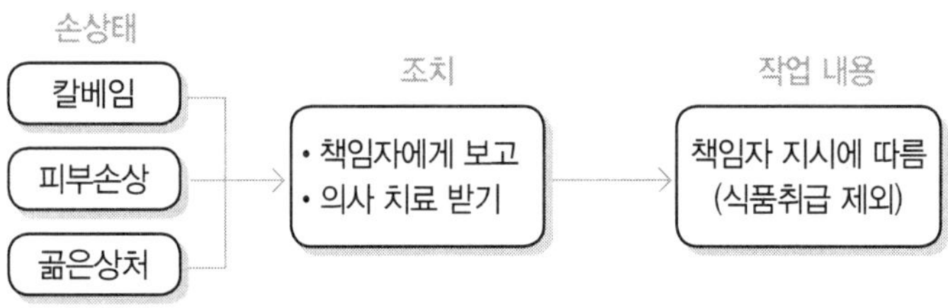

[그림 5-10] 손 상처 발생시 대처 요령

ⓛ 청결유지

조리대, 주방시설 등은 염소소독 실시 등 청결관리를 실천하여 조리한 음식물이 식중독균에 오염되지 않도록 한다.

ⓒ 교차오염방지

교차오염되지 않도록 고기류와 채소류의 칼, 도마, 용기 등은 구분하여 사용하고, 사용 후 반드시 세척 · 소독을 바로 실시하여 다른 식재료가 오염되지 않도록 한다.

ⓔ 온도관리

식재료 및 조리된 음식물은 식중독균이 증식할 수 없도록 5℃ 이하 냉장 또는 60℃ 이상 온장 보관 등 온도관리를 철저히 한다.

ⓜ 끓인 물 제공

지하수 이용 시 물은 반드시 끓여서 제공한다.

ⓑ 가열조리 철저

음식물 조리 시에는 내부까지 충분히 익을 수 있도록 74℃에서 1분 이상 조리한다.

ⓢ 비 가열 메뉴 금지

식중독 발생이 우려되는 샐러드 등 비 가열 메뉴는 가급적 피한다.

ⓞ 건강검진

조리종사자는 식품위생법에 따라 1년 1회 건강진단을 받아야 할 의무가 있으며, 건강진단 결과 소화기계 감염병 환자 및 보균자(제2급 감염병; 콜레라, 장티푸스, 파라티푸스, 세균성이질 등), 결핵환자(비감염성인 경우 제외), 피부병 또는 그 밖의 화농성질환자인 경우 조리에 종사하지 못한다. 본인 및 가족 중에 법정감염병 보균자가 있거나 발병한 경우에는 완쾌될 때까지 조리작업에 참여하지 못하게 해야 한다.

※ 학교급식소 조리종사자는 「학교급식법 시행규칙」 제6조 제1항의 규정에 따라 6개월에 1회 건강진단 실시하고, 기록은 2년간 보관

(4) 교차오염 예방

① 교차오염을 방지하기 위해 식품은 품목별(농산물, 수산물, 가공식품 등)로 구분해 보관한다.

㉠ 날 음식은 하단, 익힌 음식은 상단 보관

㉡ 생선 · 육류는 하단, 채소 · 가공식품은 상단 보관

㉢ 찬 음식과 뜨거운 음식 구분해서 조리하고 따로 보관

② 세척 시, 싱크대는 채소류, 어패류, 육류를 구분하여 작업하며, 한 개의 싱크대를 사용하는 경우에는 채소류 → 육류 → 어류 → 가금류 순으로 세척한다.

㉠ 취급하는 재료의 종류(채소, 가공식품, 육류 등)가 바뀔때마다 손 또는 고무장갑을 씻는다.

㉡ 흙이 묻은 뿌리채소 세척 시 깨끗이 제거하고 흙이 튀지 않도록 한다.

③ 냉장해동을 할 때(해동 중임을 표시) 조리된 식품과 조리 전 식재료의 교차오염을 주의한다.

④ 칼 · 도마는 용도별로 구분해 사용하고 닭고기, 어류, 육류 등을 다룬 후 샐러드야채나 익히지 않고 먹는 식품을 조리하지 않는다.

⑤ 뜨거운 음식을 냉장 · 냉동고에서 냉각하지 않도록 하고, 선풍기 냉각은 먼지 등에 의해 오염이 발생하므로 금지한다.

⑥ 조리시 앞치마에 손을 닦지 않도록 한다.

(5) 개인 위생

① 손씻기 위생

㉠ 손을 반드시 씻어야 하는 경우

식중독, 수인성 및 식품 매개 감염병은 흐르는 물에 30초 이상 비누로 손 씻기하는 것만으로도 약 50~70% 예방이 가능하다.

손 씻기는 출근한 직후, 작업을 시작하기 전, 생선 · 날고기 등 취급 후, 코를 풀거나 재채기 후, 전화를 받은 후, 머리나 몸을 만진 후, 쓰레기 취급 후, 소독제 · 세척제 등을 만진 후, 화장실 사용 후, 씻어야 할지 망설여질 때 등 자주, 올바르게, 깨끗하게 손을 씻는 것이 매우 중요하다.

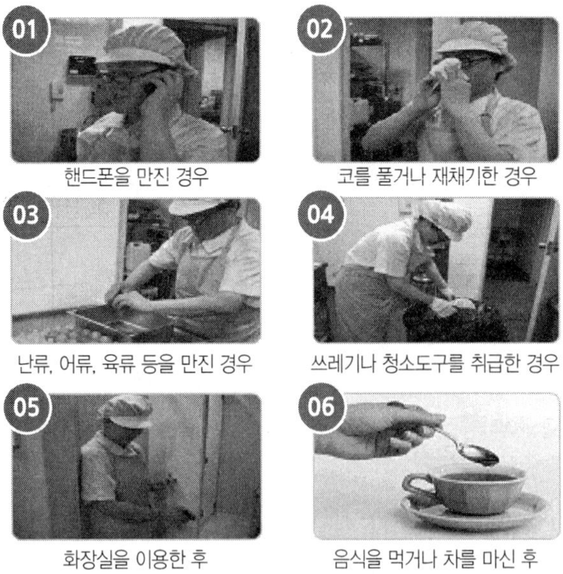

[그림 5-11] 손을 반드시 씻어야 하는 경우

㉡ 올바른 손씻기 요령

비누거품을 충분히 내고 손가락 사이와 손톱 밑, 반지 낀 부분을 유의해서 씻은 후 종이 타월로 물기를 닦고, 그 타월을 이용해 수도꼭지를 잠그고 문 손잡이를 여는데 사용한다.

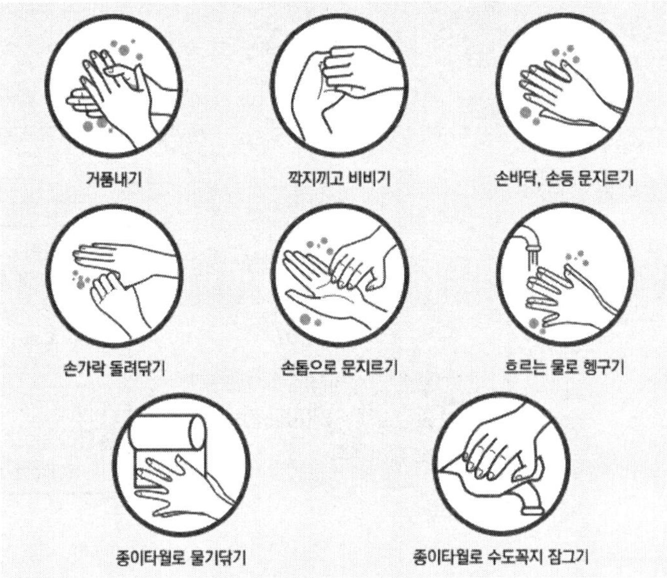

[그림 5-12] 올바른 손씻기 실천요령

② 단체급식 등에서 조리시 복장위생

㉠ 긴 머리는 묶고 머리카락이 나오지 않도록 모자를 착용한다.

㉡ 앞치마는 세척용, 조리용, 배식용으로 구분하고 매일 세척한다.

㉢ 장신구 착용(목걸이, 귀걸이, 반지)과 부착용 손톱, 인조 속눈썹 등을 금지한다.

㉣ 마스크를 착용한다.

㉤ 신발은 외부용과 조리실내 신발을 구분하고 미끄럽지 않은 재질을 준비한다.

4) 식중독 발생시 대처 요령

(1) 식중독 발생 신고 및 보고

① 시장, 군수, 구청장 → 보고관리시스템 입력 · 보고 → 유관기관에 발생사실 동시 전파

㉠ 발생 신고 : 의심환자 발생시설 운영자, 이용자, 의사 · 한의사 → 보건소

㉡ 발생 보고 : 시 · 군 · 구 → 시 · 도, 식약처

* 식약처 식중독보고관리시스템(http://www.foodsafetykorea.go.kr/minwon/main.do)에 입력
* 일반인이 식중독 판단 및 신고가 용이하도록 홈페이지(www.mfda.go.kr/fm), 모바일웹/앱(식중독예방홍보) 제공

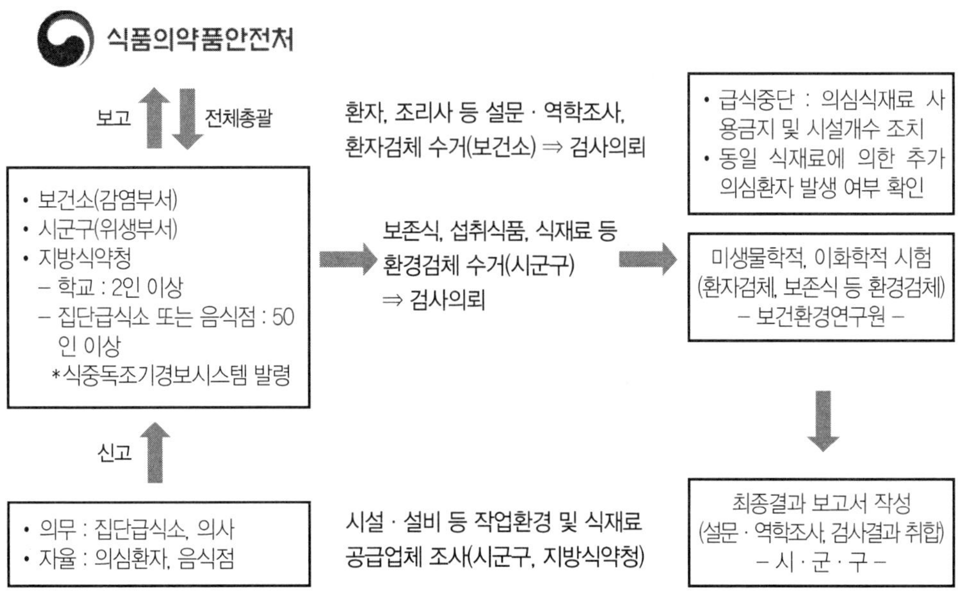

❖ 식중독 조기경보시스템 : 식중독 발생 학교와 동일한 식재료를 사용하는 학교에 주의 경보

[그림 5-13] 식중독 조기경보시스템

② 보건소 · 위생과 역학조사팀 구성 → 현장 출동 → 역학조사 실시 환자 등을 대상으로 증상, 섭취 음식물, 장소, 가검물 채취, 설문조사 등 실시

㉠ 영업장 · 시설의 식재료, 칼 · 도마, 음용수, 종사자 가검물 등 수거 검사 의뢰

㉡ 검사 및 역학조사 결과에 따라 발생 원인과 경로 판정, 처분 · 회수 · 폐기 등 오염원 제거 조치 실시

㉢ 특히, 식중독 의심환자가 50명 이상 발생하거나, 학교에서 의심환자가 2명 이

상 발생하면 지방청 원인식품조사반이 현장에 급파되어 원인식품 추적조사를 통한 식중독 확산을 차단

③ 식중독 신속보고 담당기관부서

중앙정부	지방청	시 · 도	시 · 군 · 구	보건소
중앙식중독대책본부(식약처) 중앙역학조사반(질병관리청)	식중독지원반 원인식품조사반	시 · 도 식중독대책반 시 · 도 역학조사반	시 · 군 · 구 식중독 상황처리반	시 · 군 · 구 역학조사반

(2) 사고 대처요령

구토, 설사, 복통 등의 식중독 증상이 나타날 경우, 즉시 가까운 의료기관을 방문하여 의사의 진료를 받아야 한다. 다음의 대처 요령을 숙지하여 식중독 확산을 방지하여야 한다.

① 병원 도착 시까지 시간이 걸릴 경우 설사환자는 탈수 방지를 위해 충분한 수분을 섭취하도록 한다.

② 구토가 심한 환자는 옆으로 눕혀 기도가 막히지 않도록 주의하며, 특히 노약자나 어린이의 경우에는 구토물에 의하여 기도가 막힐 수 있으므로, 더욱 세심한 관찰과 주의가 필요하다.

③ 지사제 등의 약은 함부로 복용하지 말고, 반드시 의사의 지시에 따라야 한다.

④ 지사제는 설사를 통하여 자연적으로 몸 밖으로 배출되는 세균이나 세균성 독소 등의 배출을 막아 몸 속에 쌓이게 하여 더 심각한 증상을 초래할 수도 있다.

⑤ 환자 구토물 처리 시 반드시 일회용 장갑 등을 사용하여 닦아내어 비닐봉지에 넣어야 하며, 가능하면 가정용 락스 등으로 소독하여 2차 감염을 방지하여야 한다.

※ 학교식중독 조기경보시스템이란?

식중독 발생 시 동일 식재료에 의한 식중독 발생이 우려되는 학교에 SMS 통보 등 경보를 발령하여 식중독 조기차단 및 확산방지를 위하여 2008년 3월부터 운영하고 있으며, 학교에서 식중독 의심환자 발생 시 해당학교와 거래하는 업체 및 이 업체와 연계된 다른 학교를 확인하여 경보발령 등 식중독 확산 방지를 위한 예방 관리 시스템이다.

4 식품매개 감염병 및 기생충증

1) 경구감염병

(1) 장티푸스(typhoid fever)

① 병원체 및 발생특성

병원체는 *Salmonella typhi*로 병원소는 환자나 보균자의 분뇨이며, 드물게 타액이 되는 수도 있다. 오염된 음식물 및 해산물은 감염원이 된다.

② 주요증상

두통, 식욕부진, 권태감 등의 전구증상으로 시작되어 오한을 동반한 발열이 있으나 일정하지 않은 것이 특징이며, 특히 항생제를 투여를 하지 않는 경우 치명률이 10% 이상이다.

③ 전파

환자 및 보균자를 통한 직 · 간접 접촉감염과 병원소로부터의 직접오염, 또는 쥐나 매개곤충을 통해 간접오염된 식품을 매개로 전파하는데, 잠복기는 1~3주 전후, 통상 7~14일이고, 감염부위는 장의 임파조직, 담낭, 신장 등이다. 보통 수계유행이 흔하며 식물계 유행도 있다.

④ 예방대책

장티푸스 예방대책은 환경위생 관리(분뇨, 음식물, 물, 파리 등의 관리), 보균자 색출 및 환자 격리 등 관리, 예방접종과 보건교육의 강화 등이 있다. 치료는 항생물질을 사용한다.

(2) 콜레라(cholera)

① 병원체 및 발생특성

병원체는 *Vibrio cholerae*로 감염원은 환자의 대변 및 토사물에 의한 오염수, 오염 음식물 및 오염 식기 등이다. 잠복기는 보통 12~48시간이지만 최장 5일인 경우도 있다.

② 주요증상

콜레라는 심한 설사(쌀뜨물과 같은 설사)가 1일 20~30회에 이르러 탈수상태에 빠지며, 전신증상을 호소하고, 발병과 경과가 빨라 3일 이내에 사망하는 경우도 있다. 열이 없는 것이 특징이며 주로 구토, 설사, 탈수, 허탈 등의 증세를 일으킨다. 사망률은 과거에는 50% 또는 그 이상이었으나 근래에는 신속한 치료로 10% 미만으로 감소하고 있다.

③ 예방대책

콜레라는 외래감염병으로 철저한 검역관리가 가장 중요하다. 국내 발생 시 전파속도가 빠르기 때문에 환자의 신속한 발견 및 격리가 중요하며, 환자를 중심으로 철저한 소독과 식기, 분변관리 등 환경위생 관리, 공중위생 교육이 필요하다.

(3) 세균성 이질(Shigellosis, bacillary dysentery)

① 병원체 및 발생특성

병원체는 *shigella dysenteriae*, *S. flexneri*, *S. boydii*, *S. sonnei*.등의 4균종이 있는데, 분류학상 이질균속(Genus shigella)에 속한다. 병원소는 환자, 경증환자, 보균자의 분변이며, 오염수 및 오염음식물이 감염원인데, 잠복기간은 2~7일, 보통 4일 이내이다.

② 주요증상

세균성 이질은 보통 급격하게 발병되며 오한과 더불어 발열, 복통, 심한 경우는 대장점막에 심한 궤양을 일으켜서 점액성 혈변이 나타나며, 우리나라에서는 혈변 없이 설사를 일으키는 사례가 많다. 10세 미만 특히 1~4세의 소아에 비교적 높다. 발병률은 2~20%이며, 치명률은 약 10%이다.

③ 예방대책

장티푸스와 같은 관리가 필요하며, 예방접종은 실시되지 않지만, 식품취급자의 손 소독, 익히지 않은 생식품에 대한 위생 관리를 강화하고 해충구제를 위한 소독도 실시한다.

(4) A형 간염

① 병원체 및 발생특성

간염 바이러스의 한 종류인 A형 간염 바이러스(hepatitis A virus, HAV)에 의해 발생하는 간염으로 주로 급성 간염의 형태로 나타난다. A형 간염 바이러스에 오염된 음식이나 물을 섭취함으로써 감염된다. 특히 개인위생 관리가 좋지 못한 저개발 국가에서 많이 발병되지만, 최근에는 위생적인 환경에서 자란 20~30대에서도 발병률이 급증하는 양상을 보인다.

대부분의 경우 감염자의 대변에 오염된 물이나 음식 등을 섭취하면서 경구를 통해 감염되며, 집단으로 발병하는 경우는 오염된 식수원이나 급식 등으로 인한 경우이다.

② 주요증상

감염되면 30일 정도의 잠복기 후에 피로감이나 메스꺼움, 구토, 식욕부진, 발열, 복부 통증 등 일차적인 전신증상이 나타난다. 그 후 일주일 이내에 특징적인 황달이 나타나는데, 검은색의 소변(콜라색 소변), 탈색된 대변 등의 증상과 전신이 가려운 증상이 나타난다.

③ 예방대책

예방 백신이 있다. A형 간염은 대변으로부터 경구로 감염되는 질환이므로 개인위생 관리가 가장 중요하다. 끓인 물을 마시거나 충분한 익힌 음식을 섭취하는 것으로 예방이 가능하다. 화장실을 사용한 후와 외출 후에는 반드시 손을 깨끗이 씻는 것도 중요하다. A형 간염의 유행지로 여행을 가거나 집단 활동을 하는 경우에는 면역 글로불린 주사를 접종하는 것이 예방에 도움이 된다.

2) 인수공통감염병(탄저, 브루셀라, 결핵, 광우병)

(1) 광견병(rabies)

① 병원체 및 발생특성

Rabies virus를 보균하고 있는 야생동물 또는 애완동물에 사람이 물렸을 때 감염된다.

② 주요증상

최초에는 발열, 두통 등을 일으키며 점차 진행되면서 신경증상인 마비, 혼동, 흥분, 침을 흘리거나 물을 무서워하는 등의 증상을 나타내고 적절한 치료가 되지 않을 경우 사망할 수 있다.

③ 예방대책

광견병이 발생하는 지역에서는 모든 개와 소에게 반드시 예방접종을 매년 실시하여야 한다. 또한 가축과 야생동물과의 접종을 차단하고 개는 항상 집에 묶어 사육하여야 한다.

(2) 탄저(anthrax)

탄저는 온혈동물에는 일반적으로 일어나는 질병이며 사람에게도 감염이 가능하다.

① 병원체 및 발생특성

탄저균(Bacillus anthracis)은 아포를 형성하여 수년간 토양에서 생존할 수 있다. 소, 양, 염소, 말 등의 초식동물이 병원소이며 동물의 감염은 주로 오염된 목초나 사료를 통해 경구감염이 되며, 사람은 탄저에 감염된 동물의 생산물을 먹거나 접촉 과정에서 구강이나 호흡을 통하여 감염될 수 있으며, 오염된 동물의 생산물을 다루는 과정에서 상처가 난 피부나 장에 감염될 수 있다.

② 주요증상

감염경로에 따라 다를 수 있으나 통상 7일 이내에 증상이 나타난다.

㉠ **피부감염** : 벌레에 물린 것과 같은 증상이 있다가 1~2일 후에는 통상 1~3cm가량의 까만 색을 가진 궤양이 생기며 림프절이 붓는다. 치료받지 않을 경우 20%는 사망할 수 있으며 대부분 적절한 치료로 회복이 가능하다.

㉡ **호흡기 감염** : 통상 감기와 유사하며 호흡곤란 및 쇼크로 진행될 수 있다.

㉢ **섭취를 통한 감염** : 감염된 육류 섭취로 발생되며 장에 급성염증이 발생된다.

③ 예방대책

감염동물 발견시 반드시 신고하여 도살 처분하고 육류도 폐기한다. 동물에 탄저 생백신의 접종 후 6주 이내의 식용도살금지, 오염지역 소독 철저 등이 필요하다.

(3) 브루셀라(brucellosis)

① 병원체 및 발생 특성

Bacillus abortus(소), Bacillus melitensis(양), Bacillus suis(돼지) 및 Bacillus canis(개)이다. 인체감염은 감염된 포유동물을 취급하던 과정에서 상처 난 피부를 통하여 감염되기도 하고, 오염된 우유 및 낙농제품을 섭취함으로써 감염되기도 한다. 사람사이의 전염가능성은 거의 없으며, 잠복기는 7~21일이다.

② 주요증상

사람의 경우 증상은 매우 다양하지만, 급성의 경우 8주 이내에 질병증상이 나타나며 열, 두통 등과 같은 감기 증상이 있다. 1년 이내에 나타나는 경우에는 파상열, 관절염 등과 같은 증상이 있으며 1년 이상의 만성형인 경우에는 만성피로와 같은 증상이 나타난다. 동물의 경우 유사산(임신 7~8개월), 자궁내막염, 불임증, 생식기감염증 등이 있다.

③ 예방대책

피부에 상처가 난 사람은 포유동물을 다루지 말아야 하며, 살균처리된 우유 및 낙농제품을 섭취한다. 또한 수입가축의 검역철저, 육류의 생식을 금한다.

(4) 결핵(tuberculosis)

① 병원체 및 발생 특성

Mycobacterium tuberculosis 균으로 인형(人型), 우형(牛型), 조형(鳥型)의 3종과 제4형으로 파충형으로 분류된다. 건조된 객담(가래) 중에서는 일광에 쬐더라도 126일간 생존할 만큼 결핵균의 저항성은 건조에는 매우 강하나, 열에는 약하다. 병원소는 주로 사람이며, 소가 병원소가 되는 경우도 있다. 인체에서의 탈출방법은 폐결핵의 경우 객담이나 비말로, 신장결핵은 소변으로, 장결핵은 분변으로 탈출되며, 소의 경우에 있어서는 우유, 담, 분변으로 탈출한다.

② 주요증상

폭로된 후 3주일 이내에 "tuberculin 반응"을 나타낸다. 일반적인 증상은 심한 기침,

가슴 통증, 체중감소, 고열, 피로, 피를 토하는 기침 · 가래의 증상을 보인다.

③ 예방대책

환자의 조기발견, 격리와 치료, 예방접종(BCG) 개인위생 및 가족의 검진 등으로 감염을 최소화 한다. 기침이나 재채기 등으로 부터의 전파를 방지하기 위해 감염자는 마스크를 착용하고 환자는 격리시킨다. 우유는 가열처리과정에서 결핵균이 사멸하나 원유 섭취시 유의한다.

3) 식품과 기생충(어패류, 육류, 채소류에서 감염되는 기생충)

기생충은 다른 동물, 즉 숙주로부터 영양분을 얻어서 생활하며 대개 식품에 달라붙은 기생충의 충란, 유충을 사람이 섭취해 감염된다. 기생충은 살아 있는 상태에서 인체에 감염되면 위, 장관의 점막을 뚫고 들어가 심한 복부통, 구토 등 소화기 증상을 일으키고 소화불량, 영양 결핍을 유발한다. 어류, 조개류의 생식, 유기농 채소 재배, 애완동물이 늘면서 이들을 매개로 한 기생충 감염도 증가하고 있다.

(1) 기생충의 일반 분류

① **선충류** : 회충, 요충, 구충, 편충, 동양모양선충, 말레이사상충, 선모충, 고래회충

② **흡충류** : 간흡충, 폐흡충, 요코가와흡충, 이형흡충, 주혈흡충

③ **조충류** : 유구조충, 무구조충, 광절열두조충, 만손열두조충

④ **원충류** : 이질아메바원충, 말라리아원충

(2) 매개체별 기생충의 분류

① 채소류에서 감염되는 기생충은 회충, 요충, 구충, 편충, 동양모양선충 등이다.

㉠ **회충** : 채소를 통한 경구 감염, 인분을 비료로 사용하는 나라에서 감염률이 높음

㉡ **요충** : 직장 내에서 기생하는 성충이 항문 주위에 산란, 경구(입)를 통해 침입, 가족감염이 높음

㉢ **구충(십이지장충)**: 경구(입)를 통해 감염되거나 경피(피부)를 통해 침입

㉣ **편충** : 특히 맹장에 기생하며, 빈혈과 신경증을 유발시키고, 설사증도 일으킴

㉤ **동양모양선충(동양털회충)** : 위, 십이지장, 소장에 기생

② 어패류를 통해 감염되는 기생충은 간흡충, 폐흡충, 고래회충, 요코가와흡충, 광절열두조충, 유극악구충 등이다.

㉠ **간디스토마(간흡충)** : 제1중간숙주는 왜우렁이, 제2중간숙주는 민물고기(잉어, 참붕어, 피래미, 모래무지)

㉡ **폐디스토마(폐흡충)** : 제1중간숙주는 다슬기, 제2중간숙주는 민물가재, 게

㉢ **요꼬가와흡충(횡천흡충)** : 제1중간숙주는 다슬기, 제2중간숙주는 민물고기(은어, 붕어, 잉어)

㉣ **광절열두조충(긴촌충)** : 제1중간숙주는 물벼룩, 제2중간숙주는 송어, 연어, 숭어, 농어

㉤ **고래회충(아나사키스)** : 제1중간숙주는 바다갑각류(크릴새우), 제2중간숙주는 해산어류, 오징어, 문어

㉥ **유구악구충** : 제1중간숙주는 물벼룩, 제2중간숙주는 가물치, 메기, 뱀장어, 양서류, 파충류, 조류, 갑각류, 포유동물

사례 급식 기생충

2017년 10월 의정부와 2019년 6월 인천의 한 고등학교 점심 급식 반찬으로 나온 생선구이(갈치, 삼치)에서 '고래회충(아니사키스)'이 발견됨. 내장을 제거하지 않은 냉동 생선이 납품됨

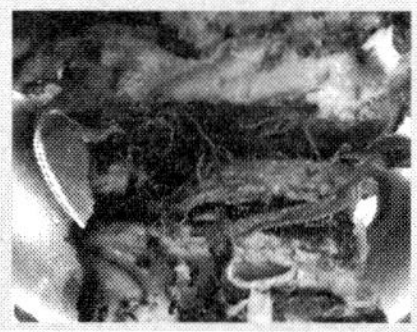

[출처 : 미디어인천, 중앙일보]

③ 육류에서 감염되는 기생충은 무구조충(소), 유구조충(돼지), 선모충(돼지, 개), 톡소플라스마(돼지, 개, 고양이), 만손열두조충(뱀, 개구리) 등이다.

㉠ **선모충** : 쥐→돼지고기로부터 감염이 일어남

㉡ **무구조충(민촌충, 소고기촌충)** : 소고기를 생식하는 지역에서 감염이 일어남

㉢ **유구조충(갈고리촌충, 톡소플라스마)** : 돼지고기를 생식하는 지역에서 감염이 일어남

(4) 기생충의 예방대책

① 기생충은 가열, 냉동에 취약하므로 어패류는 조리시 생선 내부온도가 60~70℃ 이상 되도록 가열 조리하거나 수산물을 -20℃ 이하에서 7일간 또는 -35℃ 이하에서 15시간 동안 냉동시킨다. 생선회는 내장을 즉시 제거해 기생충이 근육으로 이동하지 않도록 하고 수산물을 소금에 절여 먹는 것도 효과적인 기생충 예방법이다.

② 민물고기를 조리한 칼, 도마, 행주는 뜨거운 물에 담가 소독하고, 어패류를 날로 또는 덜 익혀 먹지 않아야 한다. 뱀, 개구리, 사슴피 등을 날로 먹거나 덜 익혀 먹는 일도 위험하다.

③ 농작물 재배 시 인분이나 발효되지 않은 가축 분뇨를 사용하지 않아야 하고, 밭에서 작업한 후에 손발을 깨끗이 씻는다.

④ 채소류는 0.2~0.3% 농도의 중성세제에 세척하거나 흐르는 물에 세척하면 90% 이상의 충란이 제거된다.

5 식품의 변질

1) 식품의 부패와 변패

식품을 자연조건에 그대로 방치하면, 식품본래의 성질이 변하는데, 주로 영양성분의 파괴, 탈수, 향미의 손상 등을 거쳐 식용에 부적합하게 된다. 이러한 현상을 총칭하여 변질(spoilage)이라고 하며, 식품의 변질에는 크게 부패(putrefaction)와 변패(deterioration)로 구분되는데 이를 엄밀히 구분하기는 어렵다. 대개 부패는 단백질이 주성분인 육류, 어패류, 계란류 등에서 미생물에 의하여 단백질이 변하여 악취 등을 발생하는 것을 부패라 하고 당류나 지방질이 주성분인 식품의 변질을 변패라 한다.

2) 식품 변질의 종류 및 관리방법

(1) 생물학적 변질

주로 원료상태에서의 변질을 말한다. 과실류 등의 수확 또는 도축전 동물성 식품 등 원료상태의 식품은 바이러스, 곰팡이, 효모, 세균에 의해 미생물학적 질환에 걸릴 수 있으며, 곤충, 조류, 설치류에 의해 질병에 걸릴 수 있다. 이와 같은 원료상태에서의 변질은 식품의 품질이 저하되어, 변질되지 않은 식품에 비하여 보존기간이 줄어들게 된다.

이와 같은 변질을 예방하고 관리하기 위해서 화학적 또는 물리적 수단으로 살충제, 제초제, 살서제의 사용이 있으며, 또 다른 방법으로는 도축전 가축에서의 질병을 예방하기 위하여 항생제와 같은 약품의 사용이 있다.

(2) 생화학적 변질 : 노화(老化)

일단 과일, 야채 및 곡류 등을 수확하거나 또는 가축이 도축되면, 이는 영양과 물의 공급이 끊어지게 된다. 하지만 여전히 생장 시스템을 유지하기 때문에 존재하는 효소는 계속적으로 작용을 하여 이용 가능한 탄수화물과 저장된 영양분을 이용한다. 이와같은 생화학적 과정을 노화 또는 자기소화라 한다. 따라서 과일이 적절하게 성숙한 후에 수확된다면 운송기간 중 또는 소비 전에 부패할 것이며, 이러한 생화학적 과정은 육류의 숙성과정에서도 적용된다.

하지만 대부분의 식품에 있어서 수확 후에 일어나는 효소적 생화학적 과정은 탈색, 향기 및 영양소의 감소 등 변질을 일으키며, 또한 손상된 생산품은 미생물학적 변패를 훨씬 더 빨리 일으킨다. 이러한 변질을 예방하기 위해 사용되는 주요한 관리방법에는 온도를 낮추어 반응을 느리게 하거나 온도를 상승시켜 효소를 변성, 불활성화 시킨다. 또한 수분활성도(Aw)를 낮추어 효소의 작용을 감소시키며, 또 다른 관리방법으로는 pH를 낮추기 위하여 산의 첨가 및 이산화탄소와 산소의 수준 조절(Carbon dioxide and oxygen level: CA-storage)을 이용한 방법들이 있다.

(3) 미생물학적 변패

미생물은 많은 식품 특히 신선한 식품류의 품질저하에 중요한 역할을 하는데 이는 미생물이 환경 어디에나 존재하고 빠르게 성장하기 때문이다. 미생물은 식품 내에서 빠르게 성장할 수 있다(일반적으로 한개의 미생물은 충분한 영양분이 있다면 매 10분마다 분할하여 5시간 후에는 10억 개까지 성장한다). 식품보존을 위한 미생물에 대한 기본적인 관리 및 사멸방법은 느린 성장을 위한 ① 저온유지, ② 열처리, ③ 수분제거, ④ 산성화, ⑤ 산소 또는 이산화탄소 수준의 조절 등이 있다.

대부분의 식품가공은 병원성균으로 부터의 오염과 가공 후에도 이러한 병원성균의 성장을 막기 위해 고안되어 있고 잠재적으로 해로운 미생물이 식품 내에 우연적으로 존재하는 것 조차 막기 위해 식품을 처리한다. 일반적으로 온도 7℃ 이하, Aw 0.8 이하, pH 4.5 이하는 병원성균의 성장과 증식을 예방할 수 있는 충분한 조건이다.

(4) 화학적 변질

식품의 취급과정에서 조직의 손상이 일어나 다양한 식품내 화학적 구성성분들의 방출을 야기시킨다. 이러한 화학물질들은 서로 반응하거나 또는 외부요인과 반응하여 식품의 변질을 일으킨다. 여러가지 반응들이 품질이나 영양의 손실을 일으킬 수 있는데 주요한 것들을 살펴보면 다음과 같다.

① 효소반응

식품 내 정상적인 효소반응은 식품의 품질에 손실을 가져온다. 또한 세포조직의 파손은 더욱 큰 변질을 일으킬 수 있는 효소들을 방출한다. 예를 들어 미토콘드리아로부터 방출되는 lipoxidase는 지질과 반응하여 악취를 낸다. 유사한 것으로 polyphenol oxidase는 어떤 세포성분 또는 산소와 반응하여 사과나 바나나와 같은 과일에 상처를 내거나 잘랐을 때 나타나는 것과 같은 갈색을 생성한다. 효소적 부패는 효소들이 사전에 표백 등에 의해서 변성되어지지 않는 한 냉동상태에서도 발생한다. 관리를 위한 주요한 환경적 요인에는 산소, 물, pH, 온도 등이 있다.

② 지질산화(Lipid Oxidation)

많은 식품들은 사람의 영양에 중요한 불포화 지방산을 함유하고 있다. 하지만 불행하게도 이러한 지방산들은 특정 메카니즘(autocatalytic free radical mechanism)을 통해 산소의 공격을 받게 되어 결과적으로 섭취하기에 힘든 불쾌취를 발생시킨다. 악취(rancidity:산패취)발생은 산소의 제거와 BHA, BHT, EDTA와 같은 항산화제의 첨가에 의해서 관리되어질 수 있다.

③ 비효소적 갈변화(Nonenzymatic Browning : NEB)반응

비효소적 갈변화(NEB)반응은 품질과 영양적 손실을 일으키는 또 다른 주요한 화학적 반응이다. 이 반응은 glucose, fructose, lactose 같은 구성성분과 단백질 또는 아미노산과의 반응결과이다. 갈변화는 고온에서의 당의 카라멜화 또는 비타민 C의 산화를 통해서 발생하며 어떤 경우에 있어서는 제빵, 육류가공 중 crust(겉껍질)의 형성, 맥주 등에서의 보리의 숙성, 시럽, 당밀, 카라멜의 생산에 있어서는 필요한 반응이다.

NEB반응의 단점은 쓴맛을 생성하고, 탈지유에서와 같은 밝은색을 어둡게 하고, 단백질의 용해성을 손실, 단백질식품을 단단하게 하고 특히, 단백질의 영양적 가치를 떨어뜨린다는 것이다. NEB반응은 많은 식품에서 유통기간을 짧게 한다. NEB반응을 관리할 수 있는 환경적 요인에는 온도, pH, 수분활성도가 있다. 특히, 갈변화에 대한 중요한 관리방법은 반응이 일어날 수 있는 식품내 존재하는 수분의 함량조절을 통해서 이루어진다. 수분함량이 낮을수록 위에서 언급한 식품에서의 반응률은 낮아진다. 하지만 수분이 많은 식품은 반응물질들이 많이 희석되기 때문에 갈변화는 느리게 일어난다.

④ 기타 다른 화학반응들

식품의 변질을 일으킬 수 있는 기타의 다른 화학반응에는 열에 의한 비타민의 파괴(A, B_1, C 등), 빛에 의한 색소의 변질, 비타민 C의 직접적인 산화, riboflavin에 대한 빛의 영향, carotenoid 색소의 직접적인 산화, 향의 손실 등을 포함할 수 있다.

6 안전한 식품 보관 및 보존방법

1) 식품의 안전한 보관방법

식품을 안전하게 보관하기 위해서는 식품 표시의 보관방법을 확인하여 표시된 대로 보관해야 한다. 별도의 표시가 없는 경우에는 각 식품의 특성을 고려하여 보관하여야 한다.

(1) 식품별 안전한 보관방법

① **쌀 및 곡류** : 수분은 13% 이하로 건조하고 서늘한 곳에 보관한다.

② **어패류** : 흐르는 수돗물로 깨끗이 씻어 물기를 없앤 후 다른 식품과 접촉하지 않도록 하여 냉장 · 냉동 보관한다.

③ **육류** : 2~3일 이내 섭취하려면 냉장 보관하고, 장기간 보관할 때에는 냉동 보관한다.

④ **달걀** : 씻지 않은 상태로 냉장 보관한다.

⑤ **채소** : 물기를 제거한 후 포장지로 싸서 냉장 보관하며, 씻지 않은 채소와 씻은 채소가 섞이지 않도록 분리하여 보관한다.

⑥ **우유** : 4℃ 이하로 냉장 보관하며 가능한 한 빠른 시일 내에 섭취한다.

⑦ **통조림** : 개봉한 후에는 별도의 깨끗한 플라스틱 용기에 보관하며 개봉 일시를 기록하고 가능한 한 빠른 시일 내에 섭취한다.

(2) 냉장고 사용시 안전한 보관방법

식중독 예방하기 위해서는 식품의 보관 온도와 보관 기간을 제대로 관리할 수 있어야 한다. 식중독 균이 성장하기 적합한 온도는 4~60℃이므로 뜨거운 음식은 60℃ 이상으로 보온하고, 찬 음식은 4℃ 이하로 냉장 · 냉동 보관하여 미생물의 증식을 억제해야 한다.

① 냉장고에 식품 보관 시 주의할 점

㉠ 뜨거운 음식은 식힌 후 냉장고에 보관한다.

㉡ 식품에 묻어 있는 흙이나 이물질을 제거하고 밀봉하여 보관한다.

㉢ 온도에 민감한 식품은 냉장고 안쪽 공간에 보관한다.

㉣ 냉기가 잘 순환되도록 냉장고 안을 식품으로 꽉 채우지 않는다.

② 식품별 냉장 보관 기간

㉠ 닭고기, 생선류 : 1~2일

㉡ 갈아 놓은 쇠고기, 돼지고기 : 1~2일

㉢ 구이용 쇠고기, 돼지고기 : 3~5일

㉣ 달걀 : 3주

③ 식품별 냉동 보관 기간

㉠ 생선류 : 2~3개월

㉡ 갈아 놓은 쇠고기, 돼지고기 : 3~4개월

㉢ 구이용 쇠고기, 돼지고기 : 4~6개월

㉣ 닭고기 : 12개월

(3) 장기보존을 위한 방법

① 소금절임에 의한 식품저장

소금을 식품저장에 사용하는 것은 소금의 방부효과에 기인하며 사용되는 소금은 불순물이 함유되지 않은 것이 좋다. 염장 시에는 식품중의 미생물 세포 자체도 삼투압에 의한 탈수와 이에 따른 원형질 분리(plasmolysis)로 생육이 억제 된다. 일반적으로 살염법에서는 식품 무게의 10~15%의 소금을 사용하며, 염수법에서는 20~25%의 소금을 사용한다.

식중독 세균인 Clostridium botulinum은 소금 6% 농도에서, Bacillus cereus는 소금 10% 농도에서 생육이 억제된다.

② 당(糖)절임에 의한 식품저장

식품에 당을 가하면 삼투압의 차이에 의하여 미생물들이 이용할 수 있는 수분을 일정한 수준 이하로 감소시킴으로써 미생물의 성장을 억제시키게 된다. 세균에 대한 당류의 생육 억제 효과는 과당 〉 포도당 〉 설탕 〉 젖당의 순서를 보인다.

일반적으로 미생물은 당 농도가 50% 이상 되면 생육이 억제되나 내삼투압성 효모(osmopilic yeast)는 당 함량 80%의 고농도에서 견딜 수 있어 꿀, 초콜릿, 잼, 당밀 등에서도 번식할 수 있다.

③ 산의 담금에 의한 식품저장

미생물의 성장은 식품의 pH에 따라 많은 영향을 받게 되는데 미생물은 대부분 중성에서는 잘 생육하나 점차 낮은 산성영역으로 갈수록 생육이 억제된다. 따라서 pH가 낮은 젖산, 구연산 등을 이용하여 식품을 저장하는 방법이다.

④ 가열살균에 의한 식품저장

저온살균법, 고온순간살균법, 열탕살균법, 증기살균법, 간헐살균법 등이 있다.

⑤ 훈연법

어류 · 육류를 소금에 절인 후 참나무, 자작나무, 오리나무 및 호두나무 등의 목재를 불완전 연소시켜 생기는 연기의 화학성분을 식품 표면에 부착 및 침투시켜 건조시키는 방법이다. 이때 발생하는 연기에 함유된 방부성 물질에 의해 미생물의 생육이 억제되어 저장성이 증가되며, 독특한 향기와 맛이 생겨 식품의 맛을 좋게 한다.

7 식품위생관리 표시 및 제도

1) 식품 유통기간 표시 방법 및 종류

(1) 유통기간 설정 방법

① 미국 등 해외 선진국의 유통기간 표기 방법

미국 등 여러 선진국에서는 다양한 방식의 유통기간 표시가 활용되고 있는데, 섭취기한(Use by date), 판매기한(Sell by date), 포장일자(Packaging date), 최상 품질기한(Best before date), 최상 섭취기한(Best it used by date) 등이 있다.

② 우리나라의 유통기간 표기 방법

우리나라는 식품위생법에 따라 도시락, 식품첨가물 등 일부 제조일자를 표시하는 경우를 제외하고는 유통기한 표시를 의무화하고 있다. 우리나라의 유통기한은 "sell by date"의 개념으로 그 날짜까지만 먹을 수 있는 기한이 아니라, 소비자에게 판매가 허용되는 기한을 말한다. 유통기한은 법으로 품목별로 정해져 운영되다가 2002년 7월부터 제조업체별로 자율적으로 설정할 수 있도록 하였으며, 2007년 1월부터는 "유통기한"과 "품질유지기한" 두 가지를 사용하고 있다.

(2) 유통기한과 품질유지기한

① 유통기한

식품 등의 표시기준에서 제품의 제조일로부터 소비자에게 판매가 허용되는 기한이며, 경과할 경우 판매가 금지된다.

② 품질유지기한

식품 고유의 품질이 유지될 수 있는 기한을 말하는데, 경과하더라도 판매가 가능하다. 보통 저장성이 우수하고 부패나 변질 우려가 없고, 소비자가 오래 보관하면서 먹는 식품에 한해서만 품질유지기한으로 표시할 수 있게 한다.

- 잼류, 당류, 다류(액상제 품은 멸균제품), 음료류(멸균제품), 조미식품(간장, 된장,

고추장, 춘장, 청국장, 혼합장, 식초와 멸균한 카레제품), 인삼제품류(인삼차, 인삼엽차, 홍삼차), 김치 · 절임식품(조림류는 멸균제품), 기타식품류(전분, 벌꿀, 밀가루), 레토르트식품, 통조림식품 등

③ 유통기한을 생략할 수 있는 식품

설탕, 아이스크림, 빙과류, 식용얼음, 과자류 중 껌류(소포장 제품), 재제 · 가공 · 정제소금과 주류(탁주 및 약주를 제외) 및 품질유지기한으로 표시하는 식품유통기한 표시방식이 안전성 측면에서는 장점이 있지만 사용할 수 있는 식품을 폐기하도록 한다는 지적이 일자, 보건복지부는 2012년 7월부터 판매할 수 있는 유통기한과 먹어도 안전하다고 판단되는 소비기한을 나눠 표기하도록 했다. 유통기한은 상품을 판매할 수 있는 시한인 것에 비해, 소비기한은 해당 상품을 먹어도 소비자의 건강이나 안전에 이상이 없을 것으로 인정되는 최종 시한을 말한다. 따라서 소비기한은 보통 유통기한보다 길고, 이 소비기한이 지나면 상품의 부패나 변질이 시작될 가능성이 높다.

2) 식품라벨

(1) 주요 표기사항

단순히 영양성분표만을 떠올릴 수 있으나, 제품의 용기나 포장 전체가 식품라벨에 해당한다. 주표시면, 일괄표시면, 기타표시면으로 구분하며 각 표시면마다 담겨 있는 표시사항이 다르다.

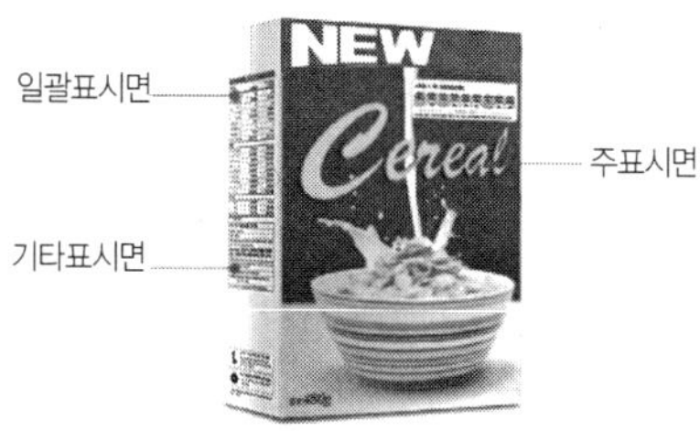

[표 5-5] 식품 주요 표시사항

표시면	표시사항	특이사항
주표시면	• 제품명 • 내용량 (내용량에 해당하는 열량)	• 포장에 인쇄되는 이미지의 경우 착향료만을 사용해 원재료의 향 또는 맛을 내는 제품이라면 소비자가 오인하지 않도록 원재료의 사진, 그림 등을 사용할 수 없다. • 열량은 보통 1회 제공량 기준이다.
일괄표시면	• 식품의 유형 • 제조연월일 • 유통기한 혹은 품질유지기한 • 원재료명 및 함량 • 성분명 및 함량	• 원재료와 성분의 함량은 그 원재료 또는 성분을 제품명이나 제품명의 일부로 사용하는 경우에 한하여 표시한다. • 영양소 함량은 하루 기준치의 %를 확인

기타표시면	• 업소명 및 소재지 • 영양성분 • 주의사항 • 기타사항	• 영양성분은 1회 제공량 확인 • 주의사항 중 '이 제품은 땅콩, 토마토(중략)를 사용한 제품과 같은 제조시설에서 제조하고 있습니다.'라고 표기한 부분은 알레르기 유발물질에 대한 경고문구다.

(2) 소비자가 오인하기 쉬운 라벨표시

① '비유지방', '비동물성 지방', '콜레스테롤 무함유'

식물성 지방이 들어가 있을 수도 있다. 식물성 지방에는 콜레스테롤이 없지만 열량은 1g당 9kcal 정도로 높은 편이다.

② '저지방'

열량이 없다는 뜻이 아니다. 저지방 식품도 많이 먹으면 고열량 섭취가 가능하다.

③ '무설탕', '무가염', '무가당'

'무설탕'의 경우 설탕을 제외한 다른 감미료가 들어 있을 수 있다. 보통 과당, 솔비톨, 자일리톨 등이 사용되며 이 감미료들은 1g당 2~4kcal의 열량을 낸다. 무가염이나 무가당의 경우 인위적으로 넣지는 않았지만 본래 식품에 나트륨이나 당이 들어 있을 수 있다.

④ '무색소'

인공색소를 사용할 수 없도록 규정된 식품임에도 불구하고 특정 상품에 무색소 강조표시를 하여 다른 식품들에는 마치 색소가 들어 있는 것처럼 인식되는 경우가 있다. 고추장의 경우가 이와 같다.

⑤ '0kcal'

열량이 5kcal 미만인 식품의 경우 0kcal로 표기가 가능하다. 하지만 실제로는 0kcal가 아니기 때문에 이를 믿고 많은 양을 섭취하지 않도록 주의해야 한다.

3) 식품위생관리제도

식품위생관리제도에는 식품위생법에서 정하는 영업허가(신고), 품목제조보고, 기준 · 규격과 표시기준, 취급 등의 금지, 영업자의 준수사항, 식품위생관리인 선임, 건강진단 및 위생교육, 자가품질검사, 품질관리 및 보고, 식품 등의 자진회수(Recall), 위생등급(우수업소, 모범업소), 위해요소중점관리기준(HACCP), 식품위생감시(식품위생감시원 및 명예식품위생감시원 활동), GMP 등이 있다.

(1) 우수제조관리기준(GMP)

GMP란 Good Manufacturing Practice의 약칭으로, 식품위생관리의 가장 기초가 되는 규범이다. 일반적으로 GMP는 품질이 우수한 좋은 제품을 제조하기 위한 기준으로서 작업장의 구조와 설비를 비롯하여 원료의 구입에서 제조, 포장, 출하에 이르기까지 전과정에 걸쳐 제조와 품질의 관리에 관한 조직적이고 체계적인 규정으로 시설 · 설비와 위생, 종업원의 위생, 작업환경관리 등의 내용이 포함되어 있다. GMP(우수제조관리기준) 인증 체계는 HACCP(위해요소 중점관리기준) 식품 안전 프로그램의 보다 효율적인 구현에 필요한 기본 제조 실무와 선결 조건이 지켜지고 있음을 객관적으로 검증 및 인증하는 기능을 한다.

보통 GMP 인증은 3년 주기로 진행되며, 많은 식품회사들은 식품 가공에 대한 GMP 인증을 기초로 HACCP 및 GFSI 산하 인증들 ISO/FSSC 22000, SQF 및 ISO 9001을 포함한 기타 품질 및 식품안전관리시스템 인증을 함께 진행한다.

(2) 식품위해요소중점관리기준(HACCP)제도

HACCP(Hazard Analysis and Critical Control Point)란 원료생산, 수확, 운반, 제조 · 가공, 보관, 유통 · 판매 및 최종소비에 이르기까지 발생할 수 있는 생물학적, 화학적, 물리적 위해요인을 각 단계에서 과학적으로 분석하여 이를 중점관리하는 예방적 위생관리제도이다.

HACCP에 의한 관리방식은 최종검사 대신에 원료의 입고부터 제조공정, 출하에 이르기까지 위해발생을 사전에 예방하는 것을 목표로 위해에 관련된 중요한 관리점을 관능검사 및 계측기기에 의한 공정관리에 바탕을 둔 감시를 하고 그 데이타에서 벗어나는 지 여부를 해석하여 그 결과를 기록하는 방법이다. HACCP은 인증 후 매년 조사평가 연 1회, 3년에 한 번 연장심사로 취득이 유지된다. 최근 축산물가공업과 식용란선별포장업은 자체 HACCP 기준작성 · 운용에서 전문기관의 심사 및 인증을 받도록 강화되었다.

해썹 의무적용 품목 7종
비가열 음료, 빙과류, 냉동 수산식품(어류 · 연체류 · 조미가공품), 냉동식품(피자류 · 만두류 · 면류), 어묵류, 레토르트 식품, 배추김치

HACCP제도는 다음과 같은 7가지 원칙으로 구성되어 있다.

[표 5-6] HACCP의 7가지 원칙

원칙	내 용	
원칙1	위해분석의 실시	식품생산에서의 각 공정별로 발생할 우려가 있는 위해를 모두 파악하고, 예측할 수 있는 위험도를 분석하는 것이다.
원칙2	중요관리점의 설정	공정 중에서 위해가 발생할 우려가 높으며, 따라서 위해요소를 제거할 수 있는 관리점을 설정하는 것이다.
원칙3	관리기준의 설정	원칙2에서 설정되어진 중요관리점에서의 위해발생을 방지하기 위한 허용한계기준을 설정하는 것이다.
원칙4	모니터링 방법의 설정	중요관리점에 대한 허용한계기준이 준수되고 있는지를 감시하는 방법에 대하여 구체적으로 설정하는 것이다.
원칙5	시정조치의 설정	중요관리점에 대한 허용한계기준이 준수되지 않을 경우에 취하여야 할 시정조치에 대한 기준을 설정하는 것이다.
원칙6	검증방법의 설정	HACCP시스템이 효과적으로 운용되고 있는지를 확인하여 HACCP시스템이 적합하게 작성된 것인지를 검증하는 방법을 설정하는 것이다.
원칙7	기록유지방법의 설정	HACCP시스템이 종합적으로 잘 준수되는지를 효과적으로 기록하여 문서화하는 방법을 설정하는 것이다.

(3) 회수제도(RECALL)

회수제도는 식품 등을 제조, 가공, 소분, 판매, 수입하는 영업자가 해당 식품 등으로 인한 위생상의 위해가 발생하거나 발생할 우려가 있다고 인정될 때는 그 사실을 국민에게 알리고 유통중인 식품을 회수하도록 하는 데 목적이 있다. 즉 식품위생상의 위해가 발생하였거나 발생할 우려가 있을 때 식품의 제조 · 가공 및 수입판매업자 스스로가 당해 식품의 위해성을 언론매체를 통하여 소비자에게 알리고 이를 가장 빠르고 효과적으로 제거함으로써 국민건강을 보호하기 위한 제도이다.

회수대상은 위해식품 등, 병든 동물 고기, 기준 · 규격 없는 화학적 합성품, 유독기구, 식품 · 식품첨가물 · 기구 및 용기 · 포장과 그 원재료에 대한 기준 · 규격 위반, 표시 기준을

위반한 유전자변형식품 등이 있다.

식중독 발생 사례와 원인 찾기

사례 1 수학여행에서 식중독 발생

- A중학교(○○구) 수학여행(3.31~4.2): 설사 · 구토 환자 발생(4.1 오후)
- 기간 중 모두 ○○호텔(○○군 소재) 식당에서 식사
- 4.1 점심은 ○○에서 개별 취식(노출인원 : 302명)
- 이동 중 ○○ 구 보건소에 환자 19명 방문 · 치료(4.2)
- 해당 환자 가검물 채취 · 검사 실시
- ○○호텔 음식점 환경조사 및 가검물 채취(4.2)
- 식중독보고관리시스템에 입력 · 보고(4.2)

⇒ 무엇이 잘못된 것일까? 역학조사 실시

- 역학조사 실시(4.2)
- ○○호텔 음식점 환경조사 및 지하수 노로바이러스 검사(4.4)
- 환자가검물(4.8, 보환연)과 지하수(4.23, 식약청)에서 동일 유전자형의 노로바이러스(G I –4) 검출
- ○○호텔의 식사를 통한 집단 식중독 가능성 의심
  - ○○호텔의 식수는 지하수를 끓인 보리차와 정수기물(원수는 지하수)을 제공
  - 조리수는 지하수 및 상수도를 이용
  - 음식물별 상대 위험도는 특정 음식물에서 높게 나오지 않음
  - 지하수의 오염에 의한 집단 식중독 의심
- ○○호텔내 음식점은 무신고 업소로 지하수 사용 중단 및 폐쇄 조치

식중독 발생 사례와 원인 찾기

사례 2 상주 S여고 식중독 발생

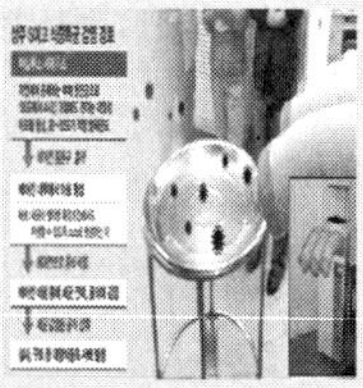

- 2008년 5월21일, 2학년 학생이 설사, 복통을 호소하며 양호실 방문
- 23일까지 19명의 감염 의심자 발생 → 상주보건소에 첫 신고
- 24일 학생 및 교직원과 식재료, 조리기구 등을 대상으로 병원성대장균과 비브리오균 등 세균 5종을 조사했으나 특이점 없음
- 26일 식중독 환자 수는 142명으로 최종 확인

⇒ 무엇이 잘못된 것일까? 역학조사 실시

- 27일 질병관리본부 역학조사팀 조사결과 21일 점심과 저녁에 제공된 두 가지 반찬에서 바실루스 세레우스 발견됐고, 환자들의 배변 검사에서도 동일균 검출
- 오염원과 원인식품
  동일 식재료를 사용하는 인근 S중학교에서는 식중독 미발생
  주방과 식당 등 주변에서 바실루스 세레우스가 검출되지 않음
  1. 가지고추찜과 열무무침에서 바실루스 세레우스 발견 21일 각각 점심과 저녁 식단으로 제공됨
  2. 두 음식을 식히는 과정에서 공통적으로 이동식 에어컨 사용
  3. 이동식 에어컨의 배기구와 토출구에서 원인균인 바실루스 세레우스 검출
- 예방방법 : 학교급식소나 기타 조리작업장에서 이동식 에어컨의 청소 및 소독계획을 수립하고 식수 및 식재료 냉각 용도로는 사용하지 않도록 해야 함

식중독 발생 사례와 원인 찾기

사례 3 **대전 연기군 ○○ 초등학교 식중독 발생 사례와 원인 찾기**

- 2008.11.25일 점심급식을 먹은 학생 32명이 급식 1시간여 후부터 어지러움과 구토 증세를 보여 병원으로 후송함
- 26일, 18명이 입원 치료
- 점심 식단은 밥과 된장국, 장어구이, 계란찜, 김치

⇒ 무엇이 잘못된 것일까? 역학조사 실시

- 원인식품 성분 분석 결과 농약성분인 카보퓨란이 양념구이 재료인 페루산 냉동장어에서 약 3% 섞여 1㎏당 92.7mg, 학생들의 토사물에서는 1㎏당 347mg이 검출

식중독 발생 예측 및 위해요소 찾기

사례 4 **BB 레스토랑 식중독 발생 사례와 원인 찾기**

- BB 레스토랑은 뜨거운 야채요리와 함께 로스트비프, 햄, 칠면조요리 등을 제공하는 뷔페식 레스토랑임. 음식은 목재로 된 도마를 사용하여 손님들 앞에서 직접 썰어서 제공. 음식을 주방에서 식당으로 이동시킬 때에는 고온이어서 세균 등이 자랄수 없지만 식당으로 간 후에는 음식의 온도를 유지시키는 기구는 없음. 음식물이 조리도구(칼 등)에 묻거나 테이블 등에 떨어지면 종업원이 젖은 행주로 닦아냄
- BB레스토랑에서 발견할 수 있는 식품안전위해요소는?
  1. 목재로 된 도마
     – 병원성 세균을 배양할 수 있다.
  2. 육류의 보관온도
     – 위험온도에 노출
  3. 젖은 행주
     – 젖은 행주의 세균이 칼로 옮겨갈 수 있다. 육류로 세균이 교차오염될 수 있다.
- 음식의 안전에 관련된 문제해결을 위해 지배인이나 매니저가 할 일은?
  1. 가열램프 및 온도계를 사용해 안전한 온도에서 보관
  2. 젖은 행주로 기구나 용기, 테이블을 닦지 않도록 한다.
  3. 목재로 된 도마를 단단한 고무도마나 항균도마로 교체한다.

식중독 발생 사례와 원인 찾기

사례 5 **A형 간염바이러스 경구전염병 발생**

- A형 간염바이러스의 발병이 ○○ 마을에서 발생. 130명이 증상을 호소하고 4명이 사망. 이와 같은 사건이 다른 지역에서도 보고됨
- 원인이 샐러드나 장식용으로 사용한 양상추로 알려짐. 보건국은 재료공급처가 같은 식당들에서는 환자발생이 없으므로 감염된 작업자가 오염원이라고 결론을 내림. 병의 초기 감염원은 어린이집에서 감염된 아이의 아빠인 어느 웨이터가 상추를 다루고 샐러드 준비작업에 관여해서 시작됨
- 무엇이 잘못되었는가?
  1. 개인위생수칙을 지키지 않았음.
     – 집안에 설사, 구토, 열, 후두염, 황달, 고름이 있는 상처를 지닌 환자가 있는 경우 보고
     – 감염원인 웨이터가 손 세척을 철저히 하지 않아 손에 오염된 바이러스가 양상추나 샐러드에 오염
     – 양상추나 샐러드는 모두 가열 조리해서 제공할 수 없는 식품임
     (A형 간염유행시 위험식품, 위험행위 집중감시)

사례 6 **보툴리즘 식중독 발생**

- 뉴멕시코의 어느 유명 레스토랑은 매일 수천개의 두툼한 스테이크와 감자요리를 제공하는 것으로 인기를 끌었음. 마칠 시간쯤 몇 개의 구운감자가 남아있는 것은 그대로 선반에 방치함. 다음 날 샐러드 요리사가 감자샐러드를 만들때 감자껍질을 벗기고 다른 재료와 혼합. 조리가 된 요리는 용기에 담아 서빙하기전까지 냉각함. 점심때 고객들 중 일부가 감자샐러드를 먹었고 다음날 34명의 손님이 보툴리즘으로 병원에 입원해 2명이 사망. 이 사건 이후 FDA는 익힌 감자를 잠재적 위험식품에 포함시켰음
- 손님들이 어떻게 보툴리즘에 감염되었는가?

1. Clostridium botulinum은 흙에서 유래
   - 포자형태로 존재하며 세척후에도 껍질에 남아있음
   - 익히는 과정에서 오히려 포자가 열활성화됨
   - 감자가 냉각되는 동안 충분히 증식
   - 감자의 익은 정도를 시험하기 위해 껍질을 찌를때 포자가 깊숙히 침투
   - 조리열은 포자형성균을 죽이지 못함
   - 세균이 증식해 독소생성
2. 항상 남은 감자를 재사용하는 것이 관례였고 지금까지 아무런 문제가 없었으나 그 치명적 사고로 하루아침에 유명한 레스토랑이 문을 닫게 되었음

[참고문헌]

[네이버 지식백과] 비스페놀 A [bisphenol A]

집단급식소 조리종사자 단계별 위생관리 매뉴얼

지침서·안내서, 식품의약품안전처, 2019

네이버: 의학정보

https://terms.naver.com/entry.nhn?docId=926901&cid=51007&categoryId=51007

https://terms.naver.com/entry.nhn?docId=1721734&cid=48160&categoryId=48160&expCategoryId=48160

식품의약품안전처 블로그 http://blog.naver.com/kfdazzang/221541814823

제6장

위생곤충

6

1. 위생곤충의 개념
2. 위생곤충의 영향
3. 위생곤충의 방제
4. 살충제의 종류
5. 사용목적에 따른 분류
6. 위생곤충 각론

제6장

위생곤충

학습목표

1. 위생곤충의 종류 및 인체에 미치는 영향을 말할 수 있다.
2. 위생곤충의 방제를 위한 관리 계획을 수립할 수 있다.
3. 해충 방제를 위한 다양한 방법을 사용할 수 있다.

1 위생곤충의 개념

1) 위생곤충 종류

위생해충은 인간에게 질병을 매개하는 것 이외에 질병과는 직접적인 관계가 없으나 혐오감(nuisance)을 주는 곤충과 절족동물이나 설치류의 일부를 포함하여 다루고 있다.

위생해충의 종류에는 절족동물로 곤충강, 거미강, 게새우강, 지네강, 노래기강 등이 있으며, 곤충강에는 바퀴목, 파리목, 이목, 벼룩목, 나비목, 벌목 등이 있으며, 우리나라에서 문제가 되고 있는 것은 모기, 진드기, 바퀴 등이다. 그리고 쥐에 대한 구제도 넓은 의미에서 다루고 있다.

2) 위생곤충 방제의 원칙

(1) **발생원 및 서식처의 제거** : 가장 근본적인 대책이며, 가장 중요한 원칙이다. 쓰레기장이나 화장실의 구데기, 하수구나 방화수통의 장구벌레, 집안의 쥐 서식처 등을 제거하여야 한다.

(2) **발생초기에 실시** : 해충의 증식은 기하급수적이므로 발생초기에 구제하는 것은 성충을 구제하는 것의 수십배의 효과를 기대할 수 있다.

(3) 생태, 습성에 따라서 실시 : 구제효과는 대상동물의 생태, 습성을 정확히 파악함으로써 효과적인 구제책이 강구될 수 있다.

(4) 광범위하게 동시에 실시 : 이웃집 모기나 파리가 날아오지 않는다는 보장이 없는 한 어느 한 가정의 노력만으로 효과를 기대할 수 없으므로, 일정한 시각에 동시에 시작하는 것도 이 원칙에 의한 것이라 할 수 있다.

3) 살충제의 구비조건

(1) 효력이 정확할 것

소량으로도 약효가 확실해야 한다. 대상 해충만 죽이는 높은 선택성으로 기존 약제보다 살포 약량을 적게 하여도 방제효과가 우수하고 환경오염의 위험성이 상대적으로 낮아야 한다.

(2) 인축에 대한 독성이 낮을 것

살충제는 위생해충을 방제하는 약제이므로 정도의 차이는 있으나 독성물질이다. 독성정도가 너무 높아 인축에 피해를 주거나 2차 독성을 야기하는 약제는 이상적인 살충제라 할 수 없다.

(3) 수서생물에 대한 독성이 낮을 것

모기 성충이나 유충을 방제하기 위하여 수계 부근에서 약제를 처리시 살충제가 어류 등 수서생물 등에 악영향을 주지 않아야 한다.

(4) 천적 및 유용곤충에 대한 독성이 낮거나 선택성이 높을 것

소독약품의 사용으로 천적을 동시에 죽이게 되면 해충의 대발생과 방제 횟수와 약량의 증가로 경제적 손실뿐만 아니라 생태계를 파괴하는 원인이 될 수 있다. 또 연막 소독시 주변에 양봉이나 양잠을 하는 곳의 유용곤충에 피해가 없는 약제를 선택해야 한다.

(5) 물리화학적 성질이 양호할 것

저장기간 동안 유효성분의 분해가 일어나거나 약제의 물리성이 악화되어 품질의 변화가 쉽게 발생하면 약효 저하의 원인이 될 수 있다.

(6) 값이 저렴할 것

살충제로 사용하기 위해서는 값이 적절해야 한다.

(7) 사용법이 간편할 것

약제의 조제 및 사용법이 간편해야 한다.

2 위생곤충의 영향

1) 직접적 영향

① 곤충에 물렸을 때의 피부조직 기계적 외상
② ①에 의한 병원성균의 2차적 감염
③ 인체에 독성물질의 주입에 의한 피해
④ 흡혈 및 영양물질의 탈취
⑤ 체내 기생에 의한 피해
⑥ 피부염, 알러지
⑦ 수면방해

2) 간접적 영향

① 질병의 기계적 전파, ② 질병의 생물학적 전파, ③ 정신적, 경제적 피해 등이 있다.

3 위생곤충의 방제

소독약품은 각종 질병을 매개하는 해충, 진드기, 설치류 또는 미생물의 구제 또는 방지를 목적으로 하는 모든 약제를 포함한다. 또 이들 약제의 효과를 증진시키기 위하여 사용되는 전착제와 제제화에 사용되는 각종 보조제들도 소독약품이라고 할 수 있다.

최근 소독약품의 정의가 확대되어 해충을 포식하는 천적 및 해충에 병을 유발시켜 죽게 하는 병원미생물 등의 생물제제도 소독약품에 포함시키고 있을 뿐만 아니라, 해충을 유인하거나 기피시키는 물질 등도 모두 소독약품의 범위에 포함시키고 있어 그 범위는 더욱 넓어지고 있다.

1) 물리적 방제

(1) 트랩 이용

해충을 유인하여 방제하는 방법으로 야간활동성인 모기를 빛으로 유인하여 포집하는 유문등, 같은 원리로 유인하여 전기로 감전시켜 죽이는 살문등이 있다. 바퀴의 끈끈이 트랩, 쥐 트랩 방법 등이 있다. 물리적 방제는 친환경적 방제방법이다.

(2) 열 또는 방사선

저장 곡물을 햇빛에 넓게 펴 놓으면 곤충은 몸의 수분을 빼앗기면 쉽게 죽는다. 속옷 사이에 서식하는 몸이는 속옷을 드라이오븐 50℃에서 1~2시간 처리시 알, 자충, 성충 모두 방제 가능하다. 집먼지 진드기예방을 위해 카펫트나 침구류 등을 건조기에 넣고 처리한다. 방사선을 이용해서 해충의 세포를 파괴시키거나 돌연변이를 유발하여 살충하는 방법도 있다.

2) 화학적 방제

(1) 독먹이

해충이 좋아하는 미끼먹이에 살충제를 미량 섞어서 설치해 두어 해충이 미끼 독먹이를 먹고 죽게 하는 방법이다. 해충의 종류에 따라서 미끼먹이의 종류가 달라진다.

(2) 훈증

살충제를 열이나 기타 방법으로 기체화하여 해충의 호흡기관(기문)으로 살충제를 유입시켜 해충을 치사시키는 방법이다. 가정용 전자매트, 액체전자모기향 등이 훈증법의 대표적인 예이다.

(3) 공간살포

살충제를 해충이 활동하는 공간에 살포하는 방법으로 한 번 살포하면 수분에서 수 시간 정도 살충효과를 나타내고 잔류효과는 없다. 가정용 에어로졸은 압축가스의 분출로 용해된 살충제가 미립자로 분사되는 방식이며 입자가 공기 중에 떠 있을 때 살충력을 나타내고 시간이 지나면 입자가 바닥으로 떨어진다. 실내에서 사용하기 때문에 작업 후 바닥에 떨어진 살충제는 모두 제거해야 한다. 가열연막은 경유나 등유를 이용하여 연기를 발생시키고 연기에 살충제를 미립자로 만들어 살포하는 방법이다. 바람에 연기가 희석되거나 사라지면 살충효과가 없어진다. 야외에서 만족스런 살충효과를 기대하기는 어렵고, 최근에는 화석연료를 사용하는 비친환경적 방법으로 인식되어 사용을 감소시키고 있다. 극미량연무(ULV) 방법은 선진국에서 많이 사용하는 방법이기도 하며 살충제를 특수화된 노즐을 이용하여 살충제를 미립화시켜 공간에 살포하는 방법이다. 살포입자가 가열연막보다 크기 때문에 분사구를 45° 상향해서 살포하여 살충제 입자가 위에서 아래로 내려오면서 해충에 접촉 치사시키는 방법이다.

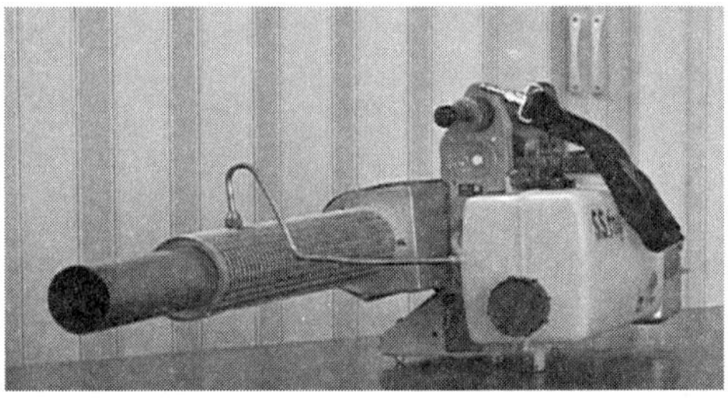

[그림 6-1] 휴대용 가열연막기

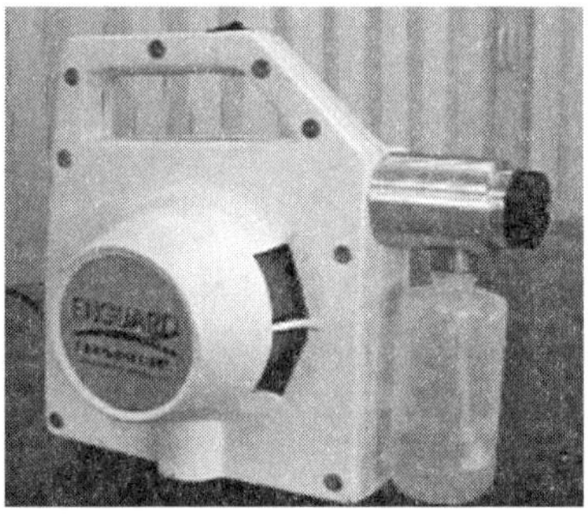

[그림 6-2] 휴대용 극미량연무기(ULV)

(4) 잔류분무

잔류효과가 있는 살충제를 해충이 잘 다니는 길목이나 잘 붙어 휴식하는 장소의 벽면에 미리 살포하여 해충을 접촉 치사시키는 방법이다. 1회 살포로 약 3~4개월 정도 살충효과를 기대할 수 있으나 햇빛이 비추는 면이나, 온도가 높은 곳은 잔류효과가 짧아질 수 있다.

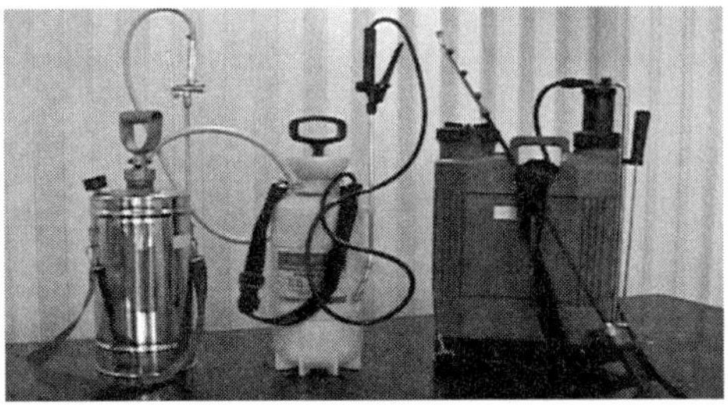

[그림 6-3] 수동 분무기의 종류

3) 환경적 방제

해충이 발생하지 않도록 쓰레기의 수거 및 처리가 중요하다. 농가에서는 축분을 비닐로 덮는 행위, 죽은 동물의 처리, 쓰레기의 매립처리, 모기의 주택 내 침입을 막는 방충망 설치, 파리가 축분에 접촉해 산란하는 것을 차단하는 것 등이 기본적인 물리적 방제에 해당한다. 지역사회 쓰레기 처리 등이 비위생적일 경우 해충의 발생밀도 증가 뿐 아니라 종도 다양해진다.

4) 생물학적 방제

모기유충을 포식하는 송사리, 잠자리유충, 물땡땡이유충 등 일부 수서곤충과 같이 해충의 천적을 이용하는 방법이다. 모기 성충을 포식하는 잠자리 성충과 박쥐도 주요한 포식 천적이다. 파리는 유충을 포식하는 반날개류, 알을 포식하는 똥풍뎅이 그리고 파리 번데기에 기생하여 포식하는 파리기생좀벌 등이 주요 천적이다. 이와 같이 야외에서 발생하는 해충의 경우는 생태적으로 천적이 존재하지만 실내에서 서식하는 바퀴와 같은 해충의 경우 천적을 이용한 방제효과는 어렵다.

4 살충제의 종류

살충제 중에서 유기염소계 살충제는 오래 전부터 위생해충 방제에 많이 사용되어 왔으나 인축에 대한 잔류독성과 환경오염 문제 등으로 국내뿐만 아니라 국제적으로도 사용을 제한하거나 사용을 금지하고 있다.

1) 유기인계 살충제

초기 유기인계 살충제는 인축 및 표적 생물에 대한 독성이 강하여 현재 사용이 금지되어 있거나 제한적으로 사용되고 있다. 우리나라 방역용 살충제는 대부분이 합성피레스로이드계이며, 유기인계 살충제의 작용특성은 다음과 같다.

(1) 살충력이 강하고, 적용해충의 범위가 넓다.
(2) 체내에서 분해가 빨라 체내 축적작용이 없다.
(3) 약제 살포 후 광선이나 기타 요인에 의하여 빨리 소실된다.
(4) 인축에 대한 독성이 강하다.
(5) 알카리성 물질에 의해 분해되기 쉽다.
(6) 고온에서 살충효과가 좋고 저온에서 효과가 감소한다.
(7) 신경전달물질인 아세틸콜린을 분해하는 효소(AChE)의 활성을 저해한다.
(8) 체내에서 활성화되어 독성이 커진다.

2) 카바마이트계 살충제

(1) 적용해충의 범위가 비교적 넓다.
(2) 유기인계 살충제 저항성 해충에 효과가 좋다.
(3) 인축에 대한 독성이 낮다.
(4) 광 및 온도에 안정한 화합물이다.
(5) 체내에 축적되지 않고 빨리 대사되므로 만성독성이 낮다.
(6) 유기인계에 비해 낮은 온도에서도 살충력을 나타낸다.
(7) 신경전달물질인 아세틸콜린을 분해하는 효소(AChE)의 활성을 저해한다.

3) 피레스로이드계 살충제

식물성 살충제인 제충국제와 제충국의 살충성분인 pyrethrin을 기본으로 개발된 합성피레스로이드를 총칭하여 피레스로이드제라고 부른다. 피레스로이드제는 인축에 저독성이면서 강력한 살충력을 가지고 있다.

피레스로이드제는 국내에서 위생해충 방제용으로 널리 사용되고 있고, 가정용 살충제는 모두 피레스로이드제이다. 이 계열의 약제는 중추신경계나, 말초신경계에 대하여 매우 낮은 농도에서 독성작용을 일으키는데 중독된 곤충은 경련, 녹다운에 이어 마비 증상을 일으켜 결국 치사된다. 빛에 불안정한 피레스로이드제는 녹다운 효과가 탁월하여 공간살포에 적합하나 중독된 곤충이 녹다운된 이후 다시 살아나는 회복률도 높아서 이를 보완하는 동시에 보다 살충력을 높이기 위하여 일반적으로 협력제를 혼합하여 사용하고 있다.

(1) 적용해충의 범위가 넓다. 그러나 pyrethrin의 경우 적용해충의 범위가 좁다.
(2) 속효성으로 살충력이 높으며, 접촉제로서 작용한다.
(3) 유기인계, 카바메이트계 살충제에 저항성 해충에 중요하다.
(4) 포유동물에 저독성이다.
(5) 빛에 비교적 안정하다. 그러나 피레스린의 경우 유효성분의 분해속도가 빨라 잔효력이 짧으며 저장성이 없다.
(6) 고온에서 보다 저온에서 살충력이 높다.
(7) 꿀벌에 기피효과를 나타낸다.
(8) 어류 및 누에에 독성이 높다.
(9) 신경의 감수성 저하가 저항성 기구일 경우 모든 피레스로이드제에 저항성을 나타낸다.
(10) 약제 처리 후 대상 해충의 대발생을 유발하는 경우가 있다.

4) 곤충 성장조절제

제2세대 살충제인 유기합성살충제의 부작용을 줄이고 인축에 저독성이면서 천적에 대한 영향이 적고, 환경오염 문제가 상대적으로 낮은 제3세대 살충제로 불리는 곤충 성장조절제가 개발되어 실용화되고 있다. 곤충 성장조절제는 생육저해제(유충호르몬 활성물질) 및 키틴합성저해제 2가지로 나눌 수 있다.

(1) 유충호르몬 활성물질(juvenile hormone mimics)

유충호르몬 활성물질은 용화 및 우화 저해, 성충의 불임화, 살란(알을 죽이는)효과 등의 작용을 나타낸다는 점에서 새로운 유형의 살충제로서 주목을 받았으며, 현재 테르펜현 구조를 가지고 있는 메소프렌(methoprene), 하이드로프렌(hydroprene), 키노프렌(kinoprene) 등이 실용화되고 있다.

(2) 키틴합성저해제(chitin synthesis inhibitor)

키틴합성저해제는 곤충의 표피를 형성하는데 필요한 키틴합성을 저해하여 형태적 변화인 탈피 및 용화가 불가능하게 함으로써 기형 발생 및 환경의 변화에 대한 저항력이 없어져 치사에 이르게 된다. 또 성충에 처리한 경우 산란수는 크게 영향을 받지 않으나 부화를 강하게 억제하는 작용을 가지고 있다. 꿀벌, 천적 등에 미치는 영향이 적은 장점이 있다.

5) 미생물 살충제(microbial insecticide)

해충에 병을 일으키는 병원체를 이용하여 해충을 구제하고자 하는 생물살충제이다. 현재 위생해충 중에서 모기유충을 구제하는데 이용되고 있는 Bacillus thuringiensis와 Bacillus sphaericus가 제품화되어 있다. 우리나라에서는 Bacillus thuringiensis가 방역제품으로 허가되어 있으며, 모기유충 외에 깔따구 유충과 먹파리 유충에도 살충효과가 있다. 특정 해충에만 살충효과를 나타냄으로 선택적 살충제라고도 불린다.

5 사용목적에 따른 분류

1) 살충제

(1) 식독제

소화중독제라고도 하며, 곤충의 먹이에 약제를 혼합하여 곤충으로 하여금 먹이와 함께 소화기 내로 독성분을 흡수시켜 살충력을 나타내는 약제로서 hydramethylnone과 fipronil이 사용되고 있다.

(2) 접촉제

약제를 해충의 표피에 접촉 흡수시켜 치사시키는 약제로 잔류분무와 공간살포에 사용되는 살충제는 모두 접촉제로 작용한다. 해충의 몸에 직접 살포하는 제충국제, 니코틴제 등이 있다.

(3) 훈증제 및 훈연제

약제의 유효성분을 가스나 증기상태로 만들어 해충이 호흡할 때 공기와 함께 기문을 통해 체내에 들어가 해충을 죽게 하는 훈증제는 sulfuryl fluoride, methyl bromide 등이 있다. 훈연제는 유효성분을 연기상태로 발생시켜 해충을 죽이며 dichlorvos(DDVP)가 있다.

(4) 유인제 및 기피제

해충을 유인하여 포집하는데 이용하는 유인제는 성페로몬, 테르펜화합물, 메칠유제놀 등이 있고, 해충을 죽이지는 못하고 유인되는 것을 막기 위해 이용되는 기피제는 Deet, 나프탈렌 등이 있다.

(5) 도포제

약제의 점성이 큰 액상으로 만든 제제로서 살서제나 훈연제 등에 도포하여 해충이나 쥐 방제에 이용된다.

(6) 생물농약

진균, 세균, 바이러스 등의 병원성미생물, 포식성 또는 기생성 천적을 이용하는 제제를 말한다.

2) 살비제(살진드기제)

곤충에는 살충효과가 거의 없고 진드기류에 대해서 효력을 나타낸다. 살충제 중에서 진드기류의 방제에 사용되고 있는 약제가 있으나 이들은 곤충류에도 살충력이 높아 일반적으로 살진드기제라고 부르지 않는다.

3) 살균소독제

전염병을 일으키는 병원성미생물 방제를 목적으로 이용되는 약제를 말한다.

4) 살서제

쥐 등의 설치류 방제를 목적으로 이용되는 약제로서 황산탈륨, 항혈액응고제 등이 이에 속한다.

5) 보조제

살충제, 살진드기제, 살서제 등과 같은 주제의 전착력을 좋게 하거나 양을 늘려 농도를 낮추거나, 약효력의 증대 등을 목적으로 사용되는 약제이다.

6 위생곤충 각론

1) 모기(mosquitos)

말라리아, 일본뇌염, 사상충증, 웨스트나일 감염증, 뎅기열이 국내에서 모기매개 감염병으로 나타날 수 있는 질병이다. 모기는 완전변태를 하며 유충은 물에서 살고, 성충은 육상생활을 한다. 평상시에는 당분이 있는 쥬스나 넥타와 같은 식물의 즙액을 먹지만 교미를 마치고 산란을 위해서는 반드시 흡혈하며, 이 과정 중에 병원체를 생물학적으로 전파하여 질병을 매개한다. 알에서 1~2일이면 유충이 부화되고, 유충은 총 4번 탈피하여 번데기가 되며, 번데기는 약 1~2일이면 성충이 된다. 암놈만이 산란하기 위하여 흡혈을 하며, 흡혈활동시간은 모기의 종에 따라 주간활동성과 야간활동성으로 나누어진다.

(1) 주요 모기 종류

① 빨간집모기(Culex pipiens pallens)

전국적으로 분포하며, 체장은 4.5mm로 암갈색이다. 하천 주변에 고인 물, 인공용기(물병, 버려진 그릇이나 헌타이어 등), 웅덩이 등 오염된 물에서 잘 서식한다. 성충은 낮에 풀숲이나 담장 밑에서 휴식하고 밤에 흡혈활동을 한다. 웨스트나일 감염증 매개체이며, 아직까지 우리나라에서는 질병이 발생한 사례는 없지만 기후변화로 우리나라에서도 발생할 가능성이 있는 모기매개 질병이다.

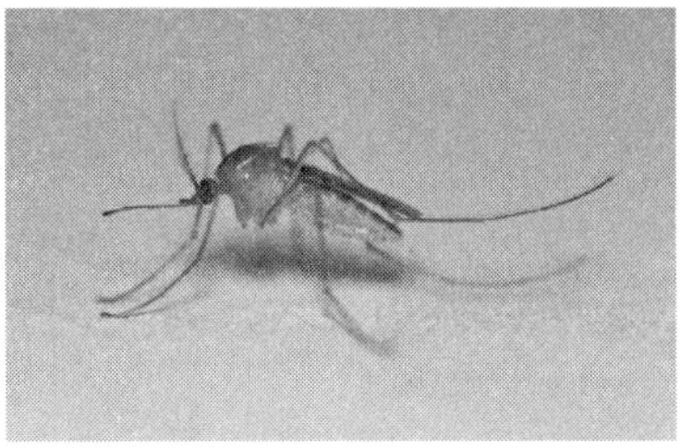

[그림 6-4] 빨간집모기

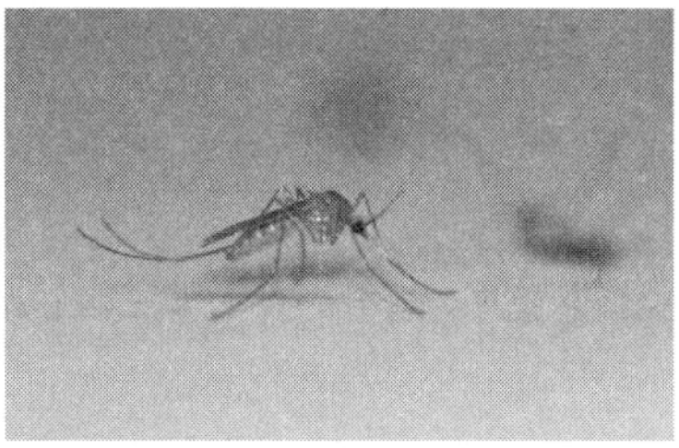

[그림 6-5] 지하집모기

② 지하집모기(Culex pipiens molestus)

특히 대형건물의 정화조나 집수정에서 발생한다. 빨간집모기와 외부 형태적으로 비슷해 육안으로 구별이 어렵다. 지하집모기는 무흡혈 산란종으로 지하실과 같은 흡혈원이 부족한 특별한 곳에서 서식하면서 생긴 변이로 보인다. 농촌보다는 도시에서 많이 발생하고, 건물 지하는 겨울철에도 따뜻하기 때문에 년 중 계속 발생하기도 한다.

③ 작은빨간집모기(Culex tritaeniorhynchus)

농촌지역의 논, 관개수로, 저수지, 늪지 등에서 발생하는 모기 종으로 우리나라에서 일본뇌염을 전파한다. 주로 4월 말 경에 처음 발견되면서 일본뇌염 주의보가 발령되고, 7월~8월 사이에 밀도가 높아지면 일본뇌염 경보가 발령된다. 빨간집모기보다 약 0.5mm 작고 다리의 마디와 주둥이 중간에 하얀 띠가 있는데 자세히 보면 육안으로 관찰할 수 있다.

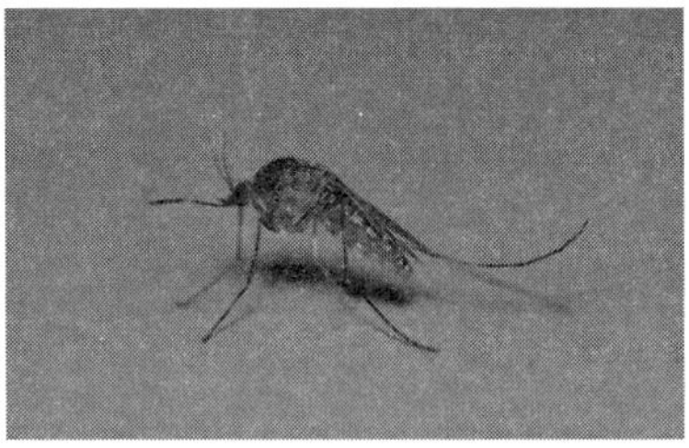

[그림 6-6] 작은빨간집모기

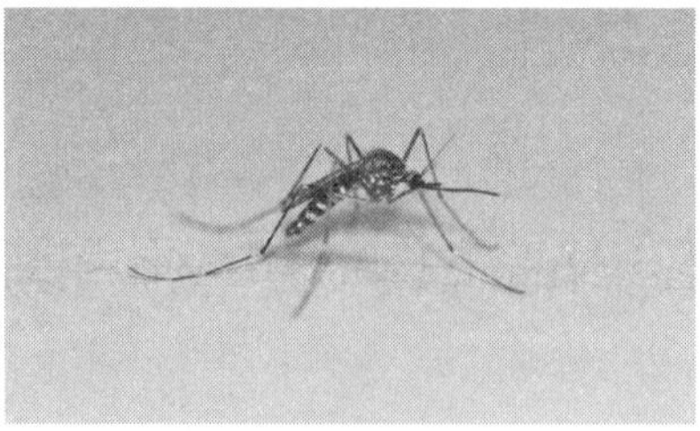

[그림 6-7] 토고숲모기

④ 금빛숲모기(Aedes vexans nipponii)

전국적으로 분포하며, 농촌지역의 늪지, 관개수로 등에서 서식한다. 성충 흉부의 어깨 부분에 금색의 비늘이 있어 붙여진 이름이다. 주로 봄과 가을에 높은 밀도를 보이며, 웨스트나일 감염증 매개체로 알려져 있다. 철새도래지 주변에서 발생하는 금빛숲모기에 의해 철새로부터 웨스트나일 감염증을 전파시킬 수 있는 모기 종이다.

⑤ 토고숲모기(Ochlerotasus togoi)

주로 바닷가의 주택가 인공용기, 헌타이어, 돌절구 등에서 쉽게 발견된다. 유충형태로 월동이 가능해 겨울에도 관찰할 수 있다. 몸은 검은색을 띠고 흉부(등쪽)에는 금색비늘이 종선으로 나 있다. 우리나라의 해안가와 도서지방에서 말레이사상충증을 전파하는 매개체이다.

⑥ 흰줄숲모기(Aedes albopictus)

도시나 농촌지역 전국 어디에서나 볼 수 있는 모기 종이지만 농촌지역의 숲에서 더 많이 발견된다. 숲에 버려진 헌타이어, 빈깡통, 물병 등 다양한 인공용기에서 서식할 수 있고, 나무의 그루터기 등에 부엽토가 쌓인 곳에 물이 고이면 서식할 수 있다. 이 모기 종은 사람을 공격하기도 하며, 낮에도 흡혈을 시도한다. 세계적으로 뎅기열을 전파하는 매개체로도 알려져 있어 기후변화로 우리나라에 뎅기바이러스가 유입될 경우 토착화 가능성도 있어 매개체의 감시가 필요하다.

⑦ 중국얼룩날개모기(Anopheles sinensis)

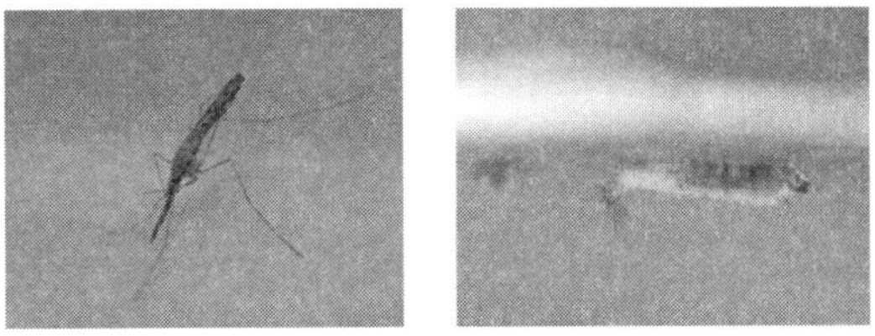

[그림 6-8] 중국얼룩날개모기 성충(좌)과 유충(우)

학질모기라고도 하며 보통모기에 비해 0.5mm 정도 크다. 보통모기는 벽면에 수평으로 앉으나, 이 모기는 약 45°~90° 정도 몸을 기울여 앉는 습성이 있다. 날개에 얼룩무늬가 있어 쉽게 구별할 수 있다. 발생밀도는 6월 초에 증가하기 시작해 7월 초에 가장 높다. 주로 논, 관개수로, 늪지 등이 주요 서식처이며 전국의 모든 지역에서 말라리아를 전파할 수 있다. 우리나라의 말라리아는 양성삼일열로 감염자가 사망하지는 않으나 고열로 인한 후유증이 나타날 수 있다.

(2) 모기에 의한 피해

인간의 건강에 있어 모기에 의한 가장 큰 피해는 전염병의 전파이며, 모기가 매개하는 대표적인 전염병은 말라리아(중국 얼룩날개모기), 일본뇌염(작은빨간집모기), 사상충증(토고숲모기), 황열, 뎅기열(Aedes aegypti) 등이 있으나, 우리나라에서는 말라리아, 말레사상충증 및 일본뇌염 등이 보고되었다. 그밖에 피부교자, 흡열 및 수면방해 등의 피해를 준다.

(3) 모기의 구제와 관리방법

① **환경적 방법** : 발생지의 제거로, 방화수통, 하수구 고인물 등이 장기간 정체하지 않도록 해야 한다

② **유충 구제방법** : 모기의 유충은 일반적으로 흐르는 물에는 산란하지 않고 정체되어 있는 수역에 산란한다. 따라서 유충구제는 석유를 수표면에 도포함으로써 유충의 호흡장애를 일으키게 하는 방법과 유충의 충체에 침투시키는 살충제로 permethrin, S-biollin, fenitrothion, dieldrin 등이 사용된다.

③ **성충 구제법** : 속효성 살충제 공간살포법(space spray)으로 분무기 사용이나 연무법 등이 사용되는데, 주로 속효성 살충제인 pyrethrin, allethrin, DDVP, lindane 등이 사용된다. 또한 잔효성 살충제의 잔류분무(residual spray)로 permethrin 등 피레스로이드계 살충제를 사용한다.

④ **기타** : 기피제로 몸에 바르는 것이나 모기향 등이 사용된다.

2) 파리(housefly)

알-유충-번데기-성충의 성장단계를 거치는 완전변태 곤충으로 여름철에 병원체를 기계적으로 전파한다. 알은 8~12시간 정도면 부화하고, 유충은 약 5일 정도 자라면 번데기가 된다. 번데기는 약 4~5일 후에 성충이 된다. 여름철 주택가 주변의 음식쓰레기가 모인

곳, 축산농가의 축산 폐기물 등에서 파리가 대량 발생할 수 있다.

(1) 주요 파리 종류

① 집파리

다른 파리류에 비해 실내로 잘 침입하는 특성이 있어 인간에게 질병의 기계적 전파자로서 역할이 비교적 크다. 집파리가 해충 관리상 중요한 이유는 첫째, 잡식성으로 부패한 음식물뿐만 아니라 배설물, 고름, 침 등도 먹기 때문이다. 둘째, 설탕과 같은 고체나 치즈와 같은 반고체를 먹을 때 소낭의 내용물을 토해서 반고체 먹이의 표면을 녹인 다음 먹기 때문에 위생상 문제를 야기하기 때문이다. 셋째, 주둥이와 다리의 욕반에 병원체가 잘 묻기 때문에 집안의 음식물에 접촉할 경우 병원체의 전파가 가능하다.

② 침파리

흡혈성 파리로 집파리와 크기가 비슷하고 체색도 비슷하다. 축산농가의 돼지, 소 등 동물을 흡혈하고, 사람을 공격하기도 한다. 주로 잡초로 된 퇴비장이나 여물통 주변 볏집 등이 물에 젖어 썩은 곳에 산란하고 유충이 서식한다. 암수 모두 흡혈하고 흡혈활동은 주간에 이루어지며 옥외흡혈성이다.

③ 검정파리과

대도시에서는 발생원이 적어 크게 문제가 되지 않지만 농촌이나 어촌에서는 동물의 사체, 생선 비린내와 건조할 때 특유의 냄새 등에 쉽게 유인되기 때문에 위생상 문제가 된다. 금속성 광택을 가진 파리와 비금속성 광택의 파리들이 검정파리과에 속하며 중형 또는 대형이다. 성충의 산란처는 부패한 동물의 조직에 산란하여 서식하고, 일부 종은 살아있는 조직에 기생하여 승저증(구더기증)을 유발하기도 한다.

④ 쉬파리과

중형 또는 대형의 파리로 번식방법은 산란이 아닌 유생생식(larviparie)을 한다. 검정파리과와 마찬가지로 승저증(구더기증)을 유발할 수도 있다.

(2) 파리에 의한 피해

① **소화기계 전염병** : 장티푸스, 파라티푸스, 이질, 콜레라, 식중독균 등의 전파

② **호흡기계 전염병** : 결핵, 디프테리아 등의 전파

③ **기생충 질환** : 회충, 편충, 요충, 촌충 등의 전파

④ 소아마비, 화농균 등의 전파와 흡혈에 의한 피해, 승저증(蠅蛆症 : 인체조직에 파리의 유충이 기생하므로 발생)으로 불쾌감, 수면방해를 한다.

(3) 파리의 구제방법

① **환경적 방법(서식처 및 발생원 제거)** : 근본적인 방법으로 부엌(취사실)의 청결, 화장실의 관리, 쓰레기장 관리, 퇴비장 관리, 하수구의 청결 등이 필요하다.

② **유충구제법** : 발생초기에 구제해야 하며, 살충제 및 생석회 등이 이용된다.

③ **기계적 방법(이학적 방법)** : 성충구제법으로 파리통, 파리채, 끈끈이 테이프법 등이 있다.

④ **성충구제법(화학적 방법)** : 속효성 살충제 분무법이 있다.

3) 바퀴(cockroach)

바퀴는 불완전변태로 성장하며, 알-자충-성충의 성장단계를 거친다. 자충은 자유생활을 하고 약 5~8회 탈피하여 성충이 된다. 암컷은 복부의 마지막 절 미모 안쪽의 생식낭에 난협, 즉 알 주머니를 달고 다니다가 난협이 성숙되면 적당한 장소에 떨어뜨린다. 바퀴의 식성은 잡식성이고 야간활동성이다. 특히 모여 사는 습성, 즉 군서습성이 있는데 바퀴의 배설물에는 집합페로몬이 있어 동족을 찾는데 이용된다. 종 특이성이 강하지 않아서 집합페로몬에 다른 종도 유인될 수 있다. 바퀴의 서식장소는 온도와 습도 그리고 먹이가 풍부한 곳이다. 즉 가정에서는 주방 주변, 씽크대 안쪽, 냉장고 뒤 등 구조가 복잡한 좁은 틈을 좋아한다.

(1) 가주성 바퀴의 종류

① 독일바퀴

전국적으로 분포하며, 체장은 10~15mm로 체색은 밝은 황갈색이다. 난협에는 37~44개의 알을 가지며, 성충의 수명은 약 100일이다.

② 집바퀴

전국적으로 분포하며, 체장은 20~25mm로 체색은 흑갈색이다. 전흉배판 전체도 흑갈색으로 먹바퀴와 쉽게 구별하기 어려우나 전흉배판 표면이 약간 울퉁불퉁하게 요철이 있다. 중요한 특징은 수컷은 보통 바퀴처럼 날개가 복부 전체를 덮는 형태이나, 암컷은 복부의 절반만 덮어 짧은 날개를 가진다. 난협에는 12~17개의 알이 있고, 성충의 수명은 약 3~4개월이다.

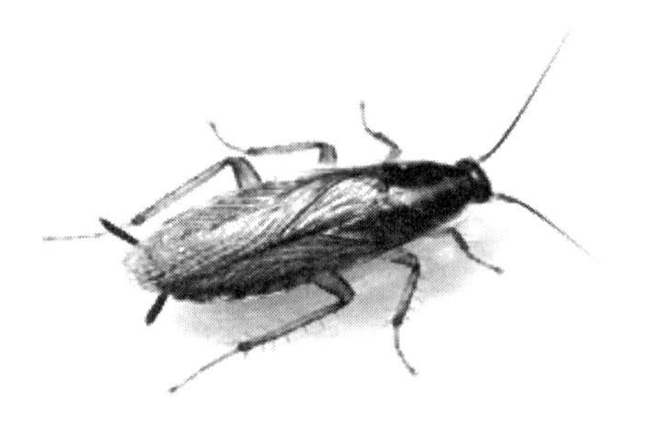

[그림 6-9] 독일바퀴

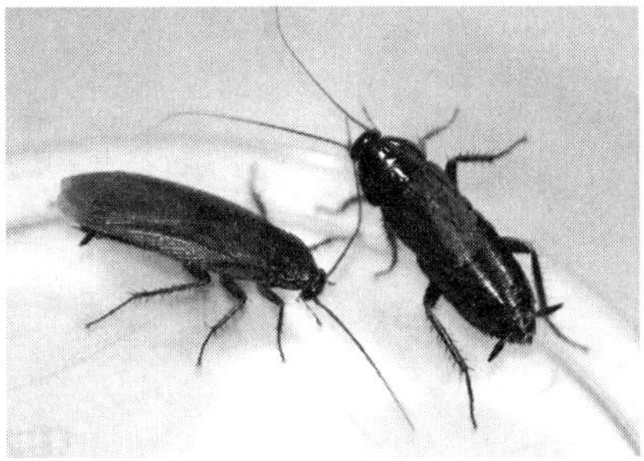

[그림 6-10] 집바퀴(암컷은 날개가 짧다)

③ 먹바퀴

주로 제주도나 남부지방에 많이 분포하는 것으로 알려져 있고, 체장은 30~38mm로 체색은 광택성 암갈색이다. 집바퀴에 비해 표면이 매끄럽다. 난협에는 18~22개의 알을 가지며, 성충의 수명은 약 1년이다.

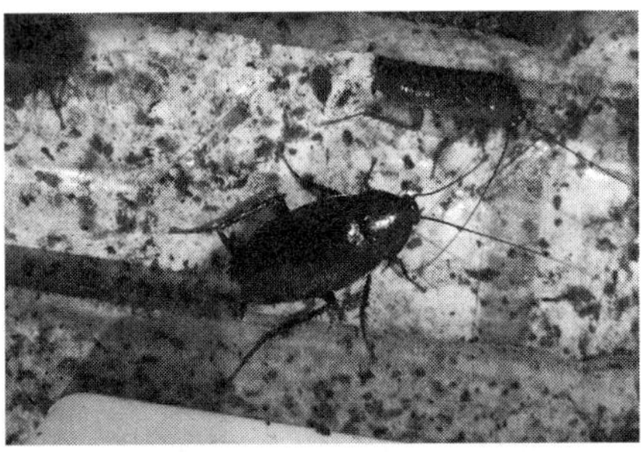

[그림 6-11] 먹바퀴

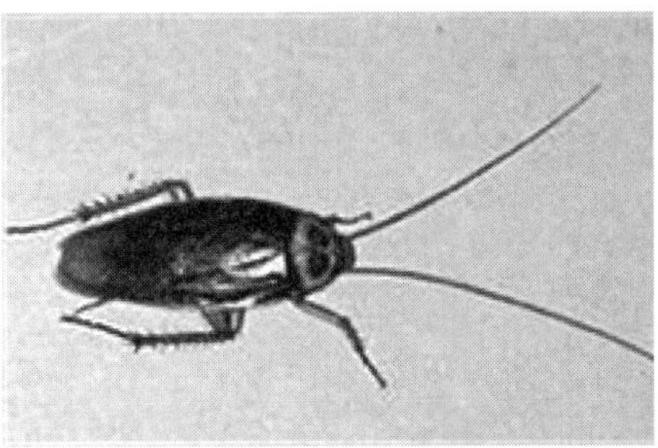

[그림 6-12] 이질바퀴

④ 이질바퀴

전국적으로 분포하며, 체장은 35~40mm로 가주성 바퀴 중 가장 크다. 체색은 광택성 적갈색을 띄고, 전흉배판의 가장자리는 밝은 황갈색으로 둘려져 있고 가운데는 적갈색이다. 난협에는 14~18개의 알이 있고, 성충의 수명은 약 1년이다.

(2) 바퀴에 의한 피해

바퀴는 일반적으로 불쾌감이나 공포감을 일으키며, 바퀴에게 물려서 상처나 피부질환을 일으키기도 한다. 또한 특이체질의 경우 알레르기(allergy) 반응을 일으켜 호흡기 질환을 일으키기도 하며, 바퀴의 체표나 다리의 극모 등에 의한 병원체의 전파나 반소화물을 토해내서 병원체를 전파하기도 한다. 대표적인 전파전염병에는 소화기계 전염병인 세균성이질, 콜레라, 장티푸스, 살모넬라, 유행성 간염 및 소아마비 등과 호흡기계 질병인 결핵, 디프테리아, 기생충 질병인 회충, 구충, 아메바성 이질 등을 전파할 수 있다.

(3) 바퀴의 구제

바퀴는 대형 해충으로 야간 활동성이어서 구제가 잘 되지 않으며, 번식력이 강해서 일시적인 구제로는 효과가 없으며, 성충은 물론 난협까지 완전히 박멸하지 않으면 빨리 번식한다.

① 유인에 의한 접착제 사용법

② 붕산(40%) 또는 아비산석회(5%), 불화소오다(20%) 등과 찐감자 및 설탕을 혼합하여 독제로 사용한다.

③ 서식처 제거나 공장 등에서는 열탕수 분무법이 사용된다.

④ 살충제(Permetrin, S-biollin, bioresmethrin, phenothrin, fenitrothion 등) 분무에 의한 구제방법이 있으며, 가장 많이 이용되고 있다.

⑤ 20KHz~50KHz의 초음파 해충 퇴치기를 사용한다.

4) 머릿니(Head Lice)

유치원과 초등학교 등 저학년 어린이들에게 감염사례가 나타나고 있다. 머릿니는 머리띠나 모자 등에 의해 감염되고 알(서캐)은 7~8일 만에 부화하여 자충이 되고, 자충은 매일 흡혈하고 7~8일 동안 3회 탈피하여 성충이 된다. 감염시 가려움증으로 불편을 겪을 수 있어 약물치료를 한다.

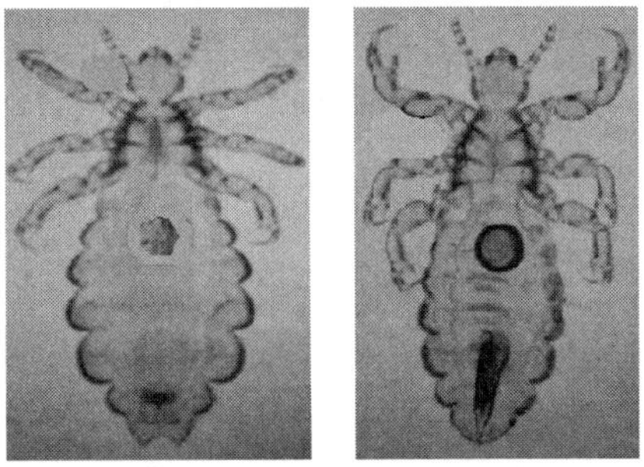

암컷　　수컷

[그림 6-13] 머릿니

5) 벼룩(Flea)

성충은 암수 모두 포유류나 조류 등에 기생하여 흡혈하는데 특히 사람이 거주하는 건물 내에서 벼룩에 대한 피해는 거의 없지만 쥐가 건물 내로 자주 침입하는 경우나 애완견이 풀밭을 다니다 집안으로 옮겨오는 경우 등을 들 수 있다. 최근에는 집안으로 쥐가 침입하거나 서식하는 경우는 거의 없지만 쥐의 침입이나 서식이 확인될 경우 활동장소 주변에서 벼룩의 서식을 잘 관리해야 한다.

성충은 좌우로 납작하여 동물의 털 사이를 기어 다니는데 적합하다. 몸길이는 평균 2~4mm 정도이고, 체색은 적갈색 또는 암갈색이다. 다리는 도약에 적합하도록 잘 발달되어 있다.

6) 빈대(Bed bugs)

주로 유럽과 미국 등에서 주택과 호텔에서 심각한 문제를 일으키는 해충이다. 그러나 우리나라 국민들의 해외여행 증가, 방문 여행객의 증가, 국제적 행사 증가, 외국 바이어들의 방문 증가 등의 요인으로 우리나라에 빈대 유입 및 토착화 가능성이 높아지고 있다. 빈대는 바퀴와 달리 흡혈하기 때문에 심각한 피해를 야기할 수 있는 위생해충이다.

암수 모두 흡혈하며, 1주일에 1~2회 흡혈하고 흡혈시간은 10분 정도 소요되는데 자기 몸의 2.5배~6배까지 흡혈한다. 저녁보다는 이른 새벽에 흡혈하는 습성이 있고, 흡혈하면 혈액의 수분이 분과 함께 섞여 배출됨으로 갈색의 흔적을 남김으로 서식처를 확인할 수 있다.

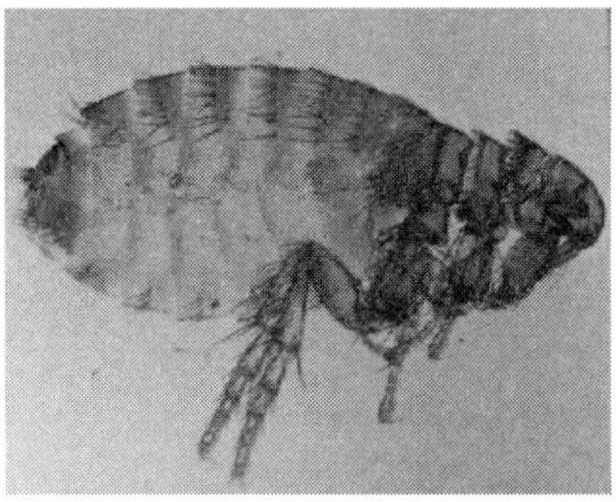

[그림 6-14] 벼룩성충(암컷)

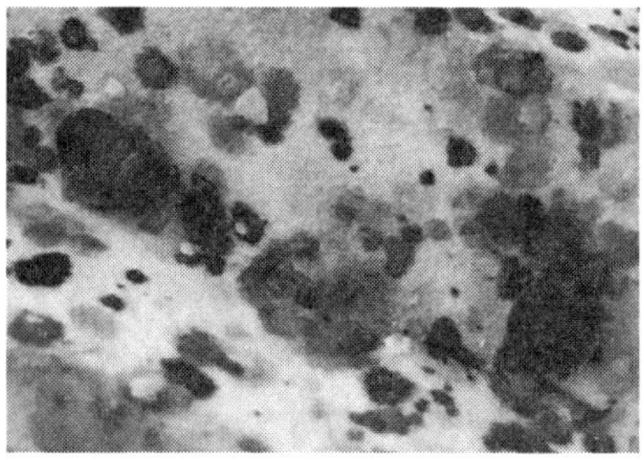

[그림 6-15] 빈대

7) 진드기(Mite & Tick)

(1) 털진드기

포유동물에 기생하여 흡혈하는데 엷은 오렌지색을 띈다. 주로 가을철에 발생밀도가 높아 들쥐가 서식하는 주변에서 농사일을 하거나, 밤줍기, 등산으로 풀밭에 오래 머무를 경우 털진드기의 공격을 받게 되고 이로 인해 쯔쯔가무시병에 감염될 수 있다.

(2) 참진드기

암컷 성충은 충분히 흡혈할 경우 몸 크기가 몇 배로 커지는데 이렇게 흡혈하기 위해서는 숙주의 몸에 붙어 1~4주 정도 흡혈한다. 참진드기 매개질병으로는 최근 유행하는 SFTS 바이러스감염증(중증열성혈소판감소증) 외에 진드기매개티푸스(일명 록키산홍반열), 큐열, 진드기매개뇌염, 콜로라도진드기열, 튜라레미아, 진드기마비, 라임병, 일본홍반열을 전파한다.

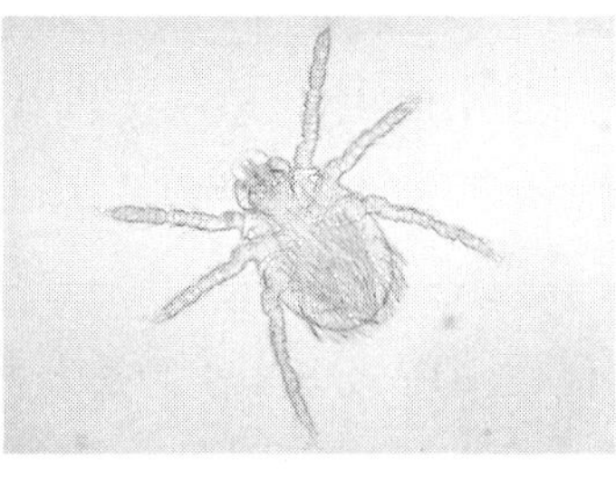

[그림 6-16] 털진드기

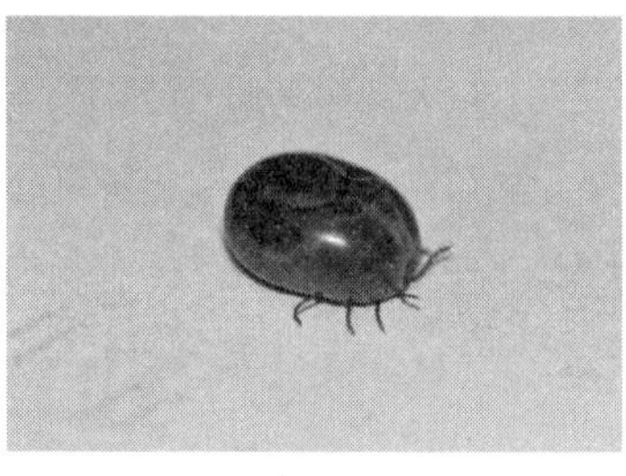

[그림 6-17] 흡혈한 참진드기 성충

(3) 옴진드기

피부에 기생하여 옴(Scabies)이라는 피부병을 일으키는 보건상 매우 중요한 진드기이다. 옴은 대개 성관계로 인해 전염되기 때문에 성병으로 분류할 수 있다. 옴에 전염되면, 옴은 사람의 피부에 굴을 파고 피부 속에 들어가게 되고, 밤이 되면 활동을 하기 때문에 자려고 누우면 무척 가렵고, 안면을 제외한 전신에 침범해 가려울 수 있다. 특히, 사타구니 부위, 손가락 사이, 겨드랑이 같이 부드러운 피부에 침범하고, 보통 4~6주간의 잠복기를 거쳐 나타난다.

가려움을 참지 못하여 환부를 긁으면 습진, 농가진 등을 유발하기 쉽다. 옴진드기가 죽으면 피부표면은 딱딱한 딱지가 생기고, 맑은 수포가 생긴 피부는 옴진드기가 기생하고 있는 환부이다.

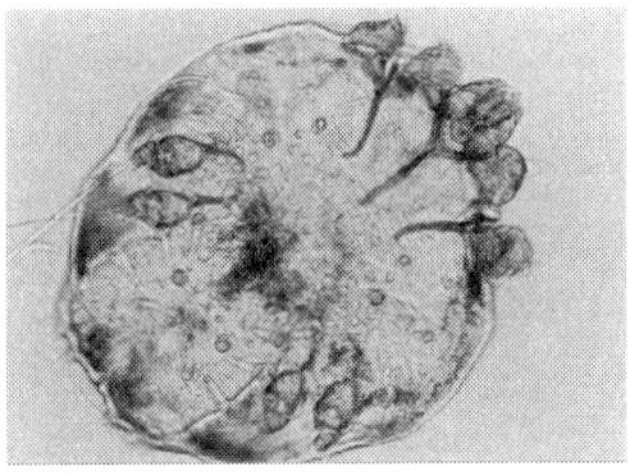

[그림 6-18] 옴진드기

(4) 집먼지진드기

사람의 땀, 각질, 비듬 등이 먹이가 되는 침구에 집먼지진드기가 번식하게 된다. 집먼지진드기의 배설물이나 미립자화된 껍질은 가려움증, 아토피성 피부염, 천식, 비염 등 알레르기 증세를 유발하는 것으로 알려지고 있어, 집먼지진드기의 관리가 중요하다.

잔드기 퇴치를 위해서는 침구 및 의류는 자주 삶거나 온수세탁하고, 섬유재질의 인형이나 담요 등도 햇볕에 자주 말려주어 서식이 어려운 환경을 만들어 준다.

8) 깔다구

최근 수돗물 정수처리장과 가정에 급수된 물에서 유충이 발견되어 사회적 문제가 되고 있는 깔다구 성충은 아주 작은 모기처럼 생겼다. 이른 봄부터 나타나고 흔히 황혼녘에 무리를 지어 다닌다. 유충은 작은 구더기 모양으로 몸빛깔은 녹색 · 흰색 · 붉은색이며, 진흙이나 연못 등의 물속 또는 썩어가는 식물체에서 살면서 유기물을 섭취하는 동시에 곤충과 물고기의 중요한 먹이가 된다. 성충은 모기와 유사하나 입이 완전히 퇴화되어 물지는 않으나, 한번에 대량 번식하여 성가시고 미관에 좋지 않으며 알레르기 질환을 일으키기도 한다.

깔따구는 지역의 환경조건이나 오염 정도를 가늠할 수 있는 지표동물의 하나로, 생화학적 산소요구량(BOD)이 6ppm 이상 되는 4급수에서 서식하는 생물이다.

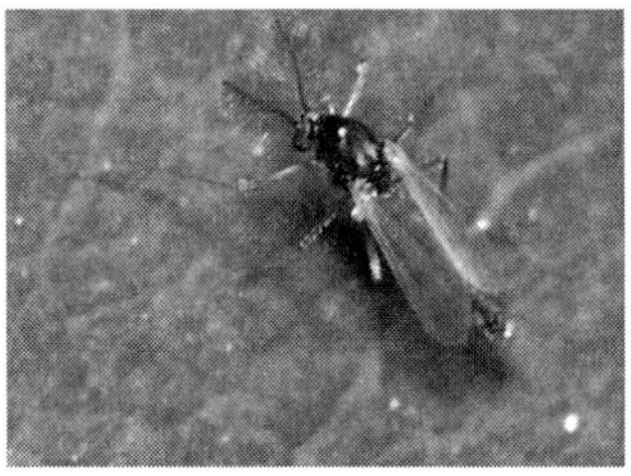

[그림 6-19] 깔다구

9) 쥐

(1) 쥐의 종류

① 시궁쥐(Rattus norvegicus)

시궁쥐는 집쥐라고도 하고, 영어명으로 norway rat, brown rat라고 부른다. 성체는 체중이 400~500g, 꼬리는 16~20㎝, 두동장(머리+몸통 길이)이 19~25㎝로 꼬리가 두동장에 비해 짧은 것이 특징이다. 귀도 작고, 눈도 몸집에 비해 작으며, 코는 비교적 뭉뚝하다. 서식장소는 주로 주택의 창고, 부엌, 쓰레기처리장이나 하수구 주변에 주로 사는데, 특히 도시에서는 재래시장 주변에 밀도가 높아 주기적인 관리가 필요하다. 그리고 농촌지역에서는 논둑이나 밭둑에 굴을 파고 산다.

② 곰쥐(Rattus rattus)

곰쥐는 지붕쥐, 애급쥐라고도 부르며, 영어명으로 roof rat, black rat라고 한다. 성체는 체중이 300~400g, 두동장 17~20㎝, 꼬리는 20~25㎝로 꼬리가 두동장보다 긴 것이 특징이다. 시궁쥐에 비해 몸집이 약간 작고, 날씬하며, 귀는 털이 거의 없고 크다. 주로 항구도시 주변에 높은 밀도로 분포하고, 고층건물이나 대형건물에서 비교적 밀도가 높다.

③ 생쥐(Mus musculus)

영어명으로 house mouse라고 부르고, 성체는 무게가 약 20g 정도이고 두동장은 8~12㎝, 꼬리는 두동장과 비슷하다. 생쥐는 시궁쥐나 지붕쥐의 새끼와 혼돈하기 쉬운데 몇 가지 특징을 비교해 보면 생쥐는 머리에 비해 귀가 크고, 발이 작고, 꼬리는 가늘고 날씬하다. 그러나 시궁쥐와 곰쥐의 새끼는 귀가 작고, 머리와 다리가 몸체에 비해 불균형하게 크며, 꼬리도 굵은 것이 특징이다.

④ 등줄쥐(Apodemus agrarius)

등줄쥐는 국내에 서식하는 야생들쥐 중에 80~90% 정도 차지하는 절대적인 우점종이고, 신증후군출혈열의 병원체인 한타바이러스의 보균숙주이다. 등줄쥐의 등쪽은 회색이 섞인 적갈색이고, 배쪽은 회백색, 등쪽에 검은 줄이 머리 뒤에서 꼬리 전까지 나 있다. 체중은 약 20~35g으로 생쥐와 유사하나 쉽게 구별된다. 두동장은 9~12㎝, 꼬리는 8.2~8.8㎝로 두동장보다 짧다. 서식장소는 주로 농작물을 재배하는 경작지, 황무지, 산 밑이나, 산 중턱, 때로는 산 정상에서도 발견된다.

(2) 설치류 구제의 필요성

① **질병의 전파** : 쥐가 사람이나 음식물에 직접 접촉하거나, 쥐의 배설물에 오염된 물, 쥐에 기생하는 벼룩이나 진드기의 흡혈에 의해 서교열, 렙토스피라증, 신증후군출혈열, 발진열, 살모넬라증, 쯔쯔가무시증 등의 질병에 감염된다.

② **곡물이나 음식물의 오염 등 경제적 손실** : 가정, 식당, 곡식창고 등에서 음식물을 탈취 또는 오염시킨다. 또 경작지의 작물에 대한 피해도 적지 않다.

③ **시설물의 파손** : 쥐는 가옥의 내외부에 서식하면서 은신처로 지하에 구멍을 파고 살거나, 건물 내, 외부에 통로를 만들기 때문에 지반이나 벽을 손상시킨다. 또 갉는 습성으로 인하여 목재, 수도관 등을 파손시키며, 갉아 화재를 일으키는 경우도 있다.

(3) 쥐가 전파할 수 있는 질병

① 세균성 질병 : 페스트, 와일씨병, 서교열, 살모넬라증

② 리켓치아성 질병 : 발진열, 쯔쯔가무시병

③ 바이러스성 질병 : 유행성출혈열

④ 기생충 질병 : 아메바성이질, 선모충증

(4) 쥐의 구제법

① 환경적 방법 : 서식처의 제거방법이나 방서장치를 하는 것이 최선의 방법으로 식당 식량창고, 쓰레기장 등의 환경개선으로 쥐가 서식할 수 없도록 하는 것이 선행되어야 한다.

② 포서기 이용법 : 압살법, 포서망법 등 쥐덫을 이용하여 구제한다.

③ 천적 이용법 : 고양이를 사육한다.

④ 살서제 이용법 : 곡물, 생선 등 미끼(bait)에 기름, 설탕 등을 첨가하고 살서제인 황인 8%, 비소화합물, ANTU(α-naphthyl-thiourea), 불화질산소오다, warfrin 등을 첨가하여 사용하거나, 훈연제로 아황산가스, 이황화탄소, 일산화탄소, 청산, 수소가스 등을 이용하여 구제한다.

[참고문헌]

NCS 지역사회위생관리(방역소독관리) 학습모듈 : 직업능력개발원, 대한보건협회, 2013.

[네이버 지식백과] 깔따구 [midge] (두산백과)

제7장

감염과 직업안전

7

1. 감염과 직업안전의 중요성
2. 감염과 직업안전의 개념
3. 감염관리와 직업안전 내용 및 정책
4. 직업안전과 감염관리 체계상 문제점
5. 직업안전과 감염관리 관련 손상의 사례
6. 재난관리
7. 감염 및 손상 예방관리방안
8. 직업안전교육

제7장

감염과 직업안전

학습목표

1. 감염과 직업안전의 관계를 파악한다.
2. 직업안전에서 가장 중요한 내용과 포인트를 탐구한다.
3. 직업안전과 감염관리 관련 손상의 사례를 구체적으로 이해한다.
4. 재난관리에서 중요한 방법과 대책을 찾는다.
5. 직업안전교육의 구체적인 내용, 전달방법 그리고 교육효과 평가방법에 관하여 숙지한다.

1 감염과 직업안전의 중요성

감염관리는 바이러스 오염, 공기, 비말 등이 인체에 위협 요인이 되고 있으므로 체계적 관리와 예방이 중요하다. 최근 코로나 19 바이러스 시기에 일선의 작업 현장에서 감염관리가 중요해지고 있다. 집단시설이나 밀폐공간에서 공기가 떠돌아다녀 전파하고 에어콘 가동시에도 전파하기도 한다. 이에 다중이용시설에 대해 법적, 행정적 지도가 필요하다.

감염위생과 관련된 업종과 작업 현장은 다양하다. 즉 업종은 이미용업, 요식업, 호텔숙박업, 세탁업, 공무직 노동자(환경미화원, 도로보수원) 등을 관리하는 용역 등이 있다.

감염과 관련된 근로현장과 노동자가 감염으로 인해 손상 발생시 그 파급효과는 막대하다. 대중과 밀접한 접촉이 되는 작업 현장 뿐만 아니라 국가적으로도 피해가 발생되므로 매우 중요하다.

노동자의 건강권, 환경권 보장 측면에서 산업재해 위험이 높은 소규모 사업장의 경우는 산업안전보건법에서 나열하고 있는 안전보건조치를 수행할 여력이 대부분 없기 때문에 실질적인 열외 군에 해당한다.[1]

1 임준, 노동자 건강권을 위한 새로운 제도의 분석, 서울대 의대 의료관리학교실, 2011

2 감염과 직업안전의 개념

1) 감염과 전염의 정의

감염(infection)은 특정 병원체에 노출되는 것을 말한다. 즉 바이러스나 세균, 곰팡이가 사람에게 침입한 후에 인체의 피부나 점막, 체액 등에 정착해서 개체 수를 늘려가는 과정을 의미한다. 이에 따른 병을 '감염병'이라 한다.

반면 전염(contagion)은 병원체에 감염된 사람이 해당 병원체를 다양한 매개체를 통해 미감염자인 다른 사람에게 옮기는 것을 의미한다. 이러한 병을 '전염병'이라 한다.

감염이 사람과 병원체와의 관계를 말한다면 전염은 사람과 사람과의 관계라고 볼 수 있다. 즉 바이러스 등의 병원체에 노출되는 것은 감염이고 그 상태에서 누군가에게 전한다면 전염이다.

하지만 감염병이지만 전염병이 아닌 경우도 있다. 병원체에 접촉이 된 경우에는 발병으로 감염이 되지만 이 감염병을 다른 사람에게는 전염시키지 않는 것이다. 대표적인 예로 진드기에 물려 보렐리아라는 세균에 감염되는 라임병, 말라리아 원충에 감염되는 말라리아가 있다.

코로나 19 감염과 관련하여 감염의 위험이 높은 직군으로 직군으로 다음과 같이 추정하고 있다. 즉 근무시간의 절반 이상을 환자나 대중과 접촉하는 직업군을 고위험 직군으로 정의할 때, 보건의료복지 부문 7개 직업군(전체 8개), 그 외 부문 23개 직업군(전체 50개)이 고위험 직업군이 있다. 보건의료복지 업종에서 약 140만명의 종사자, 기타 고위험 직업군에서 약 1,073만명의 종사자로 추정하고 있다[2].

2) 직업안전관리의 정의

(1) 정의

직업안전관리란 직업과 관련 모든 과정에 포함된 위험한 요소의 조기 발견 및 예측으로 재해를 사전에 예방하려는 안전활동을 의미한다.

---

2 우리시민건강연구소, 코로나 19 대응과 노동자 건강권 보장, 2020. 7. 14

(2) 직업안전관리의 목적

첫째, 직업안전관리를 위해서는 분명한 목표가 있을 때, 일을 추진하는 동기부여 및 효율성을 증진시킬 수 있으므로 직업안전관리 목표의 설정이 필요하다.

둘째, 직업으로서 인도주의의 실현이다.

셋째, 안전사고 등으로 인한 경제적 손실의 방지이다.

넷째, 서비스와 생산 능률의 향상이다.

다섯째, 사회적 신뢰의 확보이다.

(3) 직업 안전관리 대상

대상으로는 4M(Man, Machine, Media, Management)이다. 즉 인력, 기계, 매체(커뮤니케이션), 경영이다.

(4) 직원감염관리 관련된 법규

직원감염관리와 관련된 법규로 '산업안전보건기준에 관한 규칙'의 '제8장 병원체에 의한 건강장해의 예방'에 혈액매개 감염병, 공기매개 감염병, 곤충 및 동물매개 감염병을 예방하기 위한 일반적 관리 기준, 감염 노출 위험 작업시 조치 기준, 혈액 노출 근로자에 대한 조치사항, 혈액 노출 후 추적관리를 포함하고 있다.

(5) 산업현장의 안전 수칙[3]

안전보건공단에서 정한 안전수칙으로 안전보건교육의 실시, 보호구 지급과 착용, 안전작업 절차 지키기, 안전보건 표지 부착이 있다.

산업재해 예방과 관련된 안전수칙은 다음과 같다.

첫째, 작업 전 안전점검, 작업 중 정리정돈은 사용하게 될 기계 · 기구 등에 대한 이상 유무 등 유해 · 위험요인을 사전에 확인하여 예방대책을 강구하는 것으로 현장 안전관리의 출발점이 된다.

둘째, 작업장 안전통로 확보는 작업장 내 통행시 위험기계 · 기구들로부터 근로자를 보호하며 원활한 작업 진행에도 기여하도록 한다.

셋째, 개인보호구 지급 착용은 근로자의 생명이나 신체를 보호하고 재해의 정도를 경감시키는 등 재해예방을 위한 최후 수단이 된다.

---

3 안전보건공단, 산업재해예방 안전수칙 가이드북, 2019

넷째, 전기활선 작업 중 절연용 방호기구 사용으로 불가피한 활선작업에서 오는 단락 · 지락에 의한 기체 방전의 하나로 밝은 전기 불꽃에서 발생하는 아크(Arc)화상 및 충전부 접촉에 의한 전격재해와 감전사고가 감소한다.

다섯째, 기계 · 설비 정비시 잠금장치 및 표지판 부착으로 정비 작업 중에 다른 작업자가 정비 중인 기계 · 설비를 기동함으로써 발생하는 재해를 예방한다.

유해 · 위험 화학물질 경고 표지 부착으로 위험성을 사전에 인식시킴으로써 사용 취급시의 재해를 예방한다.

여섯째, 프레스, 전단기, 압력용기, 둥근톱에 방호장치 설치는 신체 부위가 기계 · 기구의 위험 부분에 들어가는 것을 방지하고 오작동에 의한 위험을 사전 차단하게 한다.

일곱째, 고소작업시 안전 난간, 개구부 덮개 설치로 추락재해를 예방할 수 있다.

추락방지용 안전방망 설치에 의해 추락 · 낙하에 의한 재해를 감소할 수 있다. 즉 성능검정에 합격한 안전방망을 사용한다.

여덟째, 용접시 인화성 · 폭발성 물질을 격리하여 용접 작업시 발생하는 불꽃, 용접 불똥 등에 의한 대형화재 또는 폭발 위험성을 사전에 예방한다.

밀폐공간에서의 작업 전 산소농도 측정은 갱내, 맨홀, 탱크, 암거, 핏트(코크리트제의 통), 배수관, 반응탑 등 밀폐공간 작업시 산소 결핍에서 오는 대형사고를 예방할 수 있다.

(6) 감염 노출 위험 작업 시 조치 기준

① 긴 소매옷 · 긴바지 작업복 착용

② 오염원과 격리된 적절한 식사 및 휴식 장소 제공

③ 감염병 발생 우려 장소에서의 음식물 섭취 제한

④ 작업 후 목욕 실시

⑤ 예방이 가능한 감염에 대한 예방접종 실시

⑥ 이상 증상 발생 시 의사 진료 실시

3) 재해발생 메카니즘(구조적 요소 3가지)

(1) **단순자극형(집중형)** : 상호 자극에 의해 순간적으로 재해가 발생

(2) **연쇄형** : 하나의 사고요인이 또 다른 요인을 발생시키며 재해를 발생

(3) **복합형** : 연쇄형과 단순자극형의 복합적인 발생

4) 감염위생 안전관리의 문제점

(1) 감염위생 현장의 안전성 특성

① 작업과 서비스 환경의 특수성

② 지식과 정밀을 요구하는 작업과 서비스 자체 위험성

③ 근로자의 파트타임과 유동성

④ 기술과 서비스 제공을 위한 가이드라인, 기술의 부족

⑤ 근로자의 안전의식 부족

⑥ 형식적 감염안전관리 교육

(2) 안전사고 예방의 제도상의 문제점

① 작업안전에 대한 시스템 미비

② 산업안전보건법 등 안전 관련법 중복

③ 안전사고 예방을 위한 효과적 법적 제도 미정착

(3) 보건안전교육상 문제점

① 근로자 근무여건상 무유동성, 지속적인 교육의 어려움

② 사업주, 현장 근로자의 보건안전에 대한 인식 부족

5) 안전사고(재해) 방지를 위한 대책

(1) 사고 예방 5단계

① 1단계 : 조직(Organization) → 안전관리 조직

② 2단계 : 사실의 발견(Fact Finding) → 현상 파악

③ 3단계 : 분석(Analysis) → 원인 분석

④ 4단계 : 시정대책 선정(Selection of Remedy)→ 3E(기술적 · 교육적 · 관리적 원인) 대책 수립

⑤ 5단계 : 시정대책 적용(Adaption Of Remedy) → 3E 대책 실시

(2) 3E 대책

① 기술적 원인(Engineering) : 안전 설계, 작업행정의 개선, 안전기준의 선정, 환경 · 설비의 개선

② 교육적 원인(Education) : 안전교육 실시, 안전훈련 실시, 경험훈련 실시, 안전지식 교육

③ 관리적 원인(Enforcement) : 조직 정비, 적합한 기준 설정, 적정 인원 배치, 사업주(관리자)의 솔선수범

6) 직업보건

직업보건(occupational health)은 직업인들의 질병을 예방하고 건강을 유지, 증진시키는 학문과 활동을 말하며, 노동과 노동환경에 관계된 건강 문제를 다루는 분야이다. 1950년 국제노동기구(ILO)와 세계보건기구(WHO) 공동위원회에서는 직업보건을 "모든 직업에서 일하는 근로자들에 대해 작업조건으로 인해 발생하는 질병을 예방하고, 유해물질 노출의 위험을 통제하고, 근로자가 그 직무에 적합하도록 배치하여 일하도록 함으로써, 근로자들의 신체적, 정신적, 사회적 건강을 고도로 유지 증진시키는 것이다"라고 정의하였다. 1995년 ILO/WHO 합동위원회는 직업보건의 새로운 정의를 채택하였는데, 그 내용은 1950년의 정의와 비슷하나 모든 직업인을 위한 것이어야 함이 강조되었고, 목적에서 더욱 사회적, 문화적이며 경영체계의 합리화와 생산성 향상이 강조되었다.

위 정의와 같이 직업보건의 분야는 넓은데, 여러 전문 분야, 즉 의학, 공학, 화학, 독성학, 생리학, 심리학, 통계학 등의 전문지식과 이 학문과 협동이 중요하다. 직업보건은 근로자의 노동과 노동환경으로 인한 질병의 문제뿐만 아니라, 인간 기능의 한계와 노동의 적응을 과학적으로 연구하며, 산업기술이 요구하는 노동조건을 인간에게 적합하도록 그 대책을 강구함으로써 직업인의 건강을 보호하고 증진시키며, 나아가 노동생산성을 향상시키는데 그 목적이 있다. 직업보건은 산업의 형태와 직업의 종류, 국가별로 안고 있는 과제와 수행방법이 다르다.

7) 손상

현대사회로 발전하면서 교통사고, 산업재해, 스포츠 손상 등 각종 사고에 의한 외상성 뇌

손상(TBI : Traumatic Brain Injury) 환자가 증가하고 있으며, 특히 교통사고는 척수 손상과 더불어 뇌손상을 일으키는 주원인이 된다. 교통사고로 인한 대부분의 외상성 뇌손상은 폐쇄성 뇌손상이며 이 경우 뇌는 다발성 또는 미만성 손상을 받게 되므로 다양한 신체적, 신경행동학적 장애를 나타내게 되어 환자들의 재활치료에는 다양한 프로그램이 요구되고 있다.

특히 외상성 뇌손상 환자의 대부분은 젊은 사람이어서 사회적으로 노동력의 상실이라는 큰 문제를 안고 있고 가정적으로도 큰 폐해를 주므로 더욱 적극적인 재활 프로그램이 필요하다. 미국의 경우 외상성 뇌손상은 척수손상과 비교하여 볼 때 빈도는 40배, 유병률은 30배 높으며, 같은 뇌질환인 뇌졸중 환자와 비교하면 외상성 뇌손상 환자는 신경손상 부위가 일부 살아있어 뇌의 생체가 외부 변화에 대응하여 정상화하려는 가소성(plasticity)이 크고 기능적 회복이 더 좋으므로 재활치료에 있어 많은 호전을 기대할 수 있다.

예를 들면, 의과대학에서 근무 중 주사침 손상을 당하고 연쇄알균 패혈증으로 사망한 사례가 있다. 의료종사자가 피부를 통하는 즉, 경피적 사고 후 혈액매개질환에 감염된 사례로 가장 오래된 경우이다. 이후 1940년대부터 간염이 의료종사자들에게 문제로 대두되었고, 1984년에 주사침 손상 이후 HIV(인간면역결핍바이러스) 감염사례가 처음으로 보고되었으며, 1987년에 C형 간염이 주사침 손상으로 인하여 전파되었다는 보고가 있었다(Jagger, De Carli, Perry, Puro, & Ippolito, 2003).

의료종사자가 혈액매개감염원에 노출되는 경로는 다양하지만 의료종사자의 주사침 손상사고 후 감염예방 처치와 혈액매개바이러스 혈청양성전환을 크게 구분하면, 경피적 손상, 점막 노출, 손상된 피부에 대한 노출로 구분된다.

미국 국립직업안전보건원(NIOSH : National Institute for Occupational Safety and Health)의 보고에 의하면 주사 바늘과 같은 날카로운 기구에 손상을 당하는 경우가 82%로 가장 많았으며, 그 이외 코, 눈, 입 등의 점막이 노출되는 경우가 14%, 손상된 피부 노출이 3%, 환자에게 물리는 경우가 1%이었다(NIOSH, 2012). 예방접종을 받지 않은 사람이 경피적 손상으로 hepatitis B virus(HBV)에 노출될 경우 hepatitis B e antigen(HBeAg)의 상태에 따라 다르나 23~62%에서 혈청양성전환(seroconversion)이 발생할 수 있으며(Beltrami & Perz, 2009), hepatitis C virus(HCV)는 약 1.8%, human immunodeficiency virus(HIV) 감염은 약 1% 미만에서 실제 감염이 발생할 수 있다(Centers for Disease Control and Prevention [CDC], 2001). 점막 노출의 경우 경피적 사고보다는 감염위험성이 낮으나 점막에는 혈관이 표면에 위치하고 있으므로 다량의 혈액이나 체액과 접촉하는 경우 감염원이 인체 내로 침범할 수 있다. 마지막으로 손상된 피부를 통하여 노출되는 경로이며, 감염가능성은 앞의 두 경우에 비하여 미약하여 드물게 감염발생이 가능하다(CDC, 2001).

주사침 손상은 발생하지 않도록 사전에 예방하는 것이 가장 바람직하나, 일단 발생하고 나면 실제 감염으로 진전되지 않도록 적절한 감염예방처치(postexposure prophylaxis, PEP)가 제공되어야 한다.

미국의 질병통제센터에서는 주요 혈액매개전파 질환인 HBV, HCV, HIV에 대한 감염예방처치 지침을 제공하고 있다(CDC, 2001). HBV는 노출 직후 항체검사로 의료종사자의 감수성을 확인하고 필요시 예방접종과 hepatitis B immune globulin (HBIG)을 투여하는 경우 대부분의 감염을 예방할 수 있다. HCV의 경우에는 효과적인 감염예방 처치가 없어서 감염이 생기는지 6개월까지 추적하고, 조기진단이 필요한 경우에 HCV ribonucleic acid(RNA)검사를 4~6주에 시행하도록 권장한다.

HIV는 감염위험 정도를 분석한 후 예방적 항바이러스제 2~3가지 이상을 최소한 4주 동안 투여하고, 6개월까지 추적 검사를 시행하도록 권장한다(CDC, 2001). 우리나라 산업안전보건기준에 관한 규칙에서도 미국의 권장 사항과 유사한 감염예방처치를 규정하고 있다.

이러한 예방적 처치에 따라 감염 발생은 현저히 감소하고 있지만, HCV의 경우에는 효과적인 감염예방 처치가 없어서 빈도는 낮으나 지속적으로 감염이 발생하고 있으며, 감염발생률은 지역별, 인종별로 차이가 있는 것으로 알려져 있다(MacCannell, Laramie, Gomaa, & Perz, 2010). 국내 대부분의 의료기관에서도 미국 질병통제센터 지침이나 국내 규정에 따라 주사침 손상 후 의료종사자에게 감염예방 처치를 제공하고 있다(Jeong et al., 2012). 따라서 국내에서도 의료종사자 주사침 손상 후 감염예방 처치가 적절히 제공되고 있는지, 감염예방 처치에 대한 이행률이 높은지, 감염은 발생하지 않았는지 확인해 볼 필요가 있다[4].

3 감염관리와 직업안전 내용 및 정책

1) 관련 법

2020년 2월 26일에 '감염병의 예방 및 관리에 관한 법률' · 검역법 · 의료법이 국회를 통과하였다.

4 정재심, 의료종사자의 주사침 손상 사고 후 감염예방처치와 혈액매개바이러스 혈청 양성 전환, 기초간호자연과학회지, 2014; 16(1):26-32

이는 코로나바이러스감염증-19 대응의 시급성을 감안하여 긴급하게 심의한 것으로, 법률안별 주요 내용 및 기대효과는 다음과 같다.

감염병의 예방 및 관리에 관한 법률 개정으로, 신종감염병에 대한 빠른 대응을 위하여 감염병 의심자 단계에서부터 필요한 조치들을 취할 수 있게 된다.

'감염병 의심자' 정의를 신설하고, 감염병 의심자에 대한 자가 · 시설 격리 근거가 마련되었으며, 정보통신기기 등을 활용하여 증상 유무를 확인할 수 있게 되었다. 즉, 감염병환자 등의 접촉자, 감염병 발생한 지역 등을 체류하고 경유하여 감염이 우려되는 사람, 감염병 병원체 등 위험요인에 노출되어 감염이 우려되는 사람으로 정의하였다.

한편, 입원이나 격리 조치를 위반하였을 때의 벌칙은 현재 300만 원 이하의 벌금에서 1년 이하의 징역 또는 1,000만 원 이하의 벌금으로 강화된다.

또한 제1급 감염병이 유행할 때 보건복지부장관이 의약외품 · 의약품 등 물품의 수출이나 국외 반출을 금지할 수 있도록 하는 조항을 신설하고, 중앙정부의 역학조사관 인력을 대폭 확충하며, 시 · 군 · 구청장에게도 역학조사관[5] 및 방역관을 임명할 수 있는 권한을 부여하였다.

감염병 대응 능력 강화를 위하여 의료기관 · 약국에서 해외여행 이력 정보를 의무적으로 확인하도록 하는 등 조치들이 이루어졌다.

검역법 개정으로, 그 동안의 검역환경 변화를 반영하여 검역체계를 전반적으로 개편하게 된다.

5년마다 검역관리기본계획을 수립 · 시행하고, 검역조사 대상을 항공기 · 선박 · 육로 등으로 세분화하였다.

검역정보시스템을 출입국정보, 여권정보 등을 보유한 관련 기관의 시스템에 연계하고, 정보화기기 · 영상정보처리기기 · 전자감지기 등의 장비를 검역에 활용하는 근거와 권역별 거점 검역소를 설치할 수 있는 근거를 마련하여 검역의 전문성과 효율성, 실효성이 높아지게 된다.

또한 감염병 발생지역 등에서 체류 · 경유하는 사람 등에 대해서는 보건복지부장관이 법무부장관에게 출국 또는 입국의 금지를 요청하는 근거를 명확하게 하여 감염병의 유입을 방지할 수 있게 되었다.

의료법 개정으로, 의료기관 내에서 발생하는 감염에 대해 더욱 철저하게 관리할 수 있게 된다.

---

5 감염병의 발생 감시와 초기에 신속한 역학조사 수행을 통해 감염경로 등을 파악하여 감염병의 예방 및 확산 방지를 위해 1999년부터 역학조사관 제도를 운용하고 있음

‘의료관련 감염’의 정의를 신설하고, 의료관련 감염의 발생 · 원인 등 감시체계의 근거를 마련하였으며, 의료관련 감염 발생 시 자율보고의 근거와 자율보고 시 행정처분 감경 · 면제 등의 내용을 포함하고 있다.

즉, 의료기관 내에서 환자, 환자의 보호자, 의료인 또는 의료기관 종사자 등에서 발생하는 감염으로 정의하였다.

또한 의료기관 휴 · 폐업 시 진료기록부의 이관 · 보관 방법 등에 대한 준수사항을 마련하고, ‘진료기록부 보관시스템’을 구축하여 의료기관 휴업 · 폐업 이후에도 진료기록부의 보존 관리가 체계적으로 이루어지도록 하였다.

2) 보건복지부 정책

보건복지부에서는 “감염 걱정 없는 안전한 의료, 건강한 국민”을 비전으로 하여, ① 의료기관의 감염요인 차단, ② 의료기관의 감염관리 역량 강화, ③ 의료 관련 감염 감시 · 평가 및 보상 효율화, ④ 국가 의료 관련 감염 거버넌스 구축 등 총 4개 분야의 19개 과제로 구성되어 있다.

의료기관의 감염관리와 관련된 4개 분야별 세부 추진과제 내용은 다음과 같다.

(1) 의료기관의 감염요인 차단

첫째, 감염예방 및 전파 차단을 위해 의료기관의 시설 · 구조를 개선한다.

즉 의료기관의 건축 · 설계 단계부터 병실 구조 · 배치, 공조시설 등이 감염예방을 고려하여 이루어지도록「의료기관 건축 · 설계 가이드라인」을 개발하여 제공한다.

또한 의료기관에서 감염위험이 특히 높은 중환자실, 수술실, 인공신장실, 응급실 등에서의 감염 예방을 위해 관련 시설 기준을 개선하고, 시설 분야별 운영 · 관리기준을 마련한다.

그 규정 내용은 다음과 같다.

① 수술실 제한구역 운영, 외부인 출입 제한 및 보안, ② 감염예방을 위한 인공신장실 투석장비 운영 원칙, ③ 격리실 운영, ④ 병동 투약 공간 운영, ⑤ 환경관리 운영, ⑥ 환경관리 등이다.

둘째, 의약품 · 의료기기의 안전한 사용으로 감염을 방지한다.

즉 의약품 조제과정에서의 감염예방을 위한 무균조제시설을 확대하고, 병동의 투약준비 공간에서의 감염관리를 위한 운영기준을 마련한다.

또한 주사제 보관 또는 분주 과정에서의 감염을 막기 위해 보관 및 투약에 대한 가이드라인을 마련하고, 소포장 · 소용량 제제의 수요가 높은 의약품의 생산 유도 방안을 마련한다.

셋째, 의료기구 소독 · 멸균 부실로 인한 감염을 예방하기 위해 지도 · 점검을 강화한다.

즉 현재 일회용 주사용품에 한정된 재사용 금지 규정을 일회용 의료기기 전반에 대한 재사용 금지로 확대하기 위해 관련 수가 및 분류방안, 재사용 가능 의료기기의 재처리 방안 등을 검토할 계획이다.

넷째, 의료기관의 위생 · 환경 관리를 강화한다.

즉 감염 우려가 있는 환자가 사용한 입원실 · 침구 등의 소독, 급식관리 등 의료기관의 위생 · 환경관리에 대한 지침을 마련하고, 지도 · 점검을 강화한다.

또한 감염원이 될 수 있는 의료폐기물에 대해서는 감염위험도를 고려한 의료폐기물 분류체계 재정비, 분리배출 지침 마련, 의료기관의 자가 멸균시설 설치 확대 등을 추진한다.

(2) 의료기관의 감염관리 역량 강화

첫째, 모든 의료기관에 감염관리담당자를 지정, 감염관리 활동을 강화한다.

즉 단계적으로 모든 의료기관에 감염관리담당자를 지정하여 기본적 감염관리활동을 의무화 한다.

둘째, 의료인 · 의료기관 종사자의 감염관리 교육을 활성화한다.

즉 감염관리담당자에 대한 교육 내용(이론 위주 → 실습 · 사례 위주), 교육시간(연 16 → 24시간), 교육 과정 다양화 · 접근성 향상 등 교육의 질 향상을 추진한다.

교육은 직종별, 의료기관별, 의료인의 업무 진입 단계별 교육과정을 세분화하여 추진한다. 또한 모든 의료인 및 감염 관련 업무에 종사하는 의료기사의 보수교육에도 감염관리를 필수과목으로 포함하여 감염관리 역량을 강화한다.

셋째, 의료기관 종별, 영역별 맞춤 지침으로 감염관리를 지원한다.

즉 의료기관 종별 특성에 맞는 감염관리 활동 방법과 기준 등을 제시하는 「의료기관 감염관리체계 운영 매뉴얼」을 개발한다.

넷째, 지역 단위 감염관리 지원체계를 구축한다.

즉 감염관리 역량이 취약한 중소 · 요양병원, 의원급 의료기관 등의 감염관리 자문 및 교육, 성과 교류, 의료 관련 감염환자 치료, 의뢰 · 회송 등을 위한 감염관리 지원체계를 권역 · 지역 단위로 구축한다.

다섯째, 의료 관련 감염에 대한 인식과 행동 개선을 추진한다.

의료기관 · 의료인 · 의료기관 종사자의 감염예방수칙 준수 및 행동 개선을 위한 '의료관련 감염 인식개선 캠페인'을 추진한다.

또한 의료기관 이용자 등 일반 국민 대상으로도 병문안 준수사항, 손 씻기, 기침예절 등 감염예방 수칙 홍보를 강화한다.

(3) 의료관련 감염관리 활성화

첫째, 의료관련 감염 감시체계를 확대 · 개편한다.

의료관련 감염의 발생 현황을 체계적으로 파악하기 위해 질병관리청이 운영 중인 전국의료관련 감염 감시체계(KONIS)의 참여 의료기관, 대상 영역, 지표 등을 확대한다.

둘째, 의료관련 감염에 대한 신고 · 보고체계와 제재규정을 정비한다.

의료기관에서 사망이나 집단감염 등 중대한 의료관련 감염 발생시 신고를 의무화하는 방안을 추진한다.

또한 의료기관의 중대한 과실 등 감염관리에 관한 준수사항 위반으로 감염이 발생하여 환자의 생명이나 신체에 중대한 위해가 발생한 경우, 현재 시정명령에 불과한 처분을 업무정지까지 강화한다.

감염예방을 위한 의료기관의 운영 · 관리 기준 등의 준수사항과 제재수단 간 균형을 이루도록 관련 규정들을 정비한다.

셋째, 평가 · 인센티브 · 수가보상을 통해 감염관리를 활성화한다.

의료기관 인증, 적정성, 의료의 질 평가 등의 지표에 의료기관의 감염관리 관련 사항을 확대 반영하여 평가와 지원 또는 인센티브간 연계를 강화한다.

(4) 의료관련 감염 대응체계 강화

첫째, 의료관련 감염 법체계를 정비하고, 중앙 관리 · 지원체계를 구축한다.

종합대책의 효과적인 이행 및 거버넌스 구축을 위해 의료법, 감염병예방법 등에 산재해 있는 의료관련 감염 관련 법 규정들을 체계화할 예정이다.

또한 관련 전문가 및 의료수요자단체 등으로 의료관련감염정책위원회를 구성하고, 의료관련 감염 종합대책을 5년마다 수립하도록 정례화한다.

둘째, 의료관련 감염 사고에 대한 정부와 지방자치단체의 대응 역량을 강화한다.

의료관련 감염 사고가 발생할 경우 시 · 군 · 구(보건소) – 시 · 도 – 질병관리청을 통한 대응 역량을 강화하고, 의료관련 감염이 초기에는 대부분 '원인불명 질병'이므로 집단 발생

시 초동 단계부터 질병관리청이 즉각 대응체계를 갖출 수 있도록 법적 근거 및 매뉴얼을 정비한다.

3) 질병관리청 정책

(1) 질병관리본부의 질병관리청으로 승격

2020년 9월 12일자로 코로나 19 등으로 인해 질병관리본부의 역할이 중요해져 질병관리청으로 승격하였다. 정원은 1,476 기존 인원 대비 42%가 늘어나게 되었다. 개정안에 의하면, 차관급 외청으로 감염병 정책 수립과 집행에 독자적으로 권한을 행사하게 되어 청장, 차장을 포함한 5국 · 3관 · 41과와 소속기관으로 구성된다. 또한 감염병 유입과 발생 동향을 24시간 감시하는 종합상황실과 감염병 정보를 수집, 분석해 예측하는 위기대응분석관이 신설된다.

감염병위기대응과 관련하여 질병관리청은 국가 위기상황을 초래할 가능성이 높은 해외유입 신종감염병 및 생물테러 대상 감염병을 조기인지(early detection)하고 신속대응(rapid detection)하여 감염병 확산을 차단하는데 있다.

관리 대상 감염병은 1급 감염병으로 분류되는 감염병을 의미한다.

[표 7-1] 관리 대상 감염병

구 분	대상 질병
호흡기(4종)	중동호흡기증후군(MERS), 중증급성호흡기증후군(SARS), 동물인플루엔자 인체감염증, 신종인플루엔자
바이러스성출혈열(6종)	에볼라바이러스병, 마버그열, 라싸열, 크리미아콩고출혈열, 남아메리카출혈열, 리프트밸리열
생물테러(5종)	두창, 페스트, 탄저, 보툴리눔독소증, 야토병
테러(1종)	신종감염병증후군(증상 및 징후)

* 감염병 예방 및 관리에 관한 법률(개정 '18.3.27, 시행 '20.1.1.)
** 1급 감염병 중 디프테리아는 예방접종대상 감염병으로 감염병관리센터에서 관리

① 특성

치명률이 높고, 지속적인 전파 가능성이 있으며 효과적인 예방치료제가 없거나 미흡한 수준으로 사회경제적 파급력이 높은 감염병이다.

② 주요 업무

㉠ 1급 감염병별 대응 지침 마련 및 대책반 운영

㉡ 1급 감염병 역학조사 및 사례관리

㉢ 신종감염병 위기대응 훈련 기획 및 운영

㉣ 생물테러 대비 · 대응 훈련 기획 및 운영

㉤ 유관기관 합동 대응 Task Force 운영관리 대상 감염병의 구분, 대상 질병으로 구성

(2) 코로나바이러스감염증-19(COVID-19)

① **정의** : SARS-CoV-2 감염에 의한 호흡기 증후군

② **전파경로** : 현재까지는 비말, 접촉을 통한 전파로 알려짐

- 기침이나 재채기로 호흡기 비말 등
- 오염된 물건을 만진 뒤 눈, 코, 입을 만짐

③ **잠복기** : 1~14일(평균 4~7일)

④ **증상** : 발열, 권태감, 기침, 호흡곤란 및 폐렴, 급성호흡곤란증후군 등 다양하게 경증에서 중증까지 호흡기감염증이 나타남. 드물게는 객담, 인후통, 두통, 객혈과 오심, 설사도 나타남

⑤ **치료** : 대증 치료(수액 보충, 해열제 등 보존적 치료), 특이적인 항바이러스제 없음

⑥ **예방**

㉠ 올바른 손씻기

- 흐르는 물에 비누로 30초 이상 손씻기
- 외출 후, 배변 후, 식사 전 · 후, 기저귀 교체 전 · 후, 코를 풀거나 기침, 재채기 후 등 실시

㉡ 기침 예절 준수

- 기침할 때는 휴지나 옷소매 위쪽으로 입과 코를 가리고 하기
- 호흡기 증상이 있는 경우 마스크 착용

㉢ 씻지 않은 손으로 눈, 코, 입 만지지 않기

(3) 신종코로나 바이러스 감염증 감염예방관리

① **감염병 대응을 위한 의료 AI기술의 필요성**

첫째, 감염병의 예측 및 전파경로와 현황 파악이다.

둘째, 신종 감염병의 감별과 정량의 진단이다.

셋째, 신종 감염병에 대한 치료법의 개발이다.

넷째, 기존 임상환경에의 감염병의 영향을 최소화(mitigation)하는 것이다.

감염병 확산 방지를 위하여 대응은 필연적으로 신속성이 요구된다. 또한 목표 달성을 위해 빅데이터 분석이 필요한 과제들이므로 인공지능 기술의 지원이 필수적이다.

특히 감염병의 예측 및 전파경로와 현황을 파악하는데 있어서 IoT와 5G 등의 차세대 통신망을 활용하여 실시간으로 누적되는 데이터들을 처리하고 분석하는 기술이 필요하다. 대표적으로 'Worldometer'나 US Centers for Disease Control and Prevention(CDC)와 같은 각국의 질병관리기관에서 신종 코로나 바이러스의 감염 현황이 실시간으로 보고되고 있다. 이러한 데이터들의 실시간 획득과 분석을 통해 지역별로 감염병의 추세나 전파 확산 경로 등의 현황을 신속히 파악하고, 미래의 상황에 대한 예측을 통해 정부나 기관에서 적절히 대응할 수 있도록 인공지능 기술을 활용하는 것이 필요하다.

또한 의료인공지능 기술의 증강지능으로서의 활용, 단순한 작업의 대체 효용 측면을 활용하면 신종 감염병에 의한 의료 자원의 쏠림 현상을 최소화하여 기존의 의료전달체계와 임상 현장에 혼란을 초래하거나 마비가 되는 것을 방지할 수 있다. 나아가 팬데믹 상황에 의료 자원의 부족까지 발생한 상황에서는 신종 감염병 환자에 치료 효율을 증대시키기 위한 중등도 분류(Triage)도 중요한 기술적 과제 중의 하나로, 인공지능 기술을 이용한 환자의 예후 예측 모델을 통해 이를 실현할 수 있다.

② 의원급 의료기관[6]

㉠ 대응 원칙

ⓐ 법적 근거 : 임상 양상, 역학적 특성에 대한 정보가 구체적으로 밝혀질 때까지 '제1급감염병 신종감염병증후군'을 적용하여 대응한다.

ⓑ 대응 방향 : 호흡기 전파 감염병인 메르스 대응절차에 준하여 대응한다. 즉 신종코로나바이러스(2019-nCoV) 감염증에 대해 현재까지 알려진 정보를 근거로 지침을 작성하였으며, 향후 발생 상황과 역학조사 결과에 따라 사례 정의, 잠복기, 대응절차 등을 지침 변경할 예정이다.

6 질병관리본부, 대한의료관련감염관리학회, 대한감염관리간호사회, 대한감염학회, 신종코로나바이러스 감염증감염예방·관리(의원급 의료기관용), 2020. 2. 2.

㉡ **감염예방과 관리**

ⓐ 기본원칙

첫째, 신종 코로나바이러스 감염증 환자를 조기에 확인하여 접촉 및 비말주의를 적용함으로써 노출과 감염 전파를 최소화 한다.

둘째, 모든 환자를 대상으로 표준주의를 적용하며, 신종 코로나바이러스 감염증이 의심되는 경우 접촉 및 비말 주의를 추가하고 상황에 따라 공기 주의를 추가할 수 있다.

셋째, 의료기관 시설 내 적절한 환기를 유지하고, 적절한 환경 청소와 소독이 이루어질 수 있도록 환경 및 환기관리를 한다.

넷째, 응급 상황 대처를 위한 의료기관 내 감염관리자를 지정하고, 감염예방관리 대책 등을 수립하는 행정적 관리를 한다.

다섯째, 감염예방관리 대책에 대하여 교육 및 훈련 계획을 마련하여 시행한다.

ⓑ 감염원의 조기 인지와 감염 예방

첫째, 의심 증상이 있는 환자가 의료기관으로 들어오기 전에 안내문을 확인할 수 있도록 출입구의 눈에 잘 띄는 장소에 '신종 코로나바이러스감염증 안내 홍보물'을 부착한다. 즉 질병관리청 홈페이지, 유관기관 공문을 통한 최신 정보를 수시로 업데이트한다.

둘째, 급성호흡기 증상이 있는 환자와 동반인이 의료기관에서 초기에 접하는 장소(출입구, 접수창구, 대기장소 등)에서부터 손위생과 기침 예절을 준수하도록 안내한다.

셋째, 최신 업데이트된 사례정의에 따른 설문 문항을 사용하여 스크리닝한다.

넷째, 대기 장소에는 손소독제 등의 물품을 비치하도록 한다.

다섯째, 대기구역이 과밀하지 않도록 하며, 대기 환자 배치를 관리한다. 즉, 다른 환자와 최소 1m 이상 거리를 유지하도록 한다.

ⓒ 환자 관리 : 진료, 수술 · 시술 · 처치

첫째, 신종 코로나바이러스감염증 신고 대상에 부합되면 독립된 공간에 격리하고 환자에게 마스크를 씌우고 1339나 관할 보건소에 신고한다.

둘째, 확진환자 접촉자가 발열이나 호흡기 증상 없이 병원에 내원한 경우 독립된 공간에 격리한 후 1339나 관할 보건소에 신고한 후 지시에 따른다.

셋째, 신종 코로나바이러스감염증 의사환자가 수술 · 투석을 해야 하는 경우 음압

격리 수술 · 투석이 가능한 의료기관으로 이송한다.

넷째, 14일 이내 중국 또는 신종 코로나바이러스감염증 지역사회 유행국가에서 귀국하여 발열과 호흡기 증상이 없는 환자의 경우 다음의 권고에 따라서 진료한다. 권고와 관련된 세부 내용은 다음과 같다.

- 구강내 시술(치과 및 이비인후과), 비인두계 시술, 내시경 시술 등 기본적으로 접촉과 비말 주의가 필요하나 에어로졸이 발생하는 상황은 공기 주의가 필요하다.
- KF94(N95) 또는 동급 이상의 호흡기보호구, 긴팔가운, 장갑, 모자, 고글 또는 안면보호구 착용
- 구강 내 시술(치과 및 이비인후과), 비인두계 시술, 내시경 시술 등이 아닌 경우 혹은 기구와 장비를 사용하는 치료 · 처치가 필요한 경우(예 : IM injection, IV, 통증 부위 주사 시술, 대장항문 시술 및 비뇨기 검사 등) 접촉 주의 및 비말 주의를 준수한다.
- 긴팔 가운, 장갑, 보건용 마스크 착용한다. 다만 위에 해당하는 경우라도 안면가까이 처치 · 시술이 이루어지는 경우 눈, 코, 입의 점막을 보호하기 위하여 KF94(N95) 또는 동급 이상의 호흡기보호구, 고글 또는 안면보호구를 착용한다.
- 가능한 일회용 기구와 장비를 사용하고, 재사용 기구를 사용한 경우라면 다른 환자에게 사용 전에 반드시 적절한 세척과 소독이 이루어져야 한다.
- 전신 마취가 필요한 수술의 경우에는 기도 삽관 등 에어로졸 발생 시술에 참여하는 의료진은 개인보호구(긴팔 가운, KF94(N95) 또는 동급 이상의 호흡기보호구, 장갑, 고글 또는 안면보호구)를 착용하고 수술한다.
- 투석이 필요한 경우 독립된 공간에서 투석을 따로 시행한다. 가능한 투석기를 다른 환자와 공용하지 않도록 하며, 부득이한 경우 당일의 마지막 일정으로 배정하고 사용 후 지침에 따라 소독한다.
- KF94(N95) 또는 동급 이상의 호흡기보호구, 긴팔 가운, 장갑을 착용하고 혈액이나 분비물에 노출될 위험이 있는 경우 고글 또는 안면보호구를 착용한다.

ⓓ 표준 주의(Standard Precaution) 적용

첫째, 손위생(hand hygiene)을 철저히 시행한다.

- 환자 접촉 전 · 후, 청결/무균처치 시행 전, 환자 혈액, 체액 등 오염물질과 접촉하였거나 환자의 주변환경 접촉 후, 개인보호구 착용 전과 착용 후에 시행한다.

- 오염물질이 묻은 경우 반드시 물과 비누를 사용하여 손씻기를 수행하고, 눈에 띄는 오염이 없을 경우 알코올 손소독제를 사용할 수 있다.
- 물과 비누를 이용한 경우 40~60초, 알코올 손소독제를 이용할 경우 20~30초 손위생을 시행한다.
- 반지, 손목시계, 팔찌는 착용하지 않는다.

둘째, 적절한 개인보호구(personal protective equipment, PPE)를 올바르게 사용한다.

- 개인보호구는 예상되는 접촉행위를 고려하여 노출위험평가를 하고 이를 기준으로 보호장비의 사용수준을 결정한다.
- 혈액, 체액, 분비물 기타 오염물질을 만졌을 때, 점막과 손상된 피부를 접촉하기 전에 반드시 장갑을 착용한다.
- 병원체 오염이 심한 물질과 접촉하는 경우 동일한 환자일지라도 서로 다른 부위의 처치를 하는 경우 장갑을 교환한다.
- 장갑은 다른 오염되지 않은 기구와 환경 표면에 닿지 않도록 주의하며 장갑 사용 후에는 즉시 벗고 다른 환자에게 가기 전에 손을 씻는다.
- 장갑의 착용이 손위생을 대신할 수 없다.
- 환자의 치료나 간호시 오염물질이 튈 우려가 있는 경우 눈, 코, 입의 점막을 보호하기 위하여 마스크, 고글 또는 안면보호구를 착용한다.
- 에어로졸 발생처치 시 KF94(N95) 또는 동급 이상의 호흡기보호구를 사용한다.
- 환자의 치료나 간호 행위 도중에 혈액, 체액, 분비물, 배설물 등이 의복과 피부를 오염시킬 우려가 있는 경우에 오염을 방지하기 위한 가운을 착용한다.
- 체액에 의한 오염이 예상되는 경우 방수가 가능한 보호복을 사용한다.
- 오염된 가운은 다른 환자나 환경에 미생물의 전파를 막기 위해 가능한 빨리 벗고 손을 씻는다.
- 환자 진료 · 처치 과정 중 병원체에 노출되지 않도록 착탈의 방법을 숙지한다.

셋째, 치료 장비와 기구는 사용한 후에 허가기관의 공인된 소독제를 사용하여 제조사의 권고지침에 따라 소독하여 사용한다.

- 가능한 일회용 기구나 물품을 사용한다.

- 혈액, 체액, 분비물, 배설물에 오염된 환자의 치료기구는 피부나 점막 노출과 의복의 오염 또는 다른 환자와 환경에 병원체가 전파되지 않도록 취급한다.
- 재사용 기구는 적절하게 세척 · 소독하여 다른 환자에게 사용하여야 하며 재사용 과정은 기구의 종류, 용도, 제조업자의 추천, 병원의 지침이나 규정에 따르고, 일회용은 사용 후 폐기한다.
- 그 외의 기구는 기관 규정에 따라 세척 후 소독한다.
- 기구 세척 직원은 세척시 개인보호구를 착용한다.
- 소독제 제조사의 권장사항을 확인하여 소독제 희석 및 적용 시간, 소독제 유효기간 및 유효 농도 등 권장 기준을 철저히 준수하도록 한다.

넷째, 병원 내 모든 구역(진료실, 병실, 처치실 등) 표면의 소독을 허가기관의 공인된 소독제를 사용하여 제조사의 권고 지침에 따라 수행하여야 한다.

- 청소나 환경 소독 직원은 감염예방 교육을 받아야 한다.
- 청소나 환경 소독 직원은 청소나 환경 소독 시 개인보호구를 착용한다.
- 빗자루나 진공청소기 등을 이용한 청소 방법 보다는 청소용액이나 소독제를 적신걸레를 이용하여 청소를 시행한다.
- 소독제를 분사해서 사용하지 않고, 깨끗한 타올에 소독제를 적시거나 제품화된 소독티슈(타올)를 이용하여 환경 표면을 철저하게 닦는다.
- 환경 표면에 유기물이 있으면 적절하게 소독이 되지 않으므로 환경 소독 전 표면을 닦아낸다(cleaning).
- 혈액이나 체액이 쏟아진 경우의 환경표면은 소량(10mL 미만)일 경우 100배 희석 차아염소산나트륨(유효염소농도 500ppm), 다량(10mL 이상)일 경우 10배 희석 차아염소산나트륨(유효염소농도 5000ppm)을 사용한다.

다섯째, 의료폐기물의 안전한 관리에 유의하며 「폐기물관리법 시행규칙」에 따라 처리하여야 한다.

- 의료기관은 폐기물을 취급하는 직원에게 감염예방 교육을 시행하고, 폐기물을 취급하는 직원은 개인보호구를 착용해야 한다.
- 환자의 혈액이나 체액으로 오염된 의료폐기물은 전용 용기를 사용해 밀폐포장하고, 외부 표면을 소독한 후 보관 장소로 운반한다.

여섯째, 혈액, 체액, 분비물, 배설물에 오염된 세탁물은 피부와 점막에 노출되는 것과 의복의 오염 또는 다른 환자와 환경에 미생물이 전파되는 것을 막는 방법으로 취급한다.

- 세탁물을 관리하는 담당 직원에 대해 감염관리 교육을 시행하고, 정기적인 점검을 시행해야 한다.
- 세탁물을 취급하는 직원은 적절한 개인보호구를 착용하도록 한다.
- 만약, 전파경로가 불확실한 신종 감염병 환자가 사용했던 세탁물이 발생된다면 오염된 것으로 간주하고 생물위해봉지(Biohazard bag)에 담아 격리의료폐기물로 적용한다[7].

ⓔ 병실, 시설설비 및 감염예방 물품 확인

첫째, 환자 및 의료진의 이동 동선 등을 점검한다.

둘째, 구비된 시설이 있는 경우, 음압병실, 급배기 공기조화시스템 등 시설 설비의 가동을 확인한다.

셋째, 개인보호구 구비 및 기능점검, 의료진의 개인보호구 사용법 숙지 여부를 확인한다.

넷째, 격리의료폐기물 전용용기, 손소독제 및 기타 감염관리물품 등의 효율적인 운용을 위한 배치기준을 마련하고 위기 시에 대비할 수 있도록 물품을 확보하고, 유효기간 등을 주기적으로 관리해야 한다.

ⓕ 직원관리

첫째, 모든 직원은 감염관리 규칙을 준수하여야 하고 신종 코로나바이러스 감염증에 대한 교육을 받아야 한다.

둘째, 환자 안내 및 접수를 담당하는 직원은 상시 보건용 마스크를 착용한다.

셋째, 발열 및 호흡기 증상이 발생한 직원을 모니터링하고 자가 보고하는 시스템을 구축하여 효율적으로 가동한다.

넷째, 근무 중인 직원에 대해서 하루 2회 이상 발열 및 호흡기 증상 발생 여부를 주기적으로 감시해야 한다.

다섯째, 가능한 고위험 기저질환을 가진 구성원과 임산부를 제외한 직원들을 우선

7 질병관리청, 국가지정 입원치료병상운영과 관리지침. 2019. 11

적으로 관련 근무에 배치하도록 한다.

⑨ 신종 코로나바이러스 감염증 의사환자가 다녀간 후 환경관리

첫째, 환자의 동선을 따라 출입문 손잡이, 대기의자, 접수창구, 진료실 의자 등 모든 환경 표면을 철저히 소독한다.

둘째, 소독 시 개인보호구(1회용 가운, 1회용 장갑, KF94(N95) 또는 동급 이상의 호흡기보호구, 보호안경 또는 안면보호구 등) 착용함

셋째, 소독제 : 50배 희석 염소계열 소독제(유효염소농도 1,000ppm)[8,9]를 사용

넷째, 소독제를 분사해서 사용하지 않고, 일회용 타올 또는 깨끗한 타올에 소독제를 적시거나 제품화된 소독티슈(타올)를 이용하여 환경 표면을 철저하게 닦는다.

– 제품화된 소독티슈(타올)의 경우 코로나바이러스에 유효한지 확인

다섯째, 청소 도구는 가능한 일회용을 사용하거나 전용으로 사용한다. 단, 청소도구를 재사용하는 경우, 사용한 청소도구는 적절한 소독제를 이용하여 소독한 후 건조시켜 보관한다.

여섯째, 환경 표면에 유기물이 있으면 적절하게 소독이 되지 않으므로 환경 소독 전 표면을 닦아낸다(cleaning).

일곱째, 환경 소독이 끝나면 시간당 환기 횟수를 고려해 충분히 환기(시간당 6회 이상 환기 조건에서 최소 2시간 필요)시킨 후 진료를 재개할 수 있다.

4) 감염위생 관련 정책 환경 및 문제점

코로나 19의 등장과 신종 바이러스 출현, 생물테러 위협 증가 등 공중보건 위기 가능성이 지속되고 있으며, 조류 인플루엔자 인체감염 등 신종 인플루엔자 대유행 가능성 및 생명공학의 발전으로 고위험 병원체 악용 가능성도 증대되고 있다.

국가 위기 상황에 신속하고 적정하게 대응할 수 있는 위기 대응 역량 및 인프라 미흡, 관련 기술 개발 등 R&D 투자가 미흡하고, 최근 R&D 투자 확대를 위한 정책이 가속화되고 있지만 가시적 성과는 부족한 실정이다.

국제교류 증가로 해외 발생 감염병의 국내 유입 가능성이 증대되고, 뎅기열 등 열대 및

8 WHO. Infection prevention and control of epidemic– and pandemic–prone acute respiratory infections(2014)

9 Novel coronavirus(2019–nCoV) infection prevention and control guidance(2020.2.3.)

아열대 지방에서 주로 발생하던 감염병의 국내 환자 발생이 증가하고 있다. 해외 질병 발생 정보 공유 등 국제사회와의 유기적 협력체계가 미비한 상태에 있다. 말라리아 재퇴치를 위한 북한과의 공조 체계 마련도 필요하며, 기존 지역사회 감염과 전파 양상이 다른 의료 관련 감염병이 중요해지고 있다. 침습적 시술 및 다제내성균 증가로 인해 새로운 사회 안전문제로 대두되고 있다.

국가 전체적으로 면역력 강화를 위한 예방접종과 백신 개발 지원의 지속적 확대가 필요하며, 이를 위해서는 사회적 관심 증대, 감염병 발생 총량 감소에도 불구, 2009년의 신종 인플루엔자 대유행 경험으로 인해 감염병에 대한 국민의 경계 및 관심이 증대되고 있다. 이를 위해 정확한 정보 전달 및 지속적 커뮤니케이션으로 안정적 여론의 형성이 필요하다.

4 직업안전과 감염관리 체계상 문제점

1) 정책 환경 및 문제점

(1) 새로운 감염 가능성 증대

① 신종 바이러스 출현, 생물테러 위협 증가 등 공중보건 위기 가능성 지속

조류 인플루엔자 인체감염 등 신종 인플루엔자 대유행 가능성 및 국제 정세 불안 생명공학 발전으로 고위험병원체 악용 가능성이 증대되고 있다.

또한 국가 위기 상황에 신속 적정 대응할 수 있는 위기 대응 역량 및 인프라 미흡, 관련 기술개발 등 R&D 투자도 미흡한 편이다.

② 국제교류 증가로 해외 발생 감염병의 국내 유입 가능성 증대

뎅기열 등 열대 및 아열대 지방에서 주로 발생하던 감염병의 국내 환자 발생이 증가 추세에 있다. 즉 해외 질병 발생 정보 공유 등 국제사회와의 유기적 협력체계가 미비하다.

③ 기존 지역사회 감염과 전파 양상이 다른 의료 관련 감염병 이슈화

침습적 시술 및 다제내성균 증가로 인해 새로운 사회 안전문제로 대두되고 있다.

(2) 사회적 영향력 등 외부효과 증가

① 생활양식 및 환경 변화로 인한 감염병 발생 규모 확대

학교, 직장 등 대규모 단체급식 확대로 식품 매개 감염병이 집단적으로 발병한 사례의 증가 및 대도시로의 인구 밀집으로 감염병 유행할 경우 공중보건위기로의 확대가 될 수 있다.

2009년 신종인플루엔자 A(H1N1) 유행시 도시지역에서 높은 환자 발생률로서 지역 간 최대 14배의 차이가 발생했다.

즉, 초동 단계에서 대규모 확대 차단을 위한 지방자치단체 조사 및 진단 역량이 미흡하였기 때문이다.

② 감염 관련 취약계층 증가

고령화로 인한 노인인구 증가로 면역 취약 계층의 비중이 확대되고, 예방 접종률 차이로 인한 저소득층의 면역력이 취약했기 때문이다.

즉 질병 감염 시 폐렴 등 합병증 및 심각한 후유 장애, 사망을 초래하고, 정기예방접종에 포함되지 않은 예방접종의 경우 저소득층에서 접종률 저하되는 계층접종분리현상(vaccine devide)을 초래(폐구균, A형간염)하였다.

이에 국가 전체적으로 면역력 강화를 위한 예방접종 지원이 지속적으로 확대할 필요가 있다.

③ 사회적 관심 증대

감염병 발생 총량 감소에도 불구하고, 2009년에 신종인플루엔자가 대유행하였다.

이 경험으로 인해 감염병에 대한 국민의 경계 및 관심이 증대하였다.

기존의 발병 환자 중심의 유행관리 방식은 국민 불안감의 해소에 한계, 퇴치관리에는 더 많은 자원이 필요하다.

또한 정확한 정보의 전달 및 지속적 커뮤니케이션으로 안정적 여론의 형성이 필요하다.

2) 감염관리 문제점

(1) 인프라 구축 측면

우리나라 병원의 감염관리 인프라 구축의 문제점을 살펴보면 다음과 같다.

우선 감염관리 전임 실무 인력 확보와 유지에 어려움이 매우 큰 상황이다. 인건비 등 재원 확보가 어려운 병원의 경영 상황에서는 상당한 부담으로 작용하고 있으며, 채용을 해도 전담 인력의 경우 장시간 근무를 하며 각종 수당이나 승진 기회에서 제외되기도 한다.

또한 전담 인력이 합당한 수준의 전문 교육을 이수받을 기회도 부족하다. 감염 감시 활동에 대한 경험이 대부분 부족하며 감염관리 프로그램을 운영할 수 있는 인프라도 취약해 공용 프로그램을 개발해 보급할 필요성도 있다.

구체적으로 감염관리실의 전담인력에 대해 살펴보면 다음과 같다. 현행 의료법 시행규칙에 의하면 종합병원 및 150개 이상의 병상을 갖춘 병원은 감염관리실을 설치하고 전담 인력을 배치하도록 규정되어 있다.

그러나 실제 전담인력 배치 현황(평균)을 보면 상급종합병원 3.7명, 300병상 이상 종합병원 1.3명, 300병상 미만 종합병원 0.7명, 기타 0.1명 이었으며 감염관리 간호사 평균 근무 연한은 2.2±2.3년 이었다.

감염 감시 활동 결과의 분석과 개선활동을 보면, 감염감시 자료를 국내외 자료와 비교하는 경우가 39.5%, 전국병원감염감시체계에 참여하는 병원 23.6%, 감염관리 개선 활동을 하는 병원 50% 등으로 비교적 낮은 수행률을 보였다.

또한 개선활동을 하지 않는 이유로는 전문가와 전문지식의 부재(18.4%), 감염관리 관련 수가의 부재(15.8%), 구성원들의 인식 부족(15.8%), 정보 부족(13.2%) 등을 이유로 들었다.

현재 시설 기준에 대한 법령의 변경은 상당히 심각한 문제점이 있다. 건축한지 20~30년 이상이 경과한 병원과 비교적 최근에 건축한 병원들도 새로운 시설기준을 충족하려면 전면적인 개축 또는 증축이 필요해 비용의 부담과 병원을 다시 건립해야만 하는 상황이 될 수도 있다.

(2) 감시체계 구축

감염관리는 적절한 감시체계의 구축에서 시작된다. 이를 위해서는 병원 단위의 감시체계를 기본으로 지역사회 또는 국가 단위의 감시체계 구축이 반드시 필요한데, 이에 대한 예산의 확보와 인력의 충원이 미흡하다.

우리나라 병원의 감염관리 수준과 현황은 매우 열악하고 인프라가 취약하다. 따라서 상시 발생하는 기존 의료관련 감염과 신종 감염병에 대해 적절히 대응할 수 있는 병원의 기본적이며 필수적인 체계를 시급히 마련해야 한다.

또한 병원에서의 감염관리체계가 국가 단위로 통합되고 유기적으로 소통할 수 있는 네트

워크가 필요하다. 이를 위해서는 정부가 법령이나 규칙으로 병원을 통제하고 관리하는 측면보다는 적극적인 재원과 인력의 확보, 교육, 시스템과 네트워크를 구축해 실제적인 관리가 이루어지도록 해야 한다.

이 과정을 원활히 하기 위해서는 보건 당국의 한계를 극복할 수 있는 범부처 수준의 컨트롤 타워가 필요하다.

(3) 국내 감염병 관리체계상 문제점

국내 감염병 관리체계의 문제점은 다음과 같다.

첫째, 감염병 관리기구의 역할과 관련된 문제가 있다. 외국의 감염병 관리기구의 역할과 조직적 특성을 보면, 미국 CDC, 독일 RKI, 일본 국립감염증연구소, 프랑스 InVS 모두 국가적 수준의 감염병 예방 및 관리를 담당하는 기구로 보건부처에 속해 있지만 역할에는 차이가 있다. 미국 CDC는 감염병 관리와 예방과 관련된 연구, 조사, 자료수집 등과 함께 관련 행정과 의사결정에 적극적으로 참여한다. 독일 RKI, 일본 국립감염증연구소, 프랑스 InVS는 모두 감염병 예방 및 관리에 필요한 조사, 감시 및 관련 연구를 통해 과학적 근거를 생산하고 정부 부처에 대한 업무 지원에 초점을 두고 있다. 4개국 감염병 관리기구 모두 독립적 인사권과 함께 자율성을 가지고 있다.

둘째, 전문성과 인력 문제이다. 외국 감염병 관리기구의 공통점은 전문인력과 함께 감염병 관리에 필요한 업무 역량을 갖추고 있어, 과학적 전문성을 바탕으로 한 권위를 인정받고 있다. 국내 질병관리청은 역학조사관 등 인력이 부족한 편이다.

(4) 코로나 19 극복 전략

코로나 19는 대한민국 모두에게 딜레마였다. 이제 혁신적인 방역 전략이 필요한 때다. 자원 활용 우선순위를 결정하고, 더 강력한 사회적 거리두기를 실시하고, 2차 피해를 관리해야 한다. 전략이 유효했는지는 대유행 과정과 끝나는 시점에서 평가할 수 있다.

코로나 19는 신종플루와도 너무 다르다. 신종플루와의 전쟁에는 2가지의 무기인 치료제(항바이러스제)와 백신이 있었다. 한국에 첫 환자가 발생한 2009년 4월 이미 항바이러스제가 사용 가능했고, 11월 11일부터 신종플루 백신 접종도 시작됐다. 항바이러스제는 감염자의 증상을 완화하며 바이러스 배출량을 떨어뜨리고, 백신은 집단면역을 만들어냈다. 결국 인플루엔자 의사(의심) 환자 수 그래프는 11월 첫째 주를 정점으로 급격한 하강곡선을 그렸다. 항바이러스제 1일 투약 건수, 사망자 발생 건수, 집단 발병 건수도 비슷한 시기 모두 큰 폭으로 감소했다. 코로나 19와 벌이는 전쟁은 변종 바이러스로서 이런 무기에는 한계가 있다. 단기간 내에 극복할 확률도 높지 않다.

자원이 무한하다면 메르스식 봉쇄 전략을 활용해도 된다. 강력한 무기가 있다면 신종플루식 완화 전략을 사용할 필요가 있을 것이다. 코로나 19는 병상, 의료진, 물품이 제한되어 있고 치료제와 백신도 충분하지 않아 확보에 집중하고 있다.

이와 같은 팬더믹 상황에서 국민 불안을 최대한 낮추고 코로나 19가 의료시스템과 경제, 사회, 문화 영역에 끼치는 파장을 최소화해야 한다. 이에 따라 신종 감염병을 극복할 '방역 혁신 전략'은 무엇일까?

첫째, 병상, 의료진, 물품 같은 자원 활용의 우선순위를 명확하게 기준, 지표를 정하여 결정한 상태에서 병목현상을 효율적으로 완화하는 것이다.

둘째, 더 강력한 수준의 '사회적 거리두기' 전략이다.

마지막으로 코로나 19 자체에 못지않은 대유행 시기에 높아질 수 있는 다른 리스크도 지속적으로 관리해야 한다.

첫 번째 전략 '병목을 풀기 위한 자원 활용의 우선순위 결정하기'는 예를 들면 이런 질문에 필요하다. '병상이 부족한 상태에서 모든 확진자를 무조건 격리 음압병상에 입원시켜야 하나?' '확진자 한 명이 지나갈 때마다 매번 응급실을 폐쇄하고 모든 의료진이 14일 동안 자가격리해야 하나?' '대기자가 밀려 있는 상황에서 꼭 한정된 음압시설에서 D레벨 보호구를 갖추고 1인당 30~40분씩 걸려 검체 채취를 해야 하나?'의 의문이 도출된다. 이에 대한 최선의 응답을 도출하면 다음과 같다.

첫째, 진단 기준, 격리 기준, 입원 기준, 치료 기준, 퇴원 기준 등에 대한 기본적 연구와 인적 · 물적 인프라, 지역별 분포와 가동률 등 실태조사를 통한 전면적 조정이 필요하다.

입원 대기 중 사망하는 환자가 추가로 발생하자 정부는 2020년 3월 1일 경증 환자들을 지역별 '생활치료센터'에 입소시키는 방안을 마련했다.

둘째, '사회적 거리두기'는 방역 당국과 국민 모두가 실행 주체이다. 정부는 효율적이고 충분한 방역정책을 개발하여 국민을 설득하고, 국민은 정부를 믿고 잘 협조할 때 효력을 발휘한다. 사회적 거리두기(social distance)는 감염병 유행 단계에서 자주 언급되는 대표적인 '완화' 전략이다. 집회, 행사, 모임이 취소되고 재택근무, 휴업, 휴교 등이 권장되는 전략을 택하고 있다. 한편 풍선효과로 민생경제의 악화요인도 최소화하는 지원 정책을 병행하여 수행할 필요가 있다.

I의료원 감염내과 전문의는 기존 '사회적 거리두기'보다 좀 더 강한 수준의 '비약물적 중

재(nonpharmaceutical interventions)'를 제안하였다. 2017년 미국 질병통제예방센터(CDC)가 마련한 '유행성 인플루엔자 예방을 위한 지역사회 완화 지침(Community Mitigation Guidelines to Prevent Pandemic Influenza)'은 계절 독감과 신종 독감 대유행 시 필요한 비약물적 중재 방안을 각각 정리해놓았다(그림 7-1 참조). 즉 CDC 가이드라인을 참고한 강한 수준의 자가격리(home quarantine)를 모든 국민이 협조하도록 정부가 설득해내야 한다고 언급했다.

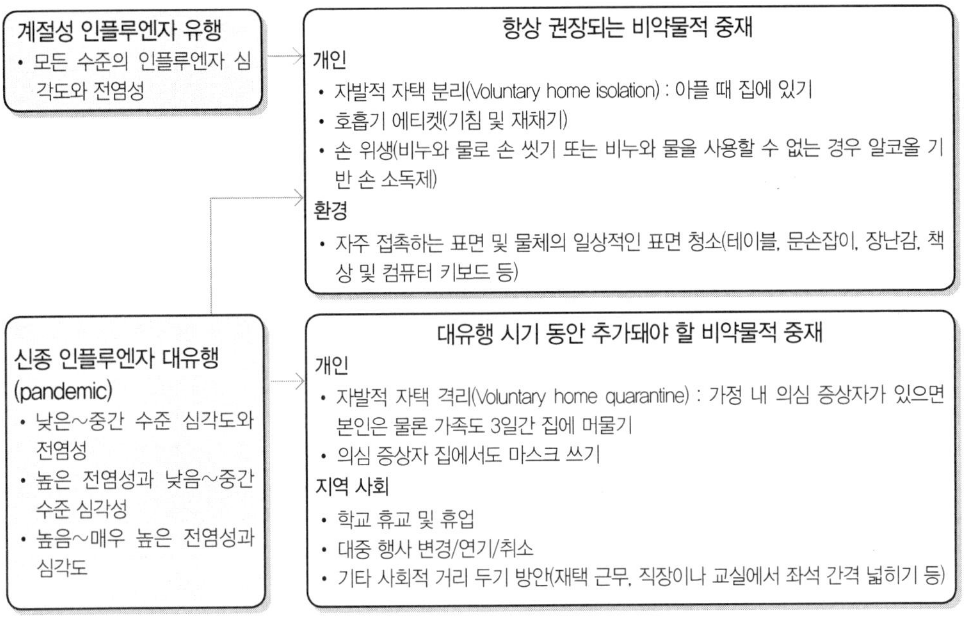

[그림 7-1] 지역사회 유행성 인플루엔자 확산을 막기 위한 '비약물적 중재' 단계

출처 : 미국 CDC, 유행성 인플루엔자 예방을 위한 지역사회 완화 지침(Community Mitigation Guiselines to Prevent Pandemic Influenza), 2017

5 직업안전과 감염관리 관련 손상의 사례

1) 안전사고 유형

(1) 산업재해 정의와 유형

산업재해란 근로자가 노동과정에서 작업환경 또는 작업행동 등 업무상의 이유로 발생한 노동자의 신체적 피해를 말한다. 여기에는 부상과 그로 인한 사망이 포함된다. 산업 활동을 중심으로 경제 활동이 이루어졌던 1970년 이전까지 업무상 재해를 산업재해(Industrial Accident)로 표현하였으나, 산업 활동 이외의 경제 분야가 발달됨에 따라 직업성 재해(Occupational injury)로 수정하여 현재까지 사용하고 있다.

우리나라의 산업안전보건법에서 산업재해라 함은 근로자가 사무에 관계되는 건설물, 설비, 원자재, 가스, 분진, 증기 등에 의하거나 작업 기타 업무에 기인하여 사망 또는 부상하거나 질병을 겪게 되는 것을 포함한 부상과 사망 사고를 말한다.

직업안전을 위한 산업현장의 피해 유형은 떨어짐, 넘어짐, 깔림 · 뒤집힘, 부딪힘, 물체에 맞음, 무너짐, 끼임, 잘림, 감전, 폭발, 파열, 화재, 이상온도 · 기압접촉, 익사, 중독질식, 광산사고, 무리한 동작, 교통사고, 업무상 질병 등으로 나눌 수 있으며, 공사의 내용에 따라 같은 피해 유형이라도 피해의 내용은 다양하게 나타난다. 2019년 기준으로 질병 종류는 뇌심질환(503명, 43.2%), 진폐(402명, 34.5%), 직업성 암(125명, 10.7%) 순으로 많이 발생했고, 진폐(−53명)는 감소, 뇌심질환(46명), 기타 화학물질중독(20명), 직업성 암(9명), 유기화합물 중독(6명), 금속 및 중금속 중독(1명) 등은 증가하였다.

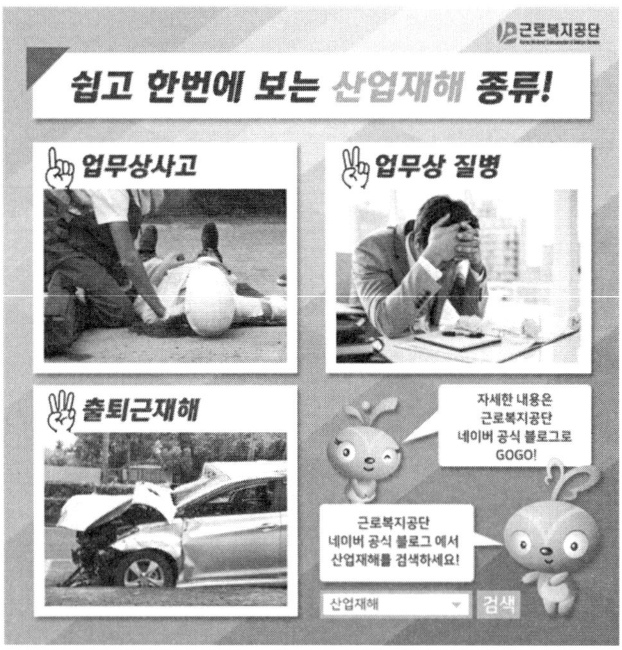
근로복지공단
쉽고 한번에 보는 산업재해 종류!
업무상사고
업무상 질병
출퇴근재해
자세한 내용은
근로복지공단
네이버 공식 블로그로
GOGO!
근로복지공단
네이버 공식 블로그 에서
산업재해를 검색하세요!
산업재해
검색

[표 7-2] 재해유형별 발생 현황

구 분		총계	떨어짐	넘어짐	깔림 뒤집힘	부딪힘	물체에 맞음	무너짐	끼임	절단 베임 찔림	화재 폭발 파열	교통 사고	무리한 동작	기타
2019. 1~ 12월	재해자	94,047	15,103	20,101	2,235	7,828	7,358	610	13,007	10,734	490	4,917	4,548	7,116
	사망자	855	347	18	67	84	49	31	106	4	37	55	0	57
전년 동기	재해자	90,832	15,558	19,077	2,171	7,315	7,237	483	13,196	9,905	569	4,724	3,834	6,763
	사망자	971	376	25	68	91	55	45	113	2	54	66	0	76
증감	재해자	3,215	–455	1,024	64	513	121	127	–189	829	–79	193	714	353
	사망자	–116	–29	–7	–1	–7	–6	–14	–7	2	–17	–11	0	–19
증감률 (%)	재해자	3.5	–2.9	5.4	2.9	7.0	1.7	26.3	–1.4	8.4	–13.9	4.1	18.6	5.2
	사망자	–11.9	–7.7	–28.0	–1.5	–7.7	–10.9	–31.1	–6.2	100.0	–31.5	–16.7	0.0	–25.0

※ 기타는 감전, 이상온도 접촉, 빠짐 · 익사, 화학물질 누출, 체육행사 등임
출처 : 고용노동부, 2019년 산업재해 발생 현황

(2) 공통적 직업 안전사고의 특성과 감염병예방법 개정

① 공통적 직업 안전사고의 특성

위생 및 유사서비스업은 쓰레기 수집 처리, 분뇨 수거, 처리, 환경 미화 등의 업무를 하는 업종으로, 사업이 특정한 장소에 한정하지 않고 광범위한 지역에서 발생하는 경우가 많다. 공무직 노동자(환경미화원, 도로보수원)의 경우 도로교통사고가 많이 발생하고 다른 업종에서는 추락 등의 순으로 사망재해가 많다, 주요 재해 유형으로는 노동부 자료에 의하면, 2019년 기준으로 전도 1,518명, 추락 517명, 절단 396명, 충돌 353명, 무리한 동작 159명의 순으로 조사되었다.

② '감염병 예방 및 관리에 관한 법률' 개정

보건복지부는 방역지침을 위반할 경우 시설 · 장소의 운영자 · 관리자에게 1회 150만 원, 이용자에게는 10만 원의 과태료를 부과할 방침이다.

이번 개정은 2019년 8월 '감염병 예방 및 관리에 관한 법률' 개정에 따른 위임사항을 규정하고 그 밖에 업무 추진 시 개정 필요사항을 포함해 마련했다. 입법 주요 내용으로 감염병환자 등의 관리방안 강화를 위해 격리 방법 및 치료 기간, 정기적 상태 확인, 폐기

물 관리, 소독 등 세부적인 자가 · 시설치료의 방법 및 절차를 마련했다.

또한 치료 중인 환자를 다른 의료기관이나 시설로 이송해 치료받게 하는 전원 등의 방법 및 절차 마련에 따라 전원 등의 요청 · 조치권자, 전원 등의 조치 이후 입원 · 격리 통지서 재발급, 치료에 필요한 의무기록 등 정보 제공 등을 규정했다.

특히 감염병 예방법상 주요 조치의 실효성 확보를 위해 과태료 상한 범위 내에서 과태료 부과기준을 마련했다.

이에 따라 방역지침 위반 시 시설 · 장소의 운영자 · 관리자에게 1회 위반시 150만 원, 2회 위반시 300만 원이 부과되고 시설 · 장소의 이용자나 버스 · 열차 등 운송수단 이용자의 경우 1회, 2회 위반 시 각 10만 원이 부과된다. 또 전원 등 명령을 거부한 입원환자의 경우 1회 위반 50만 원, 2회 위반 100만 원이 부과될 예정이다.

③ 감염병 관리의 문제

㉠ **검역** : 신종 감염병 발생 위험이 높은 국가 경유자에 대한 상시 검역과 추적 시스템이 충분하게 작동하지 않는다. 또한 일반 국민 대상의 사전 교육이 부족하다.

㉡ **감시체계와 정보 공유** : 의료기관에서 보건소, 보건소에서 질병관리청의 신고 체계의 작동이 미흡하다. 또한 감염병 발생에 대해 중앙–광역–지방자치단체 외에 의료기관과 정보 공유가 원활하지 못하다.

㉢ **역학조사** : 역학조사인력이 부족하고 단기 양성프로그램만 있으므로 대상이 공중보건의사이어 동기부여가 어렵다.

㉣ **진단검사** : 신종 감염병 진단과 진단 결과에 대한 정보 제공이 신고해지고 있지만, 일부에서는 아직도 지연되는 경우가 많다.

㉤ **위기상황 판단 및 대응** : 위기 대응에 필요한 신속한 의사결정과 현장 의견 반영이 어렵다.

㉥ **지역 대응** : 자가 격리 조치는 코로나 19로 인해 강제성이 보장되어 있으나 중앙과 의료기관, 지역간 원활한 정보 공유가 부족하다.

㉦ **의료기관 감염병관리 준비와 치료 역량** : 병원 내 감염관리, 감염병 치료 관련 교육이 부족하다. 또한 격리 음압병상 이용에 한계가 있어 비상시를 대비한 추가 격리 음압 치료병상의 확보가 필요하다.

2) 화학물질

(1) 화학공장의 사고 사례

정상 및 비정상 작업 시의 화재 폭발사고로 인한 원인조사의 결과를 살펴보면 다음과 같다[10]. 각각의 사고는 일상(정상)작업과 비일상(비정상)작업으로 구분하였고, 분류된 작업별 특성을 좀 더 명확하게 파악하기 위해서 사고와 연관된 작업대상기계 · 기구 · 설비와 작업내용을 별도의 기준에 따라 구분하고 특성을 분석하여 작업내용 및 기계 · 설비의 사고 연관성을 도식화함으로써 사업주 및 작업자가 이해 및 활용하기 쉬운 형태로 분석결과를 제공하였으며 연구결과는 다음과 같다.

첫째, 2018년 2~11월간 조사에 의해 수집된 329건의 화재 · 폭발 및 화학물질 누출 · 접촉 사고 중 일상작업 중에 발생한 사망사고가 166건(50.5%), 화학공장의 사고사례를 활용한 정상 및 비정상 작업시의 화재폭발사고 원인조사 결과, 사망사고가 117건(35.6%) 발생한 것으로 나타났다. 일상작업과 비일상작업 중에 발생한 사고 건수만을 비교하면 약 6대 4의 비율로 나타났는데, 비일상적인 작업에 소요되는 시간만을 고려하면 짧은 시간에 상대적으로 많은 사고가 발생하고 있는 것으로 분석되었다.

둘째, 업종별로는 화학제품제조업에서 가장 많은 사망사고가 발생했는데 일상작업과 비일상작업 중의 화재 · 폭발 사고건수는 각각 26건과 24건으로 비슷한 수준으로 나타났고, 화학물질 누출 · 접촉에 의한 사고는 일상작업(3건)보다는 비일상작업(9건) 중에 사고가 많이 발생하였다.

셋째, 기계 · 기구 · 설비 수리와 점검 · 보전 작업 중에는 각각 35건과 25건의 화재 · 폭발 사고가 발생했는데 수리작업 중 사고의 85.7%(30건), 점검 · 보전 작업 중 사고의 56.0%(14건)가 비일상적인 작업 중에 발생한 것으로 나타났다.

세부 작업별로는 용접 · 용단 작업 중에 가장 많은 화재 · 폭발사고가 발생하였고, 일상적인 용접 · 용단작업 중 31건, 비일상 작업 중 32건이 발생해 일상과 비일상 작업에서 비슷한 수준을 보였다.

넷째, 화학공정과 관련된 화합물 제조 및 취급설비에서의 화재 · 폭발 사고는 일상작업 중에 15건, 비일상적인 작업 중에 19건이 발생하여 일상적인 작업보다는 비일상적인 작업에서 사고가 더 많이 발생한 것으로 나타났다.

10 서동현 · 이근원 · 한우섭 · 최이락, 화학공장의 사고사례를 활용한 정상 및 비정상작업시의 화재폭발사고 원인조사, 2018. 2 – 2018. 11

〈사례 연구〉

사례 1 ㈜M식품에서 보일러 세척 용도로 염산(15%) 100kg을 보일러 내부 물(3ton)에 주입하는 과정에서 묽힘열로 인하여 끓어 넘쳐 작업자가 부상했다. 사고 원인은 작업자 부주의로 인한 누출사고이었다.

사례 2 K화학㈜ 사업장 TMP동 내 용해환원공정의 황산 자동밸브 교체를 위해 밸브를 해체하던 중 배관 내 잔류 황산이 누출되어 작업자 2명이 부상했고, 사고 원인은 작업자 부주의로 인한 누출사고이었다.

3) 업종별 사례

감염병의 예방 및 관리에 관한 법률은 국민 건강에 위해(hazard)가 되는 감염병의 발생과 유행을 방지하고, 그 예방 및 관리를 위하여 필요한 사항을 규정함으로써 국민 건강의 증진 및 유지에 이바지함을 목적으로 한다.

감염병의 예방 및 관리에 관한 법률을 적용하는 업종별 사례는 다음과 같다.

(1) 이미용업

① 미용실 안전수칙

안전수칙 내용	위험 요소	안전 · 보건 예방 방법	사 진
화학물질로 두통, 피부질환 발생	• 파마액, 염색액, 왁스 등을 사용하는 미용 작업(파마액을 배합하는 과정에서 증기가 코로 들어가 두통 발생, 염색액이 손에 묻어 피부질환 발생)	• 염색, 파마액 등을 사용시 환기장치(팬)를 가동시키고 문을 열어 오염된 공기를 제거 • 사용하는 물질에 대한 유해성 정보를 사용 전에 읽어보고 준수 • 작업시 보호장갑(비닐장갑)을 착용하고 오염된 손은 깨끗이 씻고 의복은 세척	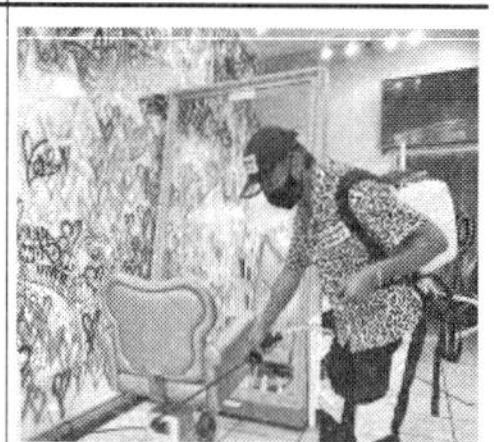
미용작업 시 베임, 찔림, 화상 등	• 컷트 및 드라이 등 미용작업(날카로운 미용기구에 의해 손이 베임) • 머리를 말리거나 손질하는 작업 중 드라이기에 의해 화상	• 날카로운 미용도구 및 고온 물체 취급에 대하여 사전교육과 유의사항 숙지 • 날카로운 미용도구 및 고온 물체 취급에 대한 안전한 사용방법을 확인하고 준수	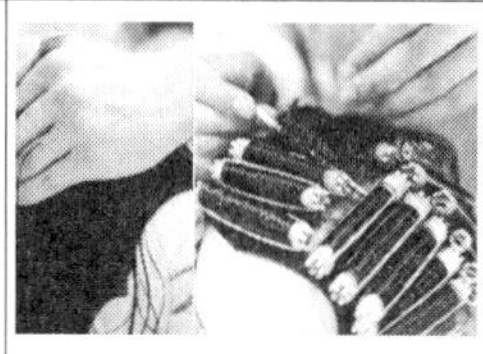

넘어짐, 미끄러짐 사고 발생	• 좁은 공간 내 방치된 전선, 의자 등에 걸려 넘어짐 • 바닥에 떨어진 샴푸액, 머리카락 등을 밟아 미끄러짐	• 바닥 장애물을 미리 정리함 • 바닥을 수시로 청소하고 정돈의 생활화	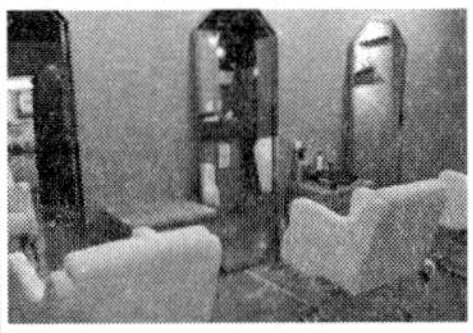
잘못된 전기기구 사용으로 감전사고 발생	• 미용실 내 전기기구 사용작업 시 물 묻은 손으로 전기기구 잡아 감전사고 • 전선의 일부가 벗겨져 전류가 흐르는 금속 물체를 만져 감전	• 손에 물기가 있을 경우 물기를 잘 말린 후 전기기구 사용 • 전기기구의 피복 손상 및 전기함에 설치된 누전차단기 작동 여부를 정기적으로 확인	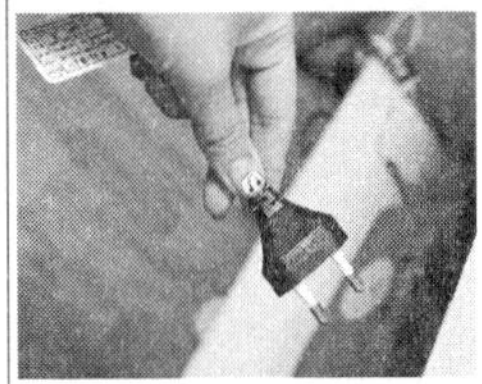
장시간 서서 반복작업으로 어깨 결림, 요통 등이 발생	• 지속적으로 반복되는 가위질로 인해 어깨가 시리고 아픔 • 장시간 드라이기 사용으로 손목이 시림 • 무거운 물건 운반으로 허리가 아픔	• 작업전 후 스트레칭을 실시하여 근육이완 • 미용 작업 시 굽이 낮은 편안한 신발을 착용하고 일정시간 앉아서 휴식을 취함 • 물건을 최대한 몸에 붙여 안은 자세로 운반함	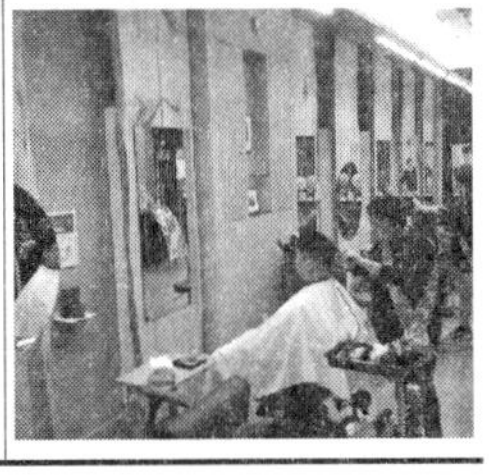

출처 : 고용노동부, 한국산업안전보건공단

② 미용실 안전사고 예방

㉠ 화재 예방

미용실의 경우 원칙적으로는 소방 완비 대상이 아니다. 일반 근린생활시설만큼 소방시설이 필요하지 않은 완화된 업종에 해당된다. 문제는 입주하는 건축물의 규모가 큰 경우 그 건물에 저촉되는 법규를 따라야 한다는 것이다. 대부분은 스프링클러가 있는 건물의 상황만 고려하면 된다. 오픈할 때 하향식을 상향식 겸용으로 교체하는 것과 파티션 벽체 때문에 소화 범위가 제한되는 부분에 개별 배관인 가지관을 만들어 주어야 한다. 하지만 큰 규모의 건축물, 지하의 쇼핑몰이나 대규모 백화점 내부의 경우 건물에 위반하는 상황을 잘 파악하고 적용하도록 한다.

화재 시 대처 방법은 직원들이 모두 숙지하도록 지도한다. 또 뜨거운 열기구를 많이 사용하는 만큼 항상 전원을 껐는지 확인해야 하며 아직 열이 식지 않았다면 기구를 내려놓았을 때 주변에 폭발할 만한 물체는 없는지, 가연성 물체가 없는지 주의한다.

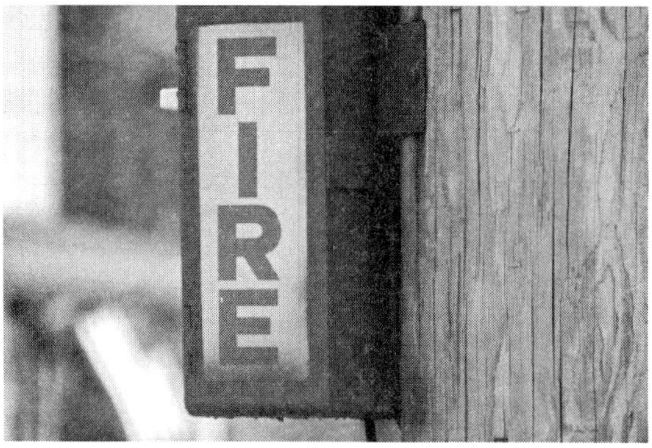

출처 : Pxhere

ⓛ 화학 약제의 오염 예방

일반적으로 미용실 인테리어를 할 때 고려하는 것은 헤어 시술의 특성상 화학 약제 오염도에 강한지 여부다. 특히 트레이, 이동식 미용 기계의 반경에는 충격에 내구성이 있는 마감재를 사용하고 샴푸실에는 물에 강한 마감재와 가구 재질이 적합하다. 고객 동선 부분은 부드러운 마감을 하는 등 특성에 맞는 디자인과 기능, 마감에 신경 써야 한다. 대리석 바닥을 사용한 미용실에서는 바닥이 미끄러울 수 있으므로 약제나 물기가 있는지 수시로 확인하여 안전에 유의하도록 한다.

ⓒ 미용 기기의 세균 오염 예방

가위나 빗, 수건 등 도구는 소독해 사용해야 한다. 현행법 상 미용실에 자외선 살균기를 비치하도록 되어 있지만 자외선 살균기가 실제 곰팡이를 제거하지 못해 살균력이 크지 않고 오랜 시간 넣어두어야 하는 불편함이 있어 실용성이 낮은 문제점이 있다. 소독은 세균의 아포를 제외한 대부분의 병원성 미생물을 제거하는 것으로, 대상별로 소독하는 방법이 모두 다르다.

가위는 자외선 살균 소독, 석탄산수, 크레졸수, 포르말린수, 에탄올 등을 이용하여 소독 후 부식되지 않도록 수분을 깨끗이 제거하고 기름칠해 보관한다. 빗은 석탄산수, 크레졸수, 포르말린수, 역성비누 등을 사용 후 비눗물에 담가두었다가 브러시로 닦아 소독액으로 소독해 물기를 제거한 후 건조실 소독함에 보관한다. 하지만 이 · 미용업소의 손이나 피부 및 기구 소독에 가장 적합한 소독은 알코올류를 이용하는 것이다.

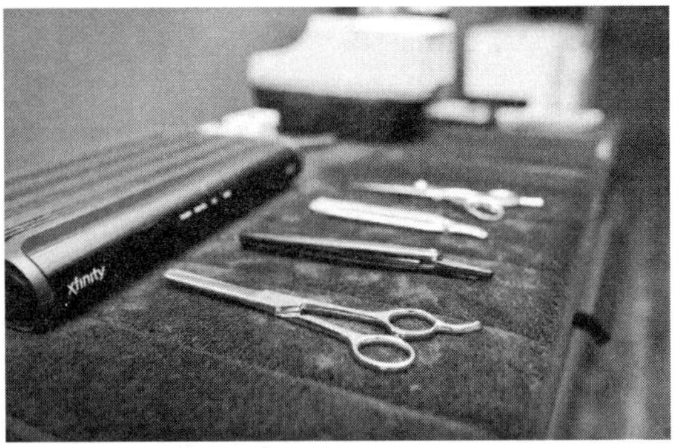

출처 : Pixabay

㉣ 미용인의 직업병 예방

미용사의 건강을 위협하는 요소가 있다. 손관절염, 오십견과 소화불량, 방광염, 족저근막염, 티눈, 관절염, 하지정맥류 등 여러 질병에 노출되기 십상이다. 특히 인턴의 경우 중화독이 가장 위험한 요소가 된다. 이외에 스프레이와 염색약 등 화학 약품 사용이 천식이나 아토피, 저출산에 영향을 미친다는 보고가 있다. 이를 사전에 방지하려면 환기에 더 신경 쓰고 자주 스트레칭을 해주는 것이 좋다. 이미 통증이 시작됐다면 어떤 질병인지 알아보고 병원을 방문할 필요가 있다.

㉤ 고객 안전 유지

확률이 낮지만 고객에게는 미용실 뇌졸중 증후군(Beauty Parlour Syndrome)이 발생할 수 있다. 뇌졸중 증후군은 세면대에 머리를 뒤쪽으로 과도하게 젖힌 상태로 자세를 오랫동안 지속하면 두개골이 동맥을 압박해 혈액 응고 현상을 일으키고 응고된 작은 덩어리들이 뇌 속 미세 혈관으로 옮겨지면서 발생한다. 미용실에서 머리를 감던 중 어지러움과 메스꺼움, 구토 등의 증세를 보인다면 뇌졸중 증후군을 의심해 볼 필요가 있다. 어떤 고객이 미용실 방문 후 뇌졸중을 앓아 소송을 제기했고, 미용실 과실이 인정되어 보상 판결을 받은 사례가 있다. 따라서 고객에게 자세가 불편하지는 않는지, 목을 과도하게 끌어당기지는 않았는지 확인해 샴푸 후 고객이 어지러움이나 두통을 호소하지 않는지 주의해야 한다[11].

---

11 김미소 에디터 · 컨트리뷰팅 에디터 문유미, 2018. 12. 26

③ 일반관리시설 방역지침 의무화 조치 사례

수도권지역을 대상으로 한시적으로 코로나바이러스 감염증-19 중앙사고수습본부-28852(2020.11.4.)에 따른 일반관리시설 방역지침 의무화 조치는 본 조치로 대체하였다. 대상 시설은 다음과 같은 일반관리시설 14종에 해당된다.

▲결혼식장 ▲장례식장 ▲목욕장업 ▲공연장 ▲영화관 ▲PC방 ▲오락실 · 멀티방 ▲실내체육시설 ▲학원(교습소 포함) ▲독서실 · 스터디카페 ▲직업훈련기관 ▲놀이공원 · 워터파크 ▲이 · 미용업 ▲상점 · 마트 · 백화점(한국표준산업분류상 종합소매업, 300㎡ 이상)

의무화되는 방역지침은 다음과 같다.

- 출입자 명부 관리
  - 전자출입명부 설치 · 이용 또는 수기명부 비치(이용자가 수기명부 작성 시 시군구(거주지), 전화번호, 신분증 확인, 4주 보관 후 폐기)
    * 전자출입명부를 우선적으로 설치 · 이용(권고)
    ** 전자출입명부 설치한 경우 전자출입명부 사용 곤란한 사람을 위해 수기명부 비치 필요
- 이용자의 마스크 착용 의무 등 방역수칙 게시 및 준수 안내
- 시설 내 손소독제 비치, 테이블 · 손잡이 등 표면 소독(일 2회 이상)
- 일 2회 이상 시설 환기
- 이용인원 제한(시설 허가 · 신고면적 4㎡당 1명)
  * 출입구 등에 이용 가능인원 게시 및 안내

(2) 호텔 · 숙박업

① 건물, 시설, 장비의 확보

사업자는 고객이 상시 숙박서비스를 이용할 수 있는 쾌적하고 적합한 환경을 제공하기 위해 필요한 시설 및 안전장비 등을 확보하여야 한다.

㉠ 건물은 법규에서 정한 기준을 항시 충족하여야 하며, 건축물대장에 위반건축물로 등록되면 안된다.

㉡ 건축물의 외관은 고객에게 매력적인 인상을 줄 수 있도록 하여야 한다.

㉢ 사업자는 고객의 편의와 안전을 위해 다음과 같은 자원의 필요성을 파악하고 이를 확보하여야 한다.

- 법규에서 정한 시설(소화기, 소화전 등)
- 고객 편의시설 및 장비. 특히, 장애인을 위한 편의시설(예, 경사로, 장애인 욕실, 장애인 화장실, 점자블록 등)
- 고객 안전시설(대피로, 휴대용 조명등 등)
- 기타 고객을 위한 부대시설(예, 식당, 휴게실 등)

② 소방 · 안전관리

사업자는 고객의 안전을 위해 다음과 같은 사항을 준수하여야 한다.

㉠ 숙박업에 적용되는 소방 · 안전 관련 법규를 파악하고, 항시 법규를 준수하여야 한다.

㉡ 법규 준수를 위해 점검표를 작성하여 주기적으로 자체 점검을 실시하고, 문제가 발생할 경우, 신속하게 조치를 해야 한다.

㉢ 고객의 안전에 영향을 줄 수 있는 위험요인을 파악하고, 이에 대한 안전조치를 취해야 한다.

㉣ 최소한 다음과 같은 안전장비를 확보하고, 특히, 소화기는 각 층별로 구비하여야 한다.

- 소화기(충진압력)
- 간이완강기(3~10층)
- 휴대용 비상조명

㉤ 고객의 안전을 위해 법적 기준 등을 토대로 점검항목을 작성한 후, 주기적으로 자체 점검(또는 관리업자, 기술자격자 점검)하고 이의 기록을 유지하여야 한다.

※ 소방점검 : 소방시설설치 · 유지 및 안전관리에 관한 법 제25조에 의하여 자체 점검을 하거나, 관리업자 또는 기술자격자에 의하여 점검할 수 있다

③ 감염관리 관련 준수 사항

㉠ 감염병의 예방 및 관리에 관한 법이 정하는 바에 따라 소독

㉡ 객실의 먹는 물은 먹는물관리법에 따른 먹는 물의 수질기준에 적합

㉢ 욕실 등의 위생관리 : 욕조수

㉣ 그밖 의 준수 사항: 숙박업(생활)의 취사시설은 「도시가스사업법」, 「액화석유가스의

안전관리 및 사업법」, 「소방시설 설치유지 및 안전관리에 관한 법률」 및 그 밖의 관계 법령이 정하는 기준에 적합하게 설치 · 관리하여야 한다.

사례 1 A호텔에 근무하는 L씨는 호텔 복도를 청소하던 중 대걸레의 물기를 짜려고 탈수기에 넣고 힘을 주어 누르다가 몸의 균형을 잃고 앞으로 미끄러져 부상을 입었다.

사례 2 B호텔에 근무하는 A씨는 관광호텔 욕실 정리를 위해 들어가던 중, 욕실 바닥에 바가지가 있는 것을 살피지 못하고 바가지를 밟아 미끄러지며 욕실 바닥에 넘어져 골절상을 입었다. 이 외에도 호텔 등 숙박 시설 근무자의 경우 청소 중, 생수통 교환, 계단을 오르내리는 중에 넘어짐, 깔림 · 뒤집힘 사고를 입는 경우가 많다.

(3) 게임방

다중이용시설은 상대적으로 협소한 공간에 많은 사람이 한꺼번에 모여 있어 화재 등 재난이 발생할 경우 대형사고로 이어질 우려가 있으며, PC 등 공용으로 이용하는 장비나 시설 비율이 높아 인플루엔자 등 전염병이나 기타 유행성 질환에도 취약해 사고 예방을 위한 안전관리 활동이 강조되고 있다.

다중이용시설에 대해서는 '다중이용업소의 안전관리에 관한 특별법'을 통해 소방시설 점검 및 소방안전 교육을 실시하고 있으며, PC방 시설의 화재보험 가입 의무화 등 소비자안전 확보를 위한 방안을 다각도로 검토 중에 있으나 실제 시행에 이르기까지 상당한 기간이 소요될 것으로 전망된다.

PC방의 대형화로 인한 전력의 과다 사용, 24시간 연중 운영에 따른 장비의 노후화 등으로 인한 전기합선, 흡연 구역에서의 담뱃불 부주의 등 다양한 원인으로 인해 화재 발생 우려가 높다.

소방청 국가화재정보시스템을 통해 화재사고 사례를 살펴보면 다음과 같다.

사례 1 2009. 7월 경북 경주시 소재 OO PC방 내 흡연구역에서 PC 본체에서 연기와 불꽃이 발생, 소화기로 즉시 진화되었다. PC 본체 내 냉각용 팬 과열(팬 부분에 검게 그을림)로 인하여 배선피복, 분진 등에 불이 옮겨져 발생한 화재로 추정된다.

사례 2 2009. 8월 서울 동대문구 소재 PC방 내 화장실 쓰레기통에서 흡연 후 버려진 담뱃불이 원인인 된 화재가 발생하였다.

사례 3 2009. 3월 경기도 안산시 소재 PC방 천장 부분에서 원인미상의 발화원이 형성되어 전기배선의 피복 및 천장 내부에 쌓아 놓은 박스류, 이불, 1회용 라이터 등을 통해 확대된 것으로 추정되는 화재가 발생하였다.

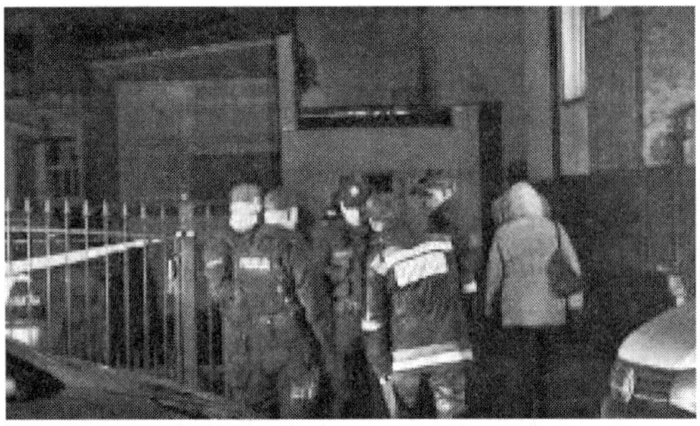

[그림 7-2] PC방 화재

또한 불특정 다수가 PC용 키보드, 마우스를 공동으로 사용하게 되므로 위생관리를 소홀히 할 경우 공중위생상 문제가 일어날 수 있으며, 흡연구역 관리 소홀 등으로 실내 공기질이 나빠질 경우, 초등학생을 포함한 10대 청소년의 호흡기 건강에도 좋지 않은 영향을 줄 수 있다[12].

대부분의 PC방에서는 컵라면, 과자 등 간단한 음식물을 판매하고 있으며, 스낵 · 식당 등을 겸하는 '복합유통업' 형태로 운영되는 경우도 일부 있어, PC를 사용하면서 음식을 섭취하는 과정에서 키보드나 마우스의 세균에 의한 2차 오염의 우려가 있으므로 사회적 거리 차원에서 칸막이 설치, 소독기구 비치 등 엄격한 위생관리가 요구된다.

사례 4 2019년 1월 5일에 방탈출게임방 화재 참사로 폴란드에서 10대 소녀 5명이 사망했다. 사망자는 모두 15세 소녀들로, 일행 중 한 명의 생일을 축하하고자 방탈출게임방을 찾았다가 변을 당했다. 사인은 일산화탄소에 의한 질식으로 잠정 파악됐다고 AP 통신이 현지 언론을 인용해 전했다.

방탈출게임(Escape Room Game)은 방문을 걸어 잠그고서 숨겨진 단서를 찾아 방을 탈출하는 게임이다. 세계적으로 유명한 이 게임은 폴란드에서도 10대들 사이에 선풍적인 인기를 끌고 있다.

다만, 게임업 특성상 소방 시설이 제대로 갖춰지지 않은 상태에서 불이 날 경

12 문화체육관광부 · 한국콘텐츠진흥원, 2010 대한민국 게임백서, 'PC방 이용자 현황'. 2011. p. 198

우 대형 인명피해로 이어질 가능성 때문에 큰 위험을 안고 있다.

이번 화재 참사와 관련해 폴란드 정부는 전국 1천여개 방탈출게임방의 소방안전 점검을 실시하도록 소방당국에 긴급 지시했다.

안드레이 두다 폴란드 대통령은 화재로 5명의 어린 생명이 스러진 데 대해 "참담할 정도로 비극적인 일"이라고 자신의 트위터에 썼다.

코샬린시는 일요일인 6일을 '애도의 날'로 지정했다(연합뉴스, 전성훈 기자).

(4) 목욕장업

목욕장업에 대한 주요 지도점검 내용이다. 국민의 대표적인 휴식공간으로 자리 잡고 있는 목욕업소에 대하여 욕조수 수질기준 준수, 영업장 시설 · 설비 기준 및 위생관리기준 준수, 안전사고 예방에 대한 지도점검을 실시하여 공중위생서비스의 질을 향상시키고, 국민불편 해소 및 건강상의 위해를 방지하여, 국민들이 안심하고 찜질방 등 목욕장을 즐길 수 있는 환경 조성에 그 목적이 있다.

주요 점검 내용은 목욕장 시설 소독 여부, 목욕실 바닥 · 찜질방 베개 등의 청결 상태, 목욕실 · 발한실 · 탈의실 외 CCTV 설치 여부, 환기시설 적정 여부, 욕조수 수질기준 준수 여부 등 영업장 시설 · 설비 기준 및 위생 관리 기준 준수 여부이다.

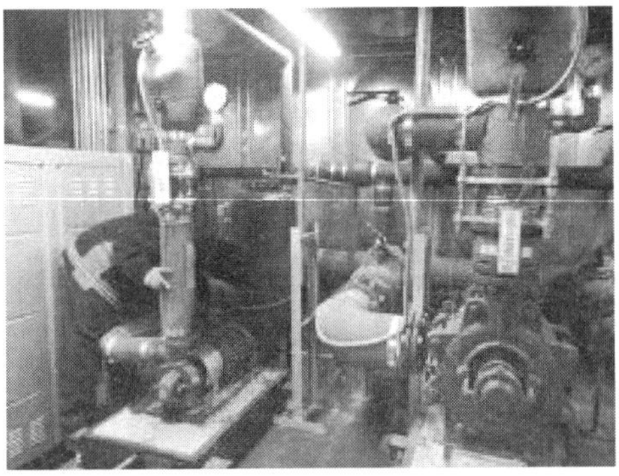

[그림 7-3] 목욕장업 입점 복합건축물 긴급 합동 점검

출처 : 원주 소방서

코로나 19로 인해 서울시는 고위험시설인 목욕장업에 대해서는 사회적 거리두기 3단계에 준하는 강력한 인원제한 조치를 취하기로 했다.

서울시는 현재 목욕장업에 대해 현재 2단계에서 이용 인원을 제한하고 음식 섭취금지, 목욕탕 내 발한실 운영을 중단하고 있다.

2020년 12월부터 사우나 · 한증막 시설 운영 중단과 함께 3단계에 준하는 조치로 '16㎡ 당 1명으로 인원 제한' 조치를 추가하도록 하였다.

□ 목용장 수질검사 관련 질의 사항

가. 민원인 : 시 · 도지사 등이 실시한 목욕장의 원수 수질검사를 목욕장업자가 준수해야 하는 위생관리기준으로서 원수 수질검사를 실시한 것으로 볼 수 있는지 여부(「공중위생관리법 시행규칙」 별표 4 등 관련)

나. 관련 문서 : 법제처 법령해석총괄과 – 4068(2017. 12. 21.)

다. 답변

특별시장 · 광역시장 · 도지사 또는 시장 · 군수 · 구청장이 「공중위생관리법」 제9조에 따라 목욕장의 원수를 수거하여 같은 법 시행규칙 별표 2 Ⅱ에 따른 수질검사방법에 따라 그 원수의 수질을 검사한 경우, 이를 같은 규칙 별표 4 제2호가목(6)에 따라 목욕장업자가 준수해야 하는 위생관리기준으로서 목욕장의 원수 수질검사를 한 것으로 볼 수 없습니다.

라. 이유

「공중위생관리법」 제4조 제2항 제1호에서는 목욕장업을 하는 자가 물로 목욕을 할 수 있는 시설 및 설비 등의 서비스를 제공하는 경우에는 목욕장의 수질기준 및 수질검사방법 등 수질 관리에 관한 사항을 지켜야 하고 이 경우 세부기준은 보건복지부령으로 정한다고 규정하고 있고, 같은 조 제7항에서는 같은 조 제1항에서부터 제6항까지의 규정에 따라 공중위생영업자가 준수해야 할 위생관리기준 그 밖에 위생관리서비스의 제공에 관하여 필요한 사항으로서 그 각 항에 규정된 사항 외의 사항 및 감염병 환자 그 밖에 함께 출입시켜서는 안 되는 자의 범위와 목욕장내에 둘 수 있는 종사자의 범위 등 건전한 영업질서유지를 위하여 영업자가 준수해야 할 사항은 보건복지부령으로 정한다고 규정하고 있습니다.

그리고, 「공중위생관리법 시행규칙」 별표 2에서는 목욕장 욕수의 수질기준과 수질검사방법 등을 규정하고 있고, 같은 규칙 별표 4 제2호가목(6)에서는 목욕장업자가 준수해야 하는 위생관리기준으로서 욕수는 매년 1회 이상 같은 규칙 별표 2 Ⅱ에 따른 수질검사를 해야 하되(본문), 수돗물을 사용하는 경우에는 원수에 대한 수질검사를 하지 않을 수 있다고(단서) 규정하고 있는바, 이 사안은 특별시장 · 광역시장 · 도지사(이하 "시 · 도지사"라 함) 또는 시장 · 군수 · 구청장(자치구의 구청장을 말하며, 이하 "시장등"이라 함)이 「공중위생관리법」 제9조에 따라 목욕장의 원수를 수거하여 같은 법 시행규칙 별표 2 Ⅱ에 따른 수질검사방법에 따라 그 원수의 수질을 검사한 경우, 이를 같은 규칙 별표 4 제2호가목(6)에 따라 목욕장업자가 준수해야 하는 위생관리기준으로서 목욕장의 원수 수질검사를 한 것으로 볼 수 있는지에 관한 것이라 하겠습니다.

먼저, 「공중위생관리법」 제4조제1항에서는 "공중위생영업자"는 영업장 관련 시설 및 설비를 위생적이고 안전하게 관리해야 한다고 규정하고 있고, 「공중위생관리법 시행규칙」 별표 2 Ⅱ 및 같은 규칙 별표 4 제2호가목(6)에서는 "목욕장업자"의 목욕장의 수질 관리를 위한 위생관리기준으로 목욕장의 원수 수질검사의무를 규정하고 있는바, 문언상 목욕장의 원수 수질검사는 공중위생영업자인 "목욕장업자"가 준수해야 하는 위생관리의무 중 하나임이 명백하다고 할 것입니다.

ㅁ 법원 판례 : 대중목욕탕에서 미끄러져 넘어져서 다쳤을 경우 책임 소재

넘어진 손님이 치료비를 모두 감당하는지 아니면 목욕탕에서 치료비를 물어주어야 하는지? 일률적으로 책임이 있다 없다를 구분할 수 없다. 또한 피해자의 과실도 일부 인정될 수 있다(서울중앙지법 2009. 11. 17., 선고, 2009나22265, 판결).

【판결요지】

공중목욕탕의 온탕 바닥을 미끄러운 재질로 설치하고도 마찰력이 높은 미끄럼 방지시설을 별도로 부착하거나 요철이 있는 종류로 바닥면의 재질을 바꾸어 미끄럼 사고를 방지하려는 조치를 취하지 않고, 온탕 주위에 '미끄럼 주의'라고 표시된 안내판을 설치한 것 등만으로는 사고방지 노력을 다하였다고 볼 수 없다고 하여, 목욕탕업자에게 고객의 낙상사고로 인한 손해를 배상할 책임이 있다고 한 사례

【이 유】

1. 손해배상책임의 발생

가. 책임의 근거

2) 판단

위 인정사실에 의하면, 이 사건 목욕탕 내 온탕의 바닥은 맥반석 또는 스테인레스 재질로 상당히 미끄러워 온탕을 이용하는 자가 미끄러지는 사고가 일어날 수 있음을 쉽게 예상할 수 있고, 이 사건 목욕탕을 운영하는 피고 1로서는 그와 같은 미끄럼 사고를 방지하기 위하여 마찰력이 높은 미끄럼 방지시설을 별도로 부착하거나 요철이 있는 종류로 바닥면의 재질을 바꾸어 미끄럼 사고를 방지할 수 있었음에도, 미끄럼 사고를 방지할 수 있는 아무런 조치를 취하지 아니한 잘못이 있고, 그 과실로 인하여 이 사건 사고가 발생하였다고 봄이 상당하다.

이에 대하여 피고들은, 피고 1이 직원을 고용하여 1일 1회 이 사건 목욕탕 내 바닥면을 청소하도록 하고 있고, 온탕 주위에는 '미끄럼 주의'라고 표시된 안내판을 설치하였으며, 설령 이 사건 사고가 일어난 온탕 내에 설치된 스테인레스가 미끄럽다 하더라도 이는 통상 대중목욕탕에서 흔히 쓰이는 시설로 그것을 설치한 것이 이 사건 목욕탕의 하자가 되거나 피고 1의 과실로 평가될 수 없다거나, 온탕 주위의 난간을 둥근 파이프 형태로 만들어 미끄럼 사고의 피해를 최소화했고, 이 사건 사고가 일어난 직후 원고를 병원으로 후송하여 주는 등 피고 1이 가능한 최선의 조치를 모두 취하였으므로, 이 사건 사고에 있어 피고 1에게 어떠한 과실도 없다는 취지로 주장하나, 앞서 본 바와 같이 이 사건 사고의 발생원인이 된 피고 1의 과실은 온탕 바닥에 충분한 미끄럼 방지 시설을 하지 못한 데 있는 것이고, 설령 위 피고가 피고들이 주장하는 바와 같은 조치를 모두 취하였고, 이 사건 목욕탕 내 온탕 바닥에 설치된 스테인레스가 관련 행정법규상의 시설기준에 위배되지 않고 통상의 목욕탕에 쓰이는 재질이라 하더라도, 피고 1의 위 과실로 인한 책임을 면할 수는 없다고 할 것이므로, 피고들의 위 주장은 이유 없다. 따라서 피고 1과 이 사건 목욕탕 내 사고에 관한 책임을 인수한 피고 회사는 각자 원고에게 이 사건 사고로 인하여 원고가 입은 손해를 배상할 책임이 있다[13].

나. 책임의 제한

다만, 앞서 든 증거 및 경험칙과 변론 전체의 취지를 종합하면, 원고로서는 온탕 안의 바닥이 미끄러운 것을 인지할 수 있었고, 이에 따라 스스로 미끄러지는 사고를 입지 아니하게끔 신중하게 이동하는 등 주의를 기울이지 아니하다가 이 사건 사고를 당하게 된 사실을 인정할 수 있는바, 이러한 사정을 참작하여 피고들의 책임을 30%로 제한한다.

결국, 고의 또는 과실로 인한 위법행위로 타인에게 손해를 가한 자는 그 손해를 배상할

13 월드클래스 법률사무소 대표 변호사, 변리사, 세무사, CFEI, 2020. 5. 24

책임이 있습니다. 대중목욕탕에서 목욕을 하다가 미끄러져 상해를 입었을 경우 목욕탕 측이 시설관리자로서 안전주의의무를 소홀히 하여 통상 갖추어야 할 안전조치를 하지 않아 상해가 발생한 것이라면 목욕탕 측을 상대로 손해배상청구를 할 수 있을 것으로 보입니다.

관련 민법 조항은 아래와 같습니다.

제750조(불법행위의 내용) : 고의 또는 과실로 인한 위법행위로 타인에게 손해를 가한 자는 그 손해를 배상할 책임이 있다.

참고로 L법률사무소 대표변호사의 답변 내용이다.

해당 사안의 경우 미끄러짐의 원인에 대한 사실관계를 추가로 확인해보아야 하겠다.

비누물 등이 흥건이 방치된 채 이를 목욕탕 관리자인 사업주에게 책임을 물을 수 있는지 여부에 따라 문제가 발생하며, 그러한 과실이 인정된다고 하더라도 전적으로 목욕탕 주인에게 모든 책임을 물을 수 있는 것은 아니며, 과실상계 즉 일정한 비율별로 손해배상 책임을 묻는 것을 고려해볼 수 있다. 개별적 구체적인 사안의 확인이 필요해 보인다.

(5) 세탁시설

① 세탁소의 영업요건 및 현황

세탁소의 영업은 공중위생법 시행규칙 제2조(시설기준 및 설비기준)에 따라 다음의 시설 및 설비기준을 갖춘 후 해당 구청에 신고하여야 영업을 할 수 있다.

세탁용약품을 보관할 수 있는 견고한 보관함을 설치하여야 한다. 다만, 세탁용품을 따로 보관할 수 있는 창고 등이 있는 경우에는 그러하지 아니하다.

② 의료기관의 청소와 세탁물 관리

환경 표면의 먼지, 흙, 미생물 오염원의 축적은 미적으로 불쾌하고 의료 관련 감염의 잠재적 원인이 된다. 오염된 표면과 접촉한 손, 의료기구 등을 통해 환경에서 환자로 균이 전파되는 경우가 대부분이므로 청소는 청결하고 안전한 의료환경을 유지하기 위해 필수적이다.

의료장비의 손잡이, 침대 난간, 침상 테이블, 문 손잡이, 조명 스위치, 전화기, 간호사 호출기, 리모컨, 병실 내 화장실 주변과 같이 접촉이 잦은 물건들은 자주 청소하고 사용 후에는 소독해서 다음 환자에게 적용한다. 바닥, 벽, 커튼, 조명과 같이 접촉이 적은 표면은 규칙적인 청소 일정에 따라 시행하고 바닥, 벽이 의료 관련 감염의 직접적인 원인은 아니지만 오염이 눈에 보이는 경우에는 세제, 소독제를 이용하여 제거하도록 한다.

의료기관의 세탁물은 환자가 직접 사용하는 물품으로 오염된 세탁물은 많은 수의 병원성 미생물의 매개체가 될 수 있다. 하지만 오염된 린넨은 세탁과정에서 대부분 미생물을 제거하므로 실제 세탁과정 중에 발생 가능한 질병 전파의 위험성은 매우 적은 편이다. 그러나 오염된 세탁물을 부적절하게 수거, 보관, 운반하면 주변 환경이나 세탁물 처리와 관련된 직업적 위험이 발생할 수 있으므로 관련 위험을 줄이기 위한 적절한 손위생, 개인보호구 착용, 세탁처리과정을 준수해야 한다. 세탁물 관련 의료법으로는 '의료기관 세탁물 관리규칙'이 있다.

오염된 세탁물이 환자와 직원들에게 질환을 일으킬 수 있는 미생물 감염의 원인이 될 수 있는 매개체 역할을 할 수 있는 것으로 발표되었다. 예를 들어, 침구 린넨에서 MRSA(메티실린 내성 황색 포도알균)가 분리된 환자들이 사용한 린넨 40.2%가 MRSA에 오염되어 있다고 보고하였다. 이는 효과가 입증된 소독제를 포함한 세탁과정의 중요성을 강조하는 것이다.

③ 세탁 사고 실태

세탁업자가 주장한 사고세탁물의 유형별 발생 원인을 보면, 변 · 퇴색 및 탈색의 경우 세탁물 접수시 확인절차, 화공약품의 취급미숙, 건조 잘못, 세탁물 분류 소홀 및 잘못된 세탁 방법, 취급상 주의 표시(세탁 방법) 잘못 및 미표시, 장기간 보관으로 인한 변색, 염색 견뢰도(정착도)의 저위(적은 탄소의 수) 등이다.

취급의 경우는 접수시 확인 소홀, 화공약품의 취급 미숙, 탈수과정에 있어서 발생한 훼손 등을 지적하고 있다. 얼룩의 경우는 접수시 확인 소홀, 화공약품의 잘못 사용을 지적하였고, 수축의 경우는 세탁 방법 표시가 잘못되어 있거나 잘못된 세탁 방법을 적용하여 발생하였다고 지적하였다.

분실의 경우는 세탁소에서의 분실, 도난 소비자의 착오 또는 장기간 세탁물을 찾아가지 않아 분실된 사고 등이었다.

세탁업 종사자에서 발생한 심부전, 확장성 심근병증 진단 사례가 있었다.[14]

첫째, 근로자 ○○○(여, 1953년생)은 63세가 되던 2016년 5월 11일에 확장성심근병증 및 심부전을 진단받았다.

14 안전보건공단, 국내 재해사례, 2018. 7. 2.

둘째, 근로자는 2002년 6월 10일 사업장에 입사하여 2016년 5월 1일까지 11년 11개월간 세탁공으로 근무하였다.

셋째, 근로자의 질병과 관련된 작업환경요인으로 세균, 바이러스, 수은, 비소, 카드뮴, 코발트, 트리클로로에틸렌 등이 있다.

넷째, 근로자는 수은, 비소, 카드뮴, 코발트, 트리클로로에틸렌 노출은 없거나 매우 낮았고, 임상경과로 볼 때 세균이나 바이러스에 의한 것은 아니며, OOO의 확장성심근병증은 선천성 질환으로, 이로 인하여 심부전이 발생하였다고 추정하였다.

따라서 근로자의 상병은 업무 관련성이 낮은 것으로 판단한다.

(6) 음식점

① 식품접객영업자 준수사항

관련 근거법령으로 식품위생법 제22조제3항 및 제31조, 동법 시행규칙 제42조의 규정에 의거 다음사항을 준수할 것을 조건으로 허가한다.

이에 대한 준수사항은 다음과 같다.

첫째, 물수건 · 숟가락 · 젓가락 · 식기 · 찬기 · 도마 · 칼 · 행주 기타 주방용구는 식품첨가물인 살균제 또는 열탕의 방법으로 소독한 것을 사용하여야 한다. 다만, 물수건은 공중위생법 제12조의 규정에 의한 기준 및 규격에 적합하여야 한다.

둘째, 수돗물이 아닌 지하수 등을 먹는 물 또는 식품의 조리 · 세척 등에 사용하는 경우에는 먹는 물 관리법 제35조의 규정에 의한 먹는 물 수질관리기관에서 다음의 구분에 따라 검사를 받아 마시기에 적합하다고 인정된 물을 사용하여야 한다.

② 음식점 안전사고 사례

공공식당에서 뜨거운 된장 국물을 들고 가던 중년여성과 7세 어린이가 부딪혀, 중년여성은 손 화상을, 어린이는 얼굴과 어깨 부위에 2도 화상을 입어 병원치료 중인 사건, 된장 국물녀와 돌진어린이 사건으로 불리며 화제가 된 바 있다.

뜨거운 국물 음식과 화로나 불판 등에서 요리하는 것을 선호하는 음식문화와 안전장치에 대한 인식이 부족한 점 등이 외식인구 증가 추세와 맞물려 음식점에서의 화상 안전사고가 지속적으로 발생하고 있다. 특히 화로, 불판과 뜨거운 음식물은 화상의 주 원인으로 지적되어지고 있다.

화로나 불판에 의한 화상 사례로는 음식점의 안전장치 미비로 달궈진 테이블 아래에 다리 화상을 입는 경우, 방치된 불판에 손을 데는 경우 등이다. 특히 불판 교체시 흘린 기름에 의한 화상인 경우 사례는 많지는 않으나 화상의 정도가 심한 것으로 나타났다.

뜨거운 음식물이나 물에 의한 화상 사례로는 용기 자체가 뜨거워 소비자나 종업원이 놓친 경우, 종업원이 뜨거운 음식물을 나를 때 소비자와 부딪혀 떨어뜨려 발생하는 경우가 많았다.

음식점의 안전사고 예방을 위해서는 식당 주방은 항상 정리 정돈을 깨끗이 하고, 시야를 가리는 물건을 운반 중일 때는 주위를 잘 살펴야 한다. 식당 주방의 배추절임 작업을 하고 있는 작업대 주변에서 A씨가 식기를 운반하는 중에 바닥에 떨어진 배추 잎을 밟아 넘어지면서 부상을 당했다. A씨는 미끄럼 방지 장화를 신고 있었으나, 식기로 인해 전면의 시야가 확보되지 않아, 바닥에 흩어진 배추 잎을 발견하지 못하고 이동하다 부상을 당하였다. 식당 주방에서 넘어짐, 깔림 · 뒤집힘 사고를 예방하기 위해서는 안전작업복을 착용하고, 물건을 운반할 때는 이동 경로에 위험요인이 없는지 항상 주의해야 한다.

3C식당에서 일하는 K씨는 배달을 하기 위해 배달통을 들고 가다 빙판에 미끄러져 넘어지면서 왼손으로 바닥을 짚어 손목을 부상 당하는 사고가 발생하였다.

(7) 건물위생관리업

건물위생관리업은 건물을 기반으로 이루어지는 인간의 삶과 생활과 일(업무)를 영위하는데 요구되는 청결유지서비스와 실내공기정화서비스, 보건위생서비스, 미관성서비스를 수행활동을 통해 생산하여 제공하는 건물위생관리서비스로서 건물청소업, 건물청소관리업, 건물환경관리업, 환경미화업 등으로 일부에서 혼용하여 사용되고 있다. 건물을 기반으로 이루어지는 삶과 생활과 일의 영위를 위해 요구되는 건물위생 관리업무는 양질의 서비스이어야 하며, 양질의 건물위생관리서비스를 생산하여 제공하기 위해서는 이를 생산 제공하는 건물위생관리 전문기업이 경영에 있어서 문제점이 없도록 해야 한다.

또한 인적, 물적 자원, 재정적, 기술적, 정보적 지원과 기술력을 모두 갖춘 기업이 지속적으로 건물위생관리가 가능한 전문기업이어야 한다.

① 건설 안전사고

2019년 전체 산재 사망자 855명 가운데 건설업 산재 사망자가 428명인 것으로 집계됐다. 사망자의 절반이 건설업에서 일어난 충격적인 결과이다. 굴삭기, 포크레인, 크레인

사고에 이어 화공안전, 전기안전, 기계안전, 화재안전, 추락사고 등이 매년 연례 사고처럼 발생하고 있다.

전체 사고 70% 이상이 3m 미만 높이에서 떨어진 추락사고로 기록되었다. 2018년 기준 건설업에서 발생한 추락사고 재해는 6,976명, 그중 사다리 작업 1,509명, 건축·철골구조물 1,121명, 작업발판 1,036명, 비계 1,006명, 단부·바닥·통로 493명, 기계설비 303명, 거푸집·동바리 302명 순으로 집계되었다.

건설현장 사고의 대부분이 하청업체 근로자들이며 건설현장 고위험 분야 중 하나로 '재래식 재해'로 불리우는 추락사고가 근로자들의 생명을 위협하고 있다. 여기에다 건설장비 노후화로 인한 사고까지 포함하면 예고된 안전사고라고 볼 수 있다.

안전사고 대부분이 인재사고인데, 건설현장에서 발생하는 사망사고의 상당 부분이 체계적인 안전관리가 이뤄지지 않았기 때문이다. 또 근로자들의 안전수칙 및 의식 부족과 기업의 안전투자 미흡 등이 사고 원인으로 조사되었다. 더욱이 공기 단축이라는 무리한 작업환경 속에서 근로자의 안전사고는 매년 지속적으로 발생하고 있다. 저가 수주는 안전과 직결되고 공기 단축은 이익과 직결된다는 것이 건설업계의 의견이다. 또 현장엔 숙련공의 투입이 요구되지만 대부분 외국인과 일용직 근로자들로 구성되어 있어 사고위험에 노출되어 있다.

여기에 50대 건설사의 기성액 대비 안전투자 비율은 평균 0.06% 수준이며 저가 수주 현장은 0%가 대부분이다. 안전투자비율 증감은 곧 안전사고 예방을 의미한다. 이를 위해서는 입찰시 낙찰제도에서 적정공사비용 확보와 안전비용 확대 및 의무화 하고 공기 단축보다는 적정공사기간 확보가 안전사고 예방을 위한 대책이 아닌가 싶다.[15]

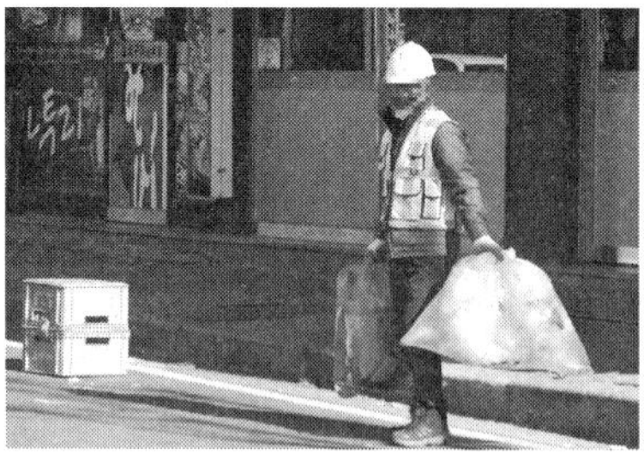

[그림 7-4] 작업 중인 청소 노동자

출처 : 광주드림

15 백용태, 광화문쓴소리, '건설 안전사고 여전히 높다', 국토매일, 2020. 4. 7

② 공무직 노동자의 안전관리

청소노동자들을 위한 안전에 대한 근본적 대책이 미흡하다. 즉 한국형 청소차 도입 등 일부 개선에도 불구하고 산업재해사고를 유발시키는 '민간위탁→직고용'이 계속되어지고 있다.

청소노동자들의 안전을 보강한 한국형 청소차가 도입되고 부담이 큰 100ℓ짜리 대형 종량제 봉투가 폐기되는 등 노동환경 개선을 위한 조치가 이뤄지고 있지만, 근본적인 문제가 개선되지 않고 있다.

2017년 광주에서 청소노동자 사망 사고가 잇따라 발생했을 때 가장 큰 문제로 지목됐던 건 민간위탁으로 이를 해결하기 위해선 직접고용 전환이 제기되었지만 실행이 안되었다.

환경미화원 2명이 2주 만에 잇따라 사망하는 사고가 발생했던 2017년 11월, 대책을 쏟아냈던 정부와 지방자치단체의 후속 작업이 부족함에 따른 것이다. 당시 사고 후 환경부는 "환경미화원 안전사고 발생 건수를 90% 이상 줄이겠다"며 '환경미화원 작업안전 개선대책'을 발표했다.

당시 환경부 대책에는 2020년까지 표준인력모델 마련 및 임금체계 개선, 주간근무 원칙 확대 적용, 고용형태 개선방안 등을 검토한다는 내용이 있었다. 특히 "차별 없는 선진 일터를 조성하겠다"며 지방자치단체 직영, 위탁업체 운영 등 고용형태별 차별이 없는 근무 여건 조성계획을 제시한 바 있다. 하지만 민간위탁 문제를 해결할 수 있는 정규직 전환과 '직접 고용' 등 근본적인 해결책은 빠져있어 알맹이가 없다는 지적을 받았다[16].

③ 의료폐기물 관리 유의사항

격리환자로부터 나오는 세탁물을 폐기하는 경우에는 의료폐기물에 해당하나 세탁 후 폐기하는 경우는 의료폐기물에 해당하지 않는다. 분만실에서 나오는 양수, 태반, 동물병원에서 발생한 동물 사체, 동물의 피, 고름은 조직물류에 해당되고, 의료행위에 따라 발생한 피, 고름, 분비물은 의료폐기물 처리시설에서 처리해야 하지만 폐수 배출시설의 설치 허가권자 등이 수질오염방지시설에 유입, 처리하는 것을 인정하는 경우에는 예외로 처리방법으로 인정한다. 즉 의료폐기물처리계획 확인을 받아야 하며, 폐수 배출시설 설치 허가증, 신고필증에 의료폐기물 유입처리(종류, 양)가 명시되어야 한다.

16 김현, 안전문화뉴스, 2019. 1. 23

(8) 사례연구

타 기술에 비하여 공공의 안전을 보장해야 하는 성격이 강한 감염병 대응분야에서의 인공지능 연구개발은 2015년 발생한 메르스(MERS), 즉 중동호흡기증후군 사태 직후부터 정부 주도의 대형 국책 연구과제 중심으로 이루어지고 있다.

2016년 7월에는 과학기술정보통신부 주도로 '신종 바이러스 감염 대응 융합솔루션 개발' 사업이 총 연구기간 6년으로 기획되어 진행되고 있는데, 이 사업은 총 4개 핵심가치(진단, 예방, 치료 및 확산방지)에 대하여 9개 정부출연연구기관들이 융합하여 기술개발을 수행하고 있으며, 빅데이터 기반의 감염병 대응 인공지능 개발은 4개의 핵심가치 중 '확산방지 기술개발' 분야에서 주로 수행되고 있다.

2018년 4월에는 보건복지부, 과학기술정보통신부, 행정안전부, 농림축산식품부, 환경부, 산업통상자원부 및 식품의약품안전처 등 총 7개 정부 부처들이 공동으로 총 연구기간 5년을 목표로 '(재)방역연계 범부처 감염병 연구개발사업단(Goverment-wide R&D Fund for Infectious Disease Research, GFID)을 설립하여 감염병의 유입 차단, 현장 대응 및 확산방지(소통)의 3가지 목표로 총 30 여개의 세부과제들을 추진하고 있다. 이 중에서 특히 확산방지(소통) 분야에서는 ① 빅데이터 기반 감염병 위험도 평가도구 개발, ② 의료기관과 보건소 등 현장과 정보교환 시스템구축, ③ 자가격리자 관리를 위한 어플리케이션 및 대체기기 개발, ④ 감염병 전파 규모 및 확산 예측 시스템 구축 등의 4가지 영역 연구개발을 통한 감염병 대응 분야의 소통체계 구축을 수행하는 과정에서 ProMED_mail이나 MediSys 등과 같은 글로벌 뉴스정보, 모바일 로밍데이터, 세계 각국의 다양한 감염병 감시정보 등과 같은 보건의료 분야에 특화된 빅데이터 확보와 이를 활용한 예측기술 개발을 진행하고 있다.

사례 1 **병원복도 넘어짐, 깔림 · 뒤집힘 사고** 병원 복도와 같이 사람의 통행이 많은 곳은 항상 청결을 유지하고, 이동 중에는 부상 위험이 없는지 주변을 잘 살펴야 한다. 병원에 근무하는 간호사 B씨가 환자 보조치료를 위해 병원 복도에서 급하게 뛰어가다가 미끄러져 발목을 삐끗하는 부상 사고가 발생하였다. 병원 등의 긴급 시설에서는 조급한 마음으로 인한 부주의로 부상을 입는 경우가 많은데, B씨의 경우도 급한 마음에 바닥에 흐른 물기를 발견하지 못하고 지나치다 사고가 났다. 사람의 통행이 많은 산업 현장에서는 이동 통로에 방해물이 없도록 항상 청결을 유지하여야 하며, 근무자는 항상 사고의 우려가 없는지 주위를 살펴야 한다.[17]

---

17 안전보건공단, 150 생애주기별 안전교육 길잡이, 2019

사례 2 끼임 사고는 기계의 움직이는 부분 사이 또는 움직이는 부분과 고정 부분사이에 신체 또는 신체의 일부분이 끼이거나, 물리는 것을 말한다. 설비나 기계의 움직임에 신체의 일부가 물리거나 감겨서 발생하는 재해로서 끼임은 평균 산업재해 발생의 약 20% 정도를 차지한다.

끼임사고는 2008년까지는 줄어드는 추세였으나, 2009년 이후 다시 증가하고 있다. 주요 원인으로는 프레스(압력기)로 인한 재해가 가장 많다. 끼임 사고는 업무상 사고 발생 형태로는 넘어짐, 깔림 · 뒤집힘에 이어 두 번째로 높으며, 사고로 인한 사망자 수는 떨어짐에 이어 두 번째로 많다. 유형별로 프레스 작업과 같은 직선운동 중인 설비나 기계 사이의 끼임이 전체 끼임 재해의 40% 이상을 차지하고 회전체에 물리거나 감기는 제조업 현장 끼임 사고기계를 사용할 때는 사용방법을 항상 숙지하고, 안전수칙을 준수하여야 한다.

C씨는 자동차 내장부품을 프레스(압력기)로 작업하는 도중 스위치를 잘못 눌러 프레스가 작동되면서 기계 사이에 머리가 끼어 사망하였다. 대형 프레스 기계 작업 시에는 안전장치를 이중으로 설치하고, 두 개의 조작 버튼을 동시에 눌러서 가동되도록 해야 한다. 작업자는 기계 조작에 대한 유의 사항을 숙지하고, 기계에는 안전표지를 부착해야 한다. 사고 발생 현황을 근무 경력으로 나누어 볼 때 6개월 미만의 근무자에게서 50% 이상이 발생하고 있어, 미숙련자의 사고가 가장 많다[18].

4) 외국의 사례

OECD 보고서에 의하면 [그림 7-5]와 같이 COVID-19를 극복하기 이해 다양한 방역 단계별로 AI 활용이 도움이 될 수 있다고 분석하고 있고, Gartner의 보고서에서도 유사하게 ① 조기 발견 및 전염병 분석, ② 격리, ③ 심사 및 진단, ④ 건강관리 운영, ⑤ 백신 연구개발 분야에서 인공지능의 활용 가능성이 높다고 분석하고 있다.

외국의 감염병 관리기구의 조직 특성을 비교하면 다음과 같다.

미국, 독일, 프랑스의 감염병 관리기구는 감염병 이외에 전반적인 공중보건 문제를 다루지만, 일본은 감염병만을 담당하고 있다.

---

18 안전보건공단, 산업재해현황분석, 2010

[표 7-3] 외국의 감염병 관련 관리기구 조직 특성

국가	조직 특성	인사권 보유	과학적 전문성	연구 특성
미국(CDC)	보건인적서비스부 소속 operation division	○	높음	현장 적용
프랑스(InVS)	보건복지여성부 산하 기관	○	높음	현장 적용
일본 (국립감염증 연구소)	후생노동성 산하 연구기관	○	높음	현장 적용 + 실험 기반
독일(RKI)	보건부 산하 연방기구	○	높음	현장 적용 + 실험 기반

출처 : 한국보건사회연구원, 감염병 관리체계의 문제와 개선 방안, 메르스 감염 중심으로, 2015. 12. 31

4개 국가의 감염병 관리기구는 중앙과 지방의 보건당국과 밀접한 관련을 갖고 있으며, 과학적 근거에 의한 정보를 제공하고 인력과 기술을 지원하고 있다. 또한 4개국 모두 기초단위에서 광역시도, 중앙 감염병 관리기구로 이어지는 감염병 감시체계를 보유하고 있다.

감염병 재난과 의료 AI 활용사례는 다음과 같다.

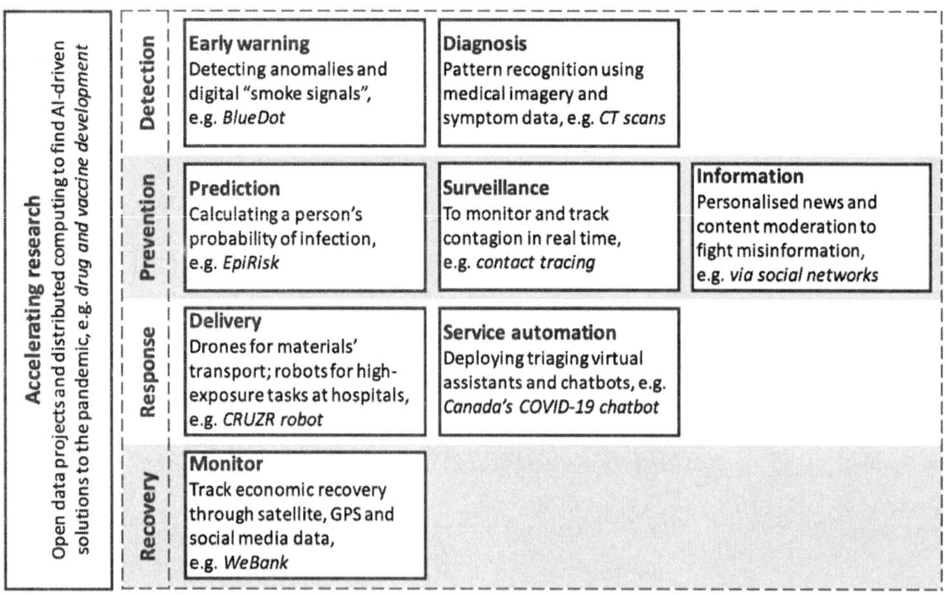

[그림 7-5] OECD의 COVID-19 위기 단계별 AI 응용

(1) 미국

국립안전보건연구원(NIOSH), 설계단계부터 산업재해 및 질병 예방 추진하고 있다[19].

> 미국 국립안전보건연구원(NIOSH)에서는 직업성 상해, 질병 및 사망 등을 사전에 예방할 수 있도록 설계단계에서부터 위험요인을 최소화할 수 있다고 지적하고 설계단계에서 안전보건을 감안하여 모든 업무를 실행할 수 있도록 강조함

① 설계단계에서부터의 예방(Prevention Through Design: PtD)의 기본 개념

건물, 물질 및 설비 등의 건설, 제조, 사용, 유지보수 및 폐기과정에서 설계단계에서부터 관련 위험요인을 최소화하고 예방할 수 있도록 함으로써 산업안전보건과 관련한 문제를 해결할 수 있다는 관점에서 출발한다.

② PtD 추진 배경

㉠ 효율적인 비용으로 산업안전보건 향상이 가능한 수단으로써 PtD가 인정을 받고 있으며, 사업주들의 인식도 변화하고 있다.

㉡ 영국의 경우 1994년 이후로 건설업체, 발주자 및 설계자 등이 프로젝트 설계단계에서 안전보건을 해결할 수 있어야 함을 규정에 명시하고 있으며, 사업장에서도 이와 관련해서 긍정적인 방향으로 변화가 이루어지고 있다.

㉢ 호주 국가 산업안전보건전략 2002-2012에서도 "설계단계에서 위험 제거"를 명시하고, 이를 안전보건과 관련한 5대 우선과제로 정하고 있으며, 호주안전보상위원회(ASCC)는 안전설계국가전략(Safe Design National Strategy) 및 실행계획(Action Plan)을 수립하여 건물, 구조물, 작업환경, 물질 및 기계 · 기구 등에 적용하여 시행 중이다.

③ PtD 참여기관(Partnerships)

㉠ 미국산업위생협회(American Industrial Hygiene Association)

㉡ 미국안전공학기술자협회(American Society of Safety Engineers)

㉢ 근로자 권리보호센터(Center to Protect Worker's Right)

㉣ 리버티 뮤추얼(Liberty Mutual) 보험사

㉤ ORC Worldwide

---

19 미국 NIOSH 홈페이지, 2017년 4월

ⓑ 미국안전협회(National Safety Council)

ⓢ 미국산업안전보건청(Occupational Safety and Health Administration) 등

④ PtD 실행계획

㉠ 각 산업분야별 이해관계자의 요구를 수렴하여 국가산업안전보건연구전략(NORA)과 연계하여 연구, 교육, 실행 및 정책 등에 반영하여 설계단계에서 산업안전보건 관련 사항을 통합하여 실행함으로써 산업재해 및 질병 등을 예방하고자 한다.

㉡ Prevention Through Design 요약

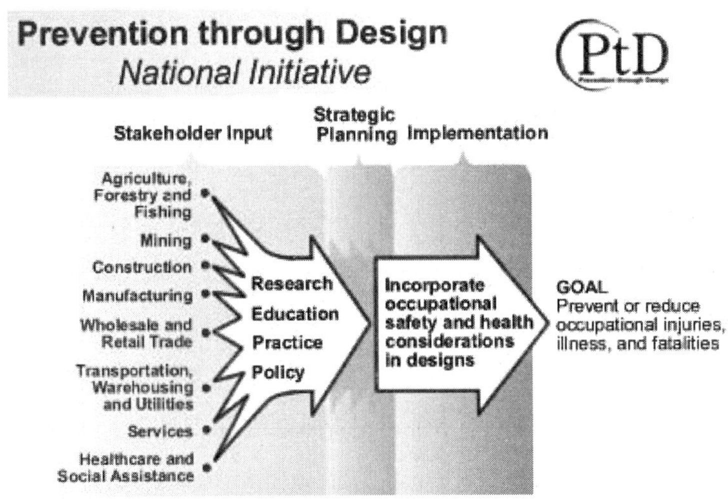

[그림 7-6] Prevention through Design

※ NIOSH : National Institute for Occupational Safety and Health(국립직업안전보건원)
※ ASCC : Australian Safety and Compensation Council(호주 안전보상위원회)
※ NORA : National Occupational Research Agenda(국립직업연구 아젠다)
출처 : http://www.cdc.gov/niosh/topics/PTD

미국의 직업안전위생기준(국립직업안전위생연구소)에 의해 육류 및 가금류 가공 노동자와 고용주 측면에서 살펴보면 다음과 같다.

① CDC 및 산업안전보건국 지침

CDC(질병관리본부) 및 산업안전보건국(OSHA)의 임시 지침(2020.7.9)으로서, 육류

및 가금류 가공 시설은 식품 농업 부문 내 중요 인프라에 속한다.

CDC의 중요 인프라 지침은 종사자가 COVID-19에 잠재적으로 노출된 후 증상을 보이지 않고 COVID-19 검사 결과가 양성이 아니며 자신과 지역사회를 보호하기 위한 추가 예방 조치를 실시하는 경우 계속해서 근무할 수 있도록 허용할 수 있다고 권고한다.

근로자 또는 지역사회에서 COVID-19가 발생하는 상황에서 운영 지속 계획을 수립하려는 모든 육류 및 가금류 가공 시설은 첫째, 주 및 지역의 해당 공중보건 공무원, 산업안전 및 보건 전문가와 직접 협력하고, 둘째, CDC 지침의 관련 측면들을 반영하고, 셋째, 필요에 따라 기타 권위 있는 출처 또는 규제기관의 지침을 반영해야 한다.

육가금류 가공 시설 평가 툴킷으로서, COVID-19에 관하여 직원에게 전달해야 할 내용과 전달 방법은 다음과 같다.

엄선된 비 의료 필수 인프라 고용주를 위한 COVID-19 커뮤니케이션 계획은 최근 육류 및 가금류 가공 시설 종사자들 사이에서 COVID-19가 여러 차례 발생했다. 이 문서는 소고기, 돼지고기, 가금류 작업 관련 종사자를 포함해 육류 및 가금류 가공 노동자 및 고용주를 위한 지침을 제공한다. 이 지침은 다음 웹 사이트의 일반적인 지침을 보완하지만 대체하지는 않는다.

COVID-19는 SARS-CoV-2라 불리는 신종 바이러스가 일으키는 호흡기 질환이다. 그 증상은 흔히 발열, 기침, 호흡 곤란을 포함하며 경증에서 중증까지 다양하다. 일부는 중증 증상을 보여 병원에 입원해야 하며 일부는 사망에 이를 수도 있다. COVID-19에 대해 자세히 알아감에 따라 이 신종 바이러스와 이 바이러스의 확산 방법에 대한 이해도 발전하고 있으므로 CDC 웹사이트에서 최신 정보를 확인할 수 있다. 이 바이러스는 주로 사람 간에 전파되는 것으로 분석된다. 즉, 서로 밀접 접촉한(약 6피트, 약 2미터 이내) 사람들 사이와 감염자가 기침, 재채기 또는 대화할 때 나오는 호흡기 비말을 통해 전파된다.

최근 연구에 의하면, 증상이 나타나지 않은 사람도 바이러스를 전파할 수 있다. 또한, 바이러스가 묻어 있는 물체 표면을 손으로 만진 다음 자기 눈, 코, 입을 만져도 COVID-19에 걸릴 수 있는 것으로 보인다. 이는 바이러스 전파의 주된 경로로 보이지는 않으나 아직 이 바이러스에 대해서는 알려지지 않은 것들이 많다. 고령자와 기저질환자 등 일부 근로자들은 중증 질환 고위험군에 속할 수 있다. 중증 질환 고위험군 근로자에 관련된 문제는 산업보건 및 인적자원 전문가와 상의하여 회사 방침과 절차를 마련해야 한다.

육류 및 가금류 가공 종사자 사이의 노출 위험으로서, 육류 및 가금류 가공 종사자는 자신들이 처리하는 육류를 통해 SARS-CoV-2에 노출되지 않는다. 그러나 가공 라인 및 공장의 다른 바쁜 영역에서 동료 및 감독자와 밀접 접촉하게 되는 작업 환경이 잠재적인 노출에 크게 기여할 수 있다. SARS-CoV-2의 직업상 전염 위험은 몇 가지 요인에 따라 달라진다. 이러한 요인 중 일부는 미국 노동부 및 보건 복지 서비스 소책자 직장 내 COVID-19 대비 지침에 설명되어 있다. 육류 및 가금류 가공 작업장에서 노동자의 SARS-CoV-2 노출 위험에 영향을 주는 명백한 요인은 다음과 같다.

㉠ 작업자 간 거리 : 육류 및 가금류 가공 노동자는 가끔 가공 라인에서 서로 가까운 거리를 두고 일한다. 또한 작업자들은 출근 시간이나 퇴근 시간을 기록할 때, 휴식 시간 동안 또는 라커, 탈의실에서 서로 가까이 있을 수 있다.

㉡ 접촉 기간 : 육류 및 가금류 가공 노동자는 종종 동료와 오랜 시간 동안 가까운 거리를 유지하게 된다(예: 교대 당 10~12시간). 감염 가능성이 있는 개인과의 지속적인 접촉은 SARS-CoV-2 전파의 위험을 증가시킨다.

㉢ 접촉 유형 : 육류 및 가금류 가공 작업자는 공기 중에 있는 호흡기 비말을 통해 전염성 바이러스에 노출될 수 있다(예: 바이러스가 있는 공장 노동자가 기침이나 재채기를 하는 경우). 도구, 작업대, 휴게실 테이블과 같은 오염된 표면이나 물체와의 접촉으로 노출이 발생할 수도 있다. 또한 휴게실, 탈의실 및 시설 출입구와 같은 공용 공간이 위험에 기여할 수도 있다.

㉣ 노동자 사이에 위험을 증가시킬 수 있는 다른 독특한 요인은 다음과 같다.
첫째, 공유 승합차 또는 셔틀 차량, 카풀, 대중교통 등 교통 수단을 공유하는 일부 직장에서 지켜야 할 일반 규범이다.
둘째, 지역사회 감염이 진행 중인 지역 환경에서 동료 작업자와의 잦은 접촉이다.

② COVID-19 평가 및 통제 계획 수립

직장에서 누가 COVID-19 평가 통제 제어 계획을 담당할 것인지 적절한 자격을 갖춘 사람을 정해야 한다. 시설의 모든 작업자는 COVID-19로 인한 우려 사항이 있을 때 정해진 코디네이터에게 연락하는 방법을 알고 있어야 한다. 감염 통제 및 산업안전보건계획은 공장에 출입하거나 근무하는 모든 사람(예: 모든 시설 근로자, 계약자 및 기타)에게 적용되어야 한다.

시설 관리자는 주 또는 지역 공중보건 담당자 및 산업안전보건 전문가에게 연락하여 COVID-19에 관한 최신 정보를 얻을 수 있도록 지속적인 의사소통을 수립해야 한다. 직장 코디네이터와 관리자는 모든 해당 연방 규정과 공중보건 기관 지침을 알고 준수해야 한다. COVID-19 위험 및 예방 전략을 식별하기 위한 작업장 평가는 건전한 산업보건 및 공중보건 실무의 일부로 주기적으로 실행되어야 한다. 이러한 평가의 일부로, 시설은 이용 가능한 CDC 지침에 따라 작업장 위험 평가에서 검사 및 COVID-19 양성 근로자의 작업장 접촉 추적(사람 간 전파 파악)의 적절한 역할을 고려해야 한다.

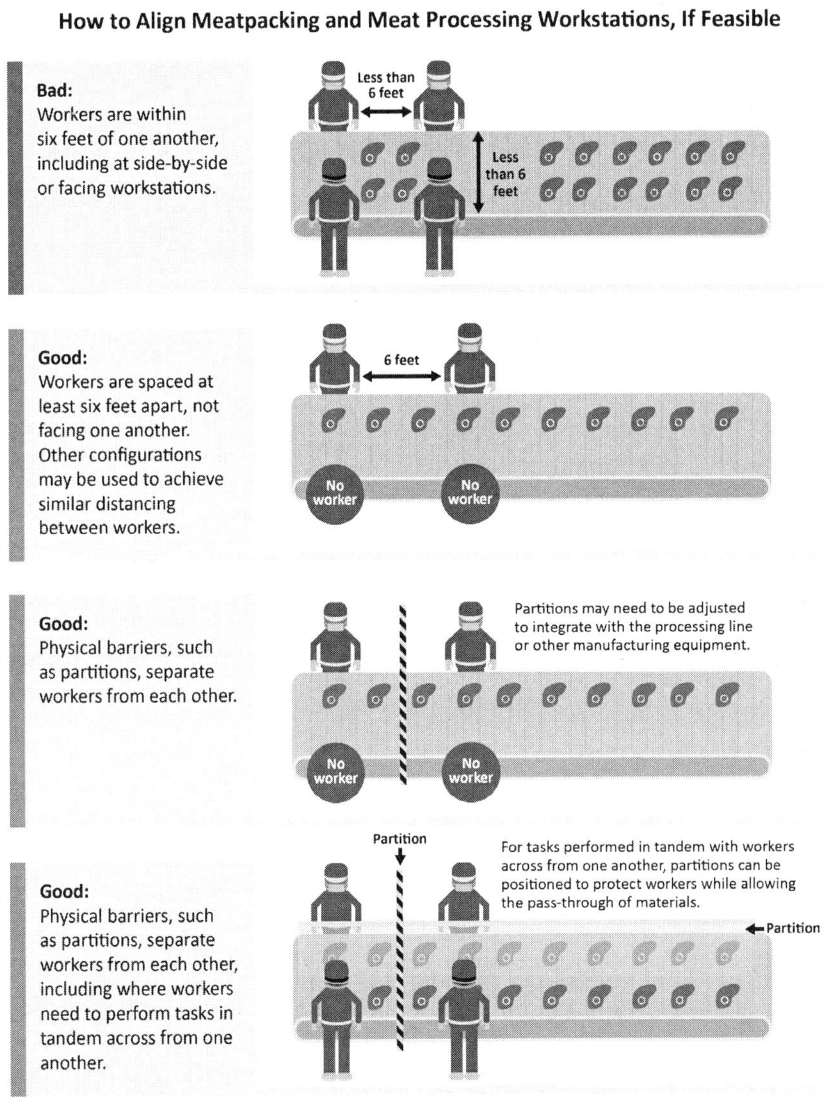

[그림 7-7] 육류 및 가금류 가공시설: 직원간 COVID-19 감염예방을 위한 핵심전략 : 직장과 가정

③ 통제

작업자 감염 예방 권장안은 통제 계층 구조로 알려진 접근 방식을 기반으로 한다. 이 방식은 위험을 줄이거나 제거하는 효율성에 따라 작업을 그룹화한다. 대부분의 경우 선호되는 접근 방식은 위험이나 과정을 제거하고, 공학적인 제어 장치를 설치하며, 노출 감소 및 근로자 보호를 위한 적절한 청소, 위생 및 소독 관행을 실천하는 것이다. 또한 행정적 통제 역시 이러한 직장 내 예방에서 중요한 방식의 하나이다.

④ 공학적 통제

가능한 작업자가 서로 최소 6피트 이상 떨어져 있도록 공동 작업 환경을 구성한다. SARS-CoV-2의 무증상 전파에 대한 최신 정보는 육류 및 가금류 가공 작업 환경에서 사회적 거리 및 기타 보호 조치의 필요성을 뒷받침한다. 작업자들 사이의 적절한 거리를 유지하기 위해 생산 관행의 변경이 필요할 수 있다.

(2) 영국

HSE(Health and Safety Executive, 안전보건 경영진), Company Directors의 안전보건 의무에 대한 국가간 비교연구보고서를 발표하였다[20].

① 비교연구보고서 발표 배경

- 10개국의 산업안전보건 관련법에서 Company Directors 및 Senior Managers에게 안전보건 의무를 규정하고 있는지에 대한 여부와 법으로 강제하는 경우 이에 따른 규제현황을 비교

② 주요 연구 내용

- 국가별 안전보건 관련 법규의 구조 비교
- 법적 책임이 있는 Senior Managers에 대한 안전보건 의무 부과 여부 및 규제 방법
- Company Directors 및 Senior Managers에 대한 규제가 발생하는 상황에 대한 세부사항

③ 안전보건에 대한 의무 부여 대상(Director 또는 Senior Manager)

20 영국 HSE 홈페이지, 2017년 4월

[표 7-4] 국가별 안전보건에 대한 의무 부여 대상

대 상		Boardrooom(중역)의 Director	Director 또는 Senior Manager	Director			없음
구 분		직접부여	간접부여	위반시 광범위하게 부여	법인이 위반한 경우와 유사한 의무부여	역할에 따라 의무부여 가능	의무부여 없음
영국					◎		
독일		◎					
프랑스			◎				
이탈리아			◎				
스웨덴			◎				
네덜란드							◎
일본			◎				
미국							◎
캐나다	형사법전			◎			
	Ontario	◎					
	British Columbia	◎			◎		
	NW Territories					◎	
	NW Territories(광업)	◎					
	Alberta		◎				
	New Bruinswick				◎	◎	
	Yukon					◎	
	Manitoba				◎	◎	
	Saskatchewan				◎	◎	
	Nova Scotia				◎		
	Prince Edward Island				◎		
	New Foundland				◎		
	Quebec				◎		
호주	Tasmania			◎			
	Victoria			◎			
	Queensland	◎					
	Western Australia				◎		
	Capital Territory			◎			
	New South Wales			◎			
	South Australia		◎				
	Northern Territory				◎		

※ HSE : Health and Safety Executive
출처 : http://www.hse.gov.uk/research/rrpdf/rr535

영국의 산업안전보건교육제도는 다음과 같다.

[표 7-5] 영국의 안전보건교육 관련 주요 법 및 규정

근거법령	주요 내용
HSW Act 1974 (작업장보건안전법)	2조 2항
	근로자에 대한 사업주의 일반적인 의무 중 근로자에 대한 안전보건을 보장하기 위해 교육 및 감독이 필요하다고 규정함
	〈2조2항〉 근로자에 대한 사업주의 일반적인 의무 (c) 이러한 정보, 교육, 훈련 및 감독의 제공은 근로자의 작업현장에서 안전보건을 보장하기 위해 필요하다.
Management of Health and Safety at Work Regulations 1999 (사업장보건안전관리규칙)	제13조 2항~3항
	사업주가 제공해야 할 교육이 필요한 경우를 다음과 같이 규정하고 있음 – 근로자가 신입직원일 때, 근로자가 새로운 장비를 도입하거나 기술을 도입할 경우, 혹은 책임의 변경 등으로 인하여 작업 시 위험 요소가 증가했을 때 또한, 교육은 적절한 장소에서 정기적으로 반복해서 실시되어야 하고, 위험요소를 고려하여 실시하되 근무시간 동안 실시되어야 한다고 규정함
	〈13조2항〉 모든 사업주는 그의 근로자가 적절한 안전보건교육을 제공받도록 보장해야 한다. (a)「사업주에게 신규채용된 사람에게」 (b) 아래의 이유로 새롭거나 증대된 위험성에 노출될 때 (i) 사업주가 부여한 범위 내에서 책임을 부여받은 것이 변경되었을 때 (ii) 사업주가 부여한 범위 내에서 새로운 작업장비의 도입 혹은 이미 사용하고 있는 작업장비의 교체 시 (iii) 사업주가 부여한 범위 내에서 새로운 기술이 도입되었을 때 (iv) 사업주가 부여한 범위 내에서 새로운 작업시스템이 도입되거나 기존에 사용하던 작업시스템의 교체 시 〈13조3항〉 교육은 다음 문단을 참조한다. (a) 적절한 장소에서 주기적으로 반복되어야 한다. (b) 근로자와 관련된 안전보건에 위험성이 변경되거나 새롭게 고려되어야 할 때, 그리고 (c) 근무시간 중에 실시되어야 한다.
	제7조 1항, 5항
	모든 사업주는 그들이 수행해야 할 금지 혹은 의무사항을 수행함에 있어 보좌를 해 줄 수 있는 자격을 가진 사람을 임명해야 하며, 이때 자격을 가진 사람은 해당 업무를 보좌함에 있어 충분한 교육과 경험, 혹은 지식이 있는 자로 규정함
	〈7조 1항〉 모든 사업주는 (6)과 (7) 항목의 조건으로, 1997년 제정 화재예방법의 II장에 의한 근거법령 하에 그에게 요구사항과 금지사항에 따르는 필요한 조치를 수행하기 위해 그들을 돕는 하나 이상의 능숙한 사람들을 임명해야 한다.
	〈7조 5항〉 사람은 (1)항목에 언급된 조치를 적절히 지원하여 도울 수 있는 충분히 교육받고 경험이나 지식이 있고 다른 자질을 가진 (1)과 (8)항목의 목적에 맞는 적임자로 간주된다.
	제8조 1항

Management of Health and Safety at Work Regulations 1999 (사업장보건안전 관리규칙)	모든 사업주는 근로자가 안전보건에 대한 적절한 교육을 받지 않고 제한된 구역에 접근하지 못하도록 해야 함을 규정
	〈8조 1항〉 모든 사업주는 ~하여야 한다. (c) 근로자가 적절한 보건안전교육을 받아왔던 경우를 제외하고 보건안전의 근거로 접근을 제한할 필요가 있는 사람에 의해 차지되는 모든 지역에 어떤 근로자도 접근할 수 없음을 보장해야 한다.
	제14조 1항
	근로자들은 그들의 고용주에 의해 제공된 기계, 장비, 작업도구 등을 안전하게 사용할 수 있도록 그들이 받은 교육에 따라 안전장치 등을 갖춘 후 사용해야 함을 명시
	〈14조 1항〉 모든 근로자들은 근거법령 또는 사업주에게 부과한 요구사항 및 금지사항에 따른 사업주에 의해 제공되었던 정보의 존중과 그의 사업주에게 받는 장비사용교육에 따라 생산수단의 기계, 장비, 위험물질, 운송장비 또는 그에게 제공했던 안전장치 등을 사용해야 한다.
Health and Safety(Consultation with Employees) Regulations 1996 (보건안전 규정)	3조
	사업주는 안전담당자와 근로자의 교육에 대해서 상의해야 함을 규정
	〈3조〉 1977 규정에 따라 안전 담당자로 대변되지 않은 근로자들이 있다. 사업주는 다음 제시와 관련해, 특히 직장에서 자신의 보건 및 안전에 관한 문제에 적절한 시간에 근로자들을 상담하여야 한다. (d) 모든 보건 및 안전교육의 계획 및 조직은 관련 법적 규정에 의해 이하 근로자들에게 제공해야 한다.

① 법적 근거

㉠ 산업안전보건과 관련된 법은 크게 작업장보건안전법(HSWA : Healthy and Safety At Work Etc.Act)과 하위규정으로 규칙(Regulation), 표준사례법규(ACOPS), 강제성 없는 지침(Guidance), 유럽연합규범(European Legislation) 및 기준(Standards) 등이 있다.

㉡ 작업장보건안전법(HSWA HSW Act 1974 2조 2항 2목)에서는 근로자에 대한 사업주의 안전보건 교육에 대한 의무규정이 존재하며, 하위규정인 규칙(Management of Health and Safety at Work Regulations 1999 제13조)에서는 안전보건교육이 필요한 대상과 방법이 포괄적으로 규정되어 있다.

- 업종별 교육에 대한 의무규정은 개별 업종별 규칙에서 명시하고 있으나 구체적인 교육내용 및 방법은 기술하지 않음
- 기본원칙은 보건안전의 책임이 기업주에게 있으며(사업주가 사업장 내 위험 평가, 적절한 보호조치, 교육실시, 안전보건전문가 채용 등에 대한 책임을 짐), 세부 시행은 기업의 자율에 맡김

(3) 일본

우리나라 산업안전보건법은 "근로자의 신체적 피로와 정신적 스트레스 등을 줄일 수 있는 쾌적한 작업환경을 조성하고 근로조건을 개선할 것"을 사업주의 의무로 규정하고 있으나(산업안전보건법 제5조 제1항 제2호), 이를 수행하기 위한 구체적인 제도적 기반은 부족한 상황에 있다.

일본의 경우 업무 과다로 인한 노동자의 소중한 생명과 건강이 침해되는 사안을 심각한 사회문제로 인식하면서, 직장에서의 정신건강대책 및 업무과다에 의한 건강침해방지대책이 강력하게 요구되어 오고 있다.

또한 『제13차 노동재해방지계획(2018년 4월 1일~2023년 3월 31일)』에서는 과로사 등의 방지 및 질병을 포함한 노동자의 건강 보호, 정신건강문제해결 대책 등이 중점 사항으로 논의되고 있으며, 이 일환으로 직장에서의 정신건강 대책 추진을 위하여 정신건강문제 예방을 주요 과제로 들고 있다.

① 『노동자의 마음건강 보호 · 유지 · 증진을 위한 지침』 개요

㉠ 근거법

본 지침은 일본 노동안전위생법 제70조의2 제1항에 따라 동법 제69조 제1항을 적절하고 유효하게 실시하기 위한 것으로 사업장에서 '노동자의 마음건강 보호 · 유지 · 증진'을 위한 사업주의 노력 및 조치가 적절히 이행될 수 있도록 노동자의 정신건강을 위한 원칙 및 실시 방법을 규정하고 있다.

㉡ 관련 법률 제70조의2 제1항 : 건강 보호유지증진을 위한 지침 공표 등

일본 후생노동성 장관은 제69조 제1항의 사업자가 강구하여야 할 건강보호 유지 증진을 위한 조치에 관하여 그 적절하고 유효한 실시를 도모하기 위하여 필요한 지침을 공표하는 것으로 정하고 있다.

㉢ 제69조 제1항 : 건강교육 등

사업자는 노동자에 대한 건강교육 및 건강상담 그 외 노동자의 건강보호 유지 증진을 도모하기 위하여 필요한 조치를 계속적 및 계획적으로 강구하도록 노력하여야 한다.

㉣ 시사점

노동자의 정신건강 문제에 대한 연장선으로 최근 일본에서는 고령노동자의 증가에 대해서도 주시하고 있다.

일본 중앙노동재해방지협회는 다양한 상황에 따라 '스트레스 체크 실시 후의 대응을 포함한 정신건강서비스 관련 사업의 충실화', '행정에 의한(THP) 지침 개정작업 계획에 참가' 등을 중심으로 '마음과 몸의 건강만들기 사업' 강화에 노력하고 있는 추세에 있다.

우리나라에서도 사업주가 위의 의무(산업안전보건법 제5조 제1항 제2호)를 이행하기 위해서는 일본의 정신건강 관련 지침과 같이 정부 차원에서의 규정 및 지침 마련이 필요하다.

일본에서의 건강 확보 및 직업성 질병 대책은 [표 7-6]과 같다.

[표 7-6] 건강 확보 및 직업성 질병 대책

정신 건강 대책 〈목표〉 대책 수립 사업장 비율을 80% 이상 확보	• 정신건강 질병을 예방하기 위한 직장 개선 방법을 검토 • 스트레스 검사 등을 추진 • 대응 방법을 모르는 사업장에 대한 지원을 충실 · 강화 • 사례집 및 모델 프로그램을 작성함으로써 직장 복귀 지원을 촉진
과로 대책 〈목표〉 주당 노동 시간 60시간 이상 고용자 비율을 30% 이상 감소	• 건강진단의 실시 및 사후 조치 등의 건강관리를 철저히 • 휴일 · 휴가 부여 · 취득을 촉진 • 초과 근무 제한 기준 준수를 도모하고, 시간외 노동 절감을 추진
화학물질 대책 〈목표〉 위험 표시와 안전보건 자료의 교부를 실시하고 있는 화학물질 공급자의 비율을 80% 이상	• 화학물질의 유해성 정보를 수집, 축적, 공유하는 구조를 구축 • 발암성에 주목한 화학물질의 유해성 평가, 평가 결과에 따른 규제를 가속 • 유해 정보의 전달 · 제공 및 위험 평가를 촉진
요통 · 열사병 대책 〈목표〉 요통 : 사회 복지 시설의 요통을 포함한 사상자 수를 10% 이상 감소 열사병 : 5년간 총 열사병에 의한 사상자 수를 20% 이상 감소	• 요양 시설, 소매업, 육상화물 운송 사업을 중점으로 요통 예방 교육을 강화 • 개호기기의 도입, 요통 건강진단의 보급 철저, 허리 통증을 일으키지 않는 이동 · 이송 등 관련법의 지도 등으로 요통 예방 방법을 보급 • 중량물 취급 업무의 요통 예방에 도움이 되는 규제의 도입을 검토 • 열사병을 예방하기 위해 여름철 야외 작업에 필요한 조치의 의무를 검토
간접 흡연 방지 대책 〈목표〉 간접 흡연을 받고 있는 노동자의 비율을 15 % 이하	• 간접흡연의 건강 유해성에 대한 교육 계몽 실시 • 사업자에 대한 효과적인 지원 실시 • 직장에서 금연 · 흡연공간 마련 · 기타 조치를 철저

출처 : 일본 후생성

6 재난관리

1) 재난관리 의의

재난관리는 재난을 예방하고, 재난 발생 시 피해의 수습과 복구를 행하는 모든 활동을 의미한다. 즉, 사전에 재난을 예방하고 재난에 대비하며, 재난 발생 후 그로 인한 물적 · 인적 피해를 최소화하고 본래의 상태로 시설을 복구하기 위한 모든 측면을 포함하는 용어로 재난에 대한 위협과 재난으로 인한 결과를 관리하는 것을 말한다.

또한 재난관리는 재난이 발생하지 않도록 사전에 예방하고, 재난이 발생한 경우 발생할 수 있는 위험으로부터 안전하고 보다 효율적으로 관리하는 행정으로, 재난 발생에 대비하여 인간의 생명과 재산을 보호할 목적으로 관련 기관들과의 협조와 조정을 통해 문제해결을 하려는 체계이다.

우리나라 재난 및 안전관리기본법에 의하면, "재난관리라 함은 재난의 예방 · 대비 · 대응 및 복구를 위하여 행하는 모든 활동"을 말한다. 또한 2조에서 "재난을 예방하고 재난이 발생하는 경우 그 피해를 최소한으로 줄이는 것이 국가 및 지방자치단체의 기본적 의무임을 확인하고, 모든 국민과 국가 · 지방자치단체가 국민의 생명 및 신체의 안전과 재산보호에 관련된 행위를 하는 때에는 안전을 우선적으로 고려함으로써 국민이 재난으로부터 안전한 사회에서 생활할 수 있도록 함"을 기본이념으로 밝히고 있다.

따라서 재난관리 개념은 위기 상황의 발생 시 피해를 최소화하기 위해, 위기 상황에 질서를 부여하는 대응 및 복구 과정으로 일상적 비상 대응기관들의 자원을 관리하고 조직 간의 의사소통을 원활히 하며 체계적인 사고지휘체계를 구성함으로써 인적, 물적 피해를 최소화하기 위한 일련의 과정으로 볼 수 있다[21].

2) 재난대비 사전계획 수립

재난을 예방하는 것은 재난관리에서 중요한 부분이며 이를 위해 재난에 대비한 사전계획을 철저히 수립하는 것이 중요하다. '재난 및 안전관리기본법'에서는 재난대비 사전계획을 수립하도록 명문화하고 있으며, 제9조(중앙안전관리위원회)에서 재난 및 안전관리에 관한 중요 정책 등 사항을 심의하기 위하여 국무총리 소속으로 중앙안전관리위원회를 두도록 하고 있다.

---

21 김정식, 안전관리와 응급상황 대응, 한국기업인력개발평생교육원

행정안전부의 재난대비훈련지침의 필요성 및 필수 기능은 다음과 같다.

(1) 재난대비 훈련 필요성

첫째, 모든 재난은 예방, 대비, 대응, 복구의 단계를 통해 관리되고 있지만, 재난이 발생한 경우 피해를 최소화하기 위해서는 재난현장에서 작동하는 대응역량 제고가 매우 중요하다.

둘째, 대응역량 제고를 위해서는 평소부터 대응계획 수립, 이행절차서 작성, 교육 · 훈련, 환류 · 평가 등 재난대비활동이 필수 요소이다.

셋째, 재난현장에는 일원화된 사고지휘 및 응원조정체계와 공공정보, 정보통신 지원, 방재자원지원 분야 공통 협력이 필요하다.

넷째, 최근의 재난 유형에 효과적인 대응을 위해서는 다양한 재난관리책임기관 및 단체의 역량과 고유기능에 대한 협업행정기반의 횡적 · 종적 상호협력체계 구축이 매우 중요하다.

(2) 협업행정이 필요한 재난대응 공통 필수 기능

협업행정이 필요한 재난대응 공통필수기능(13) ① 상황관리 총괄, ② 긴급생활안정 지원, ③ 재난현장 환경 정비, ④ 긴급통신 지원, ⑤ 시설피해 응급 복구, ⑥ 에너지공급피해시설 복구, ⑦ 재난수습 홍보, ⑧ 재난관리자원, ⑨ 교통대책, ⑩ 의료 · 방역 서비스 지원, ⑪ 자원봉사 지원 및 관리, ⑫ 사회질서 유지, ⑬ 수색 · 구조 구급

3) 재난대응 대책

재난대응 대책은 초기에 투입되는 참여자를 기준으로 하여 주민 방어체계(civil defense system)와 응급의료 서비스체계(emergency medical service system)로 구분된다. 주민방어체계는 민방위 개념을 재난에 도입한 것이고, 응급의료 서비스체계는 전문적이고 직업적인 구조팀과 의료팀이 초기에 현장으로 투입되어, 현장에서의 구조 및 응급처치를 적극적으로 시행하는 체계로, 유지에 상당한 인적 요소와 물적인 투자가 필요한 체계이다. 외국의 재난대응 대책은 응급의료 서비스체계로 이루어져 있으나 국내 재난대책의 대부분은 주민방어체계로 이루어져 있다. 현재 한국의 상황은 전통적으로 민방위를 중심으로 한 주민방어체계에서 응급의료 서비스체계로 전환되어 가는 과정에 있다고 할 것이다[22].

재난대응이란 재난발생으로 인한 인명, 재산 및 환경의 피해를 최소화하고 2차 피해 확

22 유인술, 한국의 재난관리대책, http://www.e-hmr.org, Hanyang Med Rev 2015;35:157-173

산을 방지하는 일련의 활동을 말한다. 여기에는 재난 현장에서의 대응활동 뿐만 아니라, 재난발생이 예측될 때 수행하는 직전 예방조치와 인명 · 시설의 보호활동도 포함된다.

이를 위해 사전에 직전 예방조치와 보호활동과 이를 수행하는 관할 지역 내의 조직을 파악해야 한다.

시기	재난 예 · 경보, 첩보접수		재난 피해발생시	사후
설명 및 예시	피해를 회피하거나 사고발생 자체를 미연에 방지하는 활동 (예 : 선박동결, 범죄발생 차단 등)	인명 및 기반시설 피해를 막기 위한 활동 (예 : 대피, 방호 등)	• 재난인지 · 전파 • 응급조치 • 피해 확산방지 • 인명구조 및 응급처치 등 • 자원응원조정	• 생활기반서비스 긴급복구 • 사고 원인 조사 • 보상대책 마련 • 장기대책 마련
구분	직전 예방조치	보호	대응	단기복구

[그림 7-8] 시기별 재난대응 업무

7 감염 및 손상 예방관리방안

1) 목적

감염병 재난, 손상에 대한 예방 및 대비 태세를 사전에 구축하고 재난 발생 시 신속한 대응을 통하여 위기상황 조기 종식을 유도하는데 있다.

2) 표준예방지침

(1) 감염관리체계 및 프로그램 개요

의료관련감염의 예방은 감염관리실만의 업무가 아니라 병원의 최고 경영진에서부터 환경관리인까지 병원직원 모두가 본인의 책임으로 인식하고 수행할 때 보다 효율적으로 달성할 수 있다. 최근 국내에서는 관련법, 보험급여체계 및 평가제도를 통해 감염관리조직과 업무에 대한 규제들이 강화되고 있으나 아직 모든 의료기관에서 실제적인 감염관리로 진행되지 못하고 있다.

감염관리의 목표는 감염으로부터 환자를 포함한 의료기관 종사자, 방문객 및 병원에 있는 모든 사람을 보호하는 것이며, 가능한 비용 효과적인 방법을 모색하는 것이다. 효율적 감염관리를 위해서는 위험 분석을 통한 우선순위 선정이 선행되어야 한다. 감염의 위험이나 감염관리 우선순위는 병원마다 다를 수 있다.

훈련된 감염관리 인력을 포함한 감염관리 조직, 과학적 근거에 입각한 감염관리지침, 제정된 규정과 지침이 교육과 훈련을 통해 의료기관 전반에 걸쳐서 일관된 수행으로 이루어질 때 감염으로부터 안전한 의료환경이 조성될 수 있다. 또한 새로운 감염성 질환의 유행과 같은 국가재난상태를 대비하기 위해서는 신속대응체계를 구축하고 훈련하는 것이 필요하다. 직원건강관리체계나 항생제 관리 등 의료기관 내부의 프로그램뿐만 아니라 지역사회나 공중보건 관리체계와도 상호협력체계를 유지하는 것이 중요하다. 감염관리 프로그램은 매년, 혹은 정기적으로 검토되어야 하며, 의료기관의 모든 실무과정을 포함한다.

감염관리체계와 프로그램 권고는 WHO(2016)와 NHMRC(2010)에서 발간한 지침과 체계적 고찰 및 전문가 논문과 해당되는 의료법 시행규칙(2017.3.7 개정)의 내용을 포함하여 수용하여 개발하였다[23].

(2) 코로나 바이러스 감염증 환자 대응 지침

① 개요

접촉자 관리를 위한 전담부서와 보건부서의 역할은 지자체의 여건에 따라 탄력적으로 운영 가능

㉠ 대상자 모니터링

ⓐ 모니터링 : 최대 잠복기 동안 코로나19 임상증상이 발생하는지 확인하는 것

ⓑ 능동감시

- 방법 : 발열 또는 호흡기 증상 발생 유무를 1일 2회 능동적으로 확인하는 방법
- 담당 : 대상자의 실거주지 관할 보건소

23 질병관리본부 · 대한의료관련감염학회, 의료관련 감염표준예방지침, 2017. 6

＊ 대상자가 격리장소를 이동할 경우 이동 전 소재지 보건소에서 이송

ⓒ 모바일 자가격리자 안전보호앱(행정안전부) 또는 자가진단앱(관할 보건소)으로 모니터링

＊ 자가격리자 안전보호앱 : 환자의 접촉자 및 입국자, 자가진단앱 : 입국자 중 자가격리 면제자

【 자가격리자 안전보호앱 】

- **동작감지 모니터링 기능* 추가** : 자가격리자의 격리장소 내 체류여부 확인

  ＊ (동작감지) 하루 중 휴대폰 움직임이 없으면(2시간) 앱을 통해 알림창이 뜨고(2회), 격리자의 확인이 없으면 전담 공무원이 전화 확인

- **증상발생 여부 모니터링** : 1일 2회(오전, 오후) 이상 확인하고(앱 또는 유선), 모니터링 담당자는 1일 1회 유선으로 격리상태 등 전반적인 상황을 점검

  ＊ 자가진단앱 적용자는 유선확인 제외

- **무단이탈 등 자가격리 위반자에 대한 안심밴드 착용 · 관리** : 자가격리 중 격리장소의 무단이탈 등 격리 조치에 따르지 아니하는 자에 대해서는 본인 동의에 따라 자가격리자 안전보호앱(설치 의무)과 연동되는 안심밴드를 착용 · 관리

  ＊ 정당한 사유없이 안심밴드 착용 거부시 지자체에서 시설격리(비용 자부담 가능) 조치

- **격리 조치 위반자가 자가격리자 안전보호앱의 설치를 거부하거나 휴대전화가 없는 경우** : 즉시 시설격리 조치

㉡ 보건교육

ⓐ 자제해야 할 일 : 외출, 타인과의 접촉(식사포함), 대중교통 이용, 다중이용시설 이용 등

ⓑ 해야 할 일 : 호흡기 감염을 방지하기 위한 마스크 착용, 손씻기 강조, 기침예절 준수, 의료기관 방문 시 해외국가 방문력/환자와 접촉유무 알리기 등

ⓒ 증상 발생 및 악화 시 질병관리본부 콜센터(☎1339, 지역번호+120) 또는 보건소로 우선 문의

㉢ 격리 조치

ⓐ 타인에게 감염원을 전파시킬 가능성이 있는 경우 다른 사람들과 분리된 공간에서 거주하도록 조치하여 증상 등을 관리함으로써 전파 위험성을 낮춤

ⓑ 격리 대상 : 감염병환자 · 감염병의사환자 · 병원체보유자, 감염병의심자

○ 법적 근거 : 감염병예방법 제41조, 제42조, 제47조, 제49조

㉣ 장소에 따른 격리방법

ⓐ 자가격리 : 자택의 독립된 공간에 격리

ⓑ 시설격리 : 격리소, 요양소, 접촉자 격리시설, 국립검역소 임시 격리시설(실)에서 격리

예) 임시대기시설(공항 내외), 임시생활시설(전국 지정기관)

○ 근거 : 감염병예방법 제37조, 제39조의3, 동법 시행규칙 제31조제1항제2호, 검역법 제16조, 동법 시행규칙 제14조

ⓒ 병원격리 : 입원 치료가 필요하여 병원에 격리

※ 단 소아, 거동이 불편한 자, 정신질환자는 보호자 등과 함께 거주 가능

㉤ 입원 치료

ⓐ 감염병환자 등에게 감염병관리기관 등에서 의학적 처치를 위해 입원 또는 입소하여 치료받는 것을 의미

ⓑ 치료 대상 : 감염병환자, 감염병의사환자, 병원체보유자

○ 법적 근거 : 감염병예방법 제41조, 제43조

ⓒ 치료 장소 : 감염병환자등의 중증도 등에 따라 치료장소를 정하며, 병원치료(감염병관리기관 또는 감염병관리기관이 아닌 의료기관) 또는 시설*치료로 구분

* 감염병예방법 제37조제1항제2호에 의한 확진환자를 격리하여 건강관리 등을 지원하는 요양소 등 시설은 '생활치료센터'로 명명함(이하 생활치료센터)

3) 사업장과 고객

코로나 19를 중심으로 살펴보고자 한다.

(1) 사업장 집중관리 지침(중앙사고수습본부)

집중관리 사업장 : 밀폐된 공간에 사람들이 밀집되어 있어 비말 또는 접촉감염이 높은 환경으로 집단 발생 위험이 높은 집단시설 · 다중이용시설이다.

또한 시설 내 코로나19 예방 및 관리를 위한 사업장의 대표자 또는 관리자의 역할을 제시하고자 한다.

(2) 분야별 세부사항

① 관리체계 및 유관기관 협조체계 구축 · 감염관리책임자 등을 지정

② 유관기관(예, 지역 보건소)과의 비상연락체계 구축

③ 감염예방 관리 · 교육 · 홍보 및 환경위생 관리

④ 직원, 이용자, 방문객 관리 강화 · 발열 확인, 有증상자 출근 · 방문 금지, 격리공간 확보

⑤ 사회적 거리두기 · 좌석 간격(1m 이상) 확보, 식사 시 일정거리 유지
 – 다중이용공간(예, 휴게실) 일시 폐쇄 등

⑥ 의심환자 발견시 조치 · 관할 보건소에 즉시 신고, 격리공간 대기
 – 이송 후 사업장 소독

(3) 사업장 대응지침(고용노동부)

① 가족돌봄휴가 및 가족돌봄비용 긴급 지원 추가

② 배치 전 건강진단 및 특수 건강진단 실시유예 개정

③ 그 외 콜센터 안내, 마스크 사용지침 등 추가

4) 손상예방관리

(1) 위험요인

손상 중 직업손상에 미치는 요인은 다음과 같다.

첫째, 기간제 고용형태별로는 일용직, 파견직 등 비상용직이 상용직보다 직업성 손상발생 비율이 높은 경향이 있다.

둘째, 직간접 고용형태별로는 하청과 파견업체가 원청기업보다 손상발생비율이 높다. 따라서 근로자의 고용형태는 안전보건에 많은 영향을 미칠 수 있다.

셋째, 비상용직은 상용직에 비하여 안전보건체계에서 소외될 가능성이 많고, 하청이나 파견업체는 형식적인 사용자와 실제 작업장에서 업무를 지시하는 사용자가 다르므로 안전보건체계에서 소외될 가능성이 커 이에 대한 대책이 필요함을 알 수 있다.

넷째, 사업장 규모에 따른 비교에서는 근로자 수 0~4인의 소규모 영세 기업의 사고 발

생 비율이 대규모 기업보다 높다.

다섯째, 노동조합 유무에 따라서는 노동조합이 없는 기업의 사고발생 비율이 높다. 소규모 기업은 안전보건에 투여할 수 있는 자원이 대규모 기업보다 상대적으로 부족하여 사고발생의 가능성이 크기 때문에 소규모 기업에 대한 정책적 지원 방안이 마련되어야 하며, 노동조합이 없는 사업장에서도 해당 사업장의 안전보건문제를 노 · 사가 참여하여 개선할 수 있는 절차와 제도를 만드는 것이 필요하다.

여섯째, 안전보건관리수준별로 직업손상 비율의 차이가 있는지를 살펴보았을 때 직장에서 사고예방교육을 시행하지 않은 경우와 문서화된 작업절차가 없는 경우 등 직장 내 안전보건관리수준이 낮은 경우에 직업성 손상발생 비율이 높아 직장 내 안전보건관리체계의 개선이 필요하다.

일곱째, 평균 근로 시간별로 사고발생비율을 비교하였을 때는 61시간 이상 장시간 근무하는 경우의 사고발생비율이 높아, 전반적인 작업환경의 개선이 사고발생 예방에 필요하다.

(2) 예방 및 관리

직업손상을 예방이 가능한 보건학적 문제로 인식하기보다 우연한 요인 또는 개인적 부주의로 인해 발생하는 사고(accident)로 이해하였다. 이러한 인식은 손상을 유발하는 위험요인을 규명하고 이에 대한 적절한 예방대책을 수립하기 위한 전략을 어렵게 한다. 그 결과 손상예방을 단지 최소한의 법적 제도적 장치에 의존하는 과정으로 이해하거나 손상 정보관리에서도 무관심한 여러 가지 한계를 보였다. 이를 극복하기 위해서는 손상 발생단계에서 최종 종결에 이르는 과정을 손상스펙트럼으로 이해하고 각각의 단계에 맞는 예방방법을 모색하여야 한다.

즉, 손상을 노출(exposure) – 사고의 발생(event) – 손상의 진행(injury) – 장애(disability) – 사망(death)의 과정으로 이해하고 각각의 과정에 요인에의 노출–사고의 발생 단계는 1차 예방으로, 사고의 발생–손상의 진행 단계는 2차 예방으로, 손상의 진행–장애의 발생에는 3차 예방으로 대체하여야 한다. 이와 같은 접근방식은 손상역학 분야에서 제시된 Haddon's Matrix에서 유래된 방법론에서 구체화하고 있다.

손상에 관한 연구에서 선구적 역할을 했던 Haddon(1980)은 손상에 대한 중재 조치를 의식하고 있다.

손상의 요인을 복합적인 상호 과정으로 파악하고 개인 행태와 원인 물질, 물리적 환경, 사회경제적 환경으로 구분하여 이에 따른 중재 조치의 단계를 발생 전, 발생 시, 발생 후로 구분하여 체계적인 예방전략을 수립할 것을 권고한 것이다.

이와 같은 접근과 함께 손상의 규모나 보건학적 심각성을 줄이기 위하여서는 체계적인 관리전략이 필요하다. 즉, 손상관리에서 강조되는 점은, 전통적인 접근법보다는 훨씬 종합적인 개념으로 손상을 예방하고 관리해야 한다.

Rivara(2003)는 손상의 원인과 손상 중등도를 줄일 수 있는 인자에 대한 연구뿐만 아니라 손상 초기에서 치료 과정까지 신체가 어떠한 변화를 일으키는지를 연구하였다. 손상 관리에서 교육적인 측면은 손상 발생 가능성을 줄이고 손상 사고와 손상의 부정적인 영향을 줄이기 위하여 위험 요소를 적절하게 축소해 나가는 것에 중점을 두고 있다.

손상 관리의 최종 단계는 손상의 발생률과 중등도를 낮추고, 손상에 따른 비용과 사고 후 환자의 생산성 감소를 줄이며, 외상 케어를 향상하고 손상 당한 작업자들의 삶의 질을 올리는 일 등을 통하여 심각한 사고의 결과를 좋은 쪽으로 바꾸어 놓는 것이다. 손상 관리 분야의 패러다임은 손상의 원인을 찾는 연구와 손상된 상태를 중재하여 그 경과 과정을 살피고 궁극적으로 삶의 질을 높이는 종합적 부분이 포함되어야 한다.

(3) 직원 손 위생관리

손 위생을 수행해야 하는 시점은 다음과 같다.

① **투약 시** : 개별 포장된 경구약물 투약 시는 제외 가능

② **청결과 무균 처치하기 전** : 점막 접촉(안약 점안, 구강 간호), 피부 통합성이 손상된 부위에 대한 케어(상처 드레싱), 침습적인 시술(정맥 천자, 카테터 삽입), 체액과 분비물에 노출된 위험이 있는 행위를 하고 난 후 시행

5) 직원이 병원체에 노출된 경우의 대응

직원이 전파 가능한 병원체에 노출된 경우 발병 예방 수단의 유무에 따라 대응이 다르다. 발병 예방 수단을 실시했다면 근무 제한은 면제할 수 있다. 하지만 반대로 발병 예방 수단이 없다면 규정에 명시된 잠복기간 후에 발병할 가능성이 높기 때문에, 예측되는 감염 가능기간에 상당하는 기간 동안 근무를 자숙하여 상태를 지켜볼 필요가 있다. 인플루엔자의 경우 계절성 인플루엔자 백신을 접종했거나, 항바이러스 약물의 예방 투여가 가능하면 근무도 가능하게 된다. 한편 백신 접종도 없고 항바이러스 약물의 예방 투여도 할 수 없다면 잠복기간에 해당하는 72시간 동안 근무를 제한하고 자택에서 경과를 관찰하도록 한다.

6) 감염병 대응 매뉴얼 사례

일본의 MRSA 발생 시 체크리스트를 살펴 보도록 한다. 1980년대 후반부터 의료 관련 감염병의 원인균으로서 중요한 문제로 인식되고 있다. MRSA는 건조에 강하고, 체내에 카테터나 인공관절 등의 이물이 존재하면 그곳에 쉽게 정착하게 되는 특성이 있다.

첫째, 감염병보고서의 제출이다. 담당의가 기재하며, 병동 책임자는 날인 후 간호팀을 경유하여 감염관리실에 제출한다.

둘째, 환자와 가족에게 설명한다. MRSA에 대한 이해, 감염관리에 대한 대응에 관한 협력을 구하고, 대응을 원활하게 실시하도록 한다.

셋째, 개인실을 관리한다. 검출 부위와 무관하게 개인실 관리가 바람직하다. 판단이 어려울 경우에는 감염관리실과 상담한다.

넷째, 보호구(장갑, 비닐에이프런, 수술용 마스크)는 접촉 주의를 준수하기 위해 사용하기 쉬운 장소에 설치한다.

다섯째, 병실 내의 알코올 손 소독제는 순 위생을 준수함이 중요하다. 손 위생을 실시하도록 동선을 고려하여 사용하기 쉬운 장소에 설치한다.

8 직업안전교육

1) 직원 건강과 직원안전 관리활동에 대한 절차

(1) 목적(Purpose)

직원의 건강과 직원안전 관리활동을 계획하며, 직원건강관리에 대한 요구도 파악 및 감염성질환에 노출된 직원은 조사, 상담, 추후관리를 통해 직원건강을 유지하도록 한다. 직원감염관리의 목적은 감염관리의 원칙을 교육하고, 감염관리에 대한 직원 개인의 책임을 강화하며, 병원직원들의 감염성 질환에 대한 노출과 집단감염 발생을 감시 및 조사, 직업과 관련된 감염위험을 확인하고 적절한 예방방법을 구축하며 질환이나 노출에 대하여 적절한 치료를 제공한다.

(2) 정책(policy)

병원은 산업안전보건법을 준수하여 쾌적한 근무환경 조성, 감염성질환에 노출된 직원을 조사, 상담, 추후관리를 통해 직원건강을 유지하고 직원의 감염성질환의 전파 위협을 최소화한다(관련법 : 산업안전보건법 제43조 제1항).

(3) 절차(procedure)

① 모든 작업 및 환경관리에 있어 안전을 우선 원칙으로 하고 이를 위해 예산, 인력, 제도를 설계하고 관리한다.

② 건강 및 안전교육건강 및 안전에 대한 교육은 직원건강관리 프로그램에서 가장 중요하다. 병원감염 및 직원감염에 대한 인식을 강화하고, 감염예방을 위한 주의사항, 감염에 노출될 경우 필요한 조치에 대한 교육을 시행한다.

㉠ 신규직원 채용 시 안전, 보건 및 감염관리에 대한 내용을 교육한다.

㉡ 재직 중 필요 시 수시로 안전, 보건 및 감염관리에 대한 내용을 교육한다.

㉢ 직무에 따른 감염 위험성을 고려하여 교육내용과 수준을 정한다.

(4) 예방접종 프로그램

병원직원에게 예방접종을 하는 것은 직원과 환자를 보호하기 위한 가장 중요한 방법이다. 예방접종을 통하여 감염성 질환에 대한 면역력을 획득하여 예방이 가능한 질환으로부터 직원을 보호할 수 있는 가장 비용효과적인 방법이다.

① **B형 간염(Hepatitis B)** : B형간염은 병원직원에게 가장 노출위험이 많은 질환이므로 입사 전 신규직원에게 예방접종을 무상으로 실시하여 반드시 항체를 가질 수 있도록 강력히 권고한다.

② **인플루엔자(Influenza)** : 매년 의료기관에서 근무하는 전 직원에게 인플루엔자 예방접종을 무상으로 실시한다. 비만 또는 흡연 시 항체 형성에 실패할 수 있다. 실패 요인 조절 후 재접종을 시도할 수 있다. 둔부에 접종 시에는 실패할 수 있다.

또한 면역저하 환자와 자주 접촉하는 직원과 65세 이상 고령자는 매년 유행 전 1회 접종 금기사항이 있다. 즉 계란에 알러지가 있는 경우, 풍진에 감염된 경험이 없거나 예방접종 경험이 없는 직원으로 가임기 여성으로 산과 환자와 접촉하는 의료인은 1회 접종(0.5cc SC)하면 평생면역을 획득한다. 금기사항은 임신 중이거나 3개월 이내 임신할 가능성이 있는 경우가 해당된다.

(5) 산업안전보건법 시행규칙 제116조 및 제117조의 규정

질병자는 의사의 진단에 따라 근로를 금지하거나 제한한다.

(6) 근로자 건강진단 및 정기검진

① 직원 채용 시에는 신규 채용자 건강검진을 실시한다.

② 사무직 직원은 2년에 1회 이상 기타 직원은 1년에 1회 이상(화학물질 취급 근로자는 6월에 1회 이상) 건강진단을 실시하되 산업안전보건법 시행규칙 제99조 제4항의 규정에 의한 업무부서 직원은 특수건강진단을 실시한다.

③ 건강진단결과 이상이 있을 때에는 의사의 소견에 따라 당해 직원의 작업 전환, 취업금지, 근로시간의 단축 및 근무 중 치료인정 등의 조치를 한다.

④ 건강진단은 해당 년 월에 실시한다.

⑤ 건강진단 결과는 직원에게 개별통보하고, 지방노동관서에는 건강진단 결과표를 제출한다.

(7) 감염노출 및 직무관련 질병관리

전염성 질환에 노출되거나 감염된 경우, 근무 제한이나 노출 후의 관리는 의료기관의 직원 감염관리지침에 따른다.

① 직원이 주사침 자상 및 혈액 · 체액에 노출 시 감염관리팀에서는 전반적인 사항들을 교육 및 관리하며 필요시 감염내과 및 진료부의 진료를 받도록 조치하며 비용은 병원에서 부담한다. 또한 직무와 관련된 질병에 필요한 투약 및 검사를 포함한 치료비용은 공상 처리하여 비용은 병원에서 부담한다.

② 감염관리팀에서는 전년도 직무 중 감염노출보고서에 대한 분석 및 평가를 통해 매년 직원의 건강과 안전 프로그램을 계획하여 이를 감염관리위원회에서 추인 받는다.

(8) 컨디션 불량자의 진찰과 휴무

① 컨디션 불량자의 진찰 촉구

컨디션 불량자는 근무하기 전에(근무 중인 경우에는 즉시), 적절한 진료과에 진찰을 받도록 한다. 각 부서의 책임자는 의료시설에서 일하는 직원의 건강 상태를 파악하고 입원환자 및 직원에게 감염을 전파시키지 않도록 유의한다. 컨디션 불량자의 구체적인 예후는 다음과 같다. 즉 발열(38℃ 이상), 구토, 기침, 설사, 발진, 결막의 발적 등이다.

② 근무 자숙 기간

계절성 인플루엔자, 마이코플라즈마 감염병, 코로나 19 등으로 진단(의심 포함)된 경우에는 격리기간 경과와 컨디션이 회복될 때까지의 기간 동안 근무를 자숙하고 자택에서 요양해야 한다. 일반적으로 해열 후에는 며칠간, 구토나 설사의 경우에는 증상 소실 후 48시간의 자택 요양이 필요하며, 증상 소실 후 즉시 근무가 가능하지 않으므로 주의가 필요하다. 근무 복귀는 각 부서의 책임자가 확인하고 감염관리실에 연락하도록 한다.

2) 직업안전교육 내용

전 세계적으로 코로나 19 팬더믹 현상이 한창이다. 우리나라 사람은 물론 전 세계인이 매일 마스크와 손 위생관리 등이 일상이 돼버린 지금 그 어느 때 보다 감염관리와 위생안전에 신경과 관심이 집중되는 시기이다.

그러나 이런 감염관리철저라는 엄중한 시기에 대국민 감염관리와 위생안전에 주의를 기울여야 하는 공중위생 관련 단체와 위생교육에 대해 언론이나 매스컴에 종종 이슈와 문제가 제기되곤 한다.

'공중위생관리법'에 의하면 '공중위생영업'이라 함은 다수인을 대상으로 위생관리서비스를 제공하는 영업으로서 '숙박업 · 목욕장업 · 이용업 · 미용업 · 세탁업 · 건물위생관리업'을 말하고, 공중위생영업자는 매년 위생교육을 받아야 한다고 명시돼 있다.

만약 공중위생영업 종사자가 매년 소정의 위생교육을 이수하지 않을 경우에 매년 일정한 과태료를 지불해야 한다.

이 공중위생교육의 주체는 보건복지부장관이 허가한 단체로 2016년 8월 1일 시행한 '공중위생 영업자 등에 대한 위생교육 실시 단체지정'이라는 행정규칙에 의해 총 9단체가 지정돼 매년 해당 협회회원 혹은 비회원을 대상으로 위생교육을 실시하고 있다(권이승, 천지일보, 2020.8.25).

3) 특별안전보건교육

(1) 특별안전보건교육 정의

산업안전보건법 시행규칙 별표 5에서 규정하는 위해하고 위험하다고 판단되는 작업과 산업재해를 방지하기 위한 특정한 과목에 대한 안전교육을 말한다.

(2) 관련 법

① 산업안전보건법 시행규칙 제26조

② 산업안전보건법 시행규칙 별표 5

(3) 교육 대상

산업안전보건법 시행규칙 별표 5 특별안전 · 보건교육 대상 작업을 진행하는 사업장 내 해당작업 근로자, 관리감독자, 안전관리자, 보건관리자, 안전보건관리책임자, 안전보건총괄책임자 등

(4) 교육 시간

16시간 이상 (최초작업 전 4시간 이상 실시 후 12시간은 3개월 이내 분할하여 실시가능)

※ 단, 일용근로자는 2시간 이상

(5) 교육 내용

① 고압실 내 작업

아세틸렌 용접장치 또는 가스집합 용접장치를 사용하는 금속의 용접 · 용단 또는 가열 작업 밀폐된 장소에서 하는 용접작업 또는 습한 장소에서 하는 전기용접 작업

② 위험물 취급작업

화학설비의 탱크 내 작업, 프레스기계를 5대 이상 보유한 사업장에서 해당 기계로 하는 작업, 지게차 운반 하역 작업

4) 공중위생관리교육 사례(한국건물위생관리협회)

(1) 교육 목적

건물위생관리업을 새로 창업하시거나 지위 승계를 받은 대표자를 대상으로 업계의 현황과 업종에 대한 이해를 향상시키고 또한 건물위생관리업 현장 책임자의 직무 능력을 향상시키고자 보건복지부의 교육기관 지정에 의해 사단법인 한국건물위생관리협회가 매년 위생교육을 실시하고 있다.

(2) 법적 근거

〈신규 및 승계자〉

제17조(위생교육)

① 공중위생영업자는 매년 위생교육을 받아야 한다. 〈개정 2002.8.26., 2004.1.29.〉

② 제3조제1항 전단의 규정에 의하여 신고를 하고자 하는 자는 미리 위생교육을 받아야 한다. 다만, 보건복지부령으로 정하는 부득이한 사유로 미리 교육을 받을 수 없는 경우에는 영업개시 후 6개월 이내에 위생교육을 받을 수 있다. 〈개정 2002.8.26., 2008.2.29., 2010.1.18., 2016.2.3.〉

〈공중위생관리책임자〉

제17조(위생교육)

① 공중위생영업자는 매년 위생교육을 받아야 한다. 〈개정 2002.8.26., 2004.1.29.〉

③ 제1항 및 제2항의 규정에 따른 위생교육을 받아야 하는 자 중 영업에 직접 종사하지 아니하거나 2 이상의 장소에서 영업을 하는 자는 종업원 중 영업장별로 공중위생에 관한 책임자를 지정하고 그 책임자로 하여금 위생교육을 받게 하여야 한다. 〈신설 2006.9.27., 2008.3.28.〉

제23조(위생교육) (시행규칙)

① 법 제17조에 따른 위생교육은 3시간으로 한다. 〈개정 2011. 2. 10.〉

② 위생교육의 내용은 「공중위생관리법」 및 관련 법규, 소양교육(친절 및 청결에 관한 사항을 포함한다), 기술교육, 그 밖에 공중위생에 관하여 필요한 내용으로 한다.

③ 동일한 공중위생영업자가 법 제2조제1항제5호 각 목 중 둘 이상의 미용업을 같은 장소에서 하는 경우에는 그 중 하나의 미용업에 대한 위생교육을 받으면 나머지 미용업에 대한 위생교육도 받은 것으로 본다. 〈신설 2020. 6. 4.〉

④ 법 제17조제1항 및 제2항에 따른 위생교육 대상자 중 보건복지부장관이 고시하는 섬 · 벽지지역에서 영업을 하고 있거나 하려는 자에 대하여는 제7항에 따른 교육교재를 배부하여 이를 익히고 활용하도록 함으로써 교육에 갈음할 수 있다. 〈개정 2010. 3. 19., 2019. 9. 27., 2020. 6. 4.〉

⑤ 법 제17조제1항 및 제2항에 따른 위생교육 대상자 중 「부가가치세법」 제8조제7항에 따른 휴업신고를 한 자에 대해서는 휴업신고를 한 다음 해부터 영업을 재개하기 전까지 위생교육을 유예할 수 있다. 〈신설 2019. 12. 31., 2020. 6. 4.〉

⑥ 법 제17조제2항 단서에 따라 영업신고 전에 위생교육을 받아야 하는 자 중 다음 각 호의 어느 하나에 해당하는 자는 영업신고를 한 후 6개월 이내에 위생교육을 받을 수 있다. 〈개정 2019. 12. 31., 2020. 6. 4.〉

1. 천재지변, 본인의 질병 · 사고, 업무상 국외출장 등의 사유로 교육을 받을 수 없는 경우
2. 교육을 실시하는 단체의 사정 등으로 미리 교육을 받기 불가능한 경우

⑦ 법 제17조제2항에 따른 위생교육을 받은 자가 위생교육을 받은 날부터 2년 이내에 위생교육을 받은 업종과 같은 업종의 영업을 하려는 경우에는 해당 영업에 대한 위생교육을 받은 것으로 본다. 〈개정 2019. 12. 31., 2020. 6. 4.〉

⑧ 법 제17조제4항에 따른 위생교육을 실시하는 단체(이하 "위생교육 실시단체"라 한다)는 보건복지부장관이 고시한다. 〈개정 2010. 3. 19., 2019. 12. 31., 2020. 6. 4.〉

⑨ 위생교육 실시단체는 교육교재를 편찬하여 교육대상자에게 제공하여야 한다. 〈개정 2019. 12. 31., 2020. 6. 4.〉

⑩ 위생교육 실시단체의 장은 위생교육을 수료한 자에게 수료증을 교부하고, 교육실시 결과를 교육 후 1개월 이내에 시장 · 군수 · 구청장에게 통보하여야 하며, 수료증 교부대장 등 교육에 관한 기록을 2년 이상 보관 · 관리하여야 한다. 〈개정 2019. 12. 31., 2020. 6. 4.〉

⑪ 제1항부터 제8항까지의 규정 외에 위생교육에 관하여 필요한 세부사항은 보건복지부장관이 정한다. 〈개정 2010. 3. 19., 2019. 12. 31., 2020. 6. 4.〉

[전문개정 2008. 6. 30.]

(3) 벌칙조항

법 제17조제1항을 위반(매년 위생교육을 받지 않은 경우)하여 위생교육을 받지 않은 경우 법 제22조 제2항 제6호에 근거하여 60만원의 과태료가 부과될 수 있다.

〈공중위생관리법 시행령〉

제11조(과태료의 부과) 법 제22조에 따른 과태료의 부과기준은 별표 2와 같다.

[전문개정 2008.6.30.]

(4) 교육 주체

[(사)한국건물위생관리협회]

공중위생관리법 제17조 제4항

제17조(위생교육) ④ 제1항부터 제3항까지의 규정에 따른 위생교육은 보건복지부장관이 허가한 단체 또는 제16조에 따른 단체가 실시할 수 있다. 〈개정 2008.3.28., 2010.1.18.〉

(5) 교육 대상

① **신규 및 승계자** : 건물위생관리업을 새로 창업하거나 지위 승계를 받은 대표자

② **공중위생관리책임자** : 건물위생관리업을 하고 있는 기존영업자(현장 책임자)

(6) 교육 시간

집체교육 : 3시간, 온라인교육: 4시간

(7) 교육 과목

1교시 당 약 50분 강의

[표 7-7] 2020년 신규개설 및 승계자 교육 프로그램

교시	집체교육 (3시간)	온라인교육 (4시간)
1	공중위생관리법령	공중위생관리법령
2	노무관계 법령	대표자가 알아야 할 산업안전
3	건물위생관리업 세무	건물위생관리업 세무
4		노무관계 법령

[표 7-8] 2020년 공중위생관리책임자

교시	집체교육 (3시간)	온라인교육 (4시간)
1	청소약품	청소약품
2	바닥재(종합) 관리	바닥재(종합) 관리
3	건물관리업 재해예방(사례)	건물관리업 재해예방(사례)
4		책임자가 알아야 할 법령(의무교육)

[참고문헌]

고용노동부, 2019년 산업재해 발생 현황, 2020

권이승, 천지일보, 2020. 8. 25

김미소 에디터·컨트리뷰팅 에디터 문유미, 2018. 12. 26

김정식, 안전관리와 응급상황 대응, 한국기업인력개발평생교육원, 2016

김현, 안전문화뉴스, 2019. 1. 23

문화체육관광부·한국콘텐츠진흥원, 2010 대한민국 게임백서, 'PC방 이용자 현황'. 2011. p. 198

미국 CDC, 유행성 인플루엔자 예방을 위한 지역사회 완화 지침, 2017

미국 NIOSH 홈페이지, 2017. 4

방역연계 범부처 감염병연구개발사업단(http://www.gfid.or.kr/)

백용태, 광화문쓴소리, '건설 안전사고 여전히 높다', 국토매일, 2020. 4. 7

서동현·이근원·한우섭·최이락, 화학공장의 사고사례를 활용한 정상 및 비정상작업시의 화재폭발사고 원인조사, 2018. 2 - 2018. 11

안인성, AI 융합 감염병 연구의 현재와 미래, BioINpro AI 융합 바이오, 생명공학정책연구센터, 2020년 Vol.73, 2020. 4

안전보건공단, 국내 재해사례, 2018. 7. 2.

안전보건공단, 산업재해예방 안전수칙 가이드북, 2019

안전보건공단, 산업재해현황분석, 2010

안전보건공단, 150 생애주기별 안전교육 길잡이, 2019

영국 HSE 홈페이지, 2017. 4

우리시민건강연구소, 코로나 19 대응과 노동자 건강권 보장, 2020. 7. 14

월드클래스 법률사무소 대표 변호사, 변리사, 세무사, CFEI, 2020. 5. 24

유인술, 한국의 재난관리대책, http://www.e-hmr.org, Hanyang Med Rev 2015;35:157-173

일본 후생성, 『제13차 노동재해방지계획(2018년 4월 1일~2023년 3월 31일)』, 2017

임준, 노동자 건강권을 위한 새로운 제도의 분석, 서울대 의대 의료관리학교실, 2011

정재심, 의료종사자의 주사침 손상 사고 후 감염예방처치와 혈액매개바이러스 혈청 양성 전환, 기초간호자연과학회지, 2014; 16(1):26-32

질병관리본부·대한의료관련감염학회, 의료관련 감염표준예방지침, 2017. 6

질병관리본부·대한의료관련감염관리학회, 대한감염관리간호사회·대한감염학회, 신종코로나바이러스 감염증감염예방·관리(의원급 의료기관용), 2020. 2. 2.

질병관리청, 국가지정 입원치료병상운영과 관리지침. 2019. 11

한국보건사회연구원, 감염병 관리체계의 문제와 개선 방안, 메르스 감염 중심으로, 2015. 12. 31

https://pixabay.com/

http://www.cdc.gov/niosh/topics/PTD

http://www.hse.gov.uk/research/rrpdf/rr535

Jagger, De Carli, Perry, Puro, & Ippolito, Occupational exposure to bloodborne pathogen: epidemiology and prevention. In R. P. Wenzel (Ed.). Prevention and control of nosocomial infections (pp. 430-466). Philadelphia, Lippincott Williams and Wilkins. 2003

MacCannell, Laramie, Gomaa, & Perz, Health Care-Associated Transmission of Hepatitis B and C Viruses Occupational Exposure of Health Care Personnel to Hepatitis B and Hepatitis C: Prevention and Surveillance Strategies. Clinics in Liver Disease, 14(1), 23-36. 2010

Novel coronavirus(2019-nCoV) infection prevention and control guidance, 2020. 2. 3

Pxhere(https://pxhere.com/)

WHO. Infection prevention and control of epidemic-and pandemic-prone acute respiratory infections(2014)

제8장

응급처치 8

1. 심폐소생술
2. 기도폐쇄
3. 골절 및 염좌
4. 뇌졸중
5. 심근경색
6. 쇼크
7. 열/냉에 의한 손상
8. 출혈의 응급처치
9. 상처 치료
10. 기타 응급처치

제8장

응급처치

학습목표

1. 심폐소생술의 절차를 이해하고 제대로 실시할 수 있다.
2. 일상 생활속에서 발생할 수 있는 다양한 응급상황에 대해 이해하고 적절하게 조치할 수 있다

1 심폐소생술[1]

1) 심폐소생술(CPR: Cardio Pulmonary Resuscitation)이란?

갑작스럽게 심장이 멈추었을 때 가슴압박과 인공호흡을 통해 뇌와 심폐에 산소가 포함된 혈액을 공급하여 뇌사를 방지하고 심폐의 회생을 돕는 응급처치 방법이다.

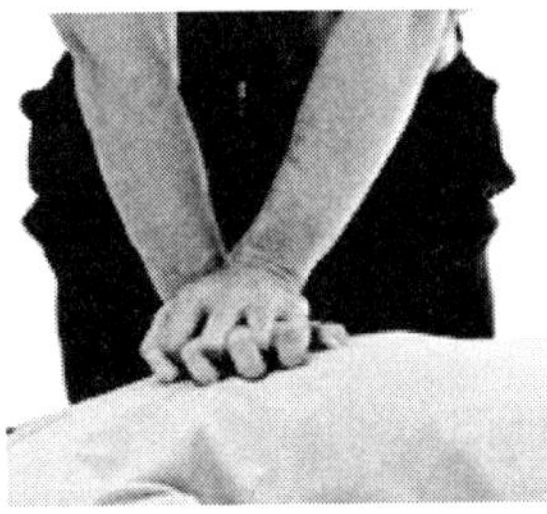

(1) 심폐소생술의 구성

- 절차 : CAB = 심장압박(Cardiac massage) → 기도유지(Airway) → 인공호흡(Breathing)
- 구성 : 심장압박(30회) + 인공호흡(2회)

1 출처 : 한국응급처치교육원 웹사이트 https://www.ket.or.kr/

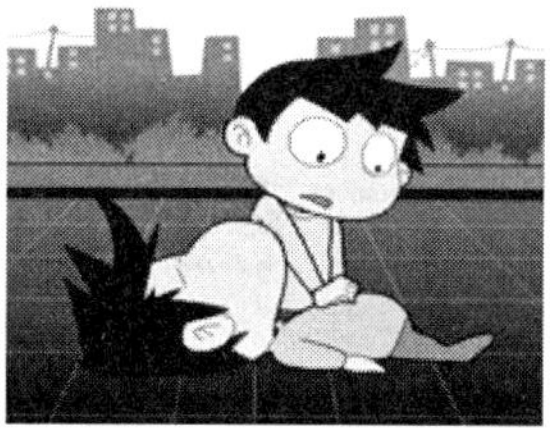

X 30회

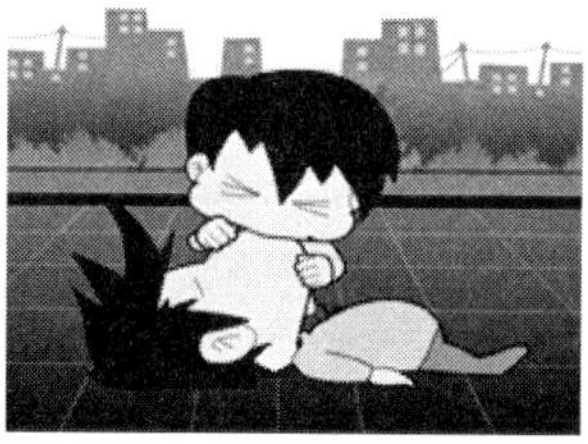

X 2회

① 환자가 움직일 때 까지 또는 119가 도착할 때까지 심폐소생술을 반복 시행한다.

② 인공호흡을 숙지하지 않은 경우 인공호흡을 권장하지 않는다.

2) 성인 심폐소생술[2]

①	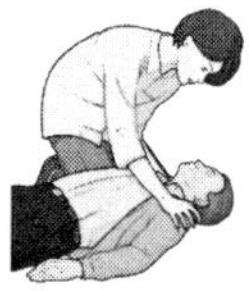	[반응확인] • 환자 어깨를 두드리며 "괜찮으세요?"라고 큰 소리로 불러 반응을 확인한다. ※ 환자의 머리와 목이 움직이지 않도록 주의한다.
②	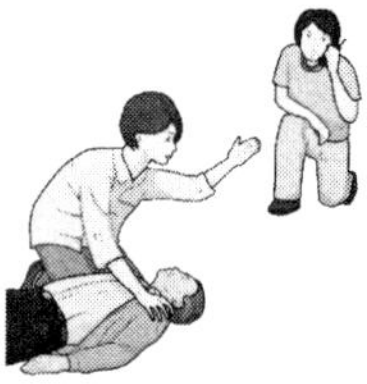	[도움 요청 및 자세교정] • 반응이 없고, 호흡이 없거나 비정상 호흡을 하면 즉시 '119'에 신고요청을 하고, 주변에 비치되어 있는 자동심장충격기를 요청한다. ※ 도움을 요청할 때 한 사람을 지목하여 요청한다. ※ 환자는 단단하고 평평한 바닥에 반듯하게 눕힌다.
③	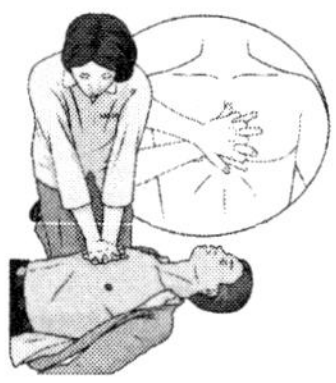	[가슴압박] • 구조자의 한쪽 손바닥을 환자 가슴의 중앙에 대고, 그 위에 다른 손을 합쳐서 빠르게(100~120회/분), 힘껏(최소 5cm) 압박한다. 손가락이 가슴(갈비뼈)에 닿지 않도록 하고, 매 압박 후에는 가슴이 완전히 이완되도록 한다. ※ 명치를 압박하지 않는다.
④	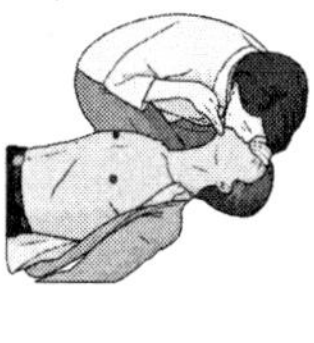	[기도유지 및 인공호흡] • 환자 머리를 뒤로 젖히고 턱을 올려 기도를 유지한다. • 환자 코를 막고 입을 완전히 감싸 밀착하고 1초간 호흡을 불어 넣고 1초간은 막았던 코를 놓아준다(자신 없으면 생략가능) ※ 빠르거나 강한 호흡은 피한다. ※ 1회 호흡량은 환자의 가슴 상승이 눈으로 확인될 정도

2 출처: 서울응급의료정보센터

⑤	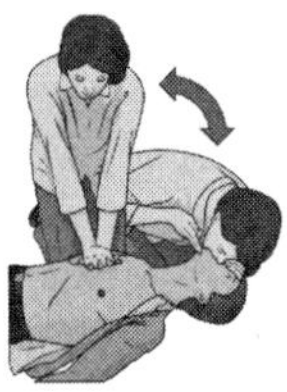	[심폐소행술] • 가슴압박과 인공호흡은 30:2 비율로 계속 반복한다. ※ 심폐소생술 교육을 받은 적이 없거나 자신이 없을 경우에는 인공호흡은 생략한다. ※ 인공호흡은 10초 이내로 심장압박 중지 시간이 길어지지 않도록 한다.
⑥	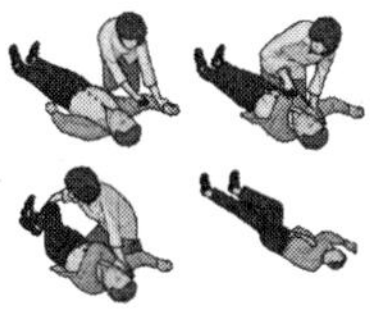	[회복자세] • 의식이 돌아오거나 기침, 움직임을 보이는 경우 심폐소생술을 중단하고 몸을 옆으로 돌려 눕히고 환자 상태를 계속 평가한다.

3) 소아 심폐소생술[3]

①	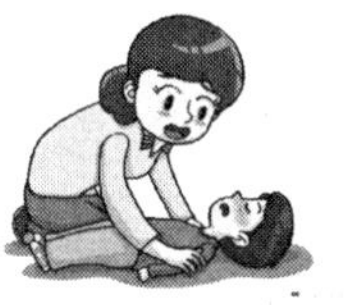	[심정지 확인과 도움 및 119 신고요청] • 어깨를 흔들며 반응을 확인한다. ※ 1세 미만의 영아의 경우 발바닥을 때려 반응을 확인한다. • 반응이 없는 경우 주변에 사람에게 119 호출 및 자동심장충격기를 가져올 것을 요청한다. ※ 혼자인 경우 1분간 심폐소생술 시행 후 응급기관에 연락한다.
②	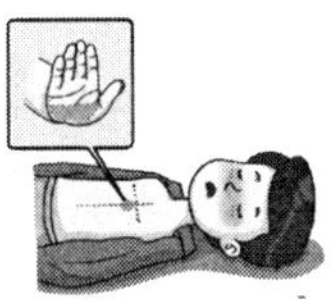	[가슴압박 30회] • 압박할 위치는 양쪽 젖꼭지 부위를 잇는 선의 정중앙의 바로 아래 부분이다. • 한 손으로 손바닥의 아래 부위만을 환자의 흉골부위에 접촉시킨다. • 시술자의 어깨는 환자의 흉골이 맞닿는 부위와 수직이 되게 위치한다. • 한 손으로 1분당 100 ~ 120회 이상의 속도와 4 ~ 5cm 이상 깊이로 강하고 빠르게 30회 눌러준다. ※ 영아의 경우, 검지와 중지 또는 중지와 약지 손가락을 모아서 첫 마디 부위를 환자의 흉골부위에 접촉시킨 뒤 시술자의 손가락이 흉골이 맞닿는 부위와 수직이 되게 위치한 뒤 4cm 정도 깊이로 강하고 빠르게 30회 눌러준다.
③	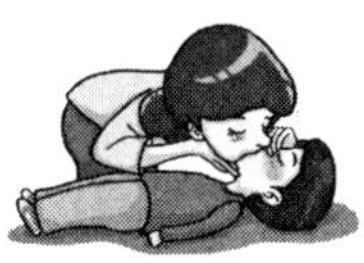	[인공호흡 2회] • 호흡이 없으면 환아의 기도를 유지한 상태로 1초 간 구강호흡을 한다. • 가슴이 올라 오는 정도를 본다. • 2회 연속 시행한다. ※ 소아의 경우 입 대 입, 영아(1세 미만)의 경우 입으로 입과 코를 막고 호흡을 한다.
④	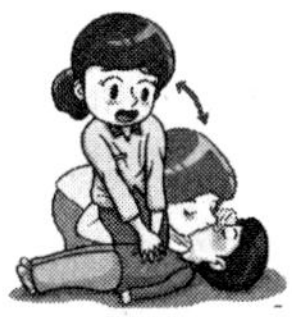	[가슴압박과 인공호흡 반복] • 가슴압박 30회, 인공호흡 2회를 119구급대원이 도착할 때까지 반복하여 시행한다.

3 출처 : 응급의료포털(https://www.e-gen.or.kr/nemc/main.do)

4) 자동심장충격기 사용법[4]

(1) 자동심장충격기란?

자동심장충격기란 극히 짧은 순간에 강한 전류를 심장에 통과시켜서 심장이 다시 정상적인 활동을 할 수 있도록 유도하는 장치이다. 심폐소생술 중에 자동심장충격기를 가져오면 지체없이 사용해야 하며 기계가 준비되는 동안에도 심폐소생술이 중단되어서는 안된다.

(2) 자동심장충격기 사용법

①	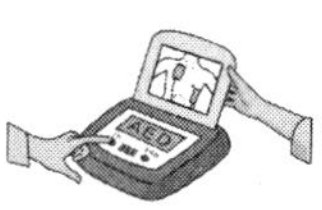	[전원 켜기] • 자동심장충격기를 심폐소생술에 방해가 되지 않는 위치에 놓고 전원버튼(녹색)을 누른다.
②	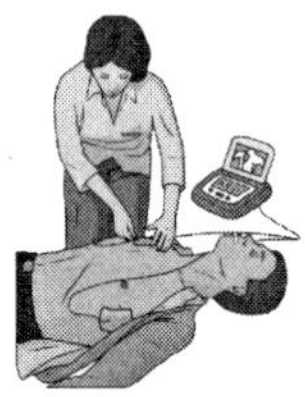	[패드 부착] • 환자의 상의를 벗기고, 패드를 부착한 다음 컨넥터를 연결한다. 패드1 : 오른쪽 쇄골(빗장뼈) 바로 아래 패드2 : 왼쪽 젖꼭지 옆 겨드랑이 ※ 환자 가슴에 이물질이나 물기가 있으면 제거 후 부착한다. ※ 심장리듬을 분석하기 전까지 심폐소생술을 중단하지 않는다.
③	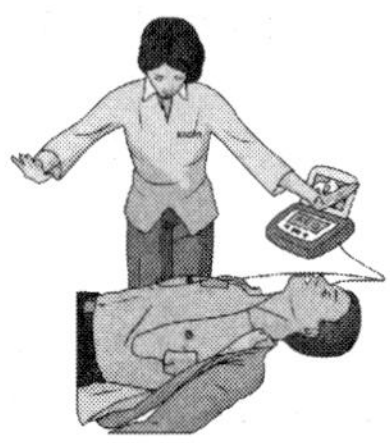	[심장리듬 분석] • "분석 중...." 이라는 음성 지시가 나오면 심폐소생술을 멈추고 환자에게서 손을 뗀다. ※ 자동심장충격이 필요 없는 경우에는 "환자의 상태를 확인하고, 심폐소생술을 계속 하십시오" 라는 음성 지시가 나온다.
④	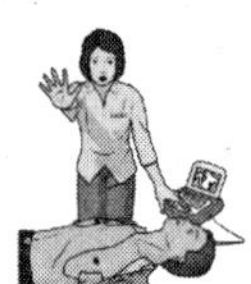	[심장충격] • "쇼크 버튼을 누르십시오"라는 음성 지시가 나오면 깜박거리는 쇼크 버튼(붉은색)을 눌러 자동심장충격을 시행한다. ※ 쇼크버튼을 누르기 전에는 반드시 다른 사람이 환자에게서 떨어져 있는지 확인하여야 한다.
⑤	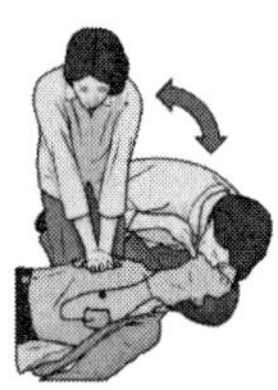	[심폐소행술] • 자동심장충격을 시행한 뒤에는 즉시 가슴압박과 인공호흡(30:2 비율)을 다시 시행한다. ※ 자동심장충격기는 2분마다 심장리듬 분석을 반복해서 시행하며, 자동심장충격기 사용과 심폐소생술 시행은 119구급대가 현장에 도착할 때까지 지속되어야 한다.

4 출처 : 응급의료포털(https://www.e-gen.or.kr/nemc/main.do)

5) 심폐소생술 교육 과정

심폐소생술에 대한 전문적 교육을 위해 대한심폐소생협회, 대한적십자사, 대한응급처치교육센터에서는 일반인을 대상으로 유료(3만원~10만원) 심폐소생술 교육과정을 개설하여 교육을 제공하고 있다. 해당 홈페이지를 통해 교육신청이 가능하다.

2 기도폐쇄

1) 원인

혈액, 음식물, 구토물, 장난감, 사탕 등 이물질이 기도로 들어가거나, 혀 또는 후두개가 이완되어 기도를 막아서 호흡이 곤란하게 된다.

2) 증상

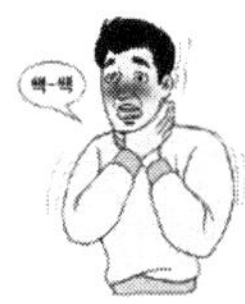

① 두 손으로 목 부분을 쥐면서 기침을 하려고 한다.
② 목 부분에서 심한 천명음(쌕쌕거리는 소리)이 들릴 수 있다.
③ 얼굴이 파랗게(청색증) 변한다.

※ 기도가 완전히 폐쇄되면 3~4분 이내 의식상실, 4~6분 경과시 뇌세포 영구적 손상이 발생하여 생명을 잃을 수 있기 때문에 신속한 응급처치가 필요하다.

3) 응급처치[5]

(1) 의식이 있는 경우

① 말을 할 수 있으면 기침을 유도한다.

---

5 출처 : 서울소방재난본부(https://fire.seoul.go.kr/pages/cnts.do?id=1709)

② 지속적으로 기침을 해도 이물질이 배출되지 않을 때는 즉시 119로 연락한다.

③ 말을 할 수 없는 경우에는 119에 신고한 후, 하임리히법을 실시한다.

〈하임리히법(Heimlich maneuver 또는 abdominal thrusts)〉

① 환자의 등 뒤에서 양팔로 허리를 감싼다.

② 구조자는 오른손으로 왼주먹을 감싸잡고 배꼽과 명치 사이 복부에 위치시킨다.

③ 후상방향으로 강하게 밀어올린다.

④ 이물질이 밖으로 나오거나 환자가 의식을 잃을 때까지 계속한다.

※ 조금이라도 말을 할 수 있다면 기침을 유도하는 것이 가장 바람직하다.
임산부나 비만환자는 상복부가 아닌 흉부를 압박한다.

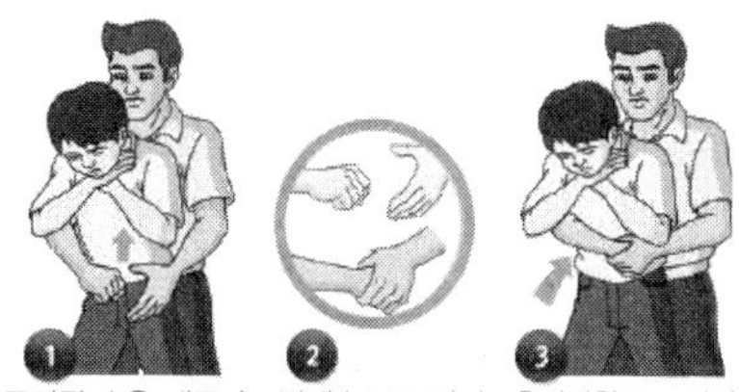

주먹쥔 손을 배꼽과 명치 사이의 복부에 위치시킨다. 반대손으로 감싸 안는다. 후상방향으로 강하게 밀어 올린다.

(2) 의식이 없는 경우

기도 완전폐쇄로 의식이 없는 경우에는 심폐소생술을 실시한다. 인공호흡 전에 입안에 이물질이 보이면 제거한다.

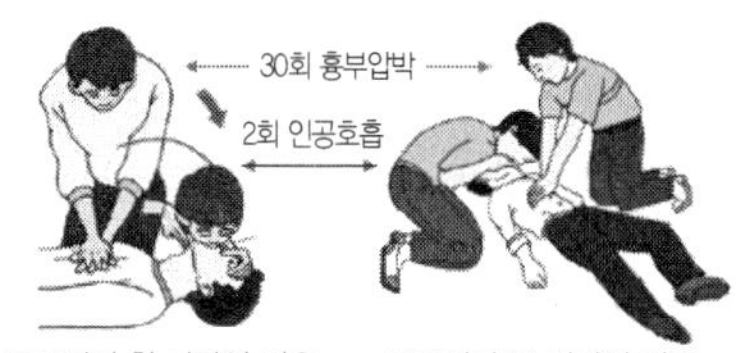

구조자가 한 사람인 경우 구조자가 두 사람인 경우

(3) 1세 이하 영아의 응급처치

〈하임리히법(Heimlich maneuver 또는 abdominal thrusts)〉

① 영아의 머리를 아랫방향으로 향한 후 등을 5회 두드린다.

② 흉부압박법을 5회 반복한다.

③ 입안의 이물질이 확인되면 제거한다.

④ 흉부압박 후에도 의식이 없으면 심폐소생술을 실시한다.

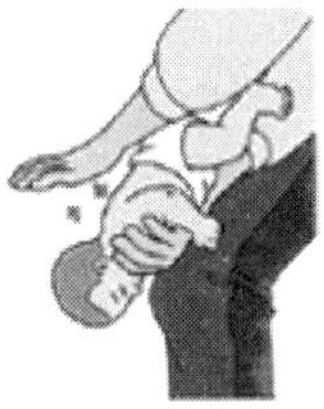

등을 5회 두드린다

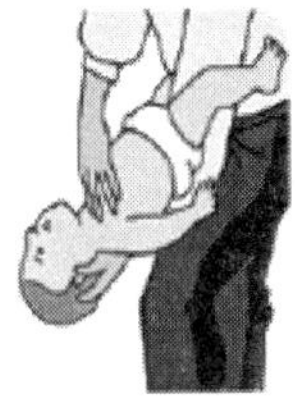

흉부압박을 5회 실시한다

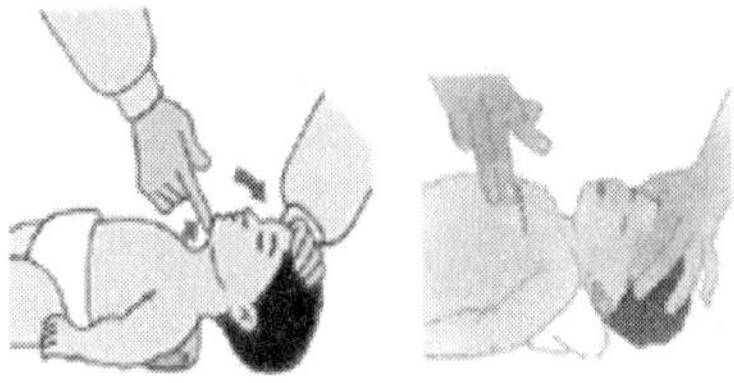

의식이 없으면 심폐소생술 실시

3 골절 및 염좌

1) 정의

① 골절 : 뼈가 부러졌거나 금이 간 상태이다.

② 염좌 : 인대나 근육이 손상된 상태이다.

2) 증상

손상부위에 심한 통증, 멍, 부종, 관절부위 운동장애가 나타난다.

2) 응급처치(RICES)

응급처치 RICES

Rest : 쉬고, 안움직이고
Ice : 찜질하고
Compression : 압박하고 드레싱하고
Elevation : 올려주고
Splint : (부목)고정시켜줌

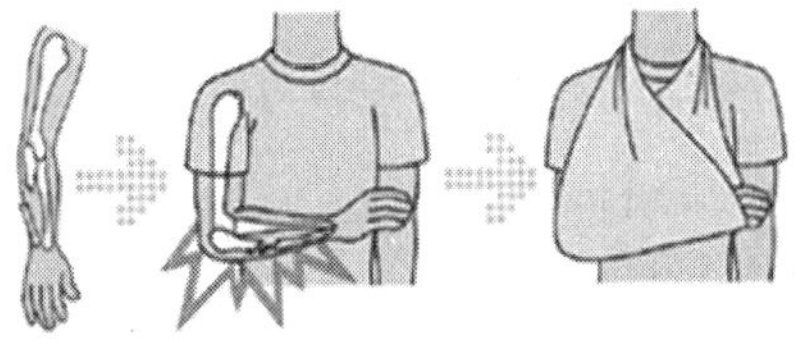

4 뇌졸중

1) 정의

뇌로 가는 혈류의 차단으로 뇌가 손상을 입는 질환이다.

2) 증상

① 신체의 편측 부분 미비 또는 전체 마비 증상
② 의식장애, 언어장애, 시력장애
③ 안면근육마비, 표정상실, 경력
④ 두통, 구토, 어지러움증 등

3) 뇌졸중 판단 방법

① 얼굴을 찡그려보게 하여 양쪽이 동일한지 대칭인지 확인한다.
② 양팔을 손바닥이 하늘을 향하게 어깨 높이로 들고 양쪽 팔의 높이가 같은지 확인한다.
③ 이름과 나이를 물어보고 질문에 답변이 어눌하거나 적절하지 않은 말을 하는지 확인한다.

4) 응급처치

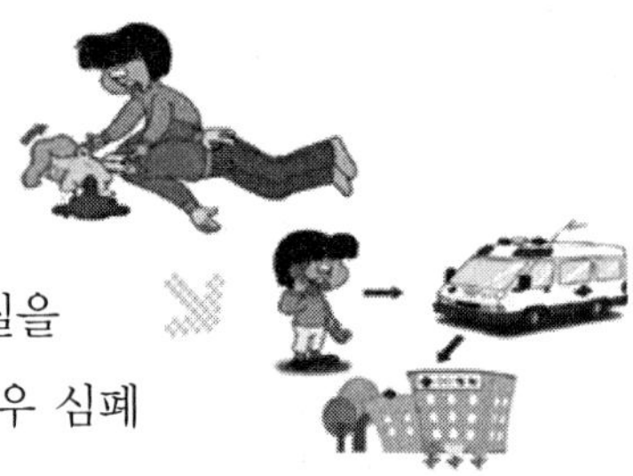

① 환자의 호흡과 맥박상태를 확인하여 특별한 이상이 없다면 환자를 옆으로 돌려 눕히면서 머리를 약간 뒤로 젖히는 자세를 취하도록 한다.
② 구토에 의해 기도가 폐쇄되었을 경우 즉시 이물질을 제거하여 기도를 확보하고, 호흡과 맥박이 없을 경우 심폐소생술을 시행한다.

5 심근경색

1) 정의

심근경색증은 '혈전'이라는 피떡이 심장 근육을 먹여 살리는 관상동맥을 갑자기 막아서 심장 근육으로 혈액이 공급되지 않아서 발생한다. 심근경색증이 발생하면 1/3은 병원에 도착하기 이전에 사망하는 무서운 질병이다.

2) 증상

① 압박감, 조이는 느낌, 꽉찬 느낌, 가슴의 통증, 체한 듯한 답답함 등의 증상이 가슴 중앙에서 수분 내지 수 십분 이상 지속된다.
② 어깨, 목, 팔로 퍼지는 통증이 있다.
③ 현기증, 실신, 식은땀, 메스꺼움, 숨이 차는 증세와 함께 가슴이 불편하다.

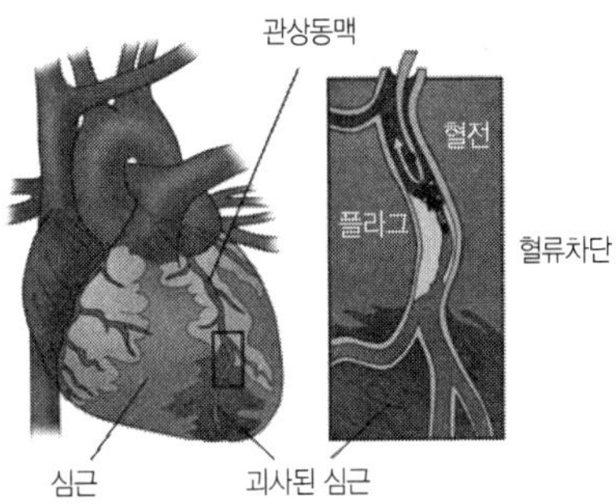

3) 응급처치

① 급사할 가능성이 크므로 119 구급차를 부르거나 신속히 종합병원으로 이송한다.
② 환자의 고통을 최소한으로 줄이는 자세를 취하게 한다. 무릎을 약간 구부린 상태로 앉게 하고 목과 몸통의 옷은 느슨하게 한다. 주위를 조용하게 하고 환자를 안심시킨다.
③ 관상동맥질환 여부와 복용하는 약물(니트로글리세린 등)이 있는지 알아본 후 사용할 수 있다.
④ 필요 시 심폐소생술을 한다.

6 쇼크(Shock)

1) 정의

심한 외상, 화상, 대출혈 등 물리적 손상과 정신적 손상 또는 과민반응(알레르기) 등으로 인하여 산소를 함유한 혈액이 인체의 각 부분에 충분히 전달되지 않아서 발생하는 순환계의 기능장애를 말하는 것으로, 조직 내 혈액이 손실되어 쇼크가 발생된다.

2) 증상

① 불안, 긴장, 초조감 등 의식상태의 변화를 보일 수 있다.
② 피부, 입술, 손톱이 창백하고 차가워지거나 축축해질 수 있다.
③ 메스꺼움이나 구토를 할 수 있다.
④ 초기 쇼크 시 호흡과 맥박이 빨라진다.
⑤ 모세혈관의 재 충혈 시간이 지연된다[6].
⑥ 심한 쇼크일 때에는 무반응을 보인다.

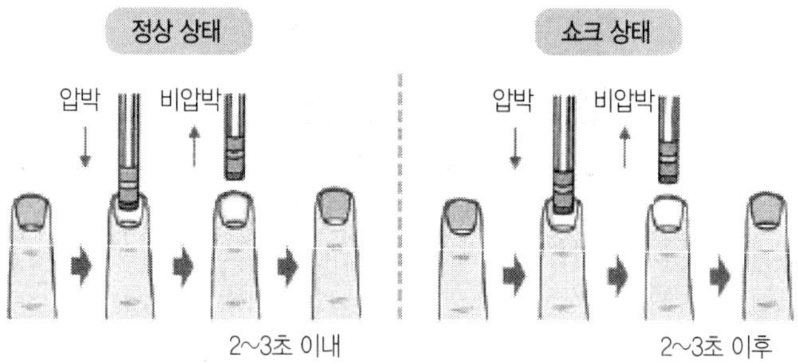

3) 응급처치

① 기도를 유지하고 필요에 따라 지원요청 또는 심폐소생술을 시행한다.
② 출혈부위가 있다면 직접압박 방법으로 지혈한다.
③ 다리를 15~20cm 정도 높여 혈액이 심장이나 뇌로 가도록 한다.

---

6 정상의 경우 눌린 부위가 백색으로 나타나다가 압박을 가하지 않으면 금세 분홍색을 회복하지만 쇼크 시는 2~3초 이후에 분홍색으로 회복된다.

(※ 흉부나 뇌손상 환자는 제외)

④ 골절상황에서는 골절부위를 부목으로 고정시켜서 출혈유발과 쇼크 악화를 방지한다.

⑤ 옷이나 담요 등으로 덮어서 체온을 유지한다.

⑥ 가급적 환자를 눕힌 상태로 유지한다. 단, 심한 발작이나 폐질환 후에 쇼크에 빠진 환자는 앉거나 상체를 약간 뒤로 젖혀 앉은 상태를 유지하여 호흡이 편하게 한다.

⑦ 구토가 심한 경우에는 얼굴을 옆으로 돌려서 토하는 음식물이 기도를 막지 않도록 한다.

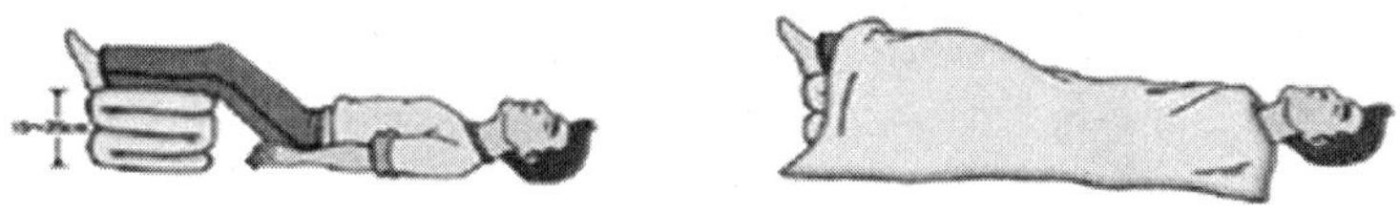

※주의 : 환자에게는 먹을 거나 마실 것을 주지 않는다. 위장운동이 저하되어 있으므로 토할 수 있다.

7 열/냉에 의한 손상

1) 화상

(1) 정의

물질과의 마찰, 불, 뜨거운 증기, 기름, 물, 기구 등에 의해 신체 조직이 손상된 상태이다. 섭씨 45도 이하의 열에는 조직의 손상이 별로 없지만, 45~50도에서는 세포에 부분적인 손상이 일어난다. 50도 이상에서는 세포의 단백질 성분이 변하게 된다. 화상을 입으면 피부의 여러 기능을 잃게 되고 신체 내부가 외부에 직접 노출되기 때문에 감염 외에도 체온 조절 기능이 약해진다. 또한 몸 안의 수분이 빠져나가 쇼크에 빠질 수도 있다.

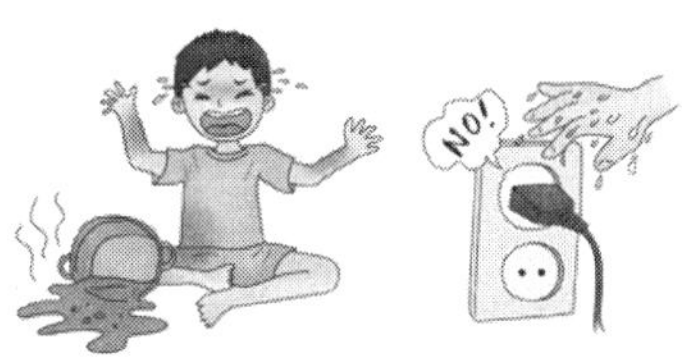

(2) 증상

구분	손상 깊이	증상
1도 화상	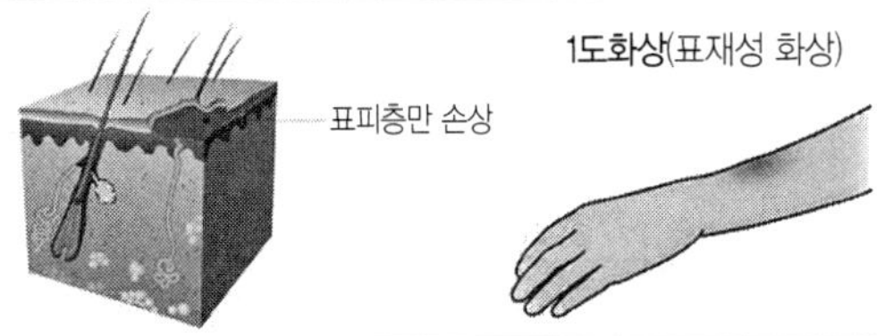	• 피부가 붉어지고 물집이 없는 상태 • 국소 열감과 동통 수반
2도 화상	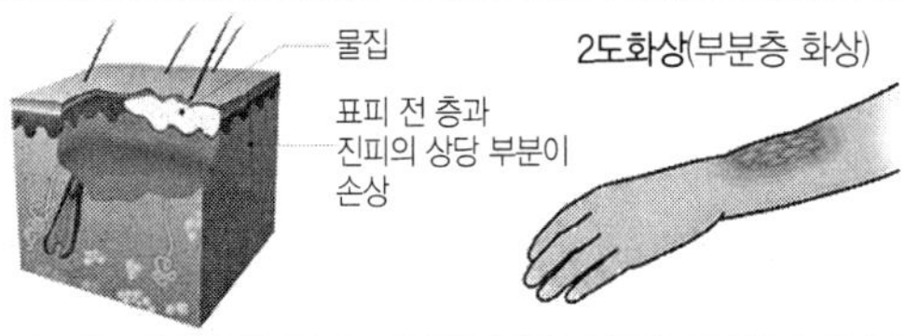	• 물집이 생김 • 부종과 심한 통증 • 치료후 흉터가 남을 수 있음
3도 화상	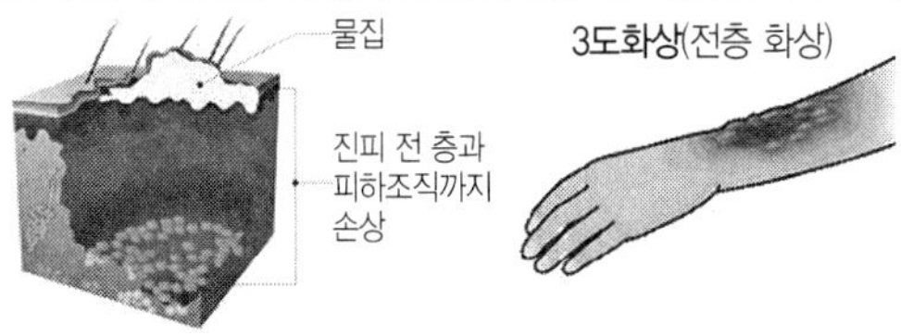	• 흰색 또는 검은색 피부색 변화 • 신경이 손상되어 통증을 느끼지 못함

※ 피부 전층과 근육, 신경, 뼈 조직이 손상된 상태를 4도 화상으로 분류하기도 함. 심한 화상을 입으면 쇼크에 빠질 수 있고 생명을 잃을 수 있음

(3) 원인

① 뜨거운 액체나 수증기 등

② 화재사고나 가스 폭발

③ 햇볕 등에 의한 화상

④ 뜨거운 물건 등에 피부 노출

⑤ 전기, 감전사고

⑥ 양잿물 등 화학물질

(4) 일반적 응급처치

① 화상부위에 붙어 있는 옷 등은 억지로 떼어내려 하지 말고 더러운 물건이 접촉하지 않도록 한다(※ 간장, 기름, 된장 등은 바르지 않는다).

② 화상부위가 적을 경우에는 깨끗한 수돗물로 냉각시켜 통증을 감소시키는 것이 좋다(흐르는 찬물에 최소 10분간).

② 소독거즈가 있으면 화상부위가 오염되지 않도록 덮어준다.

2) 동상

(1) 정의

눈이나 얼음 등과 같은 낮은 온도에 피부가 장시간 노출되었을 때 발생한다. 피부가 빨개지거나 반대로 하얗게 혹은 거뭇하게 변하며 피부 온도가 다시 올라가면서 타는 듯한 느낌이 드는 동상은 피부 조직 층에 손상을 입히기 때문에 화상으로 취급하여 치료한다.

(2) 응급조치

① 동상은 대부분의 경우 주요 화상과 같이 치료하고 의학적 치료를 받도록 한다.

② 동상을 입었을 때에는 섭씨 37도와 39도 사이의 물로 피부가 원래의 온도로 올라갈 수 있도록 한다.

3) 화학적 열상(또는 화상)[7]

(1) 정의

화학적 열상은 피부 층에 손상을 주는 해로운 화학물질에 접촉하여 나타나는 화상의 일종이다. 대부분의 화학 화상은 집이나 직장, 학교 등에서 우연히 또는 고의적인 목적으로 발생하며, 부주의로 산과 알칼리를 먹거나 마시는 경우 외에도 자극적인 냄새로 인한 호흡기 손상, 눈의 점막과의 접촉으로 인한 손상 등이 흔하게 발생한다. 피부증상으로 빨간 물집, 발진, 물집, 상처 등의 증상이 나타난다. 가장 우선적으로 해야 할 일은 화상의 원인물질을 알아내고 즉시 119에 도움을 요청하는 것이다.

① 화학적 열상이 의심될 경우, 즉시 119에 연락한다. 열상 부위를 중화시키고 피부에 닿은 화학물질을 확실히 제거할 필요가 있기 때문이다.

② 화학적 열상은 입은 부위를 물로 충분히 씻어낸다.

※ 만일 석회나 나트륨, 마그네슘, 인, 리튬 등과 같은 원소 금속들에 노출되었다면 물과 반응하여 더 큰 부상을 입을 수 있으므로 주의한다.

---

7 출처 : 화학 화상 응급처치(응급처치 가이드, 서울대학교병원)

(2) 종류

① **염기성 물질** : 비누(지방산 나트륨), 욕실이나 변기 세척제(암모니아수), 주방용 세제(탄산나트륨), 베이킹파우더, 탄산칼슘 포함 비료, 표백제(치아염소산나트륨), 샴푸 등

※ 염기성 물질에 의한 경우 단백질의 변성과 지방의 비누화를 일으켜 융해성 괴사를 일으키게 되며 조직으로의 침투가 더욱 심하고 광범위하게 진행하여 심한 화상을 일으키는 경우가 많다.

② **산성 물질** : 염산, 아세트산, 두피 탈색제(과황산암모늄 수용액) 등

※ 산성 물질에 의한 화상은 피부 단백질의 변성에 의한 응고성 괴사를 일으키며 에스카(eschar)라고 불리는 가죽 같은 화상 딱지를 형성하게 된다. 에스카는 산성 물질의 깊은 침투를 막아주는 역할을 하게 되며 이로 인해 산성 물질에 의한 화상은 염기성 물질에 의한 손상보다는 덜 심한 경과를 보이는 경우가 많다.

(3) 증상

주로 피부 화상과 음독에 의한 장기손상이 대부분이다. 피부 화상의 경우 일반적인 화학손상과 동일한 통증, 소양감, 수포 발생 양상을 보인다. 화학물질 음독, 특히 부식제의 섭취의 경우 연하통, 호흡곤란, 복통, 기침, 구토 등의 증상이 발생한다.

(4) 응급처치

① 화학물질을 먹었을 경우

구토와 호흡곤란, 복통 등의 증상이 발생할 경우 반드시 병원을 방문하여 의사의 진찰을 받아야 한다. 일반적으로 산성 물질은 주로 위에 손상을 일으키고 염기성 물질은 주로 식도에 손상을 일으키는 것으로 알려져 있다.

㉠ 산염기 물질에 대한 해독제는 없다.

㉡ 중화 목적으로 물을 마시거나 산성 물질의 섭취 시 알칼리성분의 물질을 먹거나 반대로 알칼리 물질의 섭취 시 산성 물질을 먹는 방법은 더 큰 손상을 일으킬 수 있으니 절대로 해서는 안 된다.

㉢ 일부 화학물질의 경우 물이나 다른 물질과 반응하여 발열 반응을 일으키기도 하며 이때 열화상이 발생하기도 한다.

② 눈에 화학물질이 들어간 경우

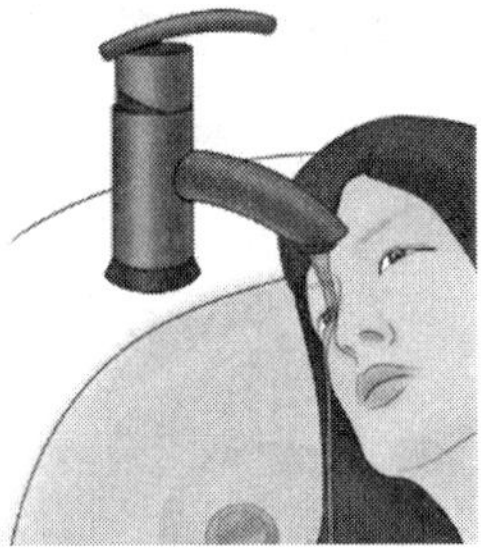

눈은 화학물질에 짧은 시간의 접촉이나 노출에도 실명이 발생할 수 있으므로 빨리 물로 세척한다. 눈꺼풀을 벌리고 흐르는 물로 세척을 하며, 손상 받지 않은 쪽의 눈으로 물이 흘러 들어가지 않도록 한다.

㉠ 화학물질이 들어간 눈을 아래쪽으로 향하게 하여 흐르는 물이 흘러 내려가도록 한다.

㉡ 눈을 비비거나 손으로 접촉하지 않도록 해야 한다.

㉢ 10~15분가량 충분히 세척을 하고 병원을 방문하도록 한다.

③ 피부에 화학물질이 묻었을 때

㉠ 손상 받은 부위를 흐르는 물로 씻어주고 화학물질이 묻어있는 의복은 제거한다.

㉡ 고체로 된 화학물질이 있을 경우 세척 전에 털어서 제거하도록 한다.

㉢ 충분한 세척을 한 뒤에는 병변 부위를 마른 거즈로 가볍게 덮어주고 환자를 병원으로 이송한다.

㉣ 특히 생식기 부위, 얼굴 부위, 피부가 접히는 곳은 화학손상에 취약한 부위이므로 이 부위 수상 시 더 세심하게 주의하며 세척하도록 한다.

㉤ 피부 세척 시 세척하는 시술자는 안전을 위하여 장갑을 착용하도록 하고 너무 센 압력을 이용하여 세척하지 않도록 한다. 이 경우 압력으로 인해 화학물질이 피부 속으로 더 흡수하게 할 수 있으므로 주의해야 한다.

(5) 예후

화학물질에 의한 피부 손상 시 통증이나 수포가 발생할 수 있으며 때로는 충분한 세척을 시행하지 않을 경우 통증이 지속되거나 피부 괴사가 진행할 수 있다. 눈에 노출되었을 경우 각막손상이 발생할 수 있으며 부종, 충혈 등의 경미한 증상에서부터 실명까지 이를 수 있다. 부식제 섭취의 경우 일반적으로 알칼리 섭취가 직접적인 조직괴사의 합병증과 연관된 경우가 많아 사망에 이르는 확률이 높은 것으로 알려져 있다.

4) 흡입화상(Inhalation burn)

(1) 정의

화재시 고온의 열기나 유독가스를 흡입하여 발생한다. 밀폐된 공간에서 화재발생시 고온의 열기를 흡입하였거나, 이산화탄소, 연소물질의 흡입으로 손상을 받은 경우를 흡입화상이라고 한다. 열기에 의한 피부화상과 함께 흡입화상으로 손상을 입게 되면 인체에 치명적인 영향을 주며 사망률이 더욱 높아진다. 일반적으로 흡입화상은 화재로 인해 발생하는 사망의 주요한 원인이다.

(2) 증상

① 흡입화상은 기관지에 수축, 점막의 섬모기능 손상, 폐포 세포의 괴사 등으로 폐부종의 증상을 보이며 2차감염의 위험성을 가지고 있다.

② 상부기도는 혈관분포가 풍부하고 표면적이 넓으므로 외부의 공기가 고온일 때 급성 손상이 잘 발생하고 열손상으로 인두와 후두에 즉각적인 부종이 유발되어 급속한 기도폐쇄가 초래된다.

③ 하부기도는 고온의 증기를 흡입하는 경우 열손상을 받아 폐포가 손상된다. 대부분의 하부기도도 흡입화상은 연소되는 물질에서 발생된 가스형태의 독성물질을 흡입함으로써 야기되며 대개 수 시간 이후 발생한다[8].

5) 화상 예방[9]

① 불을 사용할 때 주의하며, 아이들이 닿지 않는 높이에서 사용한다.

② 연기 감지기, 스프링 쿨러, 화재 경보 시스템을 마련한다.

③ 벽지, 아이들 잠옷 등은 불에 타지 않는 것으로 한다.

④ 흡연을 삼간다.

⑤ 화재에 안전한 난로나 연료를 사용한다.

⑥ 실내 화재 시에 입과 코를 젖은 손수건 등으로 막아 유독가스를 흡입하지 않도록 주의한다.

---

8 출처 : [네이버 지식백과] 흡입화상 [Inhalation burn, 吸入火傷] (두산백과)

9 출처 : 국가건강정보포탈(http://health.cdc.go.kr/health/Main.do)

6) 화상의 치료방법

화상 초기에는 피해를 최소화하고 감염을 예방하는 것이 중요하다.

(1) 경미한 화상일 경우

① 화상 부위를 차가운 물로 씻는다.

화상을 입은 후 가능한 빨리 차가운 물로 씻어 피부의 손상이 더 커지는 것을 방지한다. 약 10~15분간 혹은 통증이 가라앉을 때까지 화상 부위를 흐르는 찬물에 대고 있도록 한다. 지나치게 찬 온도의 물은 화상 부위 주변의 피부에 손상을 줄 수 있으므로 피한다.

② 조이는 옷이나 악세사리를 제거한다.

가능한 빨리 화상 부위의 열을 물로 식히면서 피부에 꽉 조이는 옷이나 장신구 등을 제거하여 부종에 대비하고 상처 부위에 혈액 공급이 원할해지도록 한다.

③ 냉찜질을 한다.

찬 물로 화상 부위의 열을 식히는 것이 불가능한 상황이라면, 냉찜질이나 아이스팩을 수건에 감싸 화상 부위에 대고 있는다. 대략 10~15분, 여유가 있다면 30분까지 기다려 보고 상처나 통증의 정도를 보아 10~15분 더 냉찜질한다.

※ 너무 찬 얼음을 직접 피부에 닿게 하면 피부 손상을 야기할 수 있으므로 얼음은 항상 주머니에 감싸서 사용해야 한다.

④ 화상 부위를 씻는다.

화상 부위를 세척하기 전에 손을 비누로 깨끗이 씻어 감염을 예방한다. 만일 부상 정도가 심하다면 항생연고를 상처 부위에 도포할 수 있다.

※ 상처 부위를 씻을 때 물집을 터뜨리지 않도록 주의한다. 물집이 감염을 예방해 주기 때문에 물집을 건드리지 않는다. 경미한 물집은 우리 몸에서 스스로 치유가 가능하기 때문이다. 물집이 터지지 않았다면 항생제 연고는 바를 필요가 없지만 물집이 터지거나 상처가 노출되어 있다면 감염 예방을 위해 항생제 연고를 바른다.

⑤ 연고를 얇게 바르고 난 뒤 거즈로 덮는다.

1도 화상이나 터지지 않은 물집, 또는 감염에 노출되지 않은 상처에는 거즈나 붕대를 감을 필요는 없지만 작은 2도 화상은 감염으로부터 상처 부위를 보호하기 위해 화상 부위를 거즈로 가볍게 감싸고 반찬고로 고정한다. 거즈는 매일 교체해 주어야 한다.

㉠ 상처 부위에 거즈나 붕대가 직접 닿으며 거즈를 떼어낼 때 새로 돋아난 살이 같이 떨어져 나올 수 있으니 상처 부위에 바세린이나 연고를 바르고 거즈나 붕대를 감도록 한다.

㉡ 거즈를 떼어낼 때에는 털이 난 방향으로 떼어낸다. 만일 거즈가 상처와 붙었을 경우, 실온의 물이나 식염수로 적신 다음 상처가 거즈에서 떨어지도록 한다.

⑥ 화상 부위 상처 감염을 확인한다.

화상 부위 피부 색깔의 변화(빨간색, 갈색, 혹은 검정색 등), 초록빛으로 변하거나 상처 아래 볼록하게 지방 층이 생기지 않는지 확인한다. 시간이 지나도 잘 아물지 않는 상처는 합병증, 감염, 혹은 더 심각한 화상을 의미한다. 다음과 같은 증상이 확인되면 의사에게 알리고 진찰 받도록 한다.

㉠ 화상 부위의 열감

㉡ 상처 부위의 부드러움이나 연약함

㉢ 상처 부위의 딱딱함

㉣ 39℃가 넘는 고열이나 36.5℃ 이하의 저체온(심각한 감염의 증상으로 즉시 병원치료가 필요하다)

⑦ 국소 부위 연고로 가려움을 완화한다.

경미한 화상이 치유되는 과정에서 초반에 흔히 보이는 증상이 가려움이다. 알로에나 바세린 등 젤형 크림은 가려움을 해소하는데 도움이 된다.

(2) 심각한 화상일 경우

① 즉시 119에 연락한다.

심각한 화상을 직접 치료하려고 하지 말고 전문가의 진찰과 치료를 받아야 한다.

※ 절대 심각한 화상을 스스로 집에서 치료하려고 하지 않는다.

의학적 도움이나 119가 도착하기 전까지 취할 수 있는 조치들은 다음과 같다.

② 안전하게 환자를 뜨거운 물질로부터 격리시킨다.

뜨거운 사물을 끄거나 멀리 두고, 부상을 입은 환자를 이동시킨다.

※ 절대 잡아 당기거나 환자를 이동시킬 때 화상 부위에 손상을 가하지 않도록 한다. 자칫하면 더 심각한 피부 손상을 야기하고 상처를 더 크게 만들 수 있다.

③ 화상 부위를 보호한다.

차가운 물로 적신 타월을 화상 부위에 덮어 구조대가 올 때까지 기다린다. 하지만 얼음을 사용하거나 부상 부위를 찬물에 담가 두는 행동을 자제한다. 오히려 저체온증을 유발시키거나 민감한 부위의 손상을 야기할 수 있다.

④ 화학적 자극이 될 수 있는 물질을 씻어낸다.

화학적 물질에 의한 화상의 경우라면 그 물질이 피부에 남아있지 않도록 씻어낸다. 부상 부위를 흐르는 찬물 아래 두거나 응급 구조대가 올 때까지 냉찜질을 해준다.

⑤ 화상을 입은 부위를 피해자의 심장 보다 높게 둔다.

이 조치로 더 큰 손상을 야기할 우려가 있는 경우라면 움직이지 않는 것이 좋다.

⑥ 쇼크 증상을 확인하고 즉시 도움을 청한다.

3도 화상에서 약하고 빠른 맥박, 저혈압, 축축한 피부, 혼미한 정신 상태 혹은 의식 불명, 메스꺼움, 공격성 등의 쇼크 증상을 보인다면 위급한 상황이므로 앰뷸런스를 부르거나 빨리 환자를 병원으로 이송하여 응급치료를 받을 수 있도록 한다.

심한 3도 화상은 넓은 면적의 화상으로 많은 양의 체액이 손실되기 때문에 쇼크에 빠지기 쉽다.

(3) 심한 전기화상의 경우

① 전류를 차단한다.

먼저 전기 기기의 플러그를 뽑거나 집의 메인 전원을 차단하여 부상자에게 더 이상 전류가 흐르지 않도록 한다.

- 즉시 전원을 차단할 수 없다면 고무로 된 발매트, 책 등 전기가 통하지 않는 마른 물건을 밟고 올라서서 고무장갑을 끼거나 빗자루 손잡이같이 나무로 만들어진 물건을 이용하여 전원으로부터 부상자를 떼어낸다.

  ※ 물에 젖은 물건이나 금속으로 만들어진 물건을 사용하면 안 된다.

② 부상자를 움직이지 않는다.

일단 부상자에게 전류가 통하지 않으면 불가피한 상황이 아닌 한 부상자를 움직이지 않는다.

③ 부상자의 반응을 확인한다.

부상자가 의식이 없거나 만지거나 말을 걸어도 반응하지 않고 숨을 쉬지 않으면 인공호흡이나 심폐소생술을 실시한다.

④ 119에 도움을 요청한다.

전기화상은 심장의 전기적 활동에 영향을 준다. 부상자가 반응을 보이지 않거나 고압전류나 번개에 의해 화상을 입었을 경우에는 119를 부른다.

㉠ 부상자의 심장이 멈춘 경우에는 심폐소생술을 실시한다.

㉡ 부상자가 의식이 있더라도 다음과 같은 증상을 보이면 119를 불러야 한다.

- 화상이 심하다.
- 심박동이 빠르다.
- 부정맥과 심장마미가 있다.
- 경련을 일으킨다.
- 걷거나 균형을 잡는데 문제가 있다.
- 시력이나 청력에 문제가 있다.
- 붉거나 검붉은 색깔의 소변을 본다.
- 정신착란을 일으킨다.
- 근육통과 근육수축이 있다.
- 호흡곤란이 있다.

㉢ 부상자가 신장, 신경계, 뼈에 손상을 입지 않았는지 확인한다.

⑤ 119 구조대원을 기다리는 동안 적절한 조치를 한다.

㉠ 화상 부위를 건조한 멸균 거즈로 덮는다. 화상이 심하면 피부에 달라붙은 옷조각을 억지로 떼어내려고 하면 안 된다. 하지만 옷이 화상 부위를 둘러싸고 있거나 화상 부위가 부어올라 문제가 될 것 같다면 화상부위가 닿지 않도록 가위로 잘라내는 방법으로 조심스럽게 제거한다.

㉡ 화상 부위를 담요나 수건으로 덮지 않는다. 빠져나온 섬유가 화상 표면에 박힐 수 있기 때문이다.

㉢ 물이나 얼음으로 화상을 식히지 않는다.

㉣ 기름이나 오일을 바르지 않는다.

⑥ 쇼크 증상을 확인한다.

구급대원을 기다리는 동안 부상자가 차갑고 피부가 축축하고 창백하고 맥박이 빠른 증상이 있는지 확인하여 구급대원들이 도착하면 알려준다.

⑦ 체온이 떨어지지 않도록 따뜻하게 해준다.

체온이 떨어지면 쇼크 증상이 더 심해지기 때문에 구급대원들을 기다리는 동안 화상 부위를 피해 담요를 부상자에게 덮어준다.

(4) 경미한 전기화상의 경우

① 화상 부위의 옷이나 장신구를 제거한다.

화상 부위가 부종으로 더 불편해지기 전에 그 주변의 옷이나 장신구를 즉시 벗겨낸다.

㉠ 옷이 화상에 들러붙어 있다면 경미한 화상이 아니므로 즉시 병원 치료를 받는다.

㉡ 화상에 들러붙은 옷을 떼어내려고 하면 안 되며, 주변만 동그랗게 잘라낸다.

② 통증이 가실 때까지 화상 부위를 흐르는 찬물에 식혀준다.

차가운 물은 체온을 낮추고 화상이 더 악화되는 것을 막아준다. 화상 부위를 흐르는 찬물에 식히거나 약 10분 동안 찬물에 담근다. 통증이 가라앉으려면 최장 30분이 걸린다.

㉠ 얼음이나 얼음물을 사용하면 안 된다. 추가적인 조직 손상이 있을 수 있다.

㉡ 대야에 찬물을 담아 팔, 손, 발, 다리를 담근다. 얼굴과 몸에 입은 화상은 냉습포로

식혀야 한다.

③ 손을 깨끗이 씻어 화상 부위가 감염되지 않도록 한다.

감염의 위험을 낮추기 위해 화상 부위를 세척해야 한다. 화상 부위를 만지기 전에 먼저 손을 꼼꼼히 씻어야 한다. 물집이 터지면서 쉽게 감염되기 때문이다.

㉠ 천, 거즈, 장갑 등 화상 부위에 닿는 모든 물건들은 깨끗해야 한다.

④ 물집을 터뜨리지 않는다.

화상으로 생긴 물집은 터뜨리면 감염될 확률이 크게 높아지기 때문에 절대 터뜨리면 안된다.

⑤ 화상 부위를 세척한다.

비누를 이용하여 시원한 물로 화상 부위를 세척한다. 물집을 터뜨리거나 피부에 자극이 가지 않도록 비누 거품을 내서 부드럽게 씻는다.

⑥ 문지르지 말고 톡톡 두드려 건조시킨다.

깨끗한 천으로 화상 부위를 톡톡 두드려 건조시킨다. 천으로 화상 부위를 문지르지 않는다. 멸균 거즈를 사용하면 더욱 좋다.

㉠ 경미한 1도 화상을 입었을 경우 여기까지만 하면 필요한 처치는 모두 끝난 것이다.

⑦ 항생제 연고를 바른다.

화상 부위를 세척할 때마다 항생제 연고를 바른다.

⑧ 감염을 예방하기 위해 붕대를 감아준다.

화상 부위에 깨끗한 붕대를 느슨하게 감아준다.

㉠ 붕대를 단단하게 감으면 화상 부위가 더 손상될 위험이 있다.

㉡ 손상부위 감염을 예방하기 위해 붕대가 젖거나 더러워지면 새 것으로 교체한다.

㉢ 피부 탈락이 있거나 물집이 터진 경우가 아니라면 붕대를 감을 필요는 없다. 그러나 오염되기 쉽거나 옷에 쓸리는 부위라면 붕대를 감아서 보호해야 한다.

7) 온열질환[10]

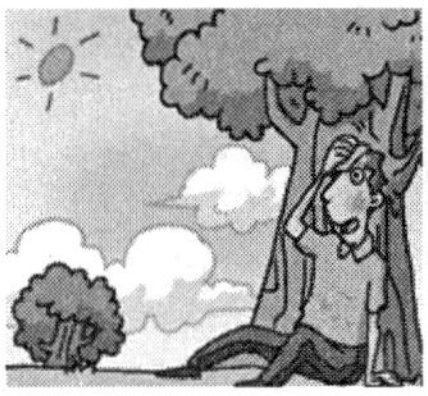

(1) 온열질환의 종류

① **열사병(Heat stroke)** : 체온을 조절하는 신경계(체온조절 중추)가 열 자극을 견디지 못해 그 기능을 상실한 질환이다. 특히 고온 환경에서 강한 노동이나 운동을 할 경우 발생한다.

② **열탈진/일사병(Heat exhaustion)** : 열로 인하여 땀을 많이 흘려 수분과 염분이 적절히 공급되지 못하는 경우에 발생한다.

③ **열경련(Heat cramp)** : 땀을 많이 흘릴 경우, 땀에 포함된 수분과 염분이 과도하게 손실되어 근육경련이 발생하는 질환이다.

④ **열실신(Heat syncope)** : 열로 인하여 체온이 높아지면 뇌로 가는 혈액량이 부족하여 일시적으로 의식을 잃는 경우이다. 주로 앉아있거나 누워있는 상태에서 갑자기 일어나거나 오래 서 있을 때 발생한다.

⑤ **열부종(Heat edema)** : 체온이 높아지면 열을 외부로 발산하기 위해 체표면의 혈액량은 늘어나고 심부의 혈액량은 감소하게 된다. 이런 상태에서 오래 서있거나 앉아있게 되면 혈액 내 수분이 혈관 밖으로 이동하면서 부종(몸이 붓는 증상)이 발생한다.

⑥ **열발진(땀띠, Heat rash)** : 땀구멍이 막혀서 땀이 원활히 표피로 배출되지 못하고 축적되어 작은 발진과 물집이 발생하는 질환이다.

(2) 응급처치

구분	주요증상	응급처치
열사병 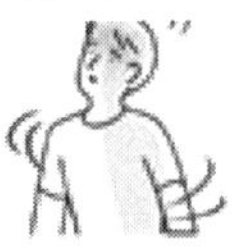	• 중추신경 기능장애(의식장애/혼수상태) • 땀이 나지 않아 건조하고 뜨거운 피부 (>40℃) • 심한 두통 • 오한 • 빈맥, 빈호흡, 저혈압 • 합병증(뇌병증, 횡문근 융해증, 신부전, 급성호흡부전증후군, 심근손상, 간손상, 허혈성 장손상, 췌장손상, 범발성 혈관내 응고장애, 혈소판 감소증 등)	• 119에 즉시 신고하고 아래와 같이 조치한다. – 환자를 시원한 장소로 옮긴다. – 환자의 옷을 느슨하게 하고 환자의 몸에 시원한 물을 적셔 부채나 선풍기 등으로 몸을 식힌다. – 얼음주머니가 있으면 목, 겨드랑이 밑, 서혜부(사타구니)에 대어 체온을 낮춘다. ※ 환자의 체온이 너무 떨어지지 않도록 주의 ※ 의식이 없는 환자에게 음료를 마시도록 하는 것은 위험

10 출처 : 질병관리본부(http://www.cdc.go.kr/contents.es?mid=a20304010800)

열탈진 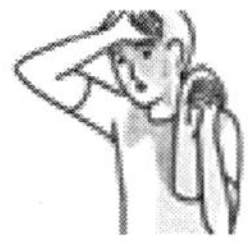	• 땀을 많이 흘림 • 차고 젖은 피부, 창백함 • 체온은 크게 상승하지 않음(≤40℃) • 극심한 무력감과 피로 • 근육경련 • 오심 또는 구토 • 혼미, 어지럼증(현기증)	• 시원한 곳 또는 에어컨이 있는 장소에서 휴식 • 물을 섭취하여 수분 보충 ※ 땀을 많이 흘렸을 경우에는 이온 음료가 도움이 될 수 있으나, 과당함량이 높은 경우가 있어 주의 • 시원한 물로 샤워 • 증상이 1시간 이상 지속되거나 회복되지 않을 경우, 병원을 방문하여 수액과 전해질 치료
열경련 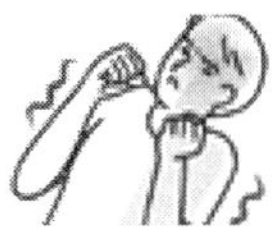	• 근육경련 • (팔, 다리, 복부, 손가락)	• 시원한 곳에서 휴식을 취한다. • 물을 섭취하여 수분을 보충한다. ※ 땀을 많이 흘렸을 경우 이온 음료가 도움이 될 수 있으나, 과당함량이 높은 경우가 있어 주의 • 경련이 일어난 근육을 마사지 한다. ※ 경련이 멈추었다고 해서 바로 다시 일을 시작하지 말고 근육부위를 마사지하고 충분한 휴식을 취한다. • 바로 응급실에 방문하여 진료를 받아야 하는 경우 – 1시간 넘게 경련이 지속될 때 – 기저질환으로 심장질환이 있는 경우 – 평상시 저염분 식이요법을 한 경우
열실신 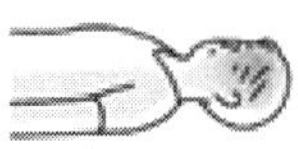	• 실신(일시적 의식소실), 어지러움증	• 시원한 장소로 옮겨 평평한 곳에 눕힌다. – 다리를 머리보다 높게 올린다. • 의사소통이 될 경우, 물을 천천히 마시도록 한다.
열부종 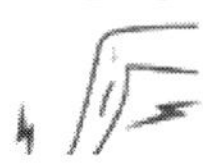	• 손, 발, 다리 등의 부종	• 시원한 장소로 옮겨 평평한 곳에 눕힌다. – 부종이 발생한 부위를 심장보다 높게 올린다.
열발진 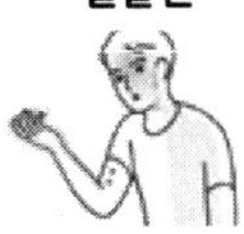	• 여러 개의 붉은 뾰루지 또는 물집 • (목, 가슴상부, 사타구니, 팔, 다리 안쪽)	• 환부를 시원하고 건조하게 유지한다. • 발진용 분말가루 및 연고 등을 사용한다.

(3) 예방

① 목이 마르기 전에 물을 자주 마신다.

② 음료수를 많이 마시되 술은 마시면 안된다.

③ 모자를 쓰고 목을 감싸는 옷은 피하며 헐렁한 옷을 입는다.

④ 한낮의 뜨거운 햇볕은 피한다.

8 출혈의 응급처치[11]

1) 출혈의 정의

혈액이 동맥, 모세혈관, 정맥으로부터 외부로 유출되는 것을 의미하며 출혈부위에 따라 외부 및 내부출혈로 구분된다. 출혈이 심하면 즉시 상처 부위를 지혈하고 출혈부위를 심장 높이보다 높게 하여야 한다. 출혈이 심한 경우 수술이 필요할 수도 있기 때문에 부상자에게 물을 주어서는 안된다.

〈쇼크를 의심할 수 있는 일반적 상황〉

- 심한 출혈 : 출혈부위를 계속해서 손으로 압박한다.
- 쇼크 증상 : 다리와 발을 지면에서 15~30cm 정도 높게 위치시킨다.
- 신체 일부분 절단 : 절단 부위를 찾는다.
- 속이 미식거리거나 구토 : 옆으로 눕힌다.
- 신체에 박힌 이물질 : 제거하지 않고 그대로 둔다.

2) 외부 출혈의 응급처치

(1) 직접 압박법

압박붕대나 손으로 출혈부위를 직접 누른다.

① 출혈이 멈춘 후에는 소독거즈를 덮고 압박붕대로 감아준다.
② 출혈이 멈추지 않으면 더 강하게 압박해본다.
③ 팔다리에 출혈이 있는 경우 심장보다 더 높여준다.

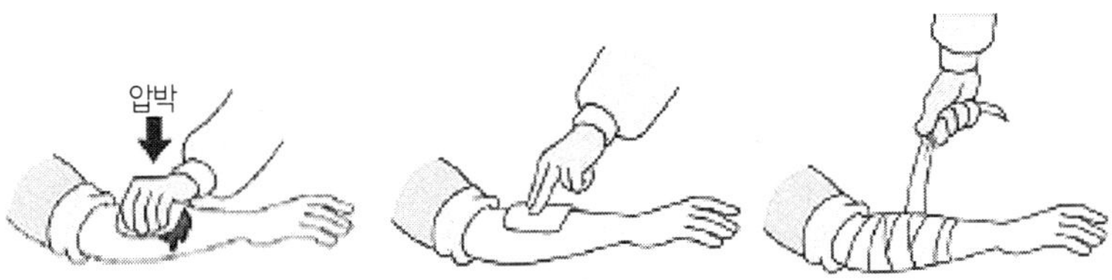

11 중앙응급의료센터(https://www.e-gen.or.kr/egen/etc_emergency_symptom.do?contentsno=53)

(2) 동맥점 압박(핏줄 누르기)

직접 압박으로 지혈되지 않을 때는 출혈 부위에서 몸통 방향으로 가까이 위치한 동맥 부위를 압박한다. 즉, 팔에서 피가 나면 위팔동맥(상완동맥)을 눌러 피를 멈추게 할 수 있고 다리에서 나는 피는 사타구니 동맥을 눌러 멈추게 할 수 있다. 팔이나 다리에서의 출혈이 직접 압박으로 지혈되지 않으면, 동맥의 근위부를 압박한다.

① 상지의 출혈 → 상완동맥 압박

② 손의 출혈 → 요골동맥 압박

③ 하지의 출혈 → 대퇴동맥 압박

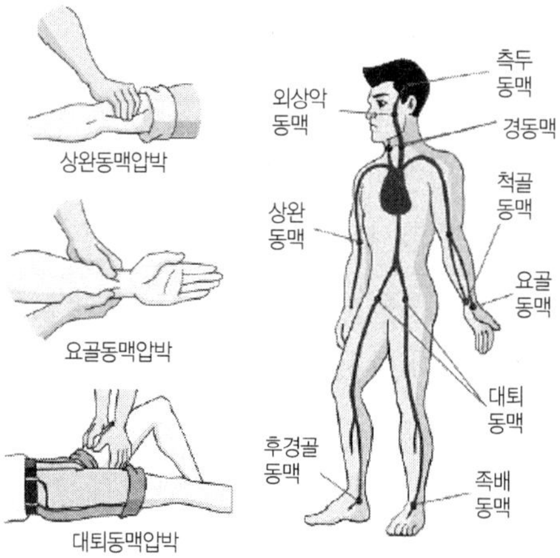

(3) 지혈대 이용법

출혈 부위보다 심장에서 가까운 부위에 지혈대를 감아서 출혈을 멈추게 하는 방법이다.

※ 신경이나 혈관에 손상을 줄 수 있고 팔이나 다리에 괴사를 초래할 수 있으므로, 다른 방법으로 출혈을 멈출 수가 없을 때만 최후 수단으로 사용해야 한다.

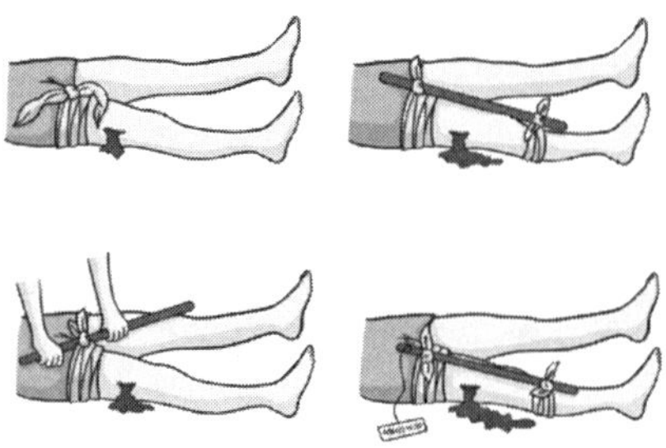

3) 내부 출혈의 응급처치

내부 출혈을 하는 환자를 현장에서 지혈하기는 어렵기 때문에 즉시 119에 신고하거나 병원으로 후송해야 한다.

〈외상 후 내부 출혈이 의심되는 경우〉

- **손상기전** : 흉부나 복부를 손상시킬 수 있는 손상기전
- **흉부 및 복부 증상** : 환자가 흉통이나 복통을 호소함
- **흉부 및 복부 징후** : 흉벽이나 복벽에 심한 충격력을 시사하는 타박상이나 찰과상, 또는 관통상이 관찰되며, 복부 압통이나 복부 팽만을 나타냄
- **쇼크 징후**

> – 의식 저하 : 헛소리, 반항, 착란 상태, 불안증, 안절부절 못함 등
> – 창백하고 차가우면서 축축한 피부 : 만져보면 끈끈하고 축축하게 느껴짐
> – 가늘고 약한 맥박 : 손목이나 팔꿈치에서 맥박이 가늘고 약하게 만져짐
> – 빠른 호흡 : 숨이 찬 듯 빠르고 헐떡이듯이 숨을 쉼
> – 점막 탈수 : 갈증을 많이 호소하며 입안 점막이 말라 있음

- **출혈** : 손상 후 토혈을 하거나 혈변 또는 혈뇨를 봄

(1) 토혈

① 식도와 위장 손상의 가능성을 의미함

② 토한 혈액이 기도로 흡인되지 않도록 주의를 기울여야 한다. 즉, 반쯤 앉혀서 머리를 높여주거나, 누워야 할 경우에는 머리를 옆으로 해서 토물 배출이 쉽게 해 주어야 한다.

③ 선홍색 토혈은 동맥에서의 출혈이 현재도 계속되고 있음을 나타낸다.

④ 짙은 붉은색 토혈은 정맥 출혈을, 피가 굳은 덩어리가 나오면 현재는 감소되었으나 과거의 출혈이 의심된다.

(2) 혈변

① 작은창자에서부터 항문까지의 손상 가능성을 의미한다.

② 짜장과 같은 색의 변은 위장관 출혈을 의미한다.

③ 더 붉은색이면 십이지장 이하의 장출혈이 의심된다.

(3) 코피

① 외상으로 인해 코피가 발생했을 때, 코피가 기도로 흡인되지 않도록 환자를 앉히거나 머리를 옆으로 돌려서 코피가 밖으로 흘러나오기 쉬운 자세로 한 다음, 병원으로 후송한다.

② 가벼운 충격으로 코피가 났을 경우에는, 한 손의 엄지와 검지를 사용하여 코앞 연골 부위를 코 뼈에 바짝 붙여 단단히 붙잡고 5분간 유지한다.

③ 코에 타박상을 입은 경우는 코와 뺨에 얼음물 주머니를 올려 지혈을 돕는다.

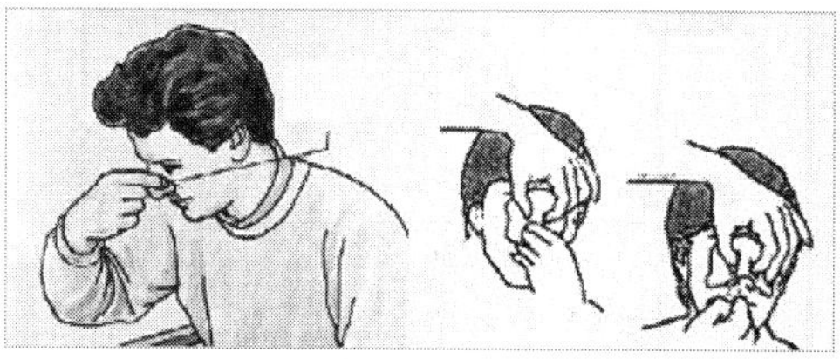

(4) 체강출혈

① 흉강이나 복강 내로 상당히 많은 양의 출혈이 되더라도 밖으로 드러나는 출혈의 증거는 전혀 없는 경우가 많다. 참고로 흉강은 한쪽에만 약 3,000mL의 혈액이 고일 수 있으며, 복강에는 1,500mL의 혈액이 고여도 겉에서 복부가 팽만된 것이 보이지 않는다.

② 후복막강 출혈까지 포함하면 복부에 고일 수 있는 혈액 양은 매우 많다. 따라서, 손상 기전, 흉부 및 복부 증상 및 징후들, 쇼크의 징후들, 그리고 세심하고 반복적인 신체 검진 소견들을 근거로 체강 출혈 가능성을 의심해야 한다.

(5) 골절부위 출혈

① 골반 골절이 있으면 최소한 2,000mL 이상의 출혈이 동반될 수 있다.

② 한 쪽 넓적다리뼈 골절이 있으면 주변 근육 조직 속으로 약 500 ~ 1,000mL의 출혈이 동반될 수 있다. 만일 양쪽 넓적다리뼈 골절이 있으면, 이것만으로도 충분히 출혈성 쇼크를 유발할 수 있다.

③ 넓적다리뼈 골절을 제외하고, 출혈성 쇼크가 유발될 만큼 다량의 연부조직 출혈을 동반하는 팔다리 골절은 없다. 단, 다발성 골절이 있을 경우에 각 골절에 수반된 연부조직 출혈량을 합하면 예상하지 못한 수준의 대량 출혈이 동반될 수 있다.

9 상처 치료

1) 상처 치료 절차

가벼운 상처라도 제대로 세척하고 치료 절차를 따르지 않으면 감염이 생겨 병원에 가야 할 수도 있다.

(1) 상처 확인

① 출혈량을 확인한다. 피가 솟구치는 것처럼 나오면 다량의 동맥출혈, 상처 부위에서 천천히 흘러나오면 출혈량이 많지 않은 정맥출혈로 판단해 볼 수 있다.

② 상처에 남은 잔여물을 살펴본다(예, 유리, 낚시바늘 등).

③ 상처 부위 주변에 흙과 이물질이 있는지 살펴본다.

④ 골절이 있는지 확인한다. 뼈 돌출, 붓기, 관절의 움직임 제한 등을 주의깊게 본다. 넘어지거나 떨어져서 입은 상처인 경우 골절상의 위험이 크다.

⑤ 내부 출혈의 징후를 주의 깊게 관찰한다(부종, 큰 보라색의 피부 변색, 복통 등).

⑥ 동물에 물린 경우 상처가 동시다발적으로 생길 수 있으니 주의해서 상처를 살필 필요가 있다. 만약 독을 가진 뱀이나 곤충이 서식하는 지역에 거주하고 있다면, 위험한 동물에 의해 생긴 상처의 형태를 미리 숙지하는 것이 도움이 될 수도 있다.

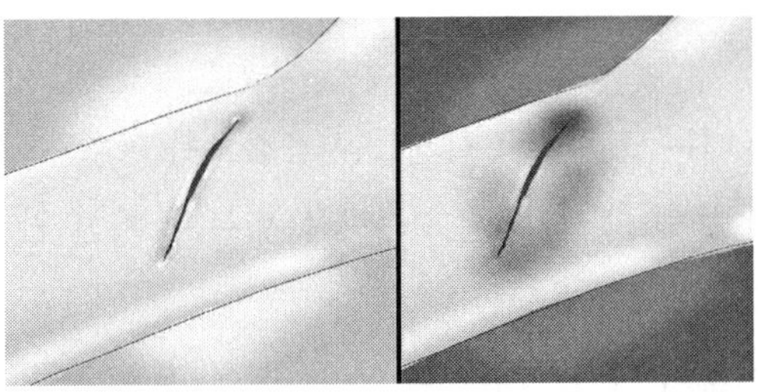

(2) 병원 치료가 필요한지 확인

경미한 상처의 경우에는 직접 치료해도 문제가 없지만 심각한 상처인 경우 바로 병원에 가서 치료를 받아야 한다.

〈즉시 병원에 가야 하는 경우〉

- 상처에서 피가 많이 나거나 또는 피가 솟구치거나 멈추지 않는다.
- 상처가 1cm 이상으로 깊어 봉합이 필요할 수도 있다.
- 머리에 심각한 외상을 입은 경우
- 골절의 징후가 있거나 내부 출혈이 발생한 경우
- 상처가 매우 더럽거나, 상처를 입은 사람이 최근에 파상풍 주사를 맞은 적이 없다면 즉시 검사를 받아야 한다. 특히 녹이 슨 금속에 의한 상처라면 문제가 심각해질 수도 있다.
- 혈액 희석제를 복용하고 있다면 상처가 났을 때 병원에 갈 필요가 있다. 특히 심각한 두부 외상을 입은 경우라면 즉각적인 처치를 필요로 한다.

(3) 지혈

옷이나 거즈를 사용해 상처 부위에 가볍게 압박을 한다. 상처 부위를 거즈나 깨끗한 천으로 감싸고 심장보다 높게 위치시킨다.

① 상처 부위를 심장보다 높게 위치시키는 것이 상처로 가는 혈액량을 감소시켜 출혈을 막는 데 도움을 줄 수 있다.

② 출혈이 10~15분 내에 멈추지 않는다면, 최대한 빨리 병원에 가야 한다.

(4) 상처 잔여물 제거

① 상처에 제거할 수 있는 작은 물체(돌, 가시, 낚시바늘)가 박혀 있다면 조심스럽게 제거한다.

② 잔여물을 제거할 때는 소독한 족집게를 사용하도록 한다.

③ 상처에 박힌 잔여물의 크기가 큰 경우에는 함부로 빼선 안 된다. 자칫하면 상처가 더 크게 열려 출혈이 크게 발생할 수 있다.

④ 만약 상처에 잔여물이 다수 박혔거나, 상처가 큰 경우(예를 들어 "도로에 쓸린 찰과상"인 경우)에는 곧바로 병원에 가는 것이 좋다.

(5) 상처 세척

일단 출혈이 멈추면 따뜻한 흐르는 물로 상처 부위를 부드럽게 세척한다. 상처 세척은 빠른 회복을 위해 가장 중요한 과정이라 할 수 있다.

〈올바른 상처 세척법〉

- 따뜻한 수돗물 또는 일반 식염수(약국이나 마트에서 대용량 식염수를 구매할 수 있으며, 시급하게 세척해야 하는 경우에는 콘택트 렌즈 세척액 사용)를 상처 부위에 뿌리도록 한다. 대략 2L를 사용해 씻는 것이 좋다. 다만 얼굴이나 두피에 상처가 난 경우 2L까지 사용할 필요는 없다. 얼굴과 두피에는 혈관이 많아 출혈이 진행되는 과정에서 세척이 어느 정도 진행된다.
- 50cc 정맥 주사기가 적당한 압력과 부피를 지닌 세척 도구로 사용될 수 있다. 이 주사기로 세척을 하면 까진 피부 안쪽과 다른 도구로 세척하기 힘든 부위까지도 세척이 가능하다. 만약 병원에 갔다면 이처럼 주사기를 사용해 세척을 할 가능성이 높다.
- 따뜻한 흐르는 수돗물을 사용해 세척할 수도 있다. 적어도 2L 정도는 사용해야 한다.
- 화상으로 인한 상처라면 신중하게 차가운 물로 세척해서 상처 부위의 온도를 내릴 필요가 있다. 만약 화학물질로 인한 화상이라면 시원한 물이 화학물질을 희석하면서 조직 손상을 줄일 수 있다.

(6) 반창고 부착

세척한 상처에 깨끗한 반창고를 붙인다. 반창고는 상처 끝부분이 붙어서 치유될 수 있도록 상처 부위의 움직임을 제한하는 역할을 하고 상처가 벌어지거나 감염되는 것을 막아준다.

상처보다 살짝 큰 반창고를 사용한다. 약국에서 파는 대부분의 반창고는 상처 치유에 도움을 준다. 물론 거즈도 사용할 수 있다.

① 화상이나 찰과상, 또는 끝이 울퉁불퉁한 상처가 났다면 비접착패드 또는 반창고겔을 발라서 상처 부위를 가려주도록 한다. 이런 상처들의 경우 거즈가 마른 피로 인해 달라붙거나 거즈와 상처 사이에 딱지가 질 수도 있다.

② 요오드를 묻힌 거즈로 상처를 덮으면 종기나 찔린 상처(자창)가 난 경우 상처에 흉터가 지지 않게 치료하는데 도움이 된다.

10 기타 응급처치

1) 약물중독[12]

약물중독 환자에서는 구토, 호흡곤란, 복통, 발한, 의식장애, 경련 등이 나타난다.

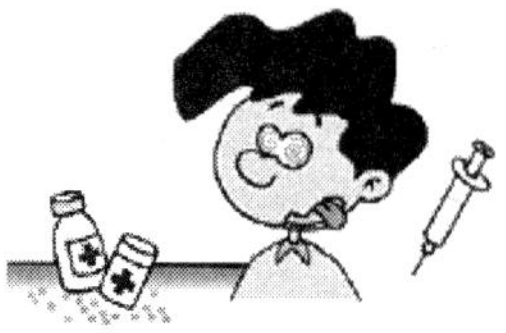

① 의식을 확인하고 기도를 유지한다.
② 만일 환자가 의식이 없으면 호흡과 맥박을 확인한다.
③ 중독물질을 복용하였을 때는 우유와 물을 마시게 하여 중독물질을 회석시키거나 구토를 유발시킨다.
④ 단, 환자가 의식이 없거나 경련이 있을 경우에는 구토를 시키지 않도록 한다.
④ 중독 가능성이 있는 약물, 화학물질, 약병 등을 수거하여 비닐팩에 담아 병원으로 가져간다.
⑤ 약물복용에 의한 중독환자는 복용초기에 신속한 약물제거가 환자의 생명을 구하는데 지름길이다.

2) 식중독[13]

상한 음식물을 먹음으로써 생기는 중독 상태 즉 발열, 구토, 설사, 복통, 발진 등의 증상이 나타난다.

① 식중독의 발병여부는 섭취된 세균의 독성과 수에 달려 있고 일반적으로 소화기 질환에 의한 증상과 식중독에 의한 증상의 구별이 어렵다.
② 따라서 119 신고 등 환자를 신속히 병원으로 이송하는 것이 좋다.

---

12 출처 : 서울소방재난본부(https://fire.seoul.go.kr/pages/cnts.do?id=1714)

13 출처 : 서울소방재난본부(https://fire.seoul.go.kr/pages/cnts.do?id=1714)

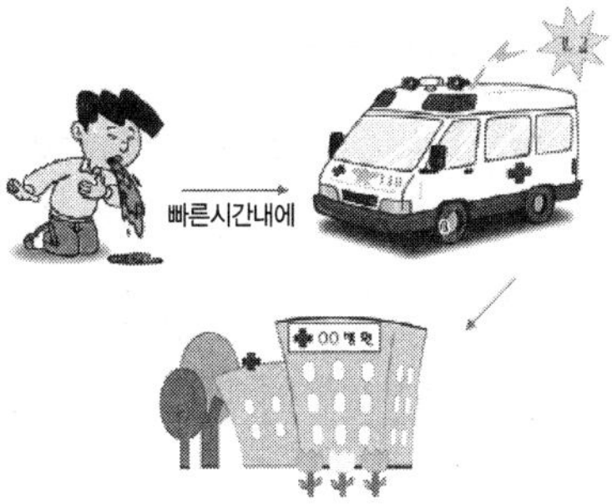

3) 벌에 쏘였을 때

① 침이 박힌 피부주위를 딱딱한 카드 등으로 눌러서 침을 제거한다.
② 통증을 해소하고 부기를 막기 위해서는 찬 찜질을 한다.
③ 통증이나 부기가 계속되면 병원으로 이송한다.
④ 독을 가진 여러 종류의 벌레는 사람을 쏘거나 물어버림으로써 중독을 유발시킬 수 있다.

4) 개에 물렸을 때

① 광견병이 있을 수 있으므로 집에서 기르는 개나 고양이에게 물리면 일단 그 동물을 가둬두고 10일 동안 관찰한다.
② 비눗물로 상처를 깨끗이 씻고 압력이 약한 물로 즉시 헹군다.
③ 지혈을 하고 상처를 치료한다.
④ 의사의 치료를 받고 필요시 광견병 예방 주사를 맞는다.

5) 익수사고[14]

(1) 위험요인

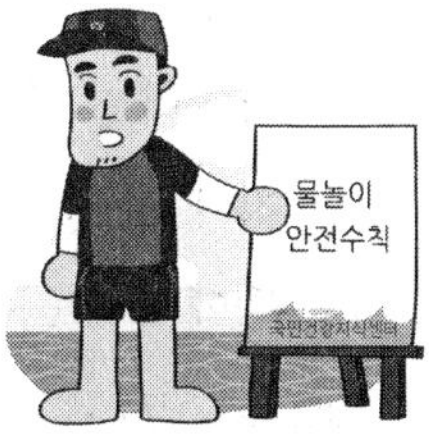

① **순환기계 및 신경계 질환** : 순환기계 질환자가 물속에서 오랫동안 잠수할 경우 심박출량과 혈압이 증가하게 되고 물 속 낮은 온도와 높은 산소분압으로 인해 혈관 수축과 서맥(느린맥)을 유발할 수 있다. 뇌전증(간질) 과거력이 있는 사람은

14 익수 사고 예방 및 대처법(국민건강지식센터 건강칼럼)

반드시 보호자의 관찰 하에 물놀이를 해야 한다.

② **음주** : 우리나라 물놀이 안전사고 원인 중 안전수칙불이행 다음으로 많은 것이 음주이다. 음주 후에는 주의력과 판단력이 흐려져 위험상황에 대한 반응력이 저하된다. 또한 술을 마시고 물에 들어갈 경우 혈관이 확장되어 체온이 낮아지지만 술에 취해 이를 금방 알아차리지 못하여 저체온증에 빠지기 쉽다.

(2) 10대 안전수칙

① 수영을 하기 전에는 손, 발 등의 경련을 방지하기 위해 반드시 준비운동을 하고 구명조끼를 착용한다.

② 물에 처음 들어가기 전 심장부터 먼 부분(다리, 팔, 얼굴, 가슴 등의 순서)부터 물을 적신 후 들어간다.

③ 수영도중 몸에 소름이 돋고 피부가 당겨질 때에는 물에서 나와 몸을 따뜻하게 감싸고 휴식을 취한다.

④ 물의 깊이는 일정하지 않기 때문에 갑자기 깊어지는 곳은 특히 위험하다.

⑤ 구조 경험이 없는 사람은 안전구조 이전에 무모한 구조를 삼가 해야 한다.

⑥ 물에 빠진 사람을 발견하면 주위에 소리쳐 알리고 구조에 자신이 없으면 함부로 물속에 뛰어 들지 않는다.

⑦ 수영에 자신이 있더라도 가급적 주위의 물건들(튜브, 스티로폼, 장대 등)을 이용한 안전구조를 한다.

⑧ 건강 상태가 좋지 않을 때나 몹시 배가 고프거나 식사 직후에는 수영을 하지 않는다.

⑨ 자신의 수영능력을 과신하여 무리한 행동을 하지 않는다.

⑩ 장시간 계속 수영하지 않으며, 호수나 강에서는 혼자 수영하지 않는다.

(3) 익수 사고 발생 시 지켜야 할 사항

① 우선적으로 119와 구조대원에게 도움을 요청해야 한다. 주변에 구조대원이 없는 상황이라면 로프나 튜브, 긴 막대기 등을 던져 익수자가 잡고 나오도록 한다. 부득이하게 물 속으로 들어가 구조해야 할 경우라면 반드시 수영에 익숙한 사람이 익수자 뒤에서 접근하여야 한다.

② 익수 사고 발생 시 경추 손상이 흔히 동반된다. 따라서 구조나 이송 시에 최대한 목을 움직이지 않도록 주의를 기울여야 하며 경추 보호대가 있다면 사용하는 것이 좋

다. 또한 구조 후 별다른 증상을 보이지 않았더라도 나중에 호흡곤란, 폐부종 등의 합병증이 나타날 수 있으므로 4~6시간 정도의 관찰이 필요하다.

※ 응급처치함 (first aid kit) 구비 약품과 물품 예시

응급처치함은 깨끗하고 방수가 되어 있어야 한다. 응급비치 약품 사용시 주의할 점은 의사의 처방에 따라 복용량, 유효기간, 작용, 부작용에 대해 정확하게 알고 사용해야 한다는 것이다. 응급상황에 대비하여 비치하면 좋을 약품과 물품 목록을 구성해보았다.

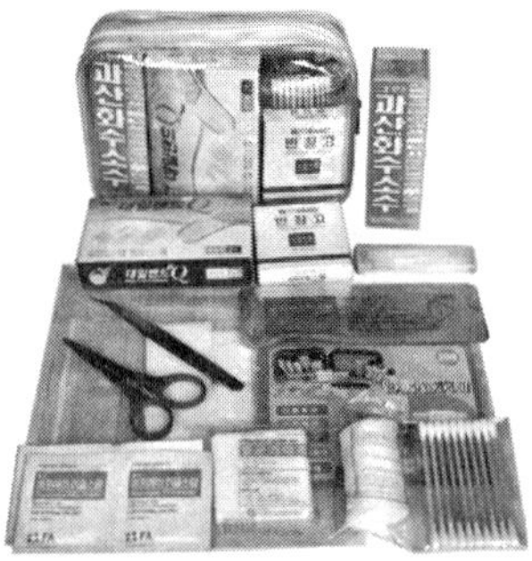

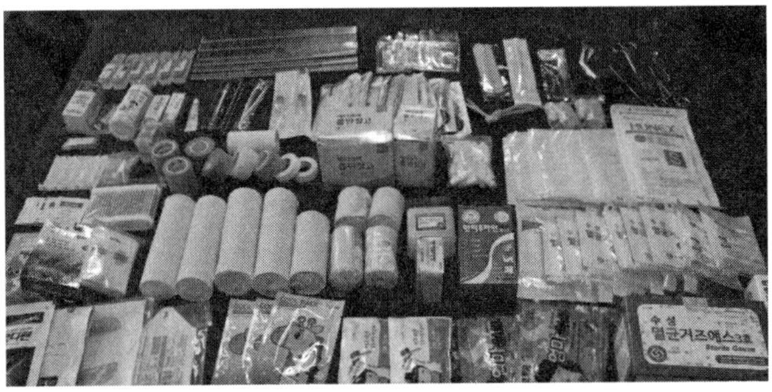

응급비치 약	응급비치 물품
• 아스피린 : 통증완화 • 항히스타민제 : 독충이나 벌에 쏘였을 때 • 소화제 : 소화불량 • 지사제 : 설사 • 진통제 : 통증완화 • 마이신계 연고: 상처 • 정제소금 : 땀을 많이 흘렸을 때, 탈진, 경련	• 의료용 가위 : 붕대절단 및 털 제거 • 핀셋 : 이물질 제거 • 붕대 : 상처를 감싸는데 사용 • 핀 : 붕대 고정용 • 반창고 : 거즈 고정용 • 밴드 : 작은 상처용 • 살균거즈 : 큰 상처 보호 • 삼각포 : 팔 고정, 붕대 오염 방지 • 압박붕대 : 거즈로 덮은 부위 고정 • 에탄올(또는 과산화수소) : 상처 소독용 • 생리식염수 : 상처 세척, 눈 세척용 • 탈지면, 면봉 • 체온계 • 멸균장갑

부록

보건의료현장을 위한
감염위생관리 매뉴얼

Ⅰ. 배경
Ⅱ. 감염위생관리 이행계획의 수립
Ⅲ. 업종별 체크리스트 및 예방 대책
Ⅳ. 보건의료 현장 감염위생 수첩

부록

보건의료현장을 위한 감염위생관리 매뉴얼

I. 배경

코로나 19 시기에 보건의료현장에서 감염위생관리가 열악하여 체계적 감염 안전보건관리에 대한 정보를 제공하여 적극적인 관심과 감염위생관리의 틀을 마련해야 한다.

특히, 의료기관에서의 감염관리 수준을 두고 환자와 의료진간에 새로운 긴장관계가 조성되고 철저한 감염관리 수행여부가 의료기관 운영에서 중요한 이슈가 되고 있다.

근거중심의 표준화된 정책과 절차를 실현하는 것이 직업 안전이 보장된 근무환경을 조성하는 것이며 위해한 환경에서 보다 안정된 환경에서 개인 간 집단 간 감염 위험을 최소화할 수 있는 것이다.

국내에서는 2006년 종합병원과 대학병원의 중환자실 감염감시를 목적으로 전국병원감시체계(Korean National healthcare-associated Infections Surveillance System, KONIS)를 구축하였고, 현재까지 유지하며 의료관련감염 감소는 물론 국내 감염관리발전에 큰 기여를 하고 있다.

의료관련감염의 전파경로에는 접촉감염, 비말감염, 공기감염 등이 있지만 결핵균, 레지오넬라, 일부 바이러스를 제외한 대부분의 세균성 의료관련감염은 접촉에 의한 것으로 추정된다. 접촉감염은 환자에서 환자로, 환자에서 의료인 또는 의료기구를 매개로 다른 환자에게 전파되는 것을 생각할 수 있고, 그 중에서도 의료인이나 의료기구를 통한 감염의 전파가 가장 많다고 생각할 수 있다. 이러한 점으로 인해 손 위생의 중요성이 강조된다.

특히, 손위생은 다제내성균의 전파를 막고 의료관련감염의 발생을 예방하기 위한 가장 비용 효과적인 방법으로, 세계보건기구에서는 손위생 수행률을 높이기 위해 의료진의 수행도를 평가하여 피드백 하는 것을 권고하고 있다.

Ⅱ. 감염위생관리 이행계획의 수립

1. 명확한 목표 설정

1) 감염구성 요소를 차단

감염구성 요소 : 미생물, 민감한 숙주, 미생물의 전파

2) 용어정의

(1) 격리(isolation) : 질병의 전파를 막기 위해 사용되는 방법

(2) 주의(precaution) : 감염자나 보균자, 감염이 의심되는 환자로부터 다른 환자나 직원이 감염되거나 미생물이 전파되는 것을 예방하여 환자, 보호자, 직원, 방문객 및 환경을 보호하기 위한 모든 방법

(3) 손씻기(hand washing) : 일반비누나 물을 이용하여 손을 씻는 것을 말함

(4) 물없이 적용하는 손소독(antiseptic hand rubbing) : 물 없이 손을 문지르는 피부소독제를 적용하여 미생물을 감소시키거나 성장을 억제하는 방법이며, 물 없이 적용하는 손소독 후에 손을 씻거나 타올을 이용한 건조 등의 방법이 필요하지 않음

3) 표준주의의 기본개념 및 적용

(1) 감염자나 보균자, 감염이 의심되는 환자로부터 감염원이 전파될 가능성을 줄이기 위함

(2) 환자의 진단명이나 감염유무와 관계없이 모든 환자 처치 및 관리 시에 적용

(3) 혈액노출 여부와 관계없이 적용 : 혈액 혹은 체액 혹은 분비물(땀 제외)에 적용

(4) 손상된 피부, 점막 등에 적용

2. 적용방법

1) 손씻기

(1) 혈액, 체액, 분비물, 배설물에 오염된 물건을 만졌을 경우 장갑착용 여부와 무관하게 손을 씻는다(장갑착용한 처치 뒤에도 장갑 벗은 후 손 씻기를 한다).

(2) 환자 처치 후 반드시 손 씻기를 하고 동일 환자라도 다른 부위 처치 시마다 손 씻기 한다.

(3) 눈에 보이는 오염물이 없을 때는 알코올젤을 사용할 수 있고, 오염물질이 있을 때는 물과 비누 혹은 물과 소독비누를 이용하여 씻는다.

(4) 손위생 수행의 다섯 가지 행위

① 행위 1: 환자 접촉 전(Before touching a patient)

② 행위 2: 청결/무균 처치 전(Before clean/aspetic procedure)

③ 행위 3: 체액노출 위험 후(After body fluid exposure risk)

④ 행위 4: 환자 접촉 후(After touching a patient)

⑤ 행위 5: 환자 주변환경 접촉 후 (After touching patient surroundings)

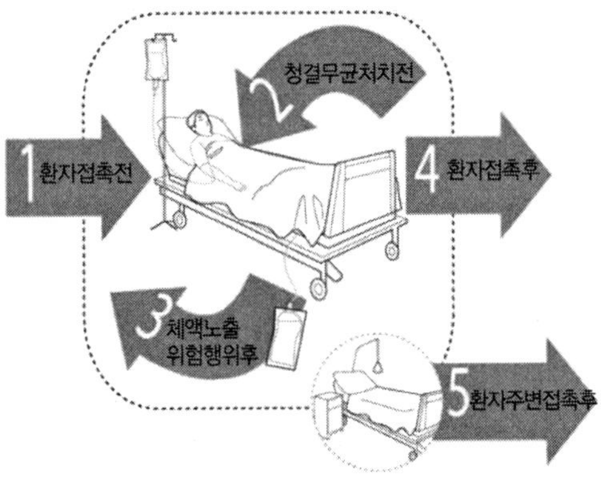

[그림 1] 손위생 수행의 다섯가지 행위

2) 장갑 착용

장갑은 환자의 혈액, 체액, 점막, 상처 분비물, 배설물과 접촉할 경우 착용하고, 손의 오염방지를 위해서 착용한다.

① 혈액이나 체액, 오염물건, 손상된 피부, 점막 접촉 시 장갑을 착용한다.

② 장갑은 사용 직후 벗고 매 처치 시마다 교환한다.

(1) 장갑 착용 효과

① 환자의 혈액이나 체액, 상처의 분비물, 배설물과 접촉하거나 점막 그리고 손상된 피부와 접촉할 때 손의 오염을 방지하기 위하여 사용한다.

② 환자의 치료나 침습적 과정에서 의료진의 손에 상주하는 균이 환자에게 전파될 가

능성을 줄인다.

(2) 장갑 사용 원칙

① 장갑 착용 전 · 후에 손 위생을 실시한다.

장갑 착용은 손 위생을 대신할 수 없다. 그 이유는 장갑에 육안으로 보이지 않는 결함이 있을 수 있고 사용하는 동안 장갑이 찢어지거나 벗는 과정에서 오염될 가능성이 있기 때문이다.

② 장갑은 1회 사용을 원칙으로 하며, 같은 환자에게 사용하더라도 사용부위가 다르면 교환하여 사용한다.

③ 격리실에서 장갑은 방을 나가기 직전에 벗고, 다인용 병실에서는 다른 환자로 옮기기 이전에 접촉한 환자 주변에서 벗는다.

④ 찢어진 장갑은 즉시 교환한다.

⑤ 장갑이 찢어지는 것을 방지하기 위해 손톱은 짧고 날카롭지 않게 유지한다.

⑥ 장갑 착용에 방해가 되는 장신구와 인공손톱은 피한다.

⑦ 마스크, 장갑, 가운을 모두 사용할 때에는 마스크, 가운, 장갑의 순으로 착용한다.

⑧ 장갑은 손에 맞는 것을 사용하도록 한다.

⑨ 손 위생 후 완전히 건조시킨 후 장갑을 착용한다.

(3) 장갑 종류와 선택

장갑 종류	적응증
멸균장갑	• 외과적 시술, 침습적 시술, 관혈적 시술(central line 삽입) 시 • TPN 및 항암제 준비 시
청결장갑	혈액, 체액, 분비물 및 눈에 보일 정도의 오염 물건과 접촉 가능성이 있을 때 착용 • 직접 접촉 노출 – 혈액, 점막, 손상된 피부 접촉 – 전염성이 높고 위험한 유기물의 잠재적 존재 – 정맥관 제거 시 – Pelvic & Vaginal examination 시 – Endotracheal tube suction 시 • 간접 노출 – 환자의 혈액, 체액, 분비물이 담긴 용기를 비울 때 – 폐기물 처리 시 – 기구 및 장비의 세척 시 • 접촉주의 환자의 격리병실 출입 시

(4) 멸균장갑 착용 방법

① 손을 씻은 후 건조시킨다. 마스크, 장갑, 가운을 모두 사용할 경우 마스크, 손 씻기, 가운 순으로 착용한 후 장갑을 착용한다.

② 왼손으로 오른손 장갑 손목의 접힌 부분, 커프를 잡아 올리며 오른손을 장갑안으로 집어넣는다.

③ 장갑을 낀 오른손으로 왼쪽 장갑의 커프 밑에 네 손가락을 넣고 왼손을 장갑안으로 집어넣는다.

④ 가운을 입었을 때는 소매 끝을 덮도록 장갑을 올린다.
가운을 입지 않았다면 손목 위까지 장갑을 잡아당긴

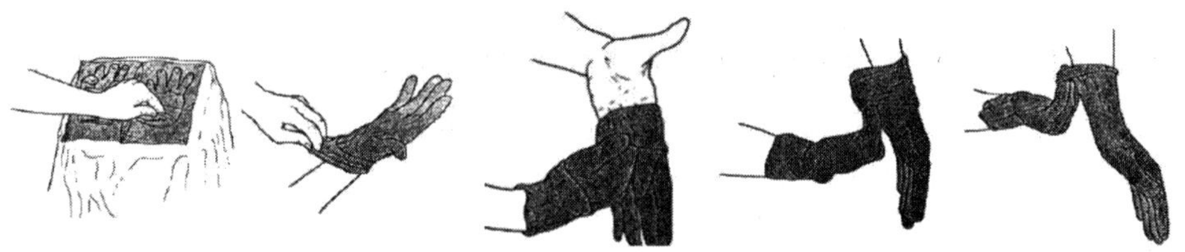

[그림 2] 멸균장갑 착용방법

(5) 장갑 제거 방법

① 한 손으로 다른 손 장갑의 손목 앞부분을 잡고 안쪽이 바깥쪽으로 뒤집혀지도록 벗는다. 오염된 장갑의 바깥쪽이 손목이나 손의 피부에 닿지 않도록 주의한다.

② 장갑을 낀 손은 먼저 벗은 뒤집어진 장갑을 잡고 있는다.

③ 벗은 쪽 손가락을 다른 손 장갑 안쪽에 넣는다.
벗은 손에 오염된 장갑의 바깥쪽이 닿지 않도록 한다.

㉣ 손가락을 바깥쪽으로 향해 당기면서 뒤집어 벗는다.
이때 먼저 벗은 장갑이 두 번째 장갑 안으로 들어가도록 한다.

④ 벗은 손이 깨끗한 장갑의 안쪽만 닿도록 장갑을 제거하고 완전히 뒤집어서 의료용 폐기물 전용용기에 넣는다.

⑤ 손 위생을 실시한다.

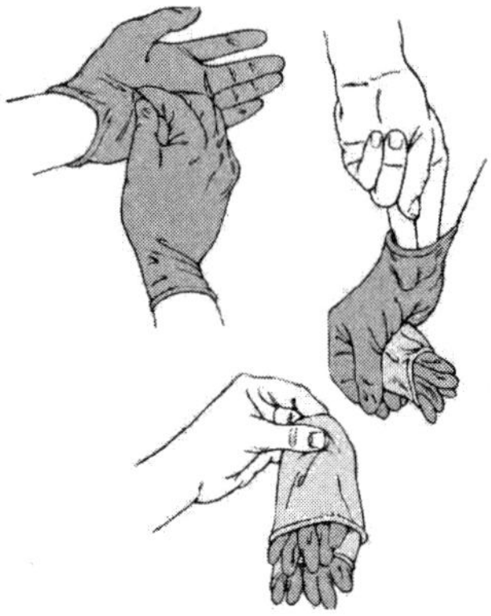

[그림 3] 장갑 제거 방법

3) 가운, 마스크, 안면 보호대, 보안경 등 개인보호구

환자의 체액, 혈액, 분비물 등으로 오염될 가능성이 있을 때 착용한다.

(1) 가운

가운은 의료인이나 방문객의 의복에 미생물이나 오물이 오염되는 것을 방지하기 위해 입는다.

① 가운 착용

㉠ 전염성 질환을 가진 환자와 접촉 시, 의료진의 유니폼이 감염성 물질에 오염될 우려가 있을 경우

㉡ 처치나 환자 진료 시 혈액, 체액, 분비물 및 배설물과 접촉이 예상될 경우

㉢ 방문객이 환자 병실에 출입 시 오염된 의복으로부터 미생물이나 오물이 오염될 우려가 있을 경우

② 가운 착용 원칙

㉠ 가운이 필요한 지역을 떠날 때는 떠나기 직전에 벗는다.

ⓐ 일회용 비닐 가운 : 일회 사용 후 의료폐기물 전용용기에 폐기한다.

ⓑ 멸균가운(수술이나 무균적 시술에 착용하는 가운) : 일회 사용 후 멸균 의뢰 또는 폐기한다.

㉡ 다인용 병실에서 가운을 입고 처치한 후, 가운을 입은 채로 다른 환자에게 가까이 가면 안 된다.

㉢ 가운을 입을 때는 가운의 앞면 상반신 쪽을 무균지역으로 간주하고 이곳에 접촉하지 않도록 주의한다.

㉣ 가운을 벗을 때는 앞면을 오염된 것으로 간주하고 접촉하지 않도록 조심하여 벗는다. 가운을 벗은 후 손을 씻는다.

㉤ 한번 사용한 가운을 다시 입지 않도록 한다.

㉥ 오염된 가운으로 인해 다른 환자나 환경에 미생물이 전파될 가능성이 있으므로 가능한 빨리 벗고 손을 씻는다.

③ 가운 착용 방법

㉠ 깨끗한 가운 입기

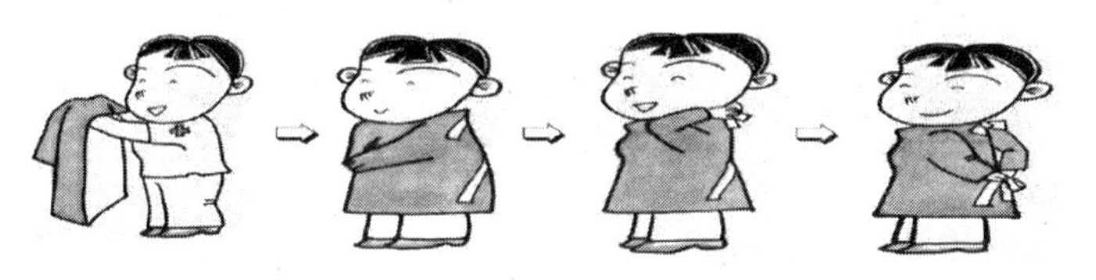

[그림 4] 가운 입는 방법

ⓐ 손 위생을 시행한다.

ⓑ 가운을 집어 바닥, 오염된 장소에 닿지 않도록 주의하며 가운을 펼친다.

ⓒ 가운 소매 속으로 손을 집어넣고 당기면서 팔을 끼운다.

ⓓ 목의 끈을 묶는다.

ⓔ 가운의 뒷자락이 잘 여며지도록 허리끈을 뒤 쪽으로 묶는다.

ⓕ 필요 시, 가운의 소매 위로 멸균장갑을 착용한다

㉡ 오염된 가운 벗기

ⓐ 장갑을 벗어 의료폐기물 전용용기에 넣는다.

ⓑ 뒤 쪽 가운의 허리끈을 풀어 옆으로 늘어뜨린다.

ⓒ 목의 끈을 풀고 가운이 어깨에 걸쳐지도록 한 후, 가능한 한 바깥부분이 닿지 않

도록 내린다.

ⓓ 가운 안쪽에서 손을 움직여 양 쪽의 소매를 내린다.

ⓔ 가운의 안쪽에서 어깨솔기를 두 손으로 잡고 가운을 붙든 후 손을 모은다. 깨끗한 안쪽이 바깥으로 나오도록 한 쪽 어깨를 위로해서 뒤집는다.

ⓕ 벗은 가운을 말아서 의료폐기물 전용용기(일회용 가운) 또는 세탁물 수거용기(재사용 멸균가운)에 넣는다.

ⓖ 손을 씻는다.

ⓗ 착용한 마스크를 벗어서 의료폐기물 전용용기에 버린다.

ⓘ 손을 씻는다.

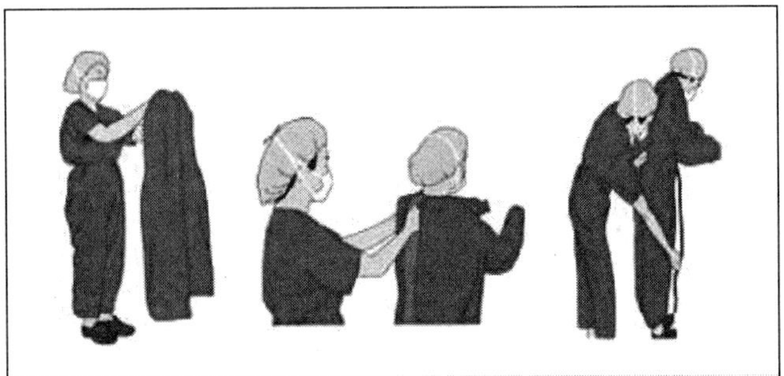

[그림 5] 멸균가운 입는 방법 – 타인의 도움 받기

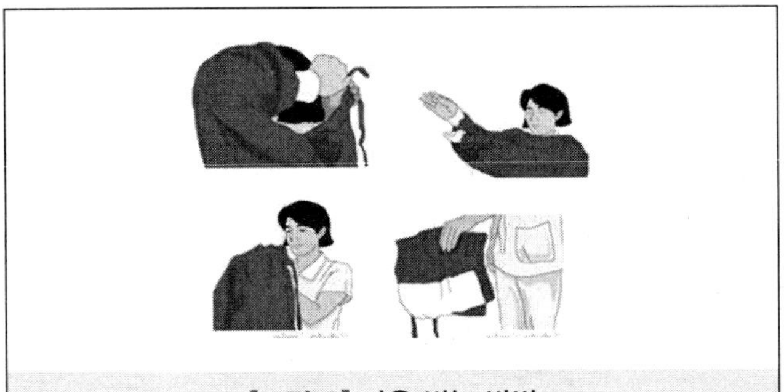

[그림 6] 가운 벗는 방법

(2) 마스크

① 마스크 착용

㉠ 호흡기계나 비말 전파가 가능한 환자의 병실에 들어가기 전

㉡ 수술 전 손 소독을 실시하기 전

㉢ 면역저하 환자와 접촉하기 전

② 마스크 사용 원칙

㉠ 입과 코를 충분히 가릴 수 있어야 한다.

㉡ 1회 사용을 원칙으로 하며 한번 제거하면 재사용하지 않는다.

㉢ 목에 걸치거나 주머니에 넣고 다니지 않는다.

㉣ 마스크의 재질에 따라 효과가 유지되는 시간이 달라질 수 있으므로, 정해진 시간 내에 교환하도록 한다.

㉤ 활동성 결핵 환자나 결핵 의심 환자를 다룰 때는 N95 마스크의 착용을 권한다.

㉥ N95 마스크의 경우 착용 후 '후' 공기를 불어 fitting test를 실시한다.

㉦ N95 마스크의 경우 눈에 보이는 오염이 있을 경우 즉시 교환하고, 눈에 보이는 오염이 없는 경우 1일 1회 교환한다(교대근무자의 경우 본인 근무 시간만 착용 후 폐기함).

㉧ 마스크, 가운, 장갑을 착용한 상태에서 벗는 순서는 장갑, 가운을 벗고 손 씻기를 한 후에 마스크를 제거한다.

③ 마스크 착용

㉠ 손을 깨끗이 씻는다.

㉡ 마스크의 위쪽 가장자리를 콧등에 놓고 윗 끈은 귀의 윗부분을 따라 머리 뒤에서 묶는다. 안경을 쓸 때는 위 쪽 가장자리가 안경 안쪽으로 놓이도록 한다.

㉢ 아래쪽 가장자리는 턱 아래에 고정시키고 아래 끈은 목에서 묶어 마스크가 코와 입을 완전히 덮도록 한다.

㉣ 만일 마스크에 금속선이 들어있으면 콧등에 맞추어 눌러주어 공기가 새지않도록 착용한다.

④ N95 마스크 착용

㉠ 착용 전에 마스크의 위, 아래 고무줄을 늘인다.

㉡ 손에 마스크를 올려 놓고 손가락 끝을 코 부분에 올려놓는다.

㉢ 턱 아래부터 콧등까지 마스크를 감싼다. 위쪽의 고무줄은 머리 위쪽에, 아래쪽 고

무줄은 귀 아래 목 쪽으로 위치하도록 한다.

ⓔ 콧등 주변에 떠 있는 부분을 코 부분의 철사를 눌러서 잘 고정한다. 이때 두손가락을 사용하여 양쪽의 철사가 동시에 잘 고정되도록 한다.

ⓜ 적절히 착용되었는지 확인(fit test) 한다. 숨을 들이마실 때 마스크가 안쪽으로 들어갔다가 내쉬면 턱 쪽으로 공기가 나가면 잘 착용된 것이다.

ⓑ 마스크를 벗을 때는 손으로 잡고 고무줄을 먼저 뺀 뒤에 벗는다.

⑤ 마스크 제거

㉠ 장갑을 끼고 있다면 장갑을 벗고, 손을 씻은 후 마스크를 제거한다. 이는 손에 있는 미생물이 머리에 닿지 않도록 하기 위함이다.

㉡ 끈에만 손을 대면서 마스크를 벗으며, 바깥 쪽을 만지지 않도록 한다.

㉢ 벗은 마스크는 의료폐기물 전용용기에 버린다.

㉣ 손을 씻는다.

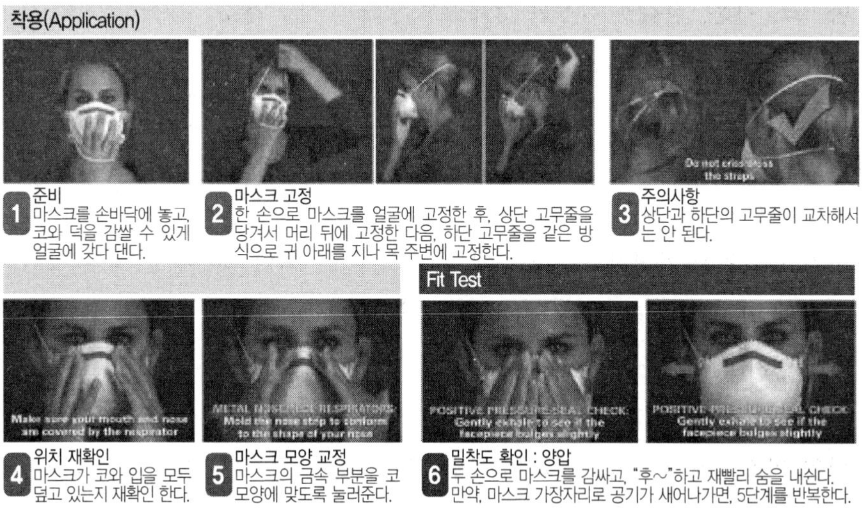

[그림 7] N95 마스크 착용 및 제거

4) 환자처치기구 및 린넨

일회용 물품은 분리하여 버리고, 재사용 물품은 적절한 방법으로 소독이나 멸균처리하며 체액 등에 오염된 린넨은 별도 분리하여 운반 처리하며 최소한으로 조작한다.

5) 환경

병실바닥, 침상 등 물건과 환경을 청결히 하고 필요시 소독하여 교차오염으로부터 차단한다.

6) 직원안전관리

(1) 주사바늘은 뚜껑을 씌우지 않는다.

(2) 날카로운 기구 사용시에는 손상을 입지 않도록 주의하고 날카로운 기구는 구멍이 나지 않는 통에 분리 수거한다.

(3) 바늘을 구부리거나 부러뜨리지 않는다.

(4) 심폐소생술 시에는 mouthpiece를 사용한다.

7) 기침예절

(1) 호흡기 감염이 유행할 때는 병원직원에게 감염전파 교육을 한다.

(2) 호흡기 증상이 있는 환자의 병원 첫 방문 장소에는 기침예절 포스터를 부착한다.

- 기침 · 재채기할 땐 옷소매로 입과 코를 가리기

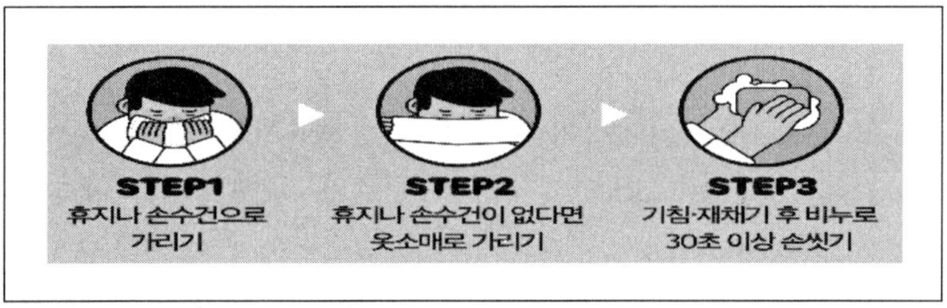
STEP1
휴지나 손수건으로 가리기
STEP2
휴지나 손수건이 없다면 옷소매로 가리기
STEP3
기침·재채기 후 비누로 30초 이상 손씻기

출처 : 질병관리청(2020)

(3) 휴지를 공급하고 손을 사용하지 않는 형태의 수거용기를 제공한다.

(4) 손위생 물품을 비치한다.

8) 1인실 사용

전파위험이 높은 환자는 1인실 사용이 필요하다.

9) 안전한 주사행위

(1) 무균술을 엄수한다.

(2) 주삿바늘, 주사기, 캐뉼라, 수액세트 등 주사에 사용된 물품은 멸균된 것이어야 하고 일회만 사용한다.

(3) 다회용량 vial은 제조사에서 권하는 보관법을 준수하고 오염이 의심되면 폐기한다.

(4) 일회용량의 vial을 여러 환자에 사용하지 않는다.

Ⅲ. 업종별 체크리스트 및 예방 대책

1. 공통

공중위생분야는 숙박업, 목욕장업, 이 · 미용업, 피부미용업, 세탁업, 위생처리업 등 우리의 일상생활과 밀접하게 연결되어 있는 업종을 관리하는 분야이다.

(1) 「감염병예방법」에 따라 신종 감염병 방역조치를 시행해야 하는 지자체, 시설 관리 · 운영자, 개인 및 소독업무 대행 소독업자 및 예방적으로 환경 소독을 시행하고자 하는 모든 국민을 대상으로 한다.

(2) 환자가 이용한 공공장소, 집단시설 · 다중이용시설, 가정 등에 대한 신속하고 효과적인 환경 소독을 통한 감염전파를 차단한다.

(3) 특히, 다중이용시설은 도서관, 미술관, 공연장, 체육시설, 버스 · 철도 · 지하철 · 택시 등 대중교통, 쇼핑센터(대형마트 · 시장 · 면세점 · 백화점 등), 영화관, 대형식당, 대중목욕탕 등을 지칭한다.

(4) 「감염병의 예방 및 관리에 관한 법률」 제51조제1항에 근거, '소독'은 "감염병 예방을 위하여 보건복지부령으로 정하는 바에 따라 청소나 소독을 실시하거나 쥐, 위생해충 등의 구제조치를 하는 것"이다.

소각, 증기 소독, 끓는 물 소독, 약물 소독, 일광소독(소독의 방법) 또한, '방역(防疫)'이란 한자어 그대로 '역병을 막는다' 는 의미로써 감염원 제거, 예방주사 등 면역관리, 발생보고, 병리검사, 격리, 검역, 소독, 감염원 조사 등 감염병의 예방 및 관리를 통칭한다. 따라서, 소독은 방역활동 중 하나의 조치 방법에 해당한다.

1) 개념정의

(1) **청소(세척, Cleaning)** : 「의료기관 사용 기구 및 물품 소독 지침」 참조

- 대상물로부터 모든 이물질(토양, 유기물 등)을 제거하는 과정을 말하며, 소독과 멸균의 가장 기초단계로서 일반적으로 물과 기계적인 마찰, 세제를 같이 사용

(2) **소독(Disinfection)** : 생물체가 아닌 환경으로부터 세균의 아포를 제외한 미생물을 제거하는 과정을 말하며, 일반적으로 액체 화학제나 습식 저온 살균제에 의해 이루어짐

(3) **청소 및 소독의 효과**

① 세제(또는 비누)와 물을 사용하여 청소하면 표면과 물체에 있는 감염성 병원체가 불활성화 되지는 않으나 병원체 수가 감소하여 감염 노출 감소

② 소독하면 청소 후 표면에 남아있는 감염성 병원체를 사멸시켜 감염 노출 더욱 감소

【코로나19 바이러스(SARS-CoV-2) 전파경로 및 감염력 유지 기간】

① **(전파경로)** 주로 호흡기 침방울(비말)을 통해 전파된다고 알려져 있으나 감염된 사람의 비말이 묻은 물건 등을 손으로 만졌을 때 감염될 수 있음
② **(감염력 유지 기간)** 특정 온도 및 습도 조건에서 몇 시간~ 며칠 동안 물체의 표면상에서 생존 가능한 것으로 보고됨

구분	생존시간	구분	생존시간
구리	최대 4시간	유리	2일
골판지	최대 24시간	스테인리스, 플라스틱	4일
천과 나무	1일	의료용 마스크 겉면	7일

2) 환경 소독제의 종류

(1) **환경 소독제 종류** : 물체 표면 소독용으로 환경부 소관이며, 안전확인대상생활화학제품 중, 승인 제품(감염병 예방용 살균 · 소독제제, 기타 방역용 소독제제) 및 신고 제품(일반 살균제) 품목으로 관리

→ 「생활화학제품 및 살생물제의 안전관리에 관한 법률」 제10조 등

→ 손소독제(의약외품), 의약품 및 식품관련 소독제의 경우 식품의약품안전처 소관

(2) **승인 제품, 소독업자 방역용** : 안전기준이 고시되지 아니한 안전확인대상생활화학제품으로 제품에 포함된 화학물질의 용도, 유해성, 노출정보 등에 관한 자료를 제출하여 환경부(국립환경과학원)의 승인을 받아야 함

→ 전문 소독업자(업체)가 다중이용시설 등에서 사용해야 하며, 반드시 용법 · 용량, 개인보호구 착용 및 주의사항 준수 필요

【승인 소독제 사용 시 유의사항】

① 승인소독제는 단단한 표면 및 물체를 대상으로 하는 표면 소독용
  – (WHO) 자연 환경, 거리 등을 소독할 경우, 바이러스 확산 예방에 도움이 된다는 과학적 증거나 부족하고, 소독제 성분이 주변으로 확산되어 환경 및 인체에 위해 할 수 있음
② 분무/분사 및 연무형으로 승인(표면을 덮을 정도로 도포) 되었더라도 닦는 소독 권고
③ 초미립자 분사 · 살포용으로 신고 · 승인된 제품 없음

(3) **신고 제품, 자가소독용** : 안전기준이 고시된 안전확인대상생활 화학제품으로 안전기준 적합여부 확인 및 환경부에 신고
  → 가정, 사무실 내 자가소독용으로만 사용가능하고 소독업자의 방역용으로 사용 불가

3) 소독 시 주의사항

(1) 일반 원칙

① **소독 계획 수립** : 시설관리자는 일상 소독 및 환자의 동선 파악 후 소독 범위에 따른 계획 수립 필요
② 소독 범위에 따른 인력배치, 소독제 선정, 시설(구역)별 조건에 따른 구체적인 업무 절차서 마련
  • 동선 파악이 불가능한 경우, 이용 및 접촉이 잦은 공간 및 물체 표면 대상 소독시행 → 전문소독업체에 위탁 시 업체에서 수행
③ **소독 교육** : 소독 업무를 담당하는 직원은 업무 절차서 및 감염예방 교육을 받아야 함
  • 개인보호구 착 · 탈의 방법, 손씻기 또는 손소독 시행 방법, 업무 종료 후 발열 또는 기침, 호흡곤란 등의 증상 모니터링 및 증상이 나타난 경우 조치사항 안내 등
  • 담당 직원은 청소나 소독 시 반드시 개인보호구* 착용
   * 방수성 장갑, 보건용 마스크, 일회용 방수성 긴팔가운, 방수성 앞치마, 막힌 신발, 장화, 고글 등
④ **소독 도구** : 가능한 한 일회용 또는 전용으로 사용
  • 단, 세척하여 재사용 가능한 청소도구의 경우, 적절한 소독제를 이용하여 소독한 후 건조시켜 보관
⑤ 소독 전체 과정 중 충분한 환기 시행

• 환기 시 실내 공기 중의 감염원 및 소독제 유해성분 배출

⑥ 표면에 유기물이 있는 경우 소독제의 효과가 저하되므로 소독 전에 표면을 깨끗이 청소해야 함

⑦ 소독제 유해성 정보를 반드시 확인 후 사용

〈소독제 주요 성분별 유효농도 · 접촉시간 · 적용대상〉

분류	대표 유효성분	유효농도	표면 접촉 시간	적용대상
염소계 화합물	차아염소산나트륨 (일명 가정용 락스)	0.05% (500 ppm)	5분 이상 (ECDC 참고)	• 일상 표면소독
		0.1% (1,000 ppm)	1분 이상 (WHO 참고)	• 일상 화장실 소독 • 환자이용공간 표면 및 화장실 소독
		0.5% (5,000 ppm)		• 환자 혈액 및 체액 소독
알코올	에탄올	70% ~ 90%	1분	• 일상 및 환자이용공간 표면소독
	이소프로판올	50%		• 일상 및 환자이용공간 표면소독
4급암모늄 화합물	벤잘코늄염화물	0.05% ~ 0.5%	10분 이상	• 일상 및 환자이용공간 표면소독
과산화물	과산화수소	0.5%	5분 이상	• 일상 및 환자이용공간 표면소독
페놀 화합물	클로록실레놀	0.12%	30초 이상	• 일상 및 환자이용공간 표면소독

→ [붙임1] 코로나19 살균 · 소독제품의 안전한 사용을 위한 세부지침(환경부)

– 의약품 또는 의약외품, 식품, 식품용 기구 등의 살균 · 소독제(식품첨가물)는 사용 용도에 적합한 소독제 선택

→ 손소독제(식약처, 의약외품 허가), 식품, 식품용 기구 등의 살균 · 소독제(식약처, 식품첨가물 지정) 등 용도별 승인허가 여부 확인

식품용 살균제

▶용도
• 과일류, 채소류 등 식품의 살균

▶사용 대상
• 과일류, 채소류 등 식품
• 식육(가금류, 포유류)

기구 등의 살균소독제

▶용도
• 식품용 기구 · 용기, 포장의 살균 · 소독

▶사용 대상
• 식품접객업용 기구 등, 집단급식소용 (1회 50인 미만 제공 급식소용 포함)
• 유가공용 기구 등
• 식품의 제조 · 가공용 기구 등

(2) 소독 전 준비사항

① **소독 도구 준비** : 소독제, 물, 갈아입을 옷, 의료폐기물 전용 용기*, 양동이, 일회용 천(타올), 대걸레 등

* 환자 이용공간의 경우 의료폐기물 전용 용기를 사용하여야 하고, 일상 소독의 경우 종량제 봉투 사용가능

② **개인 보호구** : 일상 소독 시 방수성 장갑, 보건용 마스크(KF94 동급) 등을 착용하고, 환자 이용 공간 소독 시 감염 오염 정도에 따라 일회용 방수성 긴팔가운, 방수성 앞치마, 막힌 신발, 장화, 고글 등을 추가

* 전문 소독업자의 경우 사용 소독제의 독성을 고려하여 화학물질 흡입차단 가능한 호흡기보호구 착용 권고

③ **환경소독제 선택**

코로나바이러스용 환경부 승인 소독제, WHO, ECDC 등에서 제시한 소독제로 환경부 승인 · 신고 제품*을 사용하며 제품별 사용량 · 사용방법** · 주의사항 준수

* (소독제 목록 및 정보제공) 환경부 초록누리 http://ecolife.me.go.kr

** 소독제의 제품설명서 사용방법이 분무/분사 방식인 경우, 일회용 천(타올)에 소독제를 적신 후 표면을 닦음

(3) 소독 시 주의사항

① 방수성 장갑, 보건용 마스크, 일회용 방수성 긴팔가운, 방수성 앞치마, 막힌 신발, 장화, 고글 등 상황에 적합한 개인보호구를 착용방법에 맞게 착용

→ [붙임2] 개인보호구 착 · 탈의 및 손위생 방법

② 개인보호구 착용 후 소독 중에는 눈, 코와 입을 만지지 말 것

* 고글을 착용하여 손이 눈에 닿지 않도록 함

③ 장갑이나 마스크가 더러워지거나 손상된 경우 안전하게 제거하고 새것으로 착용

* (탈착 순서 참고) 장갑 제거 → 비누 손 세정 → 마스크 제거 → 비누 손 세정 → 새 마스크 착용 → 새 장갑 착용

(4) 소독 후 주의사항

① 청소 및 소독 작업완료 후 모든 개인보호구에 묻어 있는 병원체가 신체부위와 주변

을 오염시키지 않도록 주의하며 탈의

② 각 보호구는 벗자마자 주변을 오염시키지 않도록 주의

③ 사용된 모든 일회용 개인보호구를 의료폐기물 전용용기에 버린 다음 단단히 밀봉하고 폐기물 처리 절차를 따르고 비누와 물로 손 씻기

* 재사용 가능한 고글은 제조사의 지침에 따라 소독 후 재사용 가능

* 환자 이용공간의 경우 의료폐기물 전용 용기를 사용하여야 하고, 일상 소독의 경우 종량제 봉투 사용가능

→ [붙임 2] 개인보호구 착 · 탈의 및 손위생 방법

→ [붙임 3] 코로나바이러스감염증-19 관련 폐기물 안전관리 특별대책 참조 ('20.3.2.)

④ 청소 및 소독을 실시한 직원에게 소독 후 14일 이내에 코로나19 임상증상이 발생하면 보건소에 보고

* 코로나19 임상증상

- (주요증상) 발열(37.5 ℃ 이상), 기침, 호흡곤란, 오한, 근육통, 두통, 인후통, 후각 · 미각소실 또는 폐렴 등
- (기타증상) 피로, 식욕감소, 가래, 소화기증상(오심, 구토, 설사 등), 혼돈, 어지러움, 콧물, 코막힘, 객혈, 흉통, 결막염, 피부 증상 등

[소독 시 체크리스트(예시)]

□	소독 범위 설정 • 접촉이 잦은 표면, 확진자 또는 의심자 이동 동선 등
□	소독 전, 충분한 환기 실시
□	환경부 승인 신고된 소독 제품 사용
□	소독제 라벨에 표시된 제조사 사용법 준수(유효농도, 접촉시간 등)
□	적절한 개인보호구(PPE) 및 청소용품 준비
□	소독 전, 눈에 보이는 오염된 표면을 물과 세제(또는 비누)로 청소 실시
□	소독제가 충분히 묻은 천으로 닦는 방법으로 표면소독 실시
□	깨끗한 물로 적신 천으로 표면을 닦기
□	충분한 환기 실시

【보행로 등 야외 공간의 무분별한 소독제 살포 자제 권고】

① 보행로, 도로, 학교 운동장, 공원, 실외 놀이터 등의 야외 공간에 소독제를 분무/분사할 경우 코로나19 감염 위험이 감소한다는 과학적 근거는 없으므로 일상적인 청소를 통한 위생 관리필요
* 보행로와 도로 등은 코로나19 바이러스의 감염 저장소로 간주되지 않음
② 과다한 소독제의 사용으로 인한 건강문제 및 환경오염 유발 위험 증가
③ 본 안내서에 따라 자주 접촉하는 물체의 표면을 소독제가 충분히 묻은 천으로 닦는 방법으로 표면소독 시행

(5) 살균 · 소독제 유효성분별 유해성 정보

안전확인대상생활화학제품에 함유된 살균 · 소독제 성분은 올바른 사용방법으로 사용할 경우 효과적이고 안전하게 병원균을 제거할 수 있음

– 단, 사용법을 정확히 지키지 않고 사용하였을 경우 인체에 해로울 수 있으므로, 적절한 보호장구를 갖추고 용법 · 용량, 주의사항 등을 잘 지켜 사용할 것

〈살균 · 소독제 유효성분별 유해성 정보〉

분류	대표 유효성분	유해성 정보
염소계 화합물 (차아염소산류)	차아염소산나트륨 차아염소산칼슘 차아염소산 이염화이소시아늄산나트륨	• 피부에 자극을 일으킬 수 있음 • 고농도 차아염소산은 화학적 화상을 유발할 수 있음 • 락스 등은 산성세정제나 합성세제와 혼합하여 사용 시 유해가스 발생 • 강산과 격렬히 반응하여 유독가스를 발생할 수 있음 • 암모니아, 아민 등 환원제와 폭발적으로 반응할 수 있음 • 금속 표면을 부식시킴
알코올	에탄올(에틸알코올) 이소프로필알코올 (이소프로판올)	• 피부염을 유발할 수 있음 • 눈과 점막에 자극을 유발할 수 있음 • 고농도 알코올 증기 흡입 시, 호흡기 자극 유발, 중추신경계에 영향을 줄 수 있음 • 강산화제와 격렬히 반응할 수 있음 • 에탄올 소독제는 인화성이 있으므로, 화기를 사용 중인 실내에서는 사용을 피하고, 사용 후 직사광선을 피해서 보관
4급 암모늄화합물	벤잘코늄염화물	• 지속적으로 접촉 시, 피부에 자극을 일으킬 수 있음 • 흡입으로 인한 호흡 곤란 등 급성독성 일으킬 수 있음
과산화물	과산화수소	• 고농도의 과산화수소는 피부와 눈에 화학적 화상을 일으킬 수 있음 • 과산화수소 소독제는 락스 등 염소계 표백제나 다른 세정제와 함께 사용하지 않아야 함 • 반응성, 폭발성
페놀화합물	클로록실레놀	• 피부와 눈에 자극을 일으킬 수 있음 • 피부에 과민반응을 일으킬 수 있음

4) 예방을 위한 일상 청소 · 소독

【코로나19 대응 올바른 소독방법】

① 공기 중의 오염원이 외부로 배출될 수 있도록 충분히 환기를 시키고,
② 환경부에서 승인 · 신고받은 소독제를 준비하여 천을 적셔서 손길이 닿는 벽면과 자주 사용하는 모든 부위를 닦고 일정시간 이상 유지한 후,
③ 깨끗한 물로 적신 천으로 표면을 닦는 것

(1) 청소 · 소독방법

① 적용 대상 : 대중교통, 다중이용시설, 공공건물, 사무실, 직장, 학교 등

② 청소 · 소독 전 과정 중 환기를 위해 창문을 열어 두기

③ 청소 · 소독 시작 전에 방수성 장갑, 보건용 마스크 등 개인보호구를 착용하며 소독을 하는 동안 얼굴(눈, 코, 입)을 만지지 말 것

④ 소독제 준비 : 환경부 승인 · 신고 소독제를 선택하여 제조사의 설명서에 따라 희석

* 차아염소산나트륨을 사용하는 경우, 표면소독은 500ppm, 화장실 소독은 1,000ppm을 사용하며, 금속을 부식시키는 특성이 있으므로 금속표면은 알코올(70% 에탄올) 사용

⑤ 청소 방법 : 세제(또는 비누)와 물을 사용하여 자주 사용하는 부위를 닦음

* 청소만으로도 병원체 수가 감소하여 감염 노출 감소하나, 추가로 소독하면 청소 후 표면에 남아있는 감염성 병원체를 사멸시켜 감염 노출 더욱 감소

⑥ 소독 방법 : 소독제로 천(헝겊 등)을 적신 후 손길이 닿는 벽면과 자주 사용하는 모든 부위를 닦고 일정시간* 이상 유지 후, 깨끗한 물로 적신 천(헝겊 등)으로 표면을 닦음

㉠ (횟수) 하루 1회 이상

【소독 부위 예시】

① 손잡이, 난간, 문고리, 팔걸이, 콘센트, 스위치 등 사람들의 접촉이 많은 물건 표면
② 사무실에서 자주 접촉하는 표면(예 :키보드, 책상, 의자, 전화 등)
③ 화장실 수도꼭지, 화장실 문 손잡이, 변기 덮개 및 욕조 및 화장실 표면

* 소독제 종류에 따라 다름

** 차아염소산나트륨은 피부 조직을 손상시키거나 습진, 불쾌한 냄새로 인한 두통

등을 유발할 가능성이 있으므로 사용 시에는 반드시 창문을 개방하고 환풍기를 사용할 것을 권고

㉡ 각 건물의 출입문 및 엘리베이터 등은 더 자주 청소 및 소독

* 출퇴근 등 이용이 빈번한 장소의 경우 청소 · 소독 담당자는 소독제가 충분히 묻은 천으로 문 손잡이와 엘리베이터 버튼을 닦는 방법으로 소독함

㉢ (화장실) 소독제(예: 차아염소산나트륨 1,000ppm 희석액)를 사용하여 변기를 포함하여 손길이 닿는 화장실 표면을 소독제로 닦음

* 변기 물을 내릴때 에어로졸이나 물방울이 튀지 않도록 변기 뚜껑을 덮고 사용하고 변기 내부를 청소한 솔은 변기외부 소독에 중복 사용하지 말 것

㉣ (청소 · 소독 도구) 소독 업무 종료 시 재사용 가능한 도구는 소독*한 후 건조 보관

* (예시) 차아염소산나트륨 희석액(1,000ppm), 30분 이상 침적

㉤ 소독제를 분무/분사하는 소독방법은 감염원 에어로졸 발생 · 흡입 위험을 증가시키고 소독제와 표면의 접촉범위가 불분명하여 소독효과가 미흡하므로 표면 소독에 적용하지 않음

2. 이미용업

1) 손과 의류의 청결

① 이 · 미용사는 반드시 손님을 대하기 전에 물비누와 깨끗한 물로 손을 철저하게 씻어야 함

② 이 · 미용사는 반드시 손님을 대할 때는 청결한 상태여야 하며 깨끗한 의상을 입고 있어야 함

③ 이 · 미용사는 호흡기 감염을 예방하고 전염시키지 않도록 마스크 착용를 해야 함

2) 감염병 증상 및 감염병 상태에 있는 미용사

이 · 미용사는 감염병(예시, 백선, 옴, 농가진 등)에 포함에 되는 증상 및 상태에서 다른 이에게 전염시킬 수 있는 위험에 적절한 예방조치를 취해야 함

3) 정기세척

① 이 · 미용사는 손님이 떠난 후, 반드시 손님이 있었을 동안 사용한 오염된 모든 종이

수건을 폐기함

② **재사용할 수 있는 수건**

이 · 미용사는 손님에게 다른 손님이 마지막으로 사용한 이후 세척했던 재사용 가능한 얼굴 수건, 목 보호대, 목도리 또는 유사한 물건만 사용할 수 있음

③ 이용기구 중 소독을 한 기구와 소독을 하지 아니한 기구는 각각 다른 용기에 넣어 보관하여야 함

* 기타 사항은 붙임6(공중위생영업자가 준수하여야 하는 위생관리기준 등)에 근거하여 준수해야 함

3. 음식업

1) 복장

(1) 복장 청결

① 위생복, 위생모, 위생화, 마스크(권고) 사용

② 머리카락이 나오지 않도록 위생모자 착용

③ 복장의 청결(세탁방법 확인)

(2) 복장 위생

① 머리는 매일 감고 긴 머리는 묶기

② 모자는 귀와 머리카락이 보이지 않게 착용

③ 망사모자는 피함

④ 앞치마는 세척 · 소독 후 건조 착용, 착용 중 청결 유지, 전처리용, 조리용, 배식용, 세척용으로 구분 사용

⑤ 상의는 흰색이나 옅은 색상의 면소재로 목둘레나 소매단이 늘어나지 않는 것을 착용해야 하며 매일 세척 후 건조 착용, 외출복과 구분 보관관리

⑥ 하의는 몸에 여유가 있는 복장을 유지하며, 매일 세척 후 건조 착용, 외출복과 구분 보관관리

⑦ 토시는 매일 세척 후 건조 착용

⑧ 신발은 신고 벗기 편리하고 미끄럽지 않은 모양과 재질 선택, 외부용 신발과 구분 착용

(3) 복장 주의

① 지나친 화장과 향수, 인조속눈썹 등의 부착물 사용을 금함

② 목걸이, 귀걸이 등 장신구 착용을 금함

③ 마스크는 반드시 코까지 덮기

2) 개인위생

(1) 지나친 질병, 외상이 있는 종사자

- 경미한 부상의 경우 방수 드레싱 조치 후 작업
  - 타업무 배치 권유
  - 호흡기 및 설사 등의 증상이 있을 경우 작업장 출입 금지

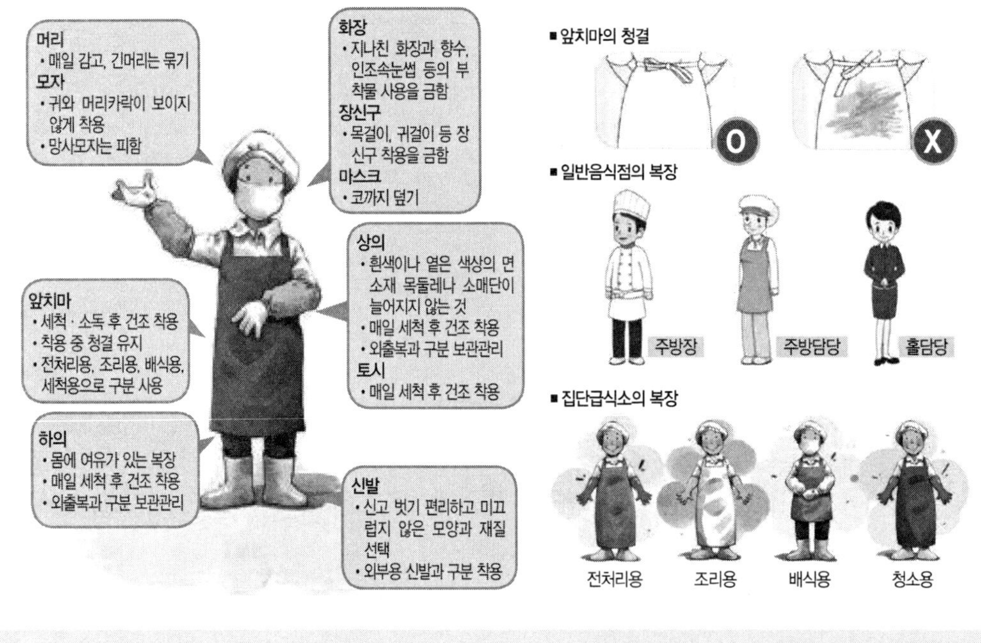

[그림 8] 조리종사자의 복장 청결 및 위생

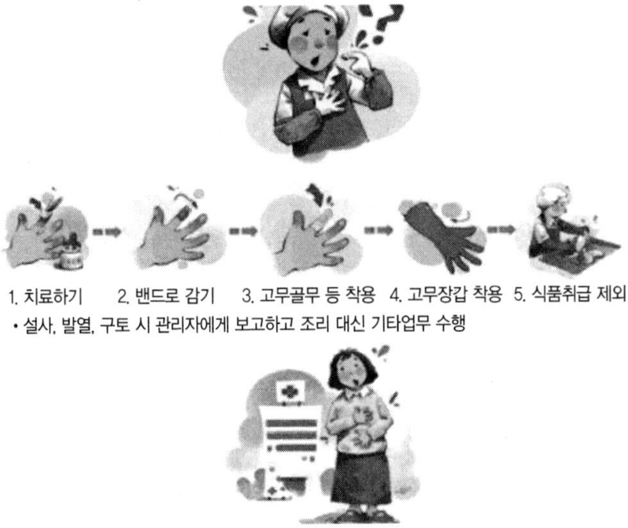
1. 치료하기
2. 밴드로 감기
3. 고무골무 등 착용
4. 고무장갑 착용
5. 식품취급 제외
• 설사, 발열, 구토 시 관리자에게 보고하고 조리 대신 기타업무 수행

[그림 9] 손 상처 발생 시 개인위생

3) 공정

(1) 손님이 먹고 남은 음식 재사용

① 주방에 남은 음식을 모아두는 전용 수거통 등 비치

② 전용 쓰레기통 비치하고 남은 음식 전량 폐기

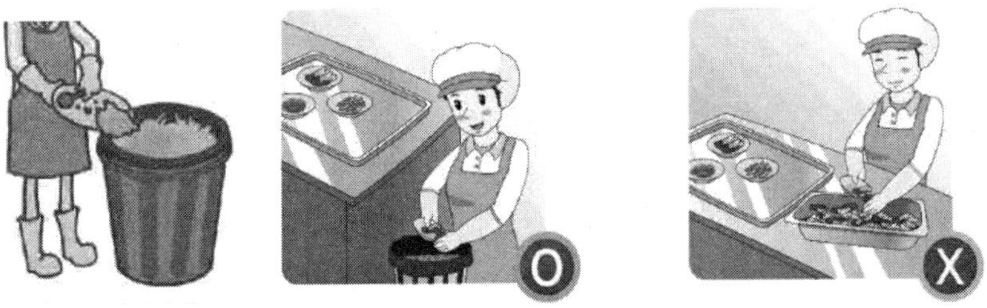
O
X

4) 정수기

(1) 정수기 청결

① 정수기의 필터대장 부착

② 정수기 물이 나오는 부분 및 물 받침대 등 청결 관리

③ 정수기 주변은 물기가 없도록 청결하게 관리하며 배수구는 수지로 세척

④ 담당자 지정하고 청소 주기 확인

(2) 방역실시

① 방역 필증 보관

② 실시 주기 확인

③ 정기적 방역 실시

출처 : http://ncov.mohw.go.kr/

IV. 보건의료 현장 감염위생 수첩(사진, 그림/삽화 포함)

1. 손 위생(hand hygiene) 방법

1) 청소 및 환경 소독 후 반드시 물과 비누를 이용하여 소독하며, 그렇지 않은 경우는 알콜 손 소독제를 이용할 수 있다.
2) 비누를 이용한 경우 30초 이상 손 씻기

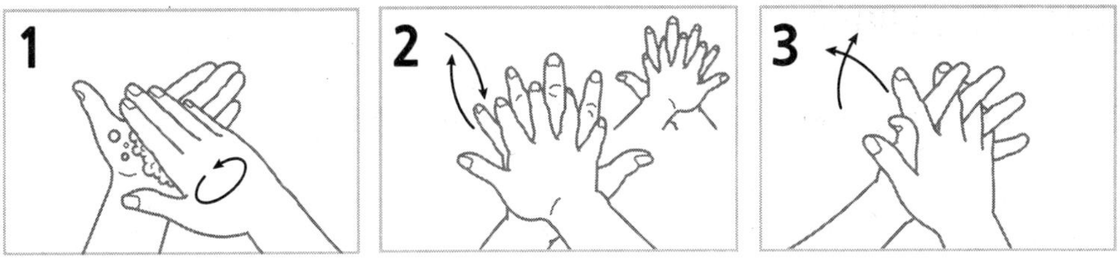

손바닥과 손바닥을 마주대고 문지른다. 손바닥을 손등에 포개서 문지른다. 손바닥을 마주대고 손깍지를 끼고 문지른다.

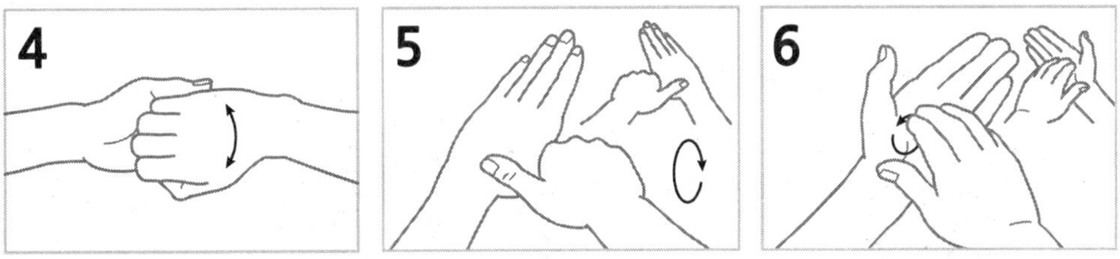

손가락을 마주잡고 문지른다. 엄지손가락을 다른 편 손바닥으로 돌려주며 문지른다. 손가락을 반대편 손바닥에 놓고 문지르며 손톱 밑을 깨끗하게 한다.

[그림 10] 비누를 사용한 손 위생

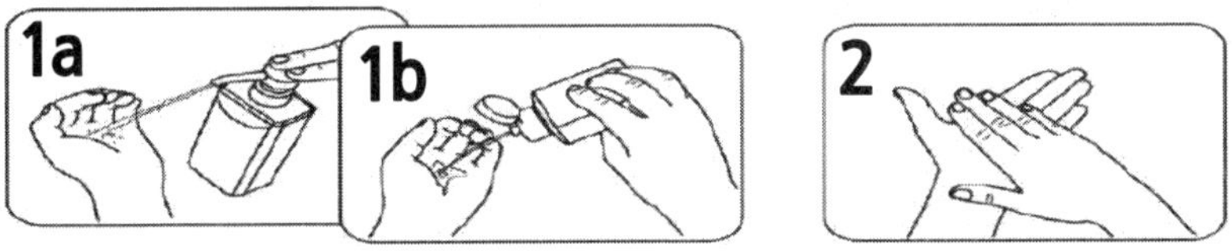

알코올 젤을 손바닥에 덜은 후 손의 모든 표면에 묻힌다. 손바닥과 손바닥을 마찰하여 문지른다.

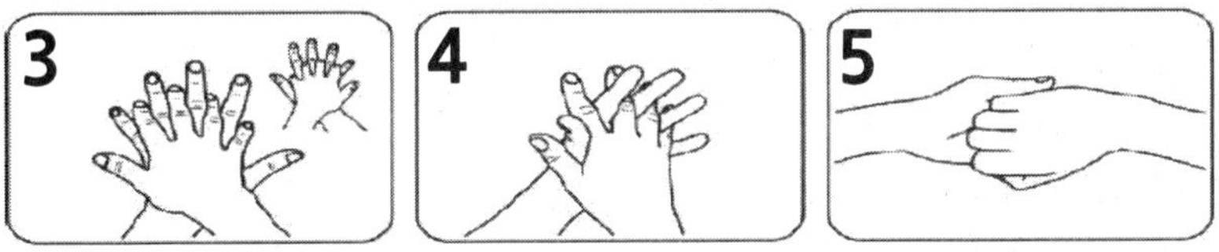

손바닥으로 다른 손의 손등을 잡고 문지른다. 손바닥을 마주대고 손가락 사이를 문지른다. 두 손을 깍지 끼며 마주 비빈다.

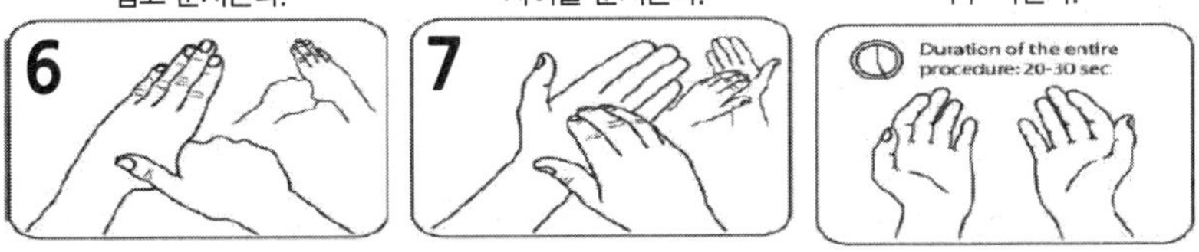

한 손에 엄지를 거머쥐듯이 손을 회전하며 문지른다. 손 끝으로 다른 손의 손바닥을 비빈다. 손이 건조되어야 당신의 손은 안전합니다.

[그림 11] 알코올 젤을 사용한 손 위생

2. 일상 소독 방법(예시)

1. 환기가 잘되는 곳에서 페트병을 이용하여 소독제 희석액을 만든다.

준비물
- 차아염소산나트륨(500~1,000*ppm)
- 500ml 페트병(잘 씻고 건조한 병), 계량컵
- 종이타올
- 종량제봉투(버리기 쉽도록 쓰레기통에 씌워놓기)
- 일회용장갑, 고무장갑, 마스크 및 방수앞치마 등

*일반 표면소독은 500ppm 화장실은 1,000ppm 권장)

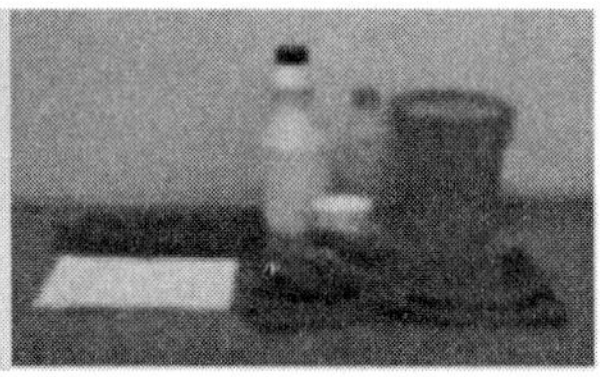

※ 5% 차아염소산나트륨 원액을 사용하여 0.1&(1,000ppm) 농도의 차아염소산나트륨 희석액 만드는 경우

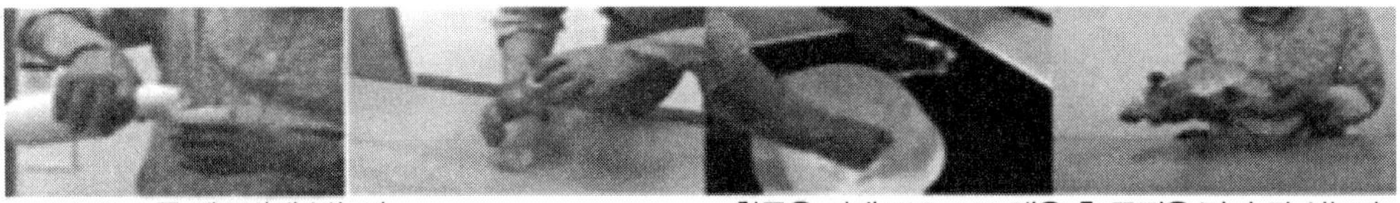

- 5% 10mL를 페트병에 붓는다.
- 찬물을 더해 500mL로 채운 후 뚜껑을 닫아 잘 섞는다.

2. 환기를 하면서 자주 접촉하는 장소, 화장실 표면을 소독한다.

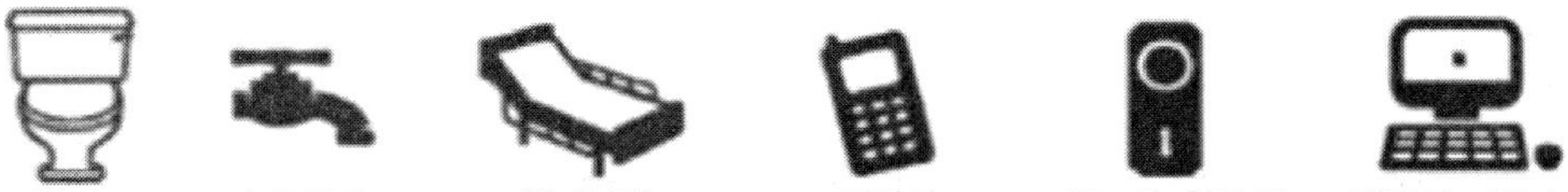

변기 수도꼭지 침대난간 전화기 문고리, 창틀 등 컴퓨터, 마우스

* 금속표면은 알코올(70% 에탄올)을 이용하여 소독

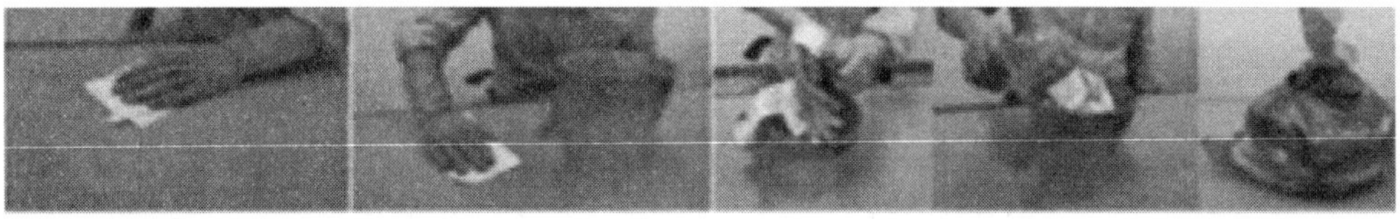

- 소독약을 적신 종이타월로 닦은 후 일정시간 이상 유지한 후 물을 적신 종이타월로 닦는다.
- 사용한 일회용 도구는 종량제봉투에 담아 소독액을 뿌린 후 밀폐시켜 처리한다.

3. 충분히 환기시킨다.
4. 청소 · 소독 후에는 물과 비누로 손씻기를 한다.

※ 주의사항
- 문 손잡이 및 화장실과 같이 자주 닿는 표면의 경우 가정에서는 하루 1회 이상, 공공장소 등 다중이용시설 등은 하루 1회 이상 소독(접촉이 빈번한 표면은 더 자주 소독)
- 표면이 이물질로 오염된 경우 소독제의 효과가 감소될 수 있으므로 소독 전에 세제와 물을 사용하여 청소

3. 일상소독 카드 뉴스

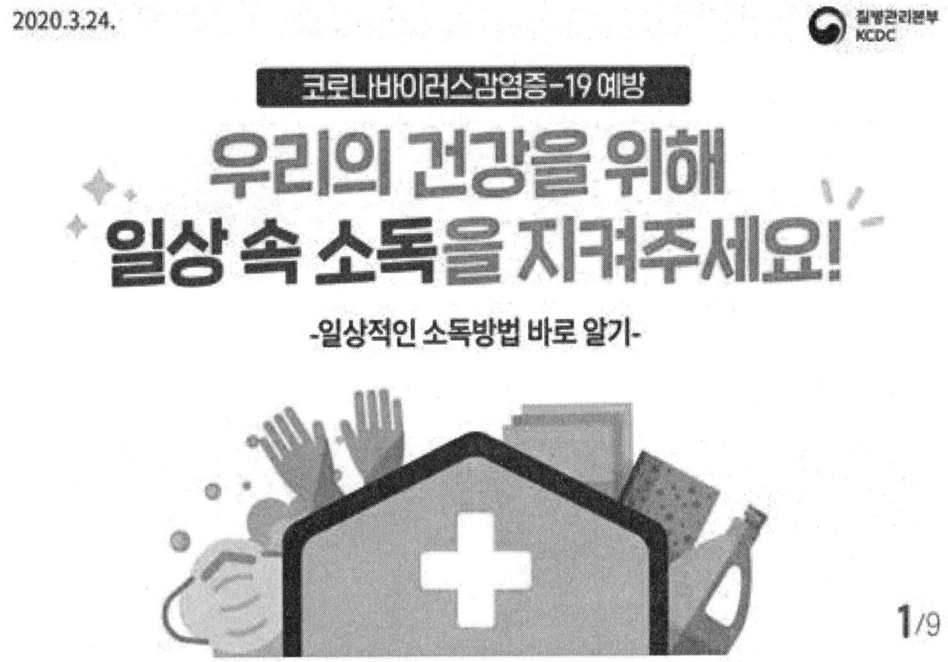

2020.3.24.
질병관리본부
KCDC
코로나바이러스감염증-19 예방
우리의 건강을 위해
일상 속 소독을 지켜주세요!
-일상적인 소독방법 바로 알기-
1/9

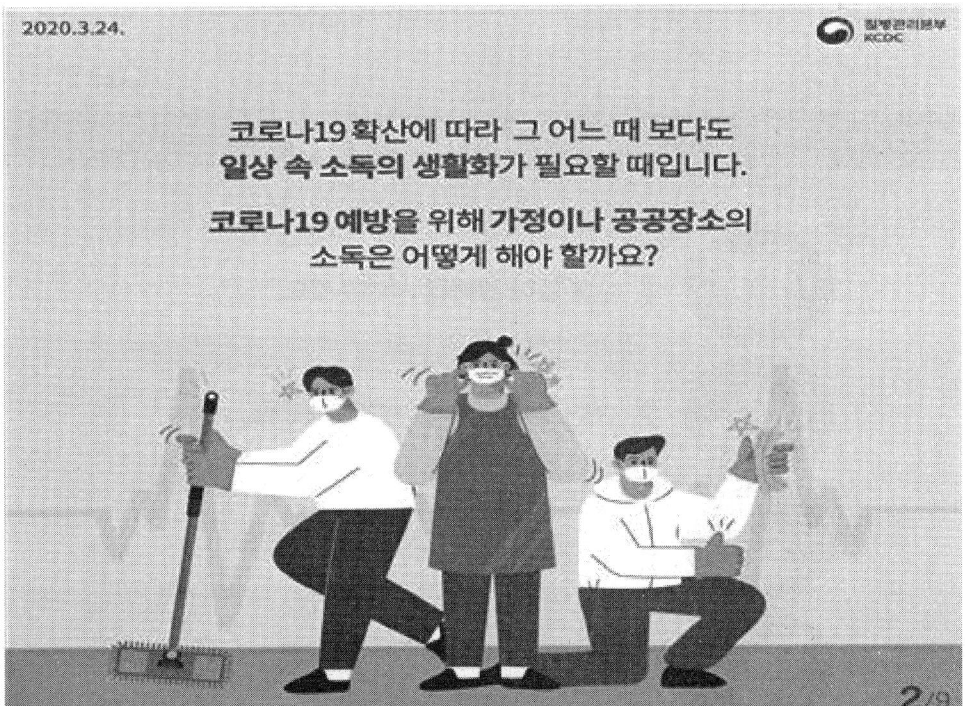

2020.3.24.
질병관리본부
KCDC
코로나19 확산에 따라 그 어느 때 보다도
일상 속 소독의 생활화가 필요할 때입니다.
코로나19 예방을 위해 가정이나 공공장소의
소독은 어떻게 해야 할까요?
2/9

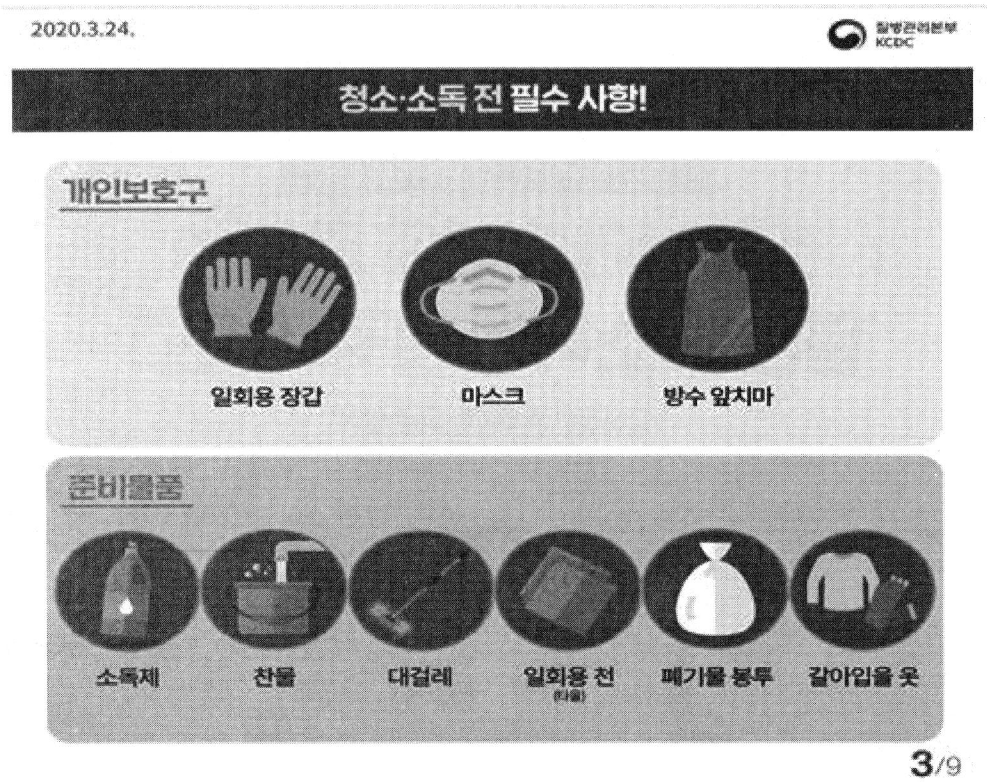
2020.3.24.
질병관리본부 KCDC
청소·소독 전 필수 사항!
개인보호구
일회용 장갑
마스크
방수 앞치마
준비물품
소독제
찬물
대걸레
일회용 천
(타올)
폐기물 봉투
갈아입을 옷
3/9

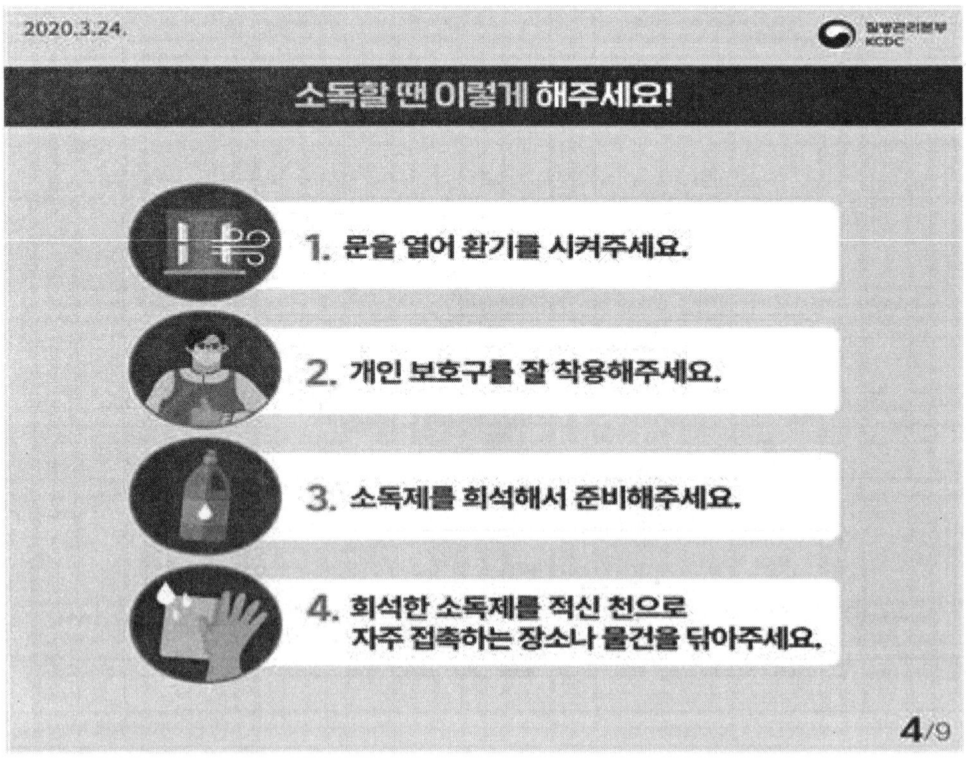
2020.3.24.
질병관리본부 KCDC
소독할 땐 이렇게 해주세요!
1. 문을 열어 환기를 시켜주세요.
2. 개인 보호구를 잘 착용해주세요.
3. 소독제를 희석해서 준비해주세요.
4. 희석한 소독제를 적신 천으로
자주 접촉하는 장소나 물건을 닦아주세요.
4/9

2020.3.24. 질병관리본부 KCDC

사람들이 자주 접촉하는 물체의 표면을 소독해주세요!

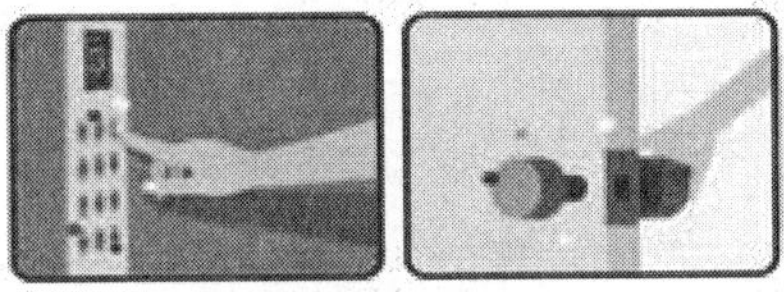

손잡이, 난간, 문고리, 팔걸이, 엘리베이터 버튼,
콘센트, 스위치 등 다양한 장치 등

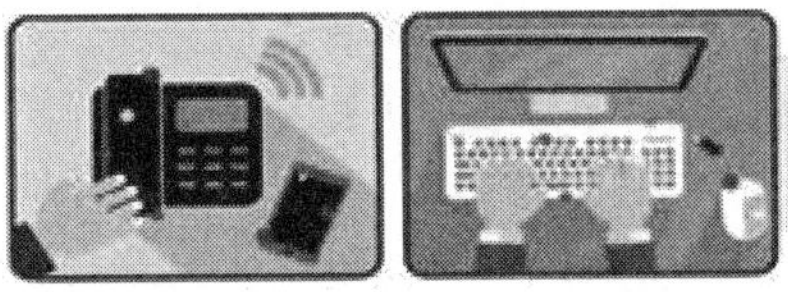

사무실에서 자주 접촉하는 물건의 표면
(예 : 키보드, 책상, 의자, 전화 등)

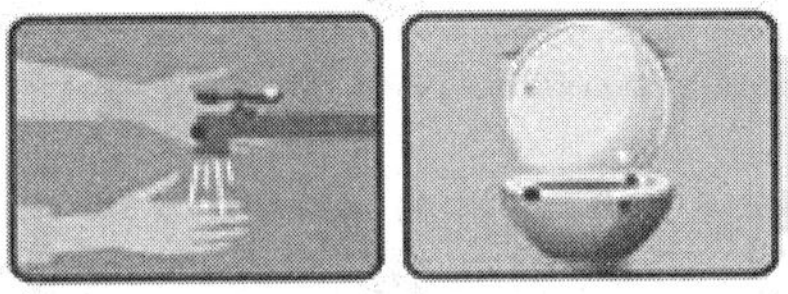

화장실 : 수도꼭지, 화장실 문 손잡이,
변기 덮개, 욕조, 화장실 표면 등

5/9

2020.3.24. 질병관리본부 KCDC

잠깐! 이렇게 소독해주세요!

- 70% 알코올(에탄올), 희석된 차아염소산나트륨 (가정용 락스) 등 (환경부 승인 또는 신고된 제품)을 충분히 적신 천으로 하루 한 번 이상 닦아서 소독해주세요.
- 소독제를 과도하게 사용하는 것은 NO!
청소 전/중/후 충분한 환기는 필수 OK!
※ 소독제 유해성 정보 및 유의 사항을 반드시 확인 후 사용해주세요
(코로나19 홈페이지 소독지침 활용)

6/9

2020.3.24. 질병관리본부 KCDC

건물 출입문 및 엘리베이터는 더 자주 청소 및 소독해주세요!

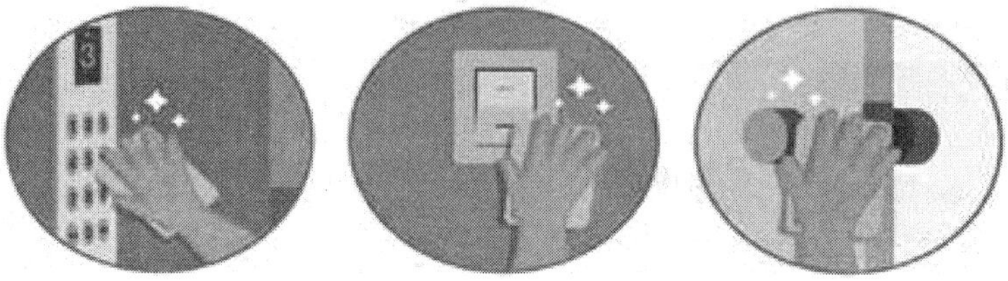

청소·소독 담당자는 **소독제를 충분히 적신 천으로**
문 손잡이와 엘리베이터 버튼을 닦아야 합니다.

이렇게 소독해주세요!

[예시] 차아염소산나트륨 희석액(500ppm)
=차아염소산나트륨10ml+찬물990ml(1,000ml까지 채우기)

소독제를 분사하는 소독방법은 감염원 에어로졸 발생, 흡입위험 증가 및 소독제와 표면의 접촉범위가 불분명하여 소독효과가 미흡하므로 **꼭 닦아서** 소독해주세요!

7/9

2020.3.24. 질병관리본부 KCDC

여기서 잠깐! 청소 및 소독이 끝났다면?

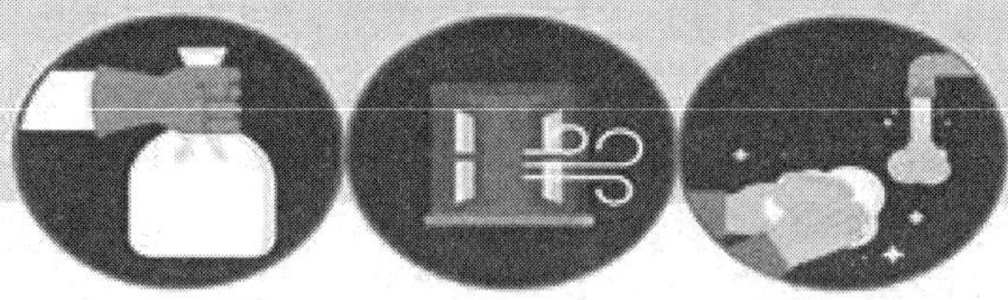

- 소독 후 발생한 폐기물은 종량제 봉투에 넣고 밀봉해서 버려주세요!
- 소독 후 사용 전까지 충분히 환기해주세요!
- 소독 후 손씻기, 샤워 등 개인위생을 꼭 실천해주세요!

8/9

[참고문헌]

감염관리의 일반적 지침 : 격리, 표준주의

감염관리지침서(Infection Control Manual), 이화여자대학교 의료원 운영 서울특별시 서남병원

대구지방식품의약품안전청, 한국도로공사 경북지역본부, 2009, 하이세이퍼매뉴얼

보건복지부, 2012, 식품위생법

보건소 대표 홈페이지 : http://chc.mohw.go.kr

식중독 예방 홍보사이트 : http://fm.kfda.go.kr

식품의약품안전청, 2012, 식품공전

식품의약품안전청, 2012, 식품안전관리지침

식품의약품안전청, 식중독예방 대국민 홍보사이트, http://fm.kfda.go.kr/

식품의약품안전청, 2009, 집단급식소 위생관리 매뉴얼

식품의약품안전청, 2011, 식품접객업소 식품안전관리 매뉴얼

식품의약품안전청, 2011, 집단급식소 조리사 특별위생교육

정기혜. (2013), 공중위생분야 현안과 향후 발전 방향, 보건복지포럼

정기혜. 윤시몬. 조주연, (2012), 이·미용업 등의 위생가이드라인 마련, 보건복지부, 한국보건사회연구원

진단급식소 등 위생관리 매뉴얼(2012), 희망서울 함께 만드는 서울, 함께 누리는 서울

질병관리본부 : http://www.cdc.go.kr

질병관리청(2020) http://www.kdca.go.kr

치과감염관리 표준정책 매뉴얼, 보건복지부, 대한치과의사협회, 2020. 06. 26

코로나바이러스감염증-19 대응 집단시설·다중이용시설 소독 안내(제3-4판) (2020.08), 중앙방역대책본부·중앙사고수습본부

코로나19 살균·소독제품의 안전한 사용을 위한 세부지침(환경부)

KONIS Manual 2019. (2019), 손위생, 중심정맥관 관련 혈류감염 예방, 대한감염관리간호사회, 대한의료관련감염관리학회, 전국의료관련감염감시체계

Engl J Med. 2020 Apr 16;382(16):1564-7, The Lancet Microbe 2020 Apr 10.1016/S2666-5247(20)30003

Occupational Safety and Health Branch, Labour Department, 2007. Chemical Safety in the Workplace: Guidance notes on safe use of chemical disinfectants.

불임 1

코로나19 살균 · 소독제품의 안전한 사용을 위한 세부지침('20.5.20.)

【 코로나19 살균 · 소독제품 오 · 남용 방지를 위한 안내 및 주의사항 】

◆ 일상생활과 경제 · 사회 활동을 유지하면서 코로나19 감염 예방 활동을 지속하는 '생활 속 거리두기'가 5.6일부터 시행되고 있습니다.

◆ 예방적 차원의 소독제 사용이 장기화되고, 오 · 남용 피해사례가 지속적으로 발생하여 소독제를 필요한 만큼 적절히 사용하기 위한 다음의 주의 사항을 알려 드립니다.

1 (인체에 무해한 성분?) 인체와 환경에 무해한 살균 · 소독제는 없습니다.

① 모든 살균 · 소독제 성분은 세균과 바이러스 등을 죽이거나 비활성화를 목적으로 하며 생명체에 독성을 가집니다. 그럼에도 불구하고 코로나19 등 감염병에 의한 건강 위험이 더 크기 때문에 바이러스를 제거하기 위해 소독제를 사용하는 것이므로 주의해서 사용해야 합니다.

② 특히 최근 코로나19 방역을 위해 일반적인 상황에 비해 소독제를 더 많이 더 자주 사용하고 있습니다. 신고 · 승인 제품이라 하더라도 인체 · 환경에 노출되는 양이 많아지면 해로울 수 있으니 소독이 필요한 곳에 필요한 만큼만 사용하는 것이 중요합니다.

2 (정부 승인 · 허가 소독제는 어떻게 써도 안전하다?) 해당 용도로 소관부처에서 승인 · 허가 받은 제품 여부 및 농도를 확인하고 사용해야 합니다.

① 살균 · 소독제는 사용 목적, 용도에 따라 여러 부처*에서 관리하고 있으므로, 어떠한 용도로 승인 · 허가 받은 것인지 확인하고 사용해야 합니다. 예를 들어 일반물체용 살균제를 몸에 직접 바르거나 식기 소독용으로 사용하면 안전성을 담보할 수 없습니다.

② 이 소독지침**에서 제시하는 코로나19 소독용으로 사용가능한 환경부 승인 · 신고된 살균 · 소독제는 WHO, EDC 등에서 효과가 있다고 권고한 유효성분(차아염소산나트륨, 에탄올 등)을 유효농도 이상 함유한 제품입니다.

* 감염병 예방용 · 방역용 소독제(환경부, 안전확인대상생활화학제품 승인), 일반 물체, 욕실, 세탁용 등 자가 소독용 살균제(환경부, 안전확인대상생활화학제품 신고), 손소독제(식약처, 의약외품 허가), 식품, 식품용 기구 등의 살균 · 소독제(식

약처, 식품첨가물) 등 용도별 승인 · 허가 여부 확인

** 「코로나바이러스감염증-19 대응 집단시설 · 다중이용시설 소독 안내」의 붙임 7 「코로나19 살균 · 소독제품의 안전한 사용을 위한 세부지침」에 사용가능 살균소독제 성분별 특성 및 주의사항 등 안전정보를 제공하며 환경부 승인 · 신고 제품 목록은 초록누리(ecolife.me.go.kr) 공지사항에서 확인 가능

3 **(공기를 소독한다?)** 소독제의 성분이 바이러스를 제거하는 효과를 보이는 농도라면 피부, 눈, 호흡기에도 자극을 주게 됩니다. 따라서 공기 중에 분무/분사 등의 인체 노출 위험이 높은 소독방식은 권장하지 않습니다.

① **(효과적이며 안전한 소독법)** 효과적으로 바이러스 전파를 예방하기 위해서는 공간을 소독하기 보다는 신체 접촉이 빈번한 '물체 표면'(손잡이, 전화기, 책상, 의자 등) 및 방바닥, 마룻바닥 등 표면 위주로 소독제를 사용하여 자주 닦고, 일정시간 경과 후 물을 적신 천 등으로 닦아 내는 소독방법이 효과적이며 안전합니다.

② **(소독제 과다 사용 예방법)** 표면에 기름, 유기물질 등이 있는 경우 소독제와 반응하여 소독 효과가 줄어들게 되므로 먼지와 이물질을 세제로 제거 후 소독해야 적정사용량으로 소독 효과를 볼 수 있습니다.

③ **(소독이 권고되지 않는 대상)** 일반적인 소독제는 단단한 물체 및 표면소독용입니다. 카펫, 침구 등 다공성 물체표면에 사용하는 경우 소독제가 남아 인체에 해로울 수 있어 주의해야 합니다. 섬유재질의 물체는 소독제를 사용한 소독보다는 주기적인 세탁을 권장합니다.

4 **(야외 공간도 소독한다?)** 소독제를 도로 및 길가, 자연 환경에 대량으로 살포하면 인체 · 환경에 악영향이 있을 수 있어 자제해야 합니다.

① WHO 등에 따르면 도로 및 길가, 자연 환경 등 실외를 소독하는 것은 바이러스 확산 예방에 도움이 된다는 과학적 증거가 부족합니다.

② 실외에 소독제를 살포하는 경우 소독 효과는 미미하고 소독제 성분이 주변으로 확산되어 환경 및 인체에 위해할 수 있습니다.

③ 또한 소독제 성분은 환경에 잔류하여 생태 환경에 해를 끼칠 수 있습니다. 실외 공간에서 대량으로 사용 시 소독제에 내성이 있는 생물종을 증가시키는 등 부정적 영향이 있으니 자제해야 합니다.

5 **(소독제를 안전하게 사용하려면?)** 용도에 맞게 정부의 승인 · 허가를 받은 소독제를 선택하고 소독이 반드시 필요한 곳에만 사용방법 및 주의사항을 지켜 최소한으로 사용하기를 권고합니다.

① **(소독시 보호장비)** 소독 시에는 보호장비(장갑, 마스크, 안면보호구 등)를 착용하여 피부와 눈, 호흡기를 통해 소독제 성분에 노출되지 않도록 주의합니다.

② **(소독 후 조치)** 시설, 물체 및 표면(방바닥, 마룻바닥 등 등)을 닦아서 소독했다면, 충분히 환기하고 잔여물이 없도록 닦아내는 등 소독제를 충분히 제거한 후 사용해야 합니다.

③ **(영유아 등 노약자)** 어린이, 노인 등 노약자는 감염 뿐 아니라 소독제 성분 노출에도 취약합니다. 어린이집, 학교, 노인정 등에서는,

- 소독제를 과량 사용하지 않도록 주의하고,
- 공간 소독은 자제하며,
- 접촉이 많은 물체 표면과 방바닥 등 위주로 소독제를 헝겊에 묻혀 닦아내는 방법으로 소독합니다.
- 특히 영유아는 빠는 행위로 인해 바닥이나 물체표면에 남은 소독제를 섭취할 수 있으므로, 어린이집이나 영유아가 있는 가정에서는 소독 후 깨끗한 물을 적신 수건으로 소독제 잔여물을 닦아내는 것이 좋습니다.

붙임 2

개인보호구 착 · 탈의 및 손위생 방법(WHO, 2020)

▶개인보호구 착용 순서

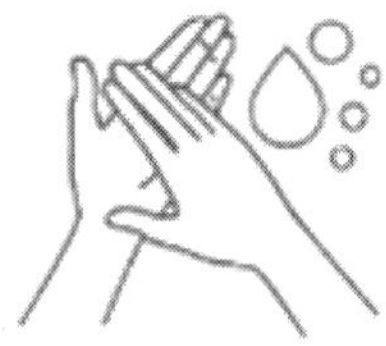	1. 손 위생을 시행한다. • 물과 비누를 이용하여 40~60초간 손 씻기 • 또는 알콜 손소독제를 이용하여 20~30초간 손 씻기
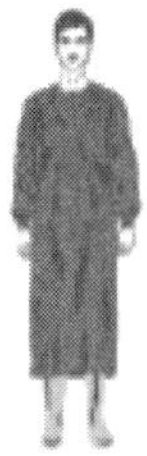	2. 가운을 입는다.
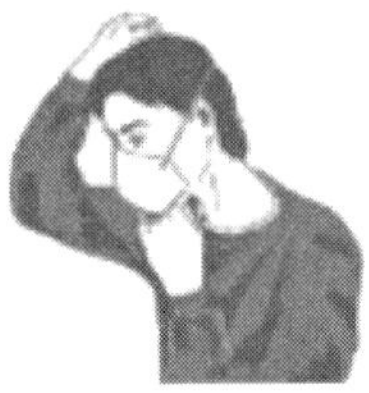	3. 보건용 마스크(KF94 동급 이상)를 착용한다.
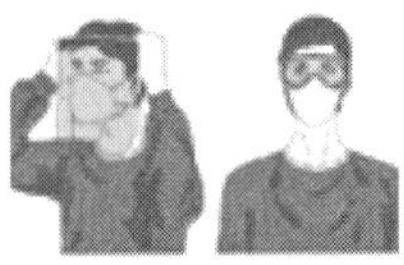	4. 고글이나 안면보호구를 착용한다.
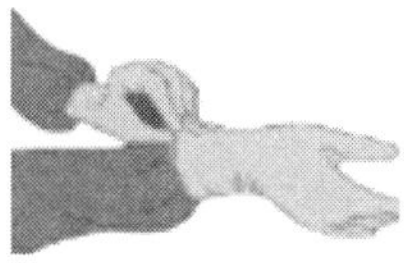	5. 장갑을 끼고 옷소매 위를 덮도록 주의하여 착용한다.
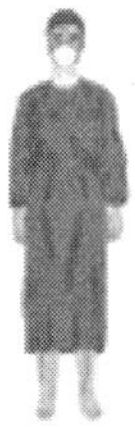	개인보호구 착용 완료 모습

▶개인보호구 탈의 순서

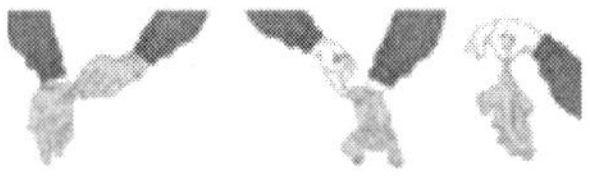	1. 장갑을 벗는다.
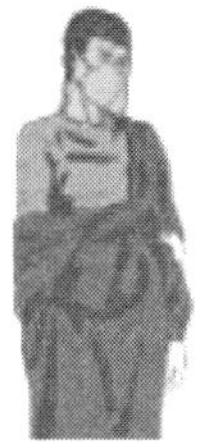	2. 신체를 오염시키지 않도록 가운을 주의하여 탈의한다.
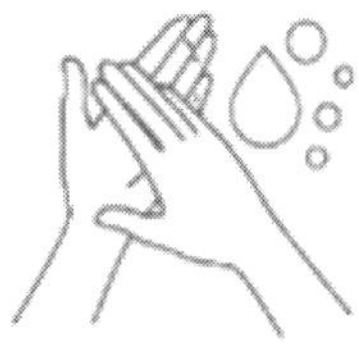	3. 손 위생을 시행한다. • 물과 비누를 이용하여 40~60초간 손 씻기 • 또는 알콜 손소독제를 이용하여 20~30초간 손 씻기
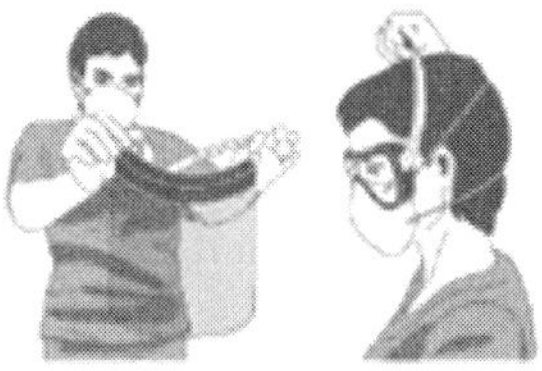	4. 고글이나 안면보호구를 제거한다.
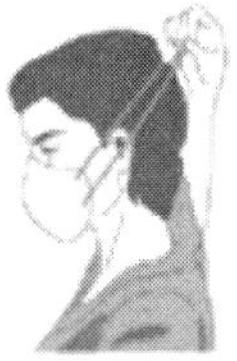	5. 마스크를 전면부를 만지지 말고 뒤쪽의 끈 부분을 잡아 마스크를 제거한다.
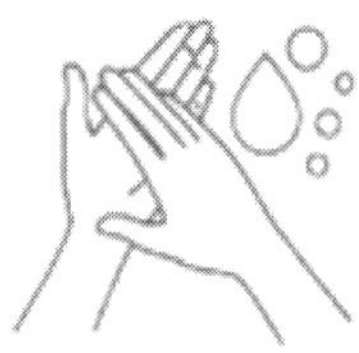	6. 손 위생을 시행한다. • 물과 비누를 이용하여 40~60초간 손 씻기 • 또는 알콜 손소독제를 이용하여 20~30초간 손 씻기

붙임 3

코로나바이러스감염증-19 관련 폐기물 안전관리 특별대책(제3판) 발췌

〈환경부 3.2. 기준 코로나바이러스감염증-19 관련 폐기물 안전관리 특별대책 참조〉

1 격리의료폐기물의 안전처리 방안

【발생 및 보관】

- (배출) 배출장소에서 바로 격리의료폐기물 전용용기에 투입(병원내 이동 최소화)하고 밀폐(전용봉투+전용용기 2중 밀폐: 붙임2 참조)
  - * 폐기물 투입 전과 밀폐 후 소독 처리
  - ** 전용봉투가 찢어지거나 외부로 누출될 우려가 없는 의료진 또는 폐기물 수거업체 등이 사용한 개인보호구(마스크, 보호복) 등에 대해, 합성수지 전용용기 수급이 원활하지 않을 경우에 합성수지 전용용기 대신 골판지 전용용기를 사용할 수 있음
  - – 확진환자의 남은 음식물도 구분하여 격리의료폐기물 용기에 투입 후 처리
    - ※ 병원 전체가 격리(공동격리)되어 발생 음식물폐기물을 의료폐기물 전용 용기에 투입이 불가능할 경우, 소독 후 일괄 소각 처리(지자체 공공소각장 또는 사업장폐기물 소각장)
  - – 침대 시트, 베개 덮개, 담요 등의 세탁 가능 직물은 중앙방역대책본부 지침에 따라 세제나 소독제를 사용하여 세탁기로 온수세탁 후 재사용

〈참고〉「코로나바이러스감염증-19」 환자 이용 집단시설 · 다중이용시설 소독 안내 (중앙 방역대책본부 · 중앙사고수습본부) • 침대 시트 베개 덮개, 담요, 커튼 등 세탁 가능 직물은 세제나 소독제를 사용하여 세탁기로 온수세탁 • 환자가 사용한 매트리스, 베개, 쿠션 또는 카펫은 전문소독업체에 위탁하여 적절하게 소독 ⇒ 자세한 사항은 중앙방역대책본부 · 중앙사고수습본부 소독 안내 지침 참고

- (보관) 해당 폐기물은 당일 반출 원칙, 병원 내 보관 최소화
  - – 병원내 보관 시 지정된 보관창고에 다른 폐기물과 구분하여 보관
  - – 조직물류 형태는 전용 냉장시설(4℃ 이하)에 반드시 보관하고, 부패위험이 없는 격리폐기물도 최대한 냉장보관이 원칙
  - – 보관창고는 매일 소독하고, 의료폐기물이 밖에서 보이지 않는 구조 및 외부인 출

입 제한

【수집 · 운반】

- 전용용기에 밀폐 포장한 상태로 임시보관장소를 경유하지 않고 의료폐기물 소각업체로 직송하여 소각처리
- 밀폐된 적재함에서 운반 중 4℃ 이하 유지, 적재함 사용시 마다 약물소독

【소각처리】

- 해당 폐기물 입고 즉시 전용용기에 담긴 상태로 바로 소각로 투입

※ 처리 상황과 최종 처분여부는 환경공단과 함께 상시 모니터링

[현행규정보다 강화된 코로나-19 격리의료폐기물 관리방안]

구분	배출자 보관	운반	처리
격리폐기물 현행규정	• 7일까지 보관 • 합성수지 전용용기 • 전용 보관창고 (조직물류 냉장보관) • 보관창고 소독	• 냉장운반 • 임시보관(2일)	• 처리기한 2일 • 전용보관 창고 (조직물류 냉장보관)
격리폐기물 관리강화	• 당일 위탁처리 (1~2일 이내 보관) • 냉장보관 원칙 • 전용용기 투입 전후 소독	• 임시보관금지, 당일 운반 • 사용시 마다 차량약물 소독	• 당일 소각처리

※ 단, 특별자치도와 육지와 연결이 되지 않은 도서 지역의 경우 특수성을 감안하여 별도 보관(4일 이내)하되 신속 운반 · 처리(2일 이내)

❷ 생활치료센터 폐기물의 안전처리 방안

- 확진환자에게서 발생하는 모든 폐기물(음식물쓰레기 포함)을 격리의료폐기물로 ① 소독 · 밀봉 배출, ② 상시소독, ③ 전량 일일소각 처리

  * 코로나19 생활치료센터의 경우 생활 및 의료지원이 실시되는 특수성을 감안하여 「폐기물관리법」상 의료폐기물 배출기관으로 간주

  – (배출) 환자가 직접 폐기물을 소독하고 전용봉투 및 합성수지 전용용기에 담아 밀봉한 후 문전 배출

  – (수거 · 보관) 매일 정해진 시간에 관리인력이 문전 수거 및 소독 후 지정한 별도

(임시)보관장소*에 보관

* 의료폐기물이 밖에서 보이지 않는 구조(별도 공간, 임시 컨테이너 등)로 외부인의 출입을 제한하여야 하며, 매일 1회 이상 약물로 소독하여야 함

– (운반 · 처리) 지정된 수집 · 운반업체에서 보관장소에 보관된 폐기물을 지정된 처리업체에 당일 운반하여 소각처리

• 확진환자와의 접촉 없이 생활치료센터 운영 · 지원 과정에서 발생하는 생활폐기물은 일반의료폐기물로 강화하여 소각처리

– 센터 내 격리의료폐기물과 마찬가지로 소독 · 밀봉하여 전량 일일소각 처리하되 합성수지 전용용기가 아닌 골판지 전용용기 사용

• 생활치료센터 전담 수거 · 처리업체 지정 · 관리

– 유역 · 지방환경청은 생활치료센터 전담 수거 · 처리업체를 지정하고, 일일 폐기물 발생량 및 처리량 확인 후 환경부로 보고

3 자가격리자 폐기물의 안전처리 방안

• 자가격리자에 전용봉투 및 소독약품을 무상지급

– 유역 · 지방환경청은 시 · 군 · 구 보건소를 통해 자가격리자에게 봉투형 전용용기, 소독약품 등을 무상으로 제공

• 폐기물에 대한 안전관리 방법 및 배출요령에 관한 매뉴얼* 보급(붙임4)

* 소독방법, 폐기물 투입 및 보관 · 처리방법, 확정판정 시 협조요청 사항 등

• 발생된 폐기물을 매뉴얼에 따라 다음과 같이 배출 · 처리

① 증상 미발생 시 발생된 폐기물의 경우

– (배출) 배출자제를 원칙으로 극히 예외적인 상황에만 배출하며, 자가 격리자는 폐기물(음식물쓰레기 포함)을 소독한 후 의료폐기물 전용봉투에 담아 밀봉한 후 다시 종량제 봉투에 넣고 보건소에 연락하여 배출

※ 전용봉투가 없는 경우 종량제봉투를 활용하여 2중 밀폐

– (수거 · 처리) 자가격리자를 모니터하는 지자체 보건담당자와 협조체계를 구축하여 시 · 군 · 구 생활폐기물 담당부서(생활폐기물처리업체)에서 수거하여 생활폐기물로 소각처리

※ 다만 지자체 여건상 기존 생활폐기물 처리방식이 소각이 아닌 매립 등의 방식일 경우 기존 방식으로 안전하게 처리

② 자가격리 중 코로나-19 증상 발현 시 또는 확진판정 받은 자가 격리장소에서 발생시킨 폐기물의 경우

- (배출) 폐기물을 소독한 후 의료폐기물 전용봉투에 담아 밀봉한 후 다시 종량제 봉투에 넣어 보관
- (수거 · 처리) 보건소로 폐기물을 안전하게 이동시킨 후 보건소에서 계약한 의료폐기물 수집 · 운반 · 처리업체를 통해 합성수지 전용용기에 담아 수거하여 당일 소각처리

  ※ 발생량 과다로 당일처리가 어려운 등 불가피한 상황 발생시 지방(유역)환경청에 연락하여 처리

  ※ 자가격리가 해제된 경우(음성 판정) 의료폐기물 전용봉투에 담아 보관중인 폐기물은 종량제 봉투에 담아 생활폐기물로 배출하여 소각처리

4 확진환자 방문지 및 다중이용시설 폐기물

- 환자에 노출된 지역은 질병관리본부의 지침에 따라 적정 소독 처리한 후, 다음날까지 하루 정도 충분히 환기 후 사용재개 권고하며, 관련 폐기물은 종량제 봉투에 담아 이중밀폐 · 소독 후 공공소각장 등에서 소각처리
  - 소독 처리 과정에서 발생하는 방진복, 마스크 등은 의료폐기물로 처리

〈자가격리자 폐기물 보관 · 처리 체계〉

폐기물보관 〈자가격리자〉	**폐기물 배출이 불가피한 경우** 〈자가격리자 → 보건소 담당자〉	⇒	**처리요청** 〈보건소 담당자 → 생활폐기물 담당자〉	⇒	**수거 · 처리** 〈생활폐기물 담당자〉
· 전용봉투에 폐기물 투입 보관 · 소독실시 · 격리해제(음성판정) 시까지 보관원칙	· 전용봉투 소독 후 종량제 봉투 2중 포장 후 다시 소독(자가격리자)		· 폐기물 수거 또는 처리 요청(배출위치, 시간 등 통보)		· 폐기물 수거 시 마스크 등 개인 보호장비 철저 이행 · 공공소각장 등에서 조속히 처리
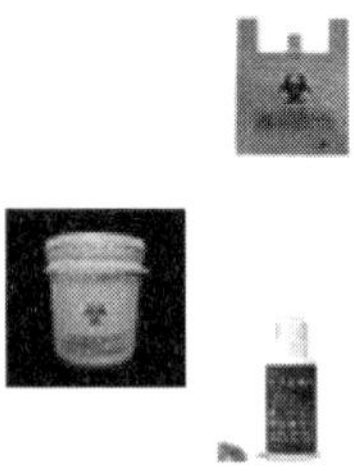	**증상의심시 /확진판정시** 〈보건소 담당자〉	⇒	**격리장소 소독** 〈보건소 담당자〉	⇒	**수거 · 처리** 〈보건소 담당자, 지방환경청〉
	· 격리자 병원이송 · 관할 지방환경청 신속 연락 · 통보		· 격리장소 등 소독		· 보건소 소독 후 폐기물 반출 · 보건소계약 의료폐기물 처리업체 연락, 수거 · 처리 · (불가피한 상황 시 환경청 지정 업체 수거 · 처리) · 의료폐기물 소각업체에서 소각 처리

- 집단시설 및 다중이용시설에 대한 감염 예방 소독작업 후 발생하는 폐기물은 이중밀폐 · 소독 후 공공소각장 등에서 소각처리

5 폐기물 종사자 지원 및 사고예방

- (폐기물 종사자) 의료폐기물 지도 · 단속 요원, 코로나-19 폐기물 수집 · 운반, 처리업체 종사자는 개인보호구* 철저 사용으로 감염예방 및 확산방지
  * 개인 소독약품, 마스크, 고글, 보호장갑 및 일회용 가운 등으로 보건복지부, 질병관리본부에서 권장하는 보호장비 착용
- (환자이송 119 구급대 등) 코로나-19 의심환자 등의 수송에 따라 발생되는 의료폐기물의 적정 처리(시 · 도)
- (운송사고 예방) 의료폐기물 수집 · 운반차량 소독 강화, 안전운행 수칙 준수 및 사고예방관리 철저(의료폐기물처리공제조합)
- (특별점검) 기관장 전담제를 통해 이행상황 점검
  - 종합병원 : 유역 · 지방환경청
  - 종합병원 외 의료기관(병원, 치과병원, 한방병원, 요양병원) : 지자체
  - 수집 · 운반업체, 소각처리업체 : 유역 · 지방환경청 1:1 전담 관리

붙임 4

소독 관련 법적 근거 및 조치 사항

- (법적 근거)「감염병의 예방 및 관리에 관한 법률」
  - 제47조(감염병 유행에 대한 방역 조치)
    - ㅁ 제5호 감염병병원체에 오염된 장소에 대한 소독이나 그 밖에 필요한 조치를 명하는 것
  - 제48조(오염장소 등의 소독 조치)
    - ㅁ (제2항) 소독 등의 조치에 관하여 필요한 사항은 보건복지부령*으로 정함
    - * 감염병예방법 시행규칙 제35조(소독의 기준 및 방법) 별표 5 및 별표 6 : 코로나19는 신종감염병증후군이므로 법령에서 제시하지 않은 소독의 기준 및 방법 등 소독관련 세부사항은 본 지침을 준수
  - 제49조(감염병의 예방 조치)
    - ㅁ 제1항제8호 공중위생에 관계있는 시설 또는 장소에 대한 소독
    - ㅁ 제1항제13호 감염병병원체에 오염된 건물에 대한 소독이나 그 밖에 필요한 조치를 명하는 것
- **(소독명령)** 보건복지부장관, 시 · 도지사 또는 시장 · 군수 · 구청장(보건소)은 오염된 시설을 관리 · 운영자에게 소독시행 명령 통지
  - * 시설명, 소독범위, 소독일자 등을 구체적으로 적시
- **(소독이행)** 소독명령을 받은 시설의 관리 · 운영자는 감염병예방법 시행규칙 「별표 6호. 소독의 방법」 중 제5호 소독약품의 사용에 의한 소독을 시행해야 함
  - * 보건소장은 필요한 경우 소독실시를 지도 · 감독할 수 있음
  - 소독명령을 받은 오염된 장소의 관리 · 운영자는 소독업무 대행자에게 소독시행 후 소독증명서를 발급받아 보관
  - * 소독을 실시한 소독업자는 서식 11. 소독증명서를 소독을 실시한 시설의 관리 · 운영자에게 발급
- 보건소장은 소독증명서 등을 확인하여 소독기준 미준수 등으로 재소독이 필요하다고 판단한 경우, 소독기준에 따라 다시 소독할 것을 명령할 수 있음

붙임 5

방역조치 관련 서식(서식 1, 서식 2)

서식 1 방역조치 관련 서식

<table>
<tr><td colspan="7">일시적 폐쇄 □ 출입금지 □ 이동제한 □
의료기관 업무정지 □ 소독 □ 명령서 □</td></tr>
<tr><td rowspan="2">해당시설</td><td colspan="6">명칭</td></tr>
<tr><td colspan="6">소재지</td></tr>
<tr><td rowspan="2">소유자
(관리자)</td><td colspan="3">성명</td><td colspan="3">생년월일</td></tr>
<tr><td colspan="3">주소</td><td colspan="3">전화번호</td></tr>
<tr><td rowspan="3">명령의 내용</td><td colspan="4">명령의 구분</td><td></td><td>이행기간</td></tr>
<tr><td>일시적 폐쇄</td><td>출입금지</td><td>이동제한</td><td>의료기관
업무정지</td><td>소독</td><td rowspan="2">2020. . .
00:00
–2020. . .
00:00</td></tr>
<tr><td></td><td></td><td></td><td></td><td></td></tr>
<tr><td rowspan="2">명령대상</td><td rowspan="2">범위</td><td colspan="2">시설 전체</td><td colspan="3">시설 일부
(범위 한정 시 구체적으로 기재)</td></tr>
<tr><td colspan="2"></td><td colspan="3"></td></tr>
<tr><td>준수사항</td><td colspan="6">환자 이용 공간(구역)은 소독을 실시한 후, 시설별 사용 재개 기준은 사용된 소독제의 종류별 특성 및 시설의 용도 등을 고려하여 조정 가능
* 소독 이후 바이러스는 사멸하나, 사용 재개 시점의 결정은 소독제별 특성이 상이하여 일괄 적용이 불가하므로 제품별 주의사항 고려 필요
* 차아염소산나트륨(1,000ppm 이상) 사용하여 소독한 경우 충분히 환기한 다음 장소 사용가능(소독하고 하루 정도 사용을 제한하고 충분한 환기 후 사용할 것을 권고)</td></tr>
<tr><td colspan="7">「감염병의 예방 및 관리에 관한 법률」 제47조 제1호(일시적 폐쇄, 출입금지, 이동제한), 제2호(의료기관 업무정지), 제5호(소독) 등에 따라 위와 같이 일시적 폐쇄 · 출입금지 · 이동제한 · 의료기관 업무정지 · 소독을 명합니다.</td></tr>
<tr><td colspan="7">년 월 일</td></tr>
<tr><td colspan="7">○○○ 보건소장
(관인생략)</td></tr>
<tr><td colspan="7">유의사항</td></tr>
<tr><td colspan="7">「감염병의 예방 및 관리에 관한 법률」 제47조에 따른 일시적 폐쇄 · 출입금지 · 이동제한 · 의료기관 업무정지 · 소독 명령을 위반한 경우에는 같은 법 제80조 제7호에 따라 300만원 이하의 벌금에 처하게 됩니다.</td></tr>
</table>

서식 2 소독 증명서

■ 감염병의 예방 및 관리에 관한 법률 시행규칙 [별지 제28호서식]

제 호

소 독 증 명 서

<table>
<tr><td rowspan="4">대상 시설</td><td colspan="2">상호(명칭)</td><td>실시 면적(용적)
㎡(　　　㎥)</td></tr>
<tr><td colspan="3">소재지</td></tr>
<tr><td rowspan="2">관리(운영)자 확인</td><td colspan="2">직위</td></tr>
<tr><td colspan="2">성명
(인)</td></tr>
<tr><td>소독기간</td><td colspan="3">~</td></tr>
<tr><td rowspan="2">소독 내용</td><td colspan="3">종류</td></tr>
<tr><td colspan="3">약품 사용 내용</td></tr>
</table>

「감염병의 예방 및 관리에 관한 법률」 제54조제1항 및 같은 법 시행규칙 제40조제2항에 따라 위와 같이 소독을 실시하였음을 증명합니다.

년 월 일

소독 실시자 상호(명칭)
소재지
성명(대표자) (인)

210mm×297mm(일반용지 60g/㎡)

붙임 6

공중위생관리법 시행규칙 [별표 4] 〈개정 2020. 8. 28.〉

공중위생영업자가 준수하여야 하는 위생관리기준 등(제7조 관련)

1. 숙박업자

가. 객실 · 침구 등의 청결

(1) 객실 · 접객대 · 로비시설 · 복도 · 계단 · 욕실 · 샤워시설 · 세면시설 및 화장실 등에는 해충이 발생하지 아니하도록 매월 1회 이상 소독을 하여야 한다. 다만, 감염병의 예방 및 관리에 관한 법령이 정하는 바에 따라 소독을 하여야 하는 업소의 경우에는 관계법령이 정하는 바에 의한다.

(2) 요 · 이불 · 베개 등 침구의 포와 수건은 숙박자 1인이 사용할 때마다 세탁하여야 하며, 수시로 일광 그 밖의 방법에 따라 건조시켜야 한다.

(3) 객실의 물은 「식품위생법」 제14조에 따라 작성 · 보급되는 식품 등의 공전에 따른 접객용음용수 규격에 적합한 물이어야 하고, 깨끗한 용기에 담아 비치하여야 한다.

(4) 객실 · 욕실 등의 위생적인 관리를 위하여 수시로 청소하고, 청소할 때에는 그에 적합한 도구를 용도별로 구분해 사용해야 한다.

나. 욕실 등의 위생관리 및 수질관리

(1) 원수는 별표 2 I 제1호에 따른 기준에 적합해야 한다.

(2) 숙박업소에서 사용하는 저수조는 「수도법」 등 관련 법령에 따라 소독 · 청소해야 한다.

다. 환기 및 조명

(1) 환기용 창 등은 수시로 개방하여 환기가 충분히 될 수 있도록 하여야 한다.

(2) 기계환기설비는 항상 가동될 수 있도록 하고, 수시로 가동시켜 환기가 충분히 될 수 있도록 하여야 한다.

(3) 객실 · 접객대 및 로비시설의 조명도는 75럭스(lux) 이상이 되도록 유지하여야 하며, 복도 · 계단 · 욕실 · 샤워시설 · 세면시설 및 화장실의 조명도는 20럭스(복도

및 계단의 경우 심야에서 10럭스) 이상이 되도록 유지하여야 한다.

라. 그 밖의 준수사항

(1) 숙박영업자는 업소 내에 숙박업신고증을, 접객대에 숙박요금표를 각각 게시해야 하며, 게시된 숙박요금을 준수해야 한다.

(2) 숙박업(생활)의 취사시설은 「도시가스사업법」, 「액화석유가스의 안전관리 및 사업법」, 「소방시설 설치 · 유지 및 안전관리에 관한 법률」 및 그 밖의 관계 법령에서 정하는 기준에 적합하게 설치 · 관리되어야 한다.

(3) 객실 주변에 호실별 또는 동별 난방을 위한 개별 난방설비를 설치하는 경우(「도시가스사업법」 등 관계 법령에 따라 안전설비를 설치하는 경우는 제외한다)에는 개별 난방설비 주변 또는 객실 내에 「화재예방, 소방시설 설치 · 유지 및 안전관리에 관한 법률」 제36조제3항에 따라 제품검사를 받은 일산화탄소 경보기를 설치해야 한다.

(4) 건물의 일부를 대상으로 숙박업을 하는 경우에는 다음을 준수해야 한다.

(가) 접객대, 로비, 입구 등에 건물의 일부를 대상으로 숙박업이 이루어지고 있다는 사실을 표시하고, 객실 입구에는 해당 객실의 운영책임자와 비상연락처를 표시해야 한다.

(나) 매년 12월 31일까지 또는 시 · 도지사가 정하는 시기마다 객실 수 및 영업장 면적 현황을 관할 관청에 보고해야 한다.

2. 목욕장업자

가. 목욕실 등의 청결 및 수질관리

(1) 목욕실은 해충이 발생되지 아니하도록 매월 1회 이상 소독을 하여야 한다.

(2) 탈의실 · 옷장 · 목욕실 · 발한실 · 물통 · 깔판 · 휴게실 · 휴식실 · 현관 및 화장실 등은 매일 1회 이상, 배수시설 및 오수조는 수시로 청소하여야 한다.

(3) 수건 · 가운 및 대여복을 손님에게 제공할 때에는 반드시 세탁한 것을 제공하여야 한다.

(4) 빗을 비치할 경우에는 사용하지 아니한 것과 사용한 것을 각각 다른 용기에 넣어 보관하여야 하며, 사용한 빗은 소독하여야 한다.

(5) 부대설비로 좌욕기 및 훈증기 등을 설치하는 경우에는 손님 1인이 사용할 때마다

반드시 소독하여야 한다.

(6) 목욕물은 매년 1회 이상 별표 2 Ⅱ에 따른 수질검사를 하여야 한다. 다만, 수돗물을 사용하는 경우에는 원수에 대한 수질검사를 하지 않을 수 있다.

(7) 욕조수를 순환하여 여과시키는 경우에는 다음의 기준에 따라야 한다.

(가) 염소소독을 실시하는 경우에는 매주 1회 이상 욕조수의 온도 및 유리잔류염소 농도를 측정하고 그 결과를 기록해야 한다. 다만, 욕조수를 전부 교체한 경우에는 그 온도 및 유리잔류염소 농도를 측정하지 않고 욕조수 교체사실만 기록할 수 있다.

(나) 매년 1회 이상 제15조 각 호의 어느 하나에 해당하는 검사기관에 의뢰하여 레지오넬라균 검사를 해야 한다.

(8) 욕조수 관리에 관한 사항을 보기 쉬운 곳에 게시해야 한다.

(9) 목욕업소에서 사용하는 저수조는 「수도법」 등 관련 법령에 따른 방법으로 소독·청소해야 한다.

(10) 목욕장 안의 먹는 물은 「식품위생법」 제14조에 따라 작성·보급되는 식품 등의 공전에 따른 접객용음용수 규격에 적합한 물이어야 한다.

나. 발한실 등의 안전관리

발한실 안에는 온도계를 비치하고, 발한실 안과 밖(입구 등)에 아래에 해당하는 사람에 대한 입욕 주의사항 등에 관한 내용이 포함된 게시문을 목욕장을 이용하는 사람이 알아보기 쉬운 크기와 형태로 붙여야 한다.

1) 감기에 걸렸거나 만 5세 미만 또는 전신 쇠약 증세의 어린이
2) 수축기 혈압이 180mmHg 이상인 사람
3) 백내장이 우려되거나 안면홍조증 환자
4) 노약자·임산부·고열환자 및 중증심장병 환자
5) 술을 마신 후 2시간 이내의 사람
6) 출혈을 많이 한 사람

다. 조명 및 환기

(1) 발한실·휴게실·탈의실·접객대·복도·계단·현관 및 화장실 그 밖에 입욕자가 직접 이용하는 장소의 조명도는 75럭스 이상이 유지되도록 하여야 한다.

(2) 휴식실 · 목욕실 및 세면시설의 조명도는 40럭스 이상이 유지되도록 하여야 한다.

(3) 목욕실 · 편의시설 · 휴게실 및 휴식실 등에는 실내공기를 정화할 수 있는 용량에 맞는 환풍시설 및 정화시설을 설치하거나 환기용 창을 설치하여야 한다.

라. 그 밖의 준수사항

(1) 다음에 해당되는 자를 출입시켜서는 아니된다.

(가) 감염병환자로 인정되는 자(온천수 또는 해수를 사용하는 목욕장으로서 환자의 요양을 위한 입욕시설에서 입욕하는 경우를 제외한다)

(나) 다른 사람의 목욕에 방해가 될 우려가 있다고 인정되는 정신질환자

(다) 음주 등으로 목욕장의 정상적인 이용이 곤란하다고 인정되는 자

(2) 목욕실 및 탈의실은 만 4세(48개월) 이상의 남녀를 함께 입장시켜서는 안된다.

(3) 목욕실 · 탈의실 및 발한실에 종사하는 자는 남자목욕장의 경우에는 남자, 여자목욕장의 경우에는 여자에 한하여 종사하도록 하여야 한다. 다만, 영업시간 외에 목욕장의 시설 및 설비의 청소, 유지 또는 보수를 하는 경우에는 그러하지 아니하다.

(4) 목욕실 · 탈의실 및 발한실에 이성의 입욕보조행위를 하는 자를 두어서는 아니된다.

(5) 영업소 안에 목욕업신고증, 접객대에 목욕요금표를 게시하여야 한다.

(6) 삭제 〈2014.7.1〉

(7) 법 제2조제1항제3호나목의 규정에 의한 서비스를 제공하는 목욕장업의 영업자가 남녀공용 발한실을 운영하고자 하는 경우에는 발한복을 착용한 뒤 출입하거나 이용할 수 있게 하여야 한다.

(8) 숙박에 이용되는 침구류 등을 비치하여서는 아니된다. 다만, 이용자의 일시적 수면이나 휴식을 위한 대형타월 및 베개 등은 비치할 수 있다.

(9) 삭제 〈2014.7.1〉

(10) 법 제2조제1항제3호나목에 따른 서비스를 제공하는 목욕장업으로서 24시간 영업을 하는 영업소의 경우에는 오후 10시부터 오전 5시까지의 범위에서 시 · 도지사가 법 제9조의2에 따라 정하는 시간에는 청소년(「청소년보호법」에서 정한 청소년을 말한다. 이하 같다)의 출입을 제한하여야 한다. 다만, 친권자 또는 후견인이 동행하거나 친권자 또는 후견인의 출입동의서를 받은 경우, 그 밖에 친권자를 대신하여 청소년을 보호하는 자, 「초 · 중등교육법」에 따른 소속 학교의 교원 또는 이에 준하여 청소년을 지도 · 감독할 수 있는 지위에 있는 자를 동반하는 경우에

는 그러하지 아니하다.

(11) (10) 단서에 따른 친권자 또는 후견인의 출입동의서 기재사항은 다음과 같다.

(가) 청소년의 인적사항(성명 · 생년월일 · 주소)

(나) 출입 사유 및 출입 허용 일시

(다) 친권자 또는 후견인의 인적사항(성명 · 생년월일 · 주소 · 연락전화 · 청소년과의 관계) 및 서명

(라) 영업자의 확인 여부

(12) 영업소의 표시는 신고된 명칭(상호) 및 영업의 종류를 표시하여야 하며 다른 업종으로 오인될 우려가 있는 표시를 하여서는 아니된다.

3. 이용업자

가. 이용기구 중 소독을 한 기구와 소독을 하지 아니한 기구는 각각 다른 용기에 넣어 보관하여야 한다.

나. 1회용 면도날은 손님 1인에 한하여 사용하여야 한다.

다. 영업장안의 조명도는 75럭스 이상이 되도록 유지하여야 한다.

라. 영업소 내부에 이용업 신고증 및 개설자의 면허증 원본을 게시하여야 한다.

마. 영업소 내부에 부가가치세, 재료비 및 봉사료 등이 포함된 요금표(이하 "최종지불요금표"라 한다)를 게시 또는 부착하여야 한다.

바. 마목에도 불구하고 신고한 영업장 면적이 66제곱미터 이상인 영업소의 경우 영업소 외부(출입문, 창문, 외벽면 등을 포함한다, 이하 같다)에도 손님이 보기 쉬운 곳에 「옥외광고물 등 관리법」에 적합하게 최종지불요금표를 게시 또는 부착하여야 한다. 이 경우 최종지불요금표에는 일부항목(3개 이상)만을 표시할 수 있다.

사. 3가지 이상의 이용서비스를 제공하는 경우에는 개별 이용서비스의 최종지불가격 및 전체 이용서비스의 총액에 관한 내역서를 이용자에게 미리 제공하여야 한다. 이 경우 이용업자는 해당 내역서 사본을 1개월간 보관하여야 한다.

4. 미용업자

가. 점빼기 · 귓볼뚫기 · 쌍꺼풀수술 · 문신 · 박피술 그 밖에 이와 유사한 의료행위를 하여서는 아니된다.

나. 피부미용을 위하여 「약사법」에 따른 의약품 또는 「의료기기법」에 따른 의료기기를

사용하여서는 아니 된다.

다. 미용기구 중 소독을 한 기구와 소독을 하지 아니한 기구는 각각 다른 용기에 넣어 보관하여야 한다.

라. 1회용 면도날은 손님 1인에 한하여 사용하여야 한다.

마. 영업장안의 조명도는 75럭스 이상이 되도록 유지하여야 한다.

바. 영업소 내부에 미용업 신고증 및 개설자의 면허증 원본을 게시하여야 한다.

사. 영업소 내부에 최종지불요금표를 게시 또는 부착하여야 한다.

아. 사목에도 불구하고 신고한 영업장 면적이 66제곱미터 이상인 영업소의 경우 영업소 외부에도 손님이 보기 쉬운 곳에 「옥외광고물 등 관리법」에 적합하게 최종지불요금표를 게시 또는 부착하여야 한다. 이 경우 최종지불요금표에는 일부항목(5개 이상)만을 표시할 수 있다.

자. 3가지 이상의 미용서비스를 제공하는 경우에는 개별 미용서비스의 최종지불가격 및 전체 미용서비스의 총액에 관한 내역서를 이용자에게 미리 제공하여야 한다. 이 경우 미용업자는 해당 내역서 사본을 1개월간 보관하여야 한다.

5. 세탁업자

가. 드라이크리닝용 세탁기는 유기용제의 누출이 없도록 항상 점검하여야 하고, 사용 중에 누출되지 아니하도록 하여야 한다.

나. 세탁물에는 세탁물의 처리에 사용된 세제 · 유기용제 또는 얼룩제거 약제가 남지 아니하도록 하여야 한다.

다. 세탁업자는 업소에 보관 중인 세탁물에 좀이나 곰팡이 등이 생성되지 않도록 위생적으로 관리하여야 한다.

6. 건물위생관리업자

가. 유기용제를 사용하여 얼룩제거 작업 등을 하는 경우에는 창문을 열고 작업하는 등 증발된 가스를 흡입하지 아니하도록 하고, 화재가 발생하지 아니하도록 주의하여야 한다.

나. 종사자에 대하여 사용장비 및 약제의 취급상의 주의사항과 취급요령을 교육하고 안전사고를 예방하도록 하여야 한다.

7. 삭제 〈2011.2.10〉

붙임 7

공중위생관리법 시행규칙 [별표 1] 〈개정 2020. 8. 28〉

공중위생영업의 종류별 시설 및 설비기준(제2조 관련)

Ⅰ. 일반기준

1. 공중위생영업장은 독립된 장소이거나 공중위생영업 외의 용도로 사용되는 시설 및 설비와 분리(벽이나 층 등으로 구분하는 경우를 말한다. 이하 같다) 또는 구획(칸막이 · 커튼 등으로 구분하는 경우를 말한다. 이하 같다)되어야 한다.
2. 제1호에도 불구하고 다음 각 목에 해당하는 경우에는 공중위생영업장을 별도로 분리 또는 구획하지 않아도 된다.
   가. 법 제2조제1항제5호 각 목에 해당하는 미용업을 2개 이상 함께 하는 경우(해당 미용업자의 명의로 각각 영업신고를 하거나 공동신고를 하는 경우를 포함한다)로서 각각의 영업에 필요한 시설 및 설비기준을 모두 갖추고 있으며, 각각의 시설이 선 · 줄 등으로 서로 구분될 수 있는 경우
   나. 건물위생관리업을 하는 경우로서 영업에 필요한 설비 및 장비 등을 영업장과 독립된 공간에 보관하는 경우
   다. 건물의 일부를 대상으로 숙박업을 하는 경우로서 접객대, 로비시설, 계단, 엘리베이터 및 출입구 등을 공동으로 사용하는 경우
   라. 그 밖에 별도로 분리 또는 구획하지 않아도 되는 경우로서 보건복지부장관이 인정하는 경우

Ⅱ. 개별기준

1. 숙박업

가. 숙박업(생활)은 취사시설과 환기를 위한 시설이나 창문을 설치하여야 한다. 이 경우 실내에 취사시설을 설치할 때에는 고정형 취사시설을 객실별로 설치하거나 공동 취사공간에 설치해야 한다.

나. 숙박업(생활)은 객실별로 욕실 또는 샤워실을 설치하여야 한다. 다만, 「관광진흥법

시행령」 제2조제1항제2호마목에 따른 호스텔업은 욕실 또는 샤워실을 공용으로 설치할 수 있다.

다. 건물의 일부를 대상으로 하는 숙박업은 객실 수가 30개 이상이거나 영업장의 면적이 해당 건물 연면적의 3분의 1 이상이어야 한다. 다만, 지역적 여건 등을 고려하여 특별시 · 광역시 · 특별자치시 · 도 · 특별자치도의 조례로 객실 수 및 면적 기준을 완화하여 정할 수 있다.

2. 목욕장업

가. 욕실 · 욕조 및 샤워기를 갖춘 목욕실과 탈의실, 발한실을 각각 설치해야 한다. 다만, 법 제2조제1항제3호가목에 따른 서비스만을 제공하는 영업을 하는 경우에는 발한실을 설치하지 않을 수 있고, 법 제2조제1항제3호나목에 따른 서비스만을 제공하는 영업을 하는 경우에는 목욕실을 설치하지 않을 수 있으며, 「체육시설의 설치 · 이용에 관한 법률」 제10조제1항제2호에 따른 체력단련장업을 신고한 자가 이용자를 대상으로 목욕장업을 운영하는 경우에는 탈의실을 설치하지 않을 수 있다.

나. 발한실 내에 발열기(맥반석 등을 직접 가열하여 발한을 돕는 시설 등을 말한다)를 설치하는 경우에는 그 주변에 방열 및 불연소재의 안전망을 설치하여야 한다.

다. 발한실, 편의시설(이 · 미용업소, 매점, 헬스클럽장, 음식점 등 목욕장을 이용하는 사람의 편의를 증진하기 위한 시설을 말하며, 화장실은 제외한다. 이하 같다) 및 휴식실(수면실 등 목욕장을 이용하는 사람의 휴식을 도모하기 위한 시설을 말한다. 이하 같다)은 실내가 잘 보이도록 하여야 하고, 밀실 형태로 해서는 안된다. 이 경우 편의시설 및 휴식실에 관한 사항은 해당 시설을 설치하는 경우만 해당한다.

라. 탈의실과 목욕실은 남녀 구분하여 운용하여야 한다.

마. 목욕실 · 발한실 · 탈의실 · 편의시설 및 휴식실(해당시설을 설치하는 경우만 해당한다)은 각각 별도로 별도로 분리 또는 구획해야 한다.

바. 욕조수를 순환하여 여과시키는 경우에는 욕조수가 여과기에 들어가기 직전의 위치에 자동유입기로 하는 염소 소독장치, 오존장치 또는 자외선 살균장치를 설치해야 한다.

사. 목욕실 · 발한실 및 탈의실 외의 시설에 무인감시카메라(CCTV)를 설치할 수 있으며, 무인감시카메라를 설치하는 경우에는 반드시 그 설치여부를 이용객이 잘 알아볼 수 있게 안내문을 게시하여야 한다.

3. 이용업

가. 이용기구는 소독을 한 기구와 소독을 하지 아니한 기구를 구분하여 보관할 수 있는 용기를 비치하여야 한다.

나. 소독기 · 자외선살균기 등 이용기구를 소독하는 장비를 갖추어야 한다.

다. 영업소 안에는 별실 그 밖에 이와 유사한 시설을 설치하여서는 아니된다.

4. 미용업

가. 미용업(일반), 미용업(손톱 · 발톱) 및 미용업(화장 · 분장)

(1) 미용기구는 소독을 한 기구와 소독을 하지 아니한 기구를 구분하여 보관할 수 있는 용기를 비치하여야 한다.

(2) 소독기 · 자외선살균기 등 미용기구를 소독하는 장비를 갖추어야 한다.

(3) 삭제 <2020. 8. 28.>

나. 미용업(피부) 및 미용업(종합)

(1) 삭제 <2018. 10. 5.>

(2) 미용기구는 소독을 한 기구와 소독을 하지 아니한 기구를 구분하여 보관할 수 있는 용기를 비치하여야 한다.

(3) 소독기 · 자외선살균기 등 미용기구를 소독하는 장비를 갖추어야 한다.

(4) 삭제 <2020. 8. 28.>

(5) 삭제 <2020. 8. 28.>

5. 세탁업

세탁용약품을 보관할 수 있는 견고한 보관함을 설치하여야 한다. 다만, 세탁용품을 따로 보관할 수 있는 창고 등이 있는 경우에는 그러하지 아니하다.

6. 건물위생관리업

가. 건축물 바닥을 닦고 광택을 내는 지름 25cm 이상의 마루광택기를 2대 이상 비치하여야 한다.

나. 진공청소기(집수 및 집진용)를 2대 이상 비치하여야 한다.

다. 업무수행에 필요한 안전벨트 · 안전모 및 로프를 갖추어야 한다.

라. 먼지, 일산화탄소, 이산화탄소를 측정하는 측정장비를 갖추어야 한다. 다만, 「건축법」 제2조제2항에 따른 업무시설 용도의 건축물로서 연면적 3천제곱미터 미만의 건축물 또는 같은 조 같은 항에 따른 2 이상의 용도에 사용되는 건축물로서 연면적 2천제곱미터 미만의 건축물을 청소하는 경우에는 그러하지 아니하다.

붙임 8-1

공중위생관리법

[시행 2020. 7. 8.] [법률 제17195호, 2020. 4. 7., 일부개정]

4조(공중위생영업자의 위생관리의무등)

① 공중위생영업자는 그 이용자에게 건강상 위해요인이 발생하지 아니하도록 영업관련 시설 및 설비를 위생적이고 안전하게 관리하여야 한다.

② 목욕장업을 하는 자는 다음 각호의 사항을 지켜야 한다. 이 경우 세부기준은 보건복지부령으로 정한다. 〈개정 2005. 3. 31., 2008. 2. 29., 2010. 1. 18.〉

1. 제2조 제1항 제3호 가목의 서비스를 제공하는 경우 : 목욕장의 수질기준 및 수질검사방법 등 수질 관리에 관한 사항
2. 제2조 제1항 제3호 나목의 서비스를 제공하는 경우 : 위생기준 등에 관한 사항

③ 이용업을 하는 자는 다음 각호의 사항을 지켜야 한다. 〈개정 2008. 2. 29., 2008. 3. 28., 2010. 1. 18.〉

1. 이용기구는 소독을 한 기구와 소독을 하지 아니한 기구로 분리하여 보관하고, 면도기는 1회용 면도날만을 손님 1인에 한하여 사용할 것. 이 경우 이용기구의 소독기준 및 방법은 보건복지부령으로 정한다.
2. 이용사면허증을 영업소안에 게시할 것
3. 이용업소표시등을 영업소 외부에 설치할 것

④ 미용업을 하는 자는 다음 각호의 사항을 지켜야 한다. 〈개정 2008. 2. 29., 2010. 1. 18.〉

1. 의료기구와 의약품을 사용하지 아니하는 순수한 화장 또는 피부미용을 할 것
2. 미용기구는 소독을 한 기구와 소독을 하지 아니한 기구로 분리하여 보관하고, 면도기는 1회용 면도날만을 손님 1인에 한하여 사용할 것. 이 경우 미용기구의 소독기준 및 방법은 보건복지부령으로 정한다.
3. 미용사면허증을 영업소안에 게시할 것

⑤ 세탁업을 하는 자는 세제를 사용함에 있어서 국민건강에 유해한 물질이 발생되지 아니하도록 기계 및 설비를 안전하게 관리하여야 한다. 이 경우 유해한 물질이 발생되는 세제의 종류와 기계 및 설비의 안전관리에 관하여 필요한 사항은 보건복지부령으로

정한다. 〈개정 2008. 2. 29., 2010. 1. 18.〉

⑥ 건물위생관리업을 하는 자는 사용장비 또는 약제의 취급시 인체의 건강에 해를 끼치지 아니하도록 위생적이고 안전하게 관리하여야 한다. 〈개정 2016. 2. 3.〉

⑦ 제1항 내지 제6항의 규정에 의하여 공중위생영업자가 준수하여야 할 위생관리기준 기타 위생관리서비스의 제공에 관하여 필요한 사항으로서 그 각항에 규정된 사항외의 사항 및 감염병환자 기타 함께 출입시켜서는 아니되는 자의 범위와 목욕장내에 둘 수 있는 종사자의 범위등 건전한 영업질서유지를 위하여 영업자가 준수하여야 할 사항은 보건복지부령으로 정한다. 〈개정 2005. 3. 31., 2008. 2. 29., 2009. 12. 29., 2010. 1. 18.〉

8조(이용사 및 미용사의 업무범위등)

① 제6조 제1항의 규정에 의한 이용사 또는 미용사의 면허를 받은 자가 아니면 이용업 또는 미용업을 개설하거나 그 업무에 종사할 수 없다. 다만, 이용사 또는 미용사의 감독을 받아 이용 또는 미용 업무의 보조를 행하는 경우에는 그러하지 아니하다.

② 이용 및 미용의 업무는 영업소외의 장소에서 행할 수 없다. 다만, 보건복지부령이 정하는 특별한 사유가 있는 경우에는 그러하지 아니하다. 〈개정 2008. 2. 29., 2010. 1. 18.〉

③ 제1항의 규정에 의한 이용사 및 미용사의 업무범위와 이용·미용의 업무보조 범위에 관하여 필요한 사항은 보건복지부령으로 정한다. 〈개정 2008. 2. 29., 2010. 1. 18., 2016. 2. 3.〉

붙임 8-2

이용기구 및 미용기구의 소독기준 및 방법(제5조 관련)

■ 공중위생관리법 시행규칙 [별표 3] 〈개정 2010. 3. 19〉

이용기구 및 미용기구의 소독기준 및 방법(제5조 관련)

I. 일반기준

1. 자외선소독 : 1㎠당 85㎼ 이상의 자외선을 20분 이상 쬐어준다.
2. 건열멸균소독 : 섭씨 100℃ 이상의 건조한 열에 20분 이상 쐬어준다.
3. 증기소독 : 섭씨 100℃ 이상의 습한 열에 20분 이상 쐬어준다.
4. 열탕소독 : 섭씨 100℃ 이상의 물속에 10분 이상 끓여준다.
5. 석탄산수소독 : 석탄산수(석탄산 3%, 물 97%의 수용액을 말한다)에 10분 이상 담가둔다.
6. 크레졸소독 : 크레졸수(크레졸 3%, 물 97%의 수용액을 말한다)에 10분 이상 담가둔다.
7. 에탄올소독 : 에탄올수용액(에탄올이 70%인 수용액을 말한다. 이하 이 호에서 같다)에 10분 이상 담가두거나 에탄올수용액을 머금은 면 또는 거즈로 기구의 표면을 닦아준다.

II. 개별기준

이용기구 및 미용기구의 종류 · 재질 및 용도에 따른 구체적인 소독기준 및 방법은 보건복지부장관이 정하여 고시한다.

감염관리와 위생안전교육학 값 27,000원

2021년 1월 15일 제1판 인쇄
2021년 1월 20일 제1판 발행

공저자 : 권이승 · 문승권 · 박수영 · 방형애
정애숙 · 최성덕 · 최은미
발행인 : 주 영 일
발행처 : **계 축 문 화 사**

서울특별시 종로구 통일로12길 16-17
우편번호 : 03029
TEL : 735-2257 · 738-9746
FAX : 723-9025
E-mail : gyechuk@hanmail.net
홈페이지 : http://gyechuk.co.kr
1973. 10. 31 등록번호 제300-1973-8호
ISBN 978-89-5629-616-6 93510